心血管疾病诊断与手术治疗

XINXUEGUAN JIBING ZHENDUAN YU SHOUSHU ZHILIAO

成少永　等 主编

黑龙江科学技术出版社

图书在版编目(CIP)数据

心血管疾病诊断与手术治疗 / 成少永等主编. -- 哈
尔滨:黑龙江科学技术出版社,2021.9
ISBN 978-7-5719-1154-6

Ⅰ. ①心… Ⅱ. ①成… Ⅲ. ①心脏血管疾病—诊疗②
心脏血管疾病—外科手术 Ⅳ. ①R54②R654

中国版本图书馆CIP数据核字(2021)第202238号

心血管疾病诊断与手术治疗
XINXUEGUAN JIBING ZHENDUAN YU SHOUSHU ZHILIAO

主 编	成少永 等	
责任编辑	项力福	
封面设计	宗 宁	
出 版	黑龙江科学技术出版社	
	地址:哈尔滨市南岗区公安街70-2号 邮编:150007	
	电话:(0451)53642106 传真:(0451)53642143	
	网址:www.lkcbs.cn	
发 行	全国新华书店	
印 刷	山东麦德森文化传媒有限公司	
开 本	889 mm×1194 mm 1/16	
印 张	24.75	
字 数	634千字	
版 次	2021年9月第1版	
印 次	2021年9月第1次印刷	
书 号	ISBN 978-7-5719-1154-6	
定 价	198.00元	

编委会

主　编

成少永　张　芹　朱红光

姚理娜　郝媛媛　史　琳

副主编

梁丽艳　姜　召　董晓楠

李荣军　李　波　彭经纬

编　委（按姓氏笔画排序）

史　琳　成少永　朱红光

李　波　李荣军　张　芹

郝媛媛　姜　召　姚理娜

梁丽艳　彭经纬　董晓楠

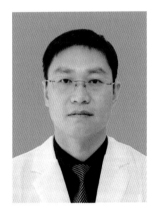

成少永

北京王府中西医结合医院心脏中心主任助理；哈特瑞姆心脏医生集团核心专家；急诊及复杂冠心病介入治疗专家；心律失常介入治疗专家；心脏重症与康复医学专家；中国医疗保健国际交流促进会医学数据与医学计量分会委员；科技部高血压大数据联合实验室委员、指导专家；原中国医学科学院-北京协和医学院-泰达国际心血管病医院副主任医师。本科毕业于郑州大学；于阜外医院、空军总医院进行研究生课题研究，获硕士研究生学位。能够熟练掌握急诊及复杂冠心病介入治疗、起搏器植入术，以及快速心律失常、房颤射频消融术。

前 言

近几年来,对心血管疾病的预防、诊断、治疗,其主要依据是循证医学和相关诊疗指南。由于现代医学发展迅速,各种指南的更新较快,及时了解、掌握和运用这些信息对指导临床工作具有重要意义,对提高临床医师诊治水平,推动心血管疾病早预防、早诊断、早治疗,以及降低心血管疾病患病率、致死率、致残率有切实的作用和帮助。基于此目的,我们特组织了多位心内科方面的专家,尤其是一直工作在临床一线的骨干精英,编写了《心血管疾病诊断与手术治疗》一书。

本书共十三章,从心血管系统的基础知识入手,先介绍了心血管系统的生理基础、心血管疾病常见症状与体征、心电图检查;然后详细介绍了先天性心脏病、高血压、冠心病、心律失常、心力衰竭等临床常见病与多发病,针对不同疾病,分别从典型症状、重要体征及常用辅助检查三方面扼要叙述了疾病的诊断要点及其与相关疾病的鉴别诊断,从药物治疗与非药物治疗两个方面叙述了疾病的治疗方法。本书附加了大量的图片和表格,以使内容更加生动、鲜活,可以让临床工作人员阅读后既能快速诊断疾病,又能用多种方法治疗疾病。本书资料翔实、形式新颖、内容深广、结构严谨,兼具专业性、学术性、规范性和先进性,适合从事心内科相关临床和科研工作的医务人员使用。相信本书将对读者提高专业理论水平和指导临床实践有重要帮助。

由于学识水平有限和编写经验不足,书中难免出现错误和漏洞,敬请广大读者朋友们批评指正,我们将不胜感激。

《心血管疾病诊断与手术治疗》编委会

2021 年 5 月

目　录

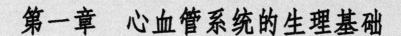
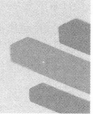

第一章　心血管系统的生理基础

第一节　心脏的生物电活动

心肌细胞属于可兴奋的肌细胞,具有受到刺激产生动作电位(兴奋)和收缩的特性。正常情况下,心脏中心肌细胞的节律性兴奋源自窦房结,通过可靠的传导到达全部心肌细胞。兴奋通过兴奋-收缩耦联引发心肌细胞收缩。心脏泵血则有赖于心肌细胞有力而同步的收缩。

一、心肌细胞的电活动与兴奋

所有横纹肌细胞的收缩是由发生在细胞膜上的动作电位(兴奋)所引发。心肌细胞的动作电位与骨骼肌细胞的明显不同,主要表现在:①能自发产生;②能从一个细胞直接传导到另一个细胞;③有较长的时程,可防止相邻收缩波的融合。为了理解心肌的这些特殊的电学特性以及心脏功能是如何依赖这些特性的,需要先了解心肌细胞的电活动表现与机制。

心肌细胞动作电位的形状及其形成机制比骨骼肌细胞的要复杂,不同类型心肌细胞的动作电位不仅在幅度和持续时间上各不相同,而且形成的离子基础也有差别。

(一)心室肌细胞的电活动

根据组织学和生理学特点,可将心肌细胞分为两类:一类是普通的心肌细胞,即工作细胞,包括心房肌和心室肌。另一类是一些特殊分化了的心肌细胞,组成心脏的特殊传导系统,包括窦房结、房室结、房室束和普肯野纤维。心房肌和心室肌细胞直接参与心脏收缩泵血。心房肌细胞与心室肌细胞的电活动形式与机制类似,以下以心室肌细胞为例说明工作细胞的电活动规律。

1.静息电位

人类心室肌细胞的静息电位约为-90mV,其形成机制与骨骼肌细胞的类似,即静息电位的数值是K^+平衡电位、少量Na^+内流和生电性$Na^+\text{-}K^+$泵活动产生电位的综合反映。心室肌细胞在静息时,膜对K^+的通透性较高,K^+顺浓度梯度由膜内向膜外扩散所达到的平衡电位,是心室肌细胞静息电位的主要组成部分。由于在安静时心室肌细胞膜对Na^+也有一定的通透性,少量带正电荷的Na^+内流。另外,生电性$Na^+\text{-}K^+$泵活动产生一定量的超极化电流。心室肌细胞静息电位的实际测量值是上述3种电活动的代数和。

2.动作电位

心室肌细胞的动作电位(action potential,AP)与骨骼肌细胞的明显不同。心室肌细胞动作电位的主要特征在于复极过程复杂,持续时间较长,动作电位降支与升支不对称。通常将心室肌细胞兴奋的动作电位分为0、1、2、3、4五个时期(图1-1),其主要离子机制见表1-1。

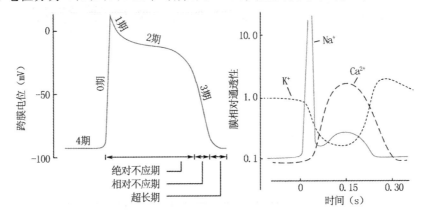

图 1-1　心室肌细胞的动作电位及其相应的膜通透性改变

表 1-1　参与心室肌细胞动作电位形成的主要离子机制

过程	时相	同义词	主要离子活动
去极化	0期	快速去极化期	电压门控 Na^+ 通道开放
	1期	快速复极初期	电压门控 Na^+ 通道关闭
			一种电压门控 K^+ 通道开放
复极化	2期	平台期	电压门控 L 型 Ca^{2+} 通道开放
			几种 K^+ 通道开放
	3期	快速复极末期	电压门控 L 型 Ca^{2+} 通道关闭
			几种 K^+ 通道开放
			K^+ 通道开放
静息期	4期	电舒张期	Na^+-Ca^{2+} 交换体活动
			Ca^{2+} 泵活动
			Na^+-K^+ 泵活动

0 期:即快速去极化期。心室肌细胞在邻近细胞电流的刺激下,首先引起部分电压门控式 Na^+ 通道开放及少量 Na^+ 内流,造成细胞膜部分去极化;当去极化达到阈电位水平(约$-70mV$)时,膜上 Na^+ 通道开放概率明显增加,出现再生性 Na^+ 内流,于是 Na^+ 顺其浓度梯度和电位梯度由膜外快速进入膜内,使膜进一步去极化,膜内电位向正电性转化,直至接近 Na^+ 平衡电位。决定 0 期去极化的 Na^+ 通道是一种快通道,它激活开放的速度和失活关闭的速度都很快。由于 Na^+ 通道激活速度快,又有再生性 Na^+ 内流循环出现,这是心室肌细胞 0 期去极速度快、动作电位升支陡峭的原因。在心脏电生理学中,通常将由快 Na^+ 通道开放引起快速去极化的心肌细胞称为快反应细胞,如心房肌、心室肌及普肯野纤维等,所形成的动作电位称为快反应动作电位,以区别于以后将要介绍的慢反应细胞和慢反应动作电位。

1 期:即快速复极初期。在复极初期,仅出现部分复极,膜内电位下降到 0mV 附近,与 2 期平滑过渡。在复极 1 期,快 Na^+ 通道已经失活,在去极化过程($-20mV$)中 K^+ 通道被激活,两种因素使膜电位迅速下降到 $0mV$ 水平。

2 期:即平台期。当复极膜电位达到 $0mV$ 左右后,复极过程就变得非常缓慢,是心室肌细胞动作电位持续时间较长的主要原因,也是其区别于骨骼肌细胞动作电位的主要特征。平台期的形成与外向电流(K^+ 外流)和内向电流(主要是 Ca^{2+} 内流)的同时存在有关(图 1-1)。在平台期初期,两种电流处于相对平衡状态,随后,内向电流逐渐减弱,外向电流逐渐增强,总和的结果是出现一种随时间推移而逐渐增强的、微弱的外向电流,导致膜电位的缓慢复极化。平台期的外向离子流是由 K^+ 负载的,动作电位过程中心室肌细胞膜对 K^+ 的通透性随时间变化。平台期的内向离子流主要是由 Ca^{2+}(和少量 Na^+)负载的,当细胞膜去极到 $-40mV$ 时,心室肌细胞膜上的电压门控型 L(long-lasting)型 Ca^{2+} 通道被激活,Ca^{2+} 顺其浓度梯度向膜内缓慢扩散。L 型 Ca^{2+} 通道主要是对 Ca^{2+} 通透(也允许少量 Na^+ 通过),通道的激活、失活以及复活所需的时间均比 Na^+ 通道长,故又称为慢通道。Na^+-Ca^{2+} 交换体的生电活动对平台期也有贡献,3 个 Na^+ 进入细胞的同时交换出 1 个 Ca^{2+}。

3 期:即快速复极末期。2 期复极末,膜内电位逐渐下降,延续为 3 期复极。在 3 期,复极速度加快,膜内电位由 $0mV$ 附近较快地下降到 $-90mV$,完成复极化过程。3 期复极是由于 L 型 Ca^{2+} 通道失活关闭,内向离子流终止,而外向 K^+ 流进一步增加所致。

从 0 期去极化开始,到 3 期复极化完毕的时间称为动作电位时程(action potential duration,APD)。

4 期:即静息期,又称电舒张期。4 期是膜复极完毕,心室肌细胞膜电位恢复到动作电位发生前的时期,基本上稳定于静息电位水平($-90mV$)。由于在动作电位期间有 Na^+ 和 Ca^{2+} 进入细胞内和 K^+ 流出细胞,引起了细胞内外离子分布的改变,所以 4 期内离子的跨膜转运仍然在活跃进行,以恢复细胞内外离子的正常浓度梯度,保持心肌细胞的正常兴奋性。4 期内,细胞通过膜上生电性 Na^+-K^+ 泵的活动,排出 Na^+ 的同时摄入 K^+,并产生外向电流(泵电流)。在动作电位期间流入细胞的 Ca^{2+} 则主要通过细胞膜上的 Na^+-Ca^{2+} 交换体和 Ca^{2+} 泵排出细胞外,而由细胞内肌浆网释放的 Ca^{2+} 则主要由肌浆网上的 Ca^{2+} 泵摄回。

(二)窦房结起搏细胞的电活动

特殊传导系统细胞具有自发产生动作电位或兴奋的能力,又称自律细胞。正常情况下,在所有特殊传导系统细胞中,以窦房结起搏细胞(简称 P 细胞)发生动作电位的频率最高。窦房结产生的节律性兴奋通过特殊传导系统扩布到心房肌和心室肌,引起心房和心室的节律性收缩。

窦房结起搏细胞的动作电位由 0 期、3 期和 4 期组成,没有 1 期和 2 期(图 1-2)。窦房结起搏细胞与心室肌细胞的动作电位有明显不同。心室肌细胞的 4 期膜电位在前一动作电位复极末基本达到静息电位水平,是基本稳定的,只有在外来刺激作用下,才产生动作电位。而窦房结起搏细胞的 4 期膜电位在前一动作电位复极末达到最大值($-70mV$),即最大复极电位,然后,4 期膜电位立即开始自动的、逐步的去极化,达阈电位($-40mV$)后引起一次新的动作电位。这种 4 期自动去极化过程,具有随时间而递增的特点,其去极化速度较缓慢,是自律细胞产生自动节律兴奋的基础。

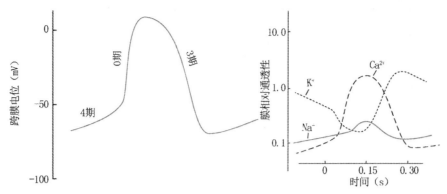

图 1-2　窦房结起搏细胞的动作电位及其相应的膜通透性改变

0期:即去极化过程。当膜电位由最大复极电位(－70mV)自动去极达阈电位水平(约－40mV)时,激活膜上的 L 型 Ca^{2+} 通道,引起 Ca^{2+} 内流,形成 0 期去极化。由于 L 型 Ca^{2+} 通道的激活和失活缓慢,故 0 期去极化缓慢,持续时间较长。通常将由此类慢 Ca^{2+} 通道开放引起的缓慢去极化兴奋的心肌细胞称为慢反应细胞,如窦房结起搏细胞、房室结细胞等,所形成的动作电位称为慢反应动作电位。

3期:即复极化过程。与心室肌细胞的动作电位分期相比,窦房结起搏细胞的动作电位无1期和2期,0期后直接进入 3 期。0 期去极化达到 0mV 左右时,L 型 Ca^{2+} 通道逐渐失活,Ca^{2+} 内流相应减少;同时,在复极初期 K^+ 通道被激活,出现 K^+ 外流。Ca^{2+} 内流的逐渐减少和 K^+ 外流的逐渐增加,使细胞膜逐渐复极并达最大复极电位。

4期:又称 4 期自动去极化。窦房结起搏细胞 4 期自动去极化是外向电流和内向电流共同作用,最后产生净内向电流所形成。至少有 3 种机制参与 4 期自动去极化的形成。首先,4 期内细胞膜对 K^+ 的通透性进行性降低,导致 K^+ 外流逐渐减少,即外向电流的衰减;其次,细胞膜对 Na^+ 通透性轻度增加,内向电流增加。细胞膜对 Na^+/K^+ 通透性比值的逐渐增加引起膜电位从 K^+ 平衡电位向 Na^+ 平衡电位方向缓慢变化。第 3 种机制是细胞膜对 Ca^{2+} 通透性的轻度增大,导致正离子内流而去极化。

窦房结起搏细胞动作电位机制见表 1-2。

表 1-2　参与窦房结起搏细胞动作电位形成的主要离子机制

时相	同义词	主要离子活动
0 期	去极化	电压门控 L 型 Ca^{2+} 通道开放
3 期	复极化	电压门控 L 型 Ca^{2+} 通道关闭
		K^+ 通道开放
4 期	4 期自动去极化	K^+ 通道开放但通透性降低
		Na^+ 通透性增加(If 通道开放)
		Ca^{2+} 通透性增加(T 型 Ca^{2+} 通道开放)

二、心脏的电生理特性

心肌组织具有可兴奋组织的基本特性,即:①具有在受到刺激后产生动作电位的能力,称为兴奋性;②将动作电位从产生部位扩布到同一细胞的其他部分和相邻其他心肌细胞的能力,称为传导性;③在动作电位的触发下产生收缩反应,称为收缩性;④也具有自己的独特特性,即自发产生动作电位的能力,称为自动节律性。兴奋性、自动节律性、传导性和收缩性是心肌组织的 4 种生理特性。收缩性是心肌的一种机械特性,而兴奋性、自动节律性和传导性以细胞膜的生物电活动为基础,称为电生理特性。心脏各部分在兴奋过程中出现的生物电活动,通过心脏周围的导电组织和体液传导到身体表面,用专门仪器(心电图仪)可以记录到心脏兴奋过程发生的电变化,称为心电图(electrocardiogram,ECG)。心肌组织的电生理特性及其电活动是形成心电图的基础,疾病情况下的电生理特性及电活动的改变是异常心电图表现的原因。

(一)兴奋性

兴奋性是指细胞在受到刺激时产生兴奋(动作电位)的能力。衡量心肌兴奋性的高低,可以采用刺激阈值作为指标,阈值高表示兴奋性低,阈值低表示兴奋性高。

心肌细胞兴奋(动作电位)的产生机制与骨骼肌细胞的相同,即外部刺激引起细胞膜局部去极化,当去极化达到细胞膜上电压门控 Na^+ 通道(如心室肌)或 L 型 Ca^{2+} 通道(如窦房结起搏细胞)开放的阈电位,即引发动作电位。因此,静息电位或最大复极电位水平、阈电位水平以及细胞膜上 Na^+ 通道或 L 型 Ca^{2+} 通道的性状改变均可影响心肌细胞的兴奋性。

如图 1-3 所示,心室肌细胞受到刺激发生兴奋时,在动作电位大部分时程内细胞处于对任何强度的刺激都不发生反应的状态(不能产生动作电位),即为绝对不应期(absolute refractory period,ARP)。在近动作电位 3 期末的一段时程内,细胞对阈刺激不产生动作电位,但对阈上刺激则可产生动作电位,这一时程称为相对不应期(relative refractory period,RRP)。在比绝对不应期稍长的一个时期内,细胞对阈上刺激也不能产生可传导的动作电位,这一时期称为有效不应期(effective refractory period,ERP)。在动作电位结束即刻的一段时程,细胞对阈下刺激也能反应产生动作电位,表明心肌的兴奋性高于正常,故称为超常期(supranormal period,SNP)。

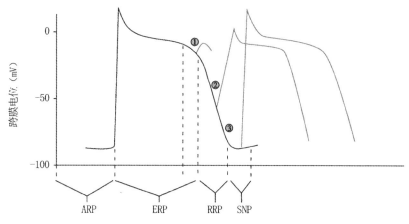

图 1-3　心室肌细胞动作电位期间及随后的兴奋性变化

ARP.绝对不应期;ERP.有效不应期;RRP.相对不应期;SNP.超常期。①、②、③分别是在有效不应期、相对不应期、超常期给予不同强度额外刺激引发的细胞膜电位变化。

心肌细胞每产生一次兴奋,其膜电位将发生一系列有规律的变化,膜通道由备用状态经历激活、失活和复活等过程,兴奋性随之发生相应的周期性改变。兴奋性的这种周期性变化,影响心肌细胞对重复刺激的反应能力,对心肌的收缩反应和兴奋的产生及传导过程都具有重要的影响。

慢反应细胞发生动作电位过程中及随后的兴奋性的周期性改变与心室肌细胞类似,但是细节尚未完全阐明。

(二)自动节律性

组织与细胞能够在没有外来刺激的条件下,自动地发生节律性兴奋的特性,称为自动节律性,简称自律性。衡量自动节律性的指标包括频率和规则性,前者指组织或细胞在单位时间(每分钟)内能够自动发生兴奋的次数,即自动兴奋的频率;后者则是指在单位时间内这种自动兴奋的分布是否整齐或均匀。在正常情况下,心肌组织自动发生的兴奋都较规则,因此常以自动兴奋的频率作为衡量自律性的指标。临床上,则需要同时获取兴奋频率(心率)与兴奋是否规则(节律整齐)两方面的指标。

心脏的特殊传导系统具有自律性,但是特殊传导系统的不同部位的自律性存在等级差别(表1-3)。心脏始终依照当时情况下由自律性最高的部位所发出的兴奋来进行活动。正常情况下,窦房结的自律性最高,它自动产生的节律性兴奋向外扩布,依次激动心房肌、房室结、房室束、心室内传导组织和心室肌,引起整个心脏兴奋和收缩。窦房结是主导整个心脏兴奋和搏动的正常部位,故称之为正常起搏点或原发起搏点,所形成的心脏节律称为窦性节律。而其他部位的自律组织并不表现出它们自身的自律性,只是起着传导兴奋的作用,故称之为潜在起搏点。当疾病情况下,上级起搏点不能发放兴奋,则次一级起搏点就接替主导整个心脏的兴奋和搏动。但是,一般认为,普肯野纤维由于内在起搏频率过低无法承担主导整个心脏起搏点的作用。

表 1-3　心脏内自律细胞的三级起搏点

部位	起搏点	内在起搏频率(次/分)
窦房结	原发起搏点	100
房室结	次级起搏点	40
蒲肯野纤维	三级起搏点	≤20

自律细胞的自动兴奋是4期自动去极化使膜电位从最大复极电位达到阈电位水平而引起的。因此,4期自动去极化速度、最大复极电位水平与阈电位水平影响自律细胞的自律性高低(图1-4)。

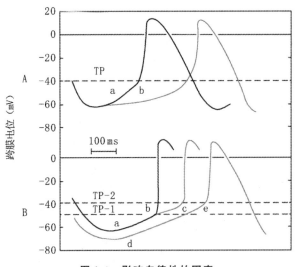

图 1-4　影响自律性的因素

A.起搏电位斜率由 a 减小到 b 时,自律性降低;B.最大复极电位水平由 a 达到 d,

或阈电位由 TP-1 升到 TP-2 时,自律性均降低;TP.阈电位

值得指出的是,正常心房肌与心室肌细胞的 4 期基本稳定,无法自动去极化达到阈电位水平引发动作电位。但是,当在病理情况如心肌缺血时,这些心肌细胞可以转变为异位起搏点发放动作电位,主导整个或部分心脏的兴奋与收缩。

(三)传导性

细胞与组织具有传导兴奋(动作电位)的能力,称为传导性。传导性的高低可用兴奋的扩布速度来衡量。

心脏内,心肌细胞与细胞之间通过闰盘端对端互相连接。闰盘内的缝隙连接保证了兴奋的跨细胞扩布。心肌细胞的兴奋以局部电流的形式通过缝隙连接直接进入邻近细胞(图1-5),引发动作电位并迅速扩布,实现同步性活动,使整个心房或心室成为一个功能性合胞体。因此,在心脏任何部位发生的动作电位也会通过这种细胞-细胞的传导方式扩布到整个心室肌或者心房肌。

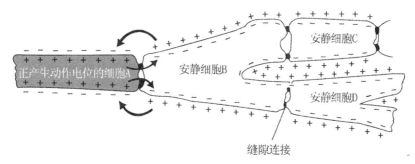

图 1-5　局部电流与心肌细胞动作电位的细胞－细胞传导

兴奋在心脏内不同组织的传导速度并不相等(表 1-4)。以普肯野纤维的传导速度最快,而在窦房结与房室结内的传导速度最慢。房室结是正常时兴奋由心房进入心室的唯一通道。由于房室结细胞的直径较小,兴奋在房室结内的传导速度缓慢,通过房室结到达房室束时耗费了一定时间,这一现象称为房-室延搁。房-室延搁使心室在心房收缩完毕之后才开始收缩,不至于产生心房和心室收缩发生重叠的现象,有利于心室的充盈和射血。

表 1-4　不同心肌组织的传导速度

组织	传导速度(m/s)	组织	传导速度(m/s)
窦房结	0.05	希氏束	1
心房传导通路	1	普肯野纤维	4
房室结	0.02	心室肌	1

心肌细胞的兴奋传导速度至少受到 3 类因素的影响:①传导速度与心肌纤维的直径大小呈正变关系。直径小的细胞因其细胞内电阻大,产生的局部电流小于直径大的细胞,兴奋传导速度也较后者缓慢。②传导速度与局部去极化电流大小呈正变关系。动作电位 0 期去极化速度与幅度大,引起的局部电流密度大、影响范围广,兴奋传导速度就快。③传导速度与心肌细胞膜的被动电学特性、缝隙连接和胞质性质有关。细胞膜的被动电学特性和胞质性质的改变可以影响细胞内电阻。缝隙连接的电学性质可受到一些细胞外因素的影响,后者可引起连接蛋白的磷酸化/去磷酸化进而影响缝隙连接的通透性。

兴奋在心脏内的传播是以特殊传导系统为主干进行的有序扩布(图1-6)。正常情况下,窦房结发出的兴奋通过心房肌传播到整个右心房和左心房,沿着心房肌组成的优势传导通路迅速传到房室结,经房室束和左、右束支传到普肯野纤维网,引起心室肌兴奋,再直接通过心室肌将兴奋由内膜侧向外膜侧心室肌扩布,引起整个心室兴奋。如图1-6所示,心脏不同部位动作电位去极化的发生时间显示了心脏兴奋从窦房结发源、然后按照一定顺序到达心脏的不同部位。动作电位在通过房室结时传导非常缓慢,房室结细胞的4期自动去极化比窦房结以外的心肌细胞要快。兴奋在心室内的传导要比心房内传导要快得多。那些晚去极化的、具有较短动作电位时程的心室肌细胞反而先复极化,该现象的原因尚未完全阐明,但是会影响心电图表现。

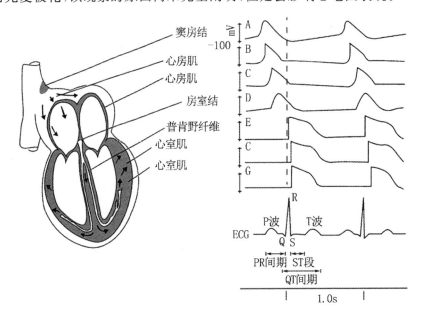

图1-6　心脏不同部位的动作电位与心电图
A.窦房结;B、C.心房肌;D.房室结;E.普肯野纤维;F、G.心室肌

三、心电图

心脏各部分在兴奋过程中出现的电活动通过细胞外液等导电物质传导,可以在身体表面用电极和仪器测到,即心电图。心电图是反映心脏兴奋的产生、传导和恢复过程中的生物电变化,是记录电极之间的电位差,而与心脏的机械收缩活动无直接关系。

在心电活动周期的某一瞬间,心电图记录的是众多心肌细胞此刻产生的电活动所形成的许多微弱电场的总和。当较多心肌细胞同时去极化或复极化,心电图上观察到的电压变化也较大。正常时,由于通过心脏的电兴奋波(动作电位)以同样的途径扩布,在体表两点之间记录到的电压变化的时间模式也是一致的,可以在每个心电周期重复观察到。

临床常规使用的心电图记录是通过一套国际通用的标准导联系统测量得到的。常规心电图导联共包括12个导联,在体表的规定部位放置探测电极,通过导联线与心电图机相连。由于电极放置位置不同,不同的导联记录到的心电图波形也有所不同。但心脏每次兴奋在心电图记录中基本上都包括一个P波,一个QRS波群和一个T波,以及各波形之间形成的间期或时间段(图1-7,表1-5)。

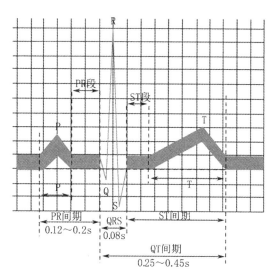

图 1-7 正常人心电图(标准 Ⅱ 导联记录模式图)

表 1-5 心电图波形与时程及其意义

波形与时间	心电活动
波形	
P 波	左右心房去极化过程
QRS 波群	左右心室去极化过程
T 波	心室复极过程
时程	
PR 间期(或 PQ 间期):	
从 P 波起点到 QRS 波起点之间的时程	兴奋由心房、房室结和房室束到达心室并引起心室肌开始兴奋所需要的时间,即房室传导时间
QRS 时程:	
从 Q 波开始到 S 波结束之间的时程	心室去极化
QT 间期:	
从 QRS 波起点到 T 波终点的时程	从心室开始去极化到完全复极化所经历的时间
ST 段:	
从 QRS 波群终点到 T 波起点之间的线段	心室各部分心肌细胞均处于动作电位的平台期

(姚理娜)

第二节 心脏的泵血功能

心脏在血液循环过程中起着泵的作用。心脏的泵血依靠心脏收缩和舒张的不断交替活动而得以完成。心脏舒张时容纳从静脉返回的血液,收缩时将血液射入动脉,为血液流动提供能量。心房和心室的有序节律性收缩和舒张引起各自心腔内压力、容积发生周期性变化,各心瓣膜随压力差开启、关闭,使血液按单一方向循环流动。心脏对血液的驱动作用称为泵血功能或泵功能,是心脏的主要功能。

一、心肌细胞收缩的特点

心肌细胞中,产生收缩力的最小单元为肌节,Z线是肌节的分界线。心肌细胞具有收缩能力的结构基础是细胞内的肌原纤维。收缩结构由大约 400 根肌原纤维纵向排列组成,每根肌原纤维包含大约1 500 根粗肌丝与3 000 根细肌丝。在纵向上,肌原纤维以大约 $2\mu m$ 的间距划分为肌节,因此平均长为 $120\mu m$ 的心肌细胞大约有 60 个肌节。在电镜下,肌原纤维呈明暗交替的条索状,分为 I 和 A 带,M 线和 Z 线,两 Z 线之间即为最小的收缩单位肌节。这些有序的肌原纤维构成了心肌兴奋-收缩耦联的最终效应器。心肌细胞兴奋时,通过兴奋-收缩耦联机制触发其收缩。心肌细胞与骨骼肌细胞同属于横纹肌,它们的收缩机制相似,在细胞质内 Ca^{2+} 浓度升高时,Ca^{2+} 和肌钙蛋白结合,触发粗肌丝上的横桥和细肌丝结合并发生摆动,使肌细胞收缩。但心肌细胞的结构和电生理特性并不完全和骨骼肌相同,所以心肌细胞的收缩有其特点。

(一)"全或无"式的收缩或同步收缩

心房或心室是功能性合胞体,兴奋一经引起,一个细胞的兴奋可以迅速传导到整个心房或整个心室,引起心房或心室肌细胞近于同步收缩,称为"全或无"收缩,即心房和心室的收缩分别是全心房或全心室的收缩。同步收缩力量大,泵血效果好。

(二)不发生强直收缩

心肌细胞的有效不应期特别长,在收缩期和舒张早期,任何刺激都不能使心肌细胞兴奋,只有等有效不应期过后,即舒张早期结束后,接受刺激才能产生兴奋和收缩,因此,心肌不会产生强直收缩。这一特点保证了心肌细胞在收缩后发生舒张,使收缩与舒张交替进行,有利于血液充盈和射血。

(三)心肌细胞收缩依赖外源性 Ca^{2+}

心肌细胞的收缩有赖于细胞外 Ca^{2+} 的内流。流入胞质的 Ca^{2+} 能触发肌浆网终池释放大量 Ca^{2+},使胞质内 Ca^{2+} 浓度升高约 100 倍,进而引起收缩。这种由少量 Ca^{2+} 的内流引起细胞内肌浆网释放大量 Ca^{2+} 的过程或机制称为钙诱导钙释放(calcium induced calcium release,CICR)。

二、心脏的泵血机制

(一)心动周期

心脏的一次收缩和舒张,构成一个机械活动周期,称为心动周期。在一次心动周期中,心房和心室的机械活动包括收缩期和舒张期。由于心室在心脏泵血活动中起主导作用,所以所谓心动周期通常是指心室的活动周期。

心动周期的持续时间与心率成反比关系,如成人心率为每分钟 75 次,则每个心动周期历时 0.8s。如图 1-8 所示,心动周期从心室收缩开始计算,心室收缩历时约 0.3s,之后舒张持续 0.5s;在心室舒张的最后 0.1s 心房处于收缩状态,即心房收缩 0.1s,心房舒张 0.7s。因此,心室舒张期的前 0.4s 期间,心房也处于舒张状态,这一时期称为全心舒张期。由于血液的离心与回心主要靠心室的舒缩活动实现,故以心室的舒缩活动作为心脏活动的标志,将心室的收缩期和舒张期分别称为心缩期和心舒期。

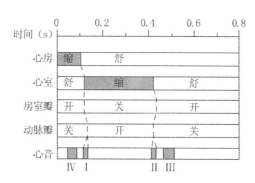

图 1-8 心动周期中心房和心室活动的顺序和时间关系示意图

心脏舒缩过程是个耗能的过程,其中心收缩期耗能较多,舒张期耗能较少。虽然舒张早期也是一个主动过程,胞质中 Ca^{2+} 回收入肌浆网及排出到细胞外也需要三磷酸腺苷(adenosine triphosphate,ATP)提供能量,但毕竟比收缩期耗能少,所以心舒张期可以被视为心脏的相对"休息"期。当心率加快时,心动周期缩短,收缩期和舒张期都相应缩短,由于心舒张期比心收缩期长,舒张期缩短的程度更明显,使心肌的休息时间缩短,工作时间相对延长,这对心脏的持久活动是不利的。因此,当心率加快时,耗能会增多,而在安静时心率相对较慢,有利于节约能量。

(二)心脏的泵血过程

心脏之所以能使静脉血回心,又使回心血液射入动脉,主要由两个因素所决定,一是由于心肌的节律性收缩和舒张,建立了心室与心房、动脉之间的压力梯度,这个压力梯度使得血液总是从压力高处向压力低处流动;二是心脏内具有单向开放的瓣膜,从而控制了血流方向。左右心室的泵血过程相似,而且几乎同时进行。以左心室为例,说明一个心动周期中心室射血和充盈的过程,以了解心脏的泵血机制,如图1-9所示。

1.心室收缩期

心室收缩期可分为等容收缩期和射血期,而射血期又可分为快速射血期和减慢射血期。

(1)等容收缩期:心室开始收缩后,心室内压迅速上升,心室内压很快超过心房内压,当室内压超过房内压时,心室内血液向心房方向反流,推动房室瓣关闭,阻止血液反流入心房,此时心室内压仍低于主动脉压,主动脉瓣尚未开启,心室暂时成为一个封闭的腔,从房室瓣关闭直到动脉瓣开启前的这段时间,持续约 0.05s,心室的收缩不能改变心室的容积,因而称此期为等容收缩期。此期心肌细胞的缩短不明显,故又称为等长收缩期。由于此时心室继续收缩,因而室内压急剧升高,是室内压上升速度最高的时期。当主动脉压升高或心肌收缩力减弱时,等容收缩期将延长。

(2)快速射血期:当心室收缩使室内压升高至超过主动脉压时,主动脉瓣开放,这标志着等容收缩期的结束,进入射血期。在射血早期,由于心室内的血液快速、大量射入动脉,射血量约占总射血量的 2/3,持续约 0.1s,故称这段时期为快速射血期。室内压最高点就处于快速射血期末。

(3)减慢射血期:在射血期的后期,由于心室肌收缩强度减弱,心室容积的缩小也相应变得缓慢,射血速度逐渐减慢,这段时期称为减慢射血期,持续约 0.15s。在减慢射血期后期,室内压已低于主动脉压,但是心室内血液由于受到心室肌收缩的挤压作用而具有较高的动能,依靠其惯性作用,仍然逆着压力梯度继续流入主动脉。

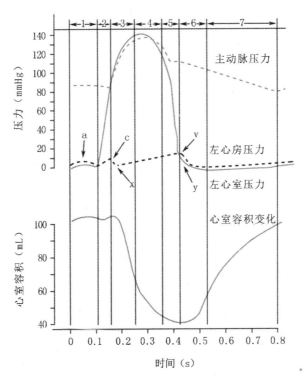

图 1-9　犬心动周期中左心压力、容积的变化

1.心房收缩期;2.等容收缩期;3.快速射血期;4.减慢射血期;5.等容舒张期;6.快速充盈
期;7.减慢充盈期。在每一个心动周期中,左心房压力曲线中依次呈现 3 个小的正向波,
a 波、c 波和 v 波,以及两个下降波,x 波和 y 波

2.心室舒张期

心室舒张期可分为等容舒张期和充盈期,而充盈期又可分为快速充盈期和减慢充盈期。

(1)等容舒张期:心室收缩完毕后开始舒张,室内压急速下降,当室内压低于主动脉压时,主动脉内血液反流,冲击主动脉瓣并使其关闭。这时室内压仍明显高于心房压,房室瓣依然处于关闭状态,心室又成为封闭的腔。此时,虽然心室肌舒张,室内压快速下降,但容积并不改变。当室内压下降到低于心房压时,房室瓣便开启。从主动脉瓣关闭到房室瓣开启这段时间称为等容舒张期,持续 0.06~0.08s。等容舒张期的特点是室内压下降速度快、幅度大,而容积不变。

(2)快速充盈期:随着心室肌的舒张,室内压进一步下降,当心室内压低于心房内压时,房室瓣开放,血液由心房流入心室。由于心房、心室同时处于舒张状态,房、室内压接近于零,此时静脉压高于心房和心室压,故血液顺房室压力梯度由静脉流经心房流入心室,使心室逐渐充盈。开始时因心室主动舒张,室内压很快降低,产生"抽吸"作用,血液快速流入心室,使心室容积迅速增大,故称这一时期为快速充盈期,持续约 0.11s。此期充盈血量约占总充盈血量的 2/3。

(3)减慢充盈期:快速充盈期后,房室压力梯度减小,充盈速度渐慢,故称为减慢充盈期,持续约 0.22s。

3.心房收缩期

在心室舒张期的最后 0.1s,心房开始收缩。由于心房的收缩,房内压升高,心房内血液挤入到尚处于舒张状态的心室,心室进一步充盈,可使心室的充盈量再增加 10%~30%。心房在心动周期的大部分时间里都处于舒张状态,其主要作用是发挥临时接纳和储存从静脉回流的血液的作用。在心室收缩射血期间,这一作用尤为重要。在心室舒张期的大部分时间里,心房也处于舒张状态(全心舒张期),这时心房只是血液从静脉返回心室的一个通道。只有在心室舒张期的后期,心房才收缩,可以使心室再增加一部分充盈血液,对心室充盈起辅助作用,有利于心室射血。因此心房收缩可起到初级泵或启动泵的作用。

综上所述,推动血液在心房和心室之间以及心室和动脉之间流动的主要动力是压力梯度。心室肌的收缩和舒张是造成室内压力变化并导致心房和心室之间以及心室和动脉之间产生压力梯度的根本原因。心瓣膜的结构特点和开启、关闭活动保证了血液的单方向流动和室内压的急剧变化,有利于心室射血和充盈。

(三)心动周期中心房压力的变化

在每一个心动周期中,左心房压力曲线中依次呈现 3 个小的正向波,a 波、c 波和 v 波,以及 2 个下降波,x 波和 y 波(图 1-9)。心房收缩引起心房压力的升高形成 a 波,随后心房舒张,压力回降。心房收缩后,心室的收缩引起室内压急剧升高,血液向心房方向冲击,使房室瓣关闭并凸向心房,造成心房内压的第 2 次升高,形成 c 波。随着心室射血,心室容积缩小,房室瓣向下牵拉,心房容积扩大,房内压下降,形成 x 降波。此后,肺静脉内的血液不断流入心房,使心房内压随回心血量的增多而缓慢升高,形成第三次向上的正波,即 v 波。最后,房室瓣开放,血液由心房迅速进入心室,房内压下降,形成 y 降波。心房内压变化的幅度比心室内压变动的幅度小得多,其压力变化范围在 2～12mmHg 之间。

(四)心音和心音图

在心动周期中,心肌收缩、瓣膜启闭和血液流速改变等对心血管壁的作用及血液流动中形成的涡流等因素引起的机械振动,可通过周围组织传到胸壁,用听诊器可在胸壁的一定部位听到由上述的机械振动所产生的声音,称为心音。如果用传感器把这些机械振动转变成电信号,经放大后记录下来,便可得到心音图(图 1-10)。

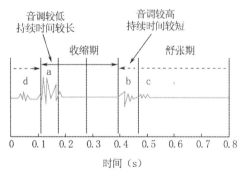

图 1-10 心音图示意图

a.第一心音;b.第二心音;c.第三心音;d.第四心音

心音发生在心动周期的一些特定时期,其音调和持续时间也有一定的特征。每个心动周期中可产生 4 个心音,分别称为第一、第二、第三和第四心音。多数情况下只能听到第一和第二心音,在某些健康儿童和青年,也可听到第三心音,40 岁以上的健康人可能出现第四心音。

1.第一心音(S1)

第一心音发生在心缩期,标志着心室收缩的开始,在心尖搏动处(左第 5 肋间锁骨中线上)听诊音最清楚。其特点是音调较低,持续时间较长。第一心音的产生包括以下因素。①心室开始收缩时血液快速推动瓣膜,使房室瓣及心室肌发生振动而产生声音;②心室肌收缩力逐渐加强,房室瓣关闭,乳头肌收缩将腱索拉紧,紧牵房室瓣的尖部而引起振荡音;③血液由心室射入动脉,撞击动脉根部而产生声音。总之,第一心音是房室瓣关闭及心室收缩相伴随的事件而形成。心室肌收缩力越强,第一心音也越响。

2.第二心音(S2)

第二心音发生在心室舒张早期,标志着心室舒张期的开始,在胸骨旁第2肋间(即主动脉瓣和肺动脉瓣听诊区)听诊音最清楚。第二心音特点是频率较高,持续时间较短。总之,第二心音是半月瓣关闭及心室舒张相伴随的事件而形成。其强弱可反映主动脉压和肺动脉压的高低。

3.第三心音(S3)

第三心音出现在心室舒张期的快速充盈期,紧随第二心音之后,其特点是低频、低振幅。第三心音是由于血液由心房流入心室时引起心室壁和乳头肌的振动所致。在一些健康青年人和儿童,偶尔可听到第三心音。

4.第四心音(S4)

第四心音出现在心室舒张晚期,为一低频短音,在部分正常老年人和心室舒张末期压力升高的患者可以出现。第四心音是由于心房收缩引起心室主动充盈时,血液在心房和心室间来回振动所引起,故亦称为心房音。

心音和心音图在诊察心瓣膜功能方面有重要意义,例如听取第一心音和第二心音可检查房室瓣和半月瓣的功能状态,瓣膜关闭不全或狭窄时均可引起湍流而发生杂音。

三、心脏泵血功能的评定

心脏的主要功能是泵血,在临床医学实践和科学研究中,经常需要对心脏的泵血功能进行评定。心脏不断地泵出血液,并通过泵血量的不断调整,适应机体新陈代谢变化的需要。对心脏泵血功能的评定,通常用单位时间内心脏的射血量和心脏的做功量作为评价指标。

(一)心脏的输出血量

1.每搏输出量与射血分数

一侧心室每次搏动所射出的血液量称为每搏输出量(stroke volume,SV),也称为搏出量或每搏量。SV为舒张末期容积与收缩末期容积之差。正常人的左心室舒张末期容积约120~140mL,而搏出量为60~80mL。可见,每一次心跳并未泵出心室内的全部血液。搏出量占心室舒张末期血液容积的百分比称为射血分数(ejection fraction,EF),即射血分数=搏出量(mL)/心室舒张末期容积(mL)×100%,健康成年人安静状态下约为55%~65%。

正常情况下,搏出量始终与心室舒张末期容积相适应,即当心室舒张末期容积增加时,搏出量也相应增加,射血分数基本不变。射血分数反映心室的泵血效率,当心室异常扩大、心室功能减退时,尽管搏出量可能与正常人没有明显区别,但与增大的心室舒张末期容积不相适应,射血分数明显下降。因此,与搏出量相比,射血分数更能客观地反映心泵血功能,对早期发现心脏泵血功能异常具有重要意义。

2.心输出量与心指数

一侧心室每分钟射出的血量称为心输出量(cardiac output,CO)。

心输出量(CO)=搏出量(SV)×心率(HR)

左右两侧心室的心输出量基本相等。如以搏出量为 70mL、心率为 75 次/分计算,则心输出量为5.25L/min。一般健康成年男性在安静状态下,心输出量为 5～6L/min,女性的心输出量比同体重男性约低 10%;心输出量随着机体代谢和活动情况而变化,在情绪激动、肌肉运动、怀孕等代谢活动增加时,心输出量均会增加,甚至可以增大 2～3 倍。另外,心输出量与年龄有关,青年人的心输出量高于老年人。

心输出量与机体的体表面积有关。单位体表面积(m^2)的心输出量称为心指数(cardiac index,CI),即心指数＝心输出量/体表面积(CI＝CO/体表面积)。在安静和空腹情况下测定的心指数称为静息心指数,可作为比较不同个体心功能的评价指标。如以成年人体表面积约为 1.6～1.7m^2 为例,安静时心输出量为 5～6L/min,则心指数约为 3～3.5L/(min·m^2)。对应的每搏量与体表面积的比值称为心每搏指数,约为 45.5mL/m^2。应该指出,在心指数的测定过程中,并没有考虑心室舒张容积的变化,因此,在评估病理状态下心脏的泵血功能时,其价值不如射血分数。

在同一个体的不同年龄段或不同生理情况下,心指数也可发生变化。静息心指数随年龄增长而逐渐下降,如 10 岁左右的少年静息心指数最高,达 4L/(min·m^2),到 80 岁时降到约 2L/(min·m^2)。另外,情绪激动、运动和妊娠时,心指数均有不用程度的增高。

(二)心做功量

虽然心输出量可以作为反映心脏泵血功能的指标,但心输出量相同并不一定意味着心做功量相同或耗能量相同。例如,左、右心室尽管输出量相等,但它们的做功量和耗能量截然不同。因此,心做功量比心输出量更能全面反映心的泵血功能。

1.每搏功

心室每收缩一次所做的功称为每搏功(stroke work),简称搏功。每搏功主要用于维持在一定的压强下(射血期室内压的净增值)射出一定量的血液(每搏量);少量用于增加血液流动的动能,但动能所占比例很小,且血流速度变化不大,故可忽略不计。以左心室为例计算如下。

每搏功＝搏出量×(射血期左心室内压－左心室舒张末期压)

上式中,左心室射血期的内压是不断变化的,测量计算较困难。由于它与动脉压很接近,所以在实际应用时,用平均动脉压代替射血期左室内压。左心室舒张末期压用平均心房压(约6mmHg)代替。于是,每搏功可以用下式表示。

每搏功(J)＝搏出量(L)×13.6kg/L×9.807×(平均动脉压－平均心房压)×1/1 000

上式中,搏出量单位为 L;力的单位换算为牛顿(N)故乘以 9.807;压力的单位为 mmHg,但需将毫米(mm)转换成米(m),故乘以 1/1 000;13.6 为水银的密度值。如左心室搏出量为 70mL,平均动脉压为 92mmHg,平均心房压为 6mmHg,则每搏功为 0.803J。

2.每分功

心室每分钟收缩射血所做的功称为每分功(minute work),即心室完成心输出量所做的机械外功。每分功＝每搏功×心率,如心率为 75 次/分,则每分功＝0.803J×75＝66.29J。

当动脉血压升高时,为了克服增大的射血阻力,心肌必须增加其收缩强度才能使搏出量保持不变,因此心的做功量将会增加。与心输出量相比,用每分功来评定心脏泵血功能将更为全面,尤其在动脉血压水平不同的个体之间,或在同一个体动脉血压发生改变前后,用每分功来比较心脏泵血功能更为合理。

另外,在正常情况下,左、右心室的输出量基本相等,但平均肺动脉压仅约为平均主动脉压的

1/6,所以右心室的做功量也只有左心室的 1/6 左右。

3.心脏的效率

在心泵血活动中,心肌消耗的能量不仅用于对外射出血液,完成机械功(外功),主要是指心室收缩而产生和维持一定室内压并推动血液流动也称压力-容积功;还用于离子跨膜主动转运、产生兴奋和启动收缩、产生和维持室壁张力、克服心肌组织内部的黏滞阻力等所消耗的能量(内功)。内功所消耗的能量远大于外功,最后转化为热量释放。心脏所做外功消耗的能量占心脏活动消耗的总能量的百分比称为心脏的效率。心肌能量的来源主要是物质的有氧氧化,故心肌耗氧量可作为心脏能量消耗的指标。心脏的效率可用下列公式计算。

心脏的效率＝心脏完成的外功/心脏耗氧量

正常心的最大效率为 20％～25％。不同生理情况下,心脏的效率并不相同。研究表明,假如动脉压降低至原先的一半,而搏出量增加 1 倍;或动脉压升高 1 倍,而搏出量降低至原先的一半,虽然这两种情况下的每搏功都和原来的基本相同,但前者的心肌耗氧量明显小于后者,说明动脉血压升高可使心脏的效率降低。

四、影响心输出量的因素

心输出量等于搏出量与心率的乘积。因此,凡影响搏出量和心率的因素都能影响心输出量。

(一)搏出量

在心率恒定的情况下,当搏出量增加时,心输出量增加;反之则心输出量减少。搏出量的多少主要取决于前负荷、后负荷和心肌收缩能力等。

1.前负荷的影响

心脏舒张末期充盈的血量或压力为心室开始收缩之前所承受的负荷,称为前负荷。前负荷可使骨骼肌在收缩前处于一定的初长度。对心脏来说,心肌的初长度决定于心室舒张末期容积,即心室舒张末期容积相当于心室的前负荷。在一定范围内,心室舒张末期充盈血量越多,心肌纤维初长度则越长,因而搏出量就越多。为观察前负荷对搏出量的影响,在实验中,维持动脉压不变,逐步改变心室舒张末期的压力或容积,观察心室在不同舒张末期压力(或容积)情况下的搏出量或搏功,便可得到心室功能曲线。图 1-11 为犬左心室功能曲线。心功能曲线可分为 3 段。①充盈压12～15mmHg是人体心室最适前负荷,位于其左侧的一段为心功能曲线的升支,每搏功随初长度的增加而增加。通常左心室充盈压为 5～6mmHg,因此正常情况下,心室是在心功能曲线的升支段工作,前负荷和初长度尚远低于其最适水平。这表明心室具有较大程度的初长度储备。而骨骼肌的自然长度已接近最适初长度,说明其初长度储备很小。②充盈压 15～20mmHg 范围内,曲线逐渐平坦,说明前负荷在上限范围内变动时,调节收缩力的作用较小,对每搏功的影响不大。③充盈压再升高,随后的曲线更加趋于平坦,或轻度下倾,但并不出现明显的降支。只有在发生严重病理改变的心室,心功能曲线才出现降支。

前负荷通过改变初长度来调节每搏输出量的作用称为异长自身调节。异长自身调节的机制在于肌小节长度的改变。肌小节长度为 2.0～2.2μm 时,正是心室肌的最适初长度,此时粗、细肌丝处于最佳重叠状态,收缩力最大。在达到最适初长度之前,随着心室肌的初长度增加即前负荷增大时,粗、细肌丝有效重叠程度增加,参与收缩的横桥数量也相应地增加,因而心肌收缩力增强,搏出量或每搏功增加。因此异长自身调节的主要作用是对搏出量进行精细的调节。

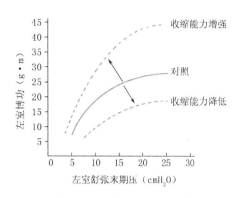

图 1-11 犬左心室功能曲线

(1cmH$_2$O=0.737mmHg=0.098kPa)

正常情况下,引起心肌初长度改变的主要因素是静脉回心血量和心室收缩末期容积(即收缩末期剩余血量)。在一定范围内,静脉血回流量增多,则心室充盈较多,搏出量也就增加。静脉回心血量受心室舒张持续时间和静脉回流速度的影响。其中,心室舒张时间受心率的影响,当心率增加时,心室舒张时间缩短,心室充盈时间缩短,也就是静脉回心血量减少,反之,心室充盈时间延长,则静脉回流增多;而静脉回流速度取决于外周静脉压与中心静脉压之差。当吸气和四肢的骨骼肌收缩时,压力差增大,促进静脉血回流。在生理范围内,通过异长自身调节作用,心脏能将增加的回心血量泵出,不让过多的血液滞留在心腔中,从而维持回心血量和搏出量之间的动态平衡。这种心肌内在调节能力适应于回心血量的变化,防止心室舒张末期压力和容积发生过久和过度的改变。

1914 年,Starling 利用犬的离体心肺标本观察到左室舒张末期容积或压力(前负荷)增加时,搏出量增加,表明心室肌收缩力的大小取决于左室舒张末期容积,即心室肌纤维被拉长的程度。此研究是异长自身调节最早的实验依据。因此,异长自身调节也称为 Starling 机制,心功能曲线也被称为 Starling 曲线。

2.心肌收缩能力的影响

搏出量除受心肌初长度即前负荷的影响外,还受心肌收缩能力的调节。心肌收缩能力是决定心肌细胞功能状态的内在因素。心肌收缩能力与搏出量或每搏功成正比。当心肌收缩能力增强时,搏出量和每搏功增加。搏出量的这种调节与心肌的初长度无关,因这种通过改变心肌收缩能力的心脏泵血功能调节可以在初长度不变的情况下发生,故称为等长自身调节。比如人在运动或体力活动时,每搏功或每搏量成倍增加,而此时心室舒张末期容积可能仅有少量增加;相反,心力衰竭患者心室容积扩大但其做功能力反而降低,说明前负荷或初长度不是调节心脏泵血的唯一方式,心脏泵血功能还受等长自身调节方式的调节。

凡能影响心肌收缩能力的因素,都能通过等长自身调节来改变搏出量。其作用机制涉及兴奋-收缩耦联过程中的各个环节。心肌收缩能力受自主神经和多种体液因素的影响,支配心肌的交感神经及血液中的儿茶酚胺是控制心肌收缩能力的最重要生理因素,它们能促进 Ca^{2+} 内流,后者可进一步诱发肌浆网内 Ca^{2+} 的释放,使肌钙蛋白对胞质钙的利用率增加,使活化的横桥数目增加,横桥 ATP 酶的活性也增高,因此,当交感神经兴奋或在儿茶酚胺作用下,心肌收缩能力增强,一方面使心肌细胞缩短程度增加,心室收缩末期容积更小,搏出量增加;另一方面心肌细胞缩短速度增加,室内压力上升速度和射血速度加快,收缩峰压增高,搏出量和每搏功增加,心室功能曲线向左上方移位。而当副交感神经兴奋或在乙酰胆碱和低氧等因素作用下,心肌收缩能力降低,搏出量和每搏功减少,心室功能曲线向右下方移位(图 1-11)。

3.后负荷的影响

心肌开始收缩时所遇到的负荷或阻力称为后负荷。在心室射血过程中,必须克服大动脉的阻力,才能使心室血液冲开动脉瓣而进入主动脉,因此,主动脉血压起着后负荷的作用,其变化将影响心肌的收缩过程,从而影响搏出量。在心肌初长度、收缩能力和心率都不变的情况下,当动脉压升高即后负荷增加时,射血阻力增加,致使心室等容收缩期延长,射血期缩短,心室肌缩短的速度及幅度降低,射血速度减慢,搏出量减少。继而,心室舒张末期容积将增加,如果静脉回流量不变,则心室舒张末期容积增加,心肌初长度增加,使心肌收缩力增强,直到足以克服增大的后负荷,使搏出量恢复到原有水平,从而使得机体在动脉压升高的情况下,能够维持适当的心输出量。反之,动脉血压降低,则有利于心室射血。

(二)心率

心率的变化是影响搏出量或心输出量的重要因素。在一定范围内,心率加快,心输出量增加。但心率过快(如超过 180 次/分)时,心脏舒张期明显缩短,心室充盈量不足,搏出量将减少,心输出量降低。如果心率过慢(如低于 40 次/分)时,心输出量也会减少,这是因为心脏舒张期过长,心室的充盈量已达最大限度,再增加充盈时间,也不能相应地提高充盈量和搏出量。可见,心率过快或过慢,均会使心输出量减少。

经常锻炼的人因心肌发育较好,心脏泵血功能较强,射血分数较大,射血期可略微缩短,心脏舒张期相对延长;再加上他们的心肌细胞发达,舒张时心室的抽吸力也较强,因此心室充盈增加。此外,运动员的交感神经-肾上腺系统的活动也随着训练时间延长而增强。因此,运动员的心率在超过 180 次/分时,搏出量和心输出量还能增加,当心率超过 200 次/分时才出现下降。

五、心脏泵血功能的储备

健康人安静时心率约 75 次/分钟,搏出量约 60～70mL;强体力劳动时心率可达 180～200 次/ min,搏出量可提高到 150～170mL,故心输出量可增大到 30L/min 左右,达到最大心输出量。这说明心脏的泵血功能有一定的储备。心输出量随机体代谢需要而增加的能力称为心泵功能储备或心力储备。

心力储备是通过心率储备和搏出量储备来实现的,即搏出量和心率能够提高的程度决定了心力储备的大小。一般情况下,动用心率储备是提高心输出量的重要途径。通过增加心率可使心输出量增加2～2.5倍。搏出量是心室舒张末期容积和心室收缩末期容积之差,故搏出量储备包括收缩期储备和舒张期储备。收缩期储备指心室进一步增强射血的能力,即静息状态下心室收缩末期容积与作最大程度射血时心室收缩末期容积的差值。如静息时心室收缩末期容积约75mL,当最大程度射血时,心室收缩末期容积可减少到20mL 以下,故收缩期储备约为55mL。舒张期储备指心室舒张时能够进一步扩大的程度,即最大程度舒张所能增加的充盈血量。静息状态下,心室舒张末期容积约为125mL,由于心室扩大程度有限,最大限度舒张时心舒末期容积约为140mL,即舒张期储备只有15mL,远比收缩期储备小。因此运动或强体力劳动时,主要通过动用心率储备和收缩期储备来增加心输出量。

(郝媛媛)

第二章 心血管疾病常见症状与体征

第一节 呼吸困难

呼吸困难是指患者主观上感到氧气不足、呼吸费力;客观上表现为用力呼吸,重者鼻翼扇动、张口耸肩,甚至出现发绀,并伴有呼吸频率、深度与节律的异常。

一、病因

引起呼吸困难的原因主要是呼吸系统和心血管系统疾病。

(一)肺源性呼吸困难

1.气道阻塞

咽后壁脓肿、喉头水肿、支气管哮喘、慢性阻塞性肺疾病及喉、气管与支气管的炎症、水肿、肿瘤或异物所致狭窄或阻塞,主动脉瘤压迫等。

2.肺疾病

如大叶性或支气管肺炎、肺脓肿、肺气肿、肺栓塞、肺淤血、肺水肿、肺泡炎、弥漫性肺间质纤维化、肺不张、细支气管肺泡癌等。

3.胸膜疾病

胸腔积液、气胸、胸膜肿瘤、胸膜肥厚粘连、脓胸等

4.胸廓疾患

如严重胸廓脊柱畸形、气胸、大量胸腔积液和胸廓外伤等。

5.神经肌肉疾病

如脊髓灰质炎病变累及颈髓、急性多发性神经根神经炎和重症肌无力累及呼吸肌,药物(肌松药、氨基苷类药等)导致呼吸肌麻痹等。

6.膈运动障碍

纵隔气肿、纵隔肿瘤、急性纵隔炎、膈麻痹、高度鼓肠、大量腹水、腹腔巨大肿瘤、胃扩张和妊娠末期等。

(二)心源性呼吸困难

风湿性心脏病、缩窄性心包炎、心肌炎、心肌病、急性心肌梗死、肺心病等所致心力衰竭、心脏

压塞、原发性肺动脉高压和肺栓塞等。

(三)血液和内分泌系统疾病

重度贫血、高铁血红蛋白血症、硫化血红蛋白血症、甲状腺功能亢进或减退、原发性肾上腺功能减退症等。

(四)神经精神因素

脑血管意外、脑水肿、颅内感染、颅脑肿瘤、脑膜炎等致呼吸中枢功能障碍;精神因素所致呼吸困难,如癔症等。

(五)中毒性呼吸困难

酸中毒、一氧化碳中毒、氰化物中毒、亚硝酸盐中毒、吗啡类药物中毒、农药中毒、尿毒症糖尿病酮症酸中毒等。

二、发生机制及临床表现

从发生机制及症状表现分析,将呼吸困难分为如下几种类型。

(一)肺源性呼吸困难

肺源性呼吸困难是由呼吸系统疾病引起通气、换气功能障碍,导致缺氧和(或)二氧化碳潴留所引起的。临床上分为 3 种类型。

1.吸气性呼吸困难

特点是吸气费力,重者由于呼吸肌极度用力,胸腔负压增大,吸气时胸骨上窝、锁骨上窝和肋间隙明显凹陷,称"三凹征",常伴有干咳及高调吸气性喉鸣。吸气性呼吸困难见于各种原因引起的喉、气管、大支气管的狭窄与阻塞:①喉部疾患,如急性喉炎、喉水肿、喉痉挛、喉癌、白喉会厌炎等;②气管疾病,如气管肿瘤、气管异物或气管受压(甲状腺肿大、淋巴结肿大或主动脉瘤压迫等)。

2.呼气性呼吸困难

特点是呼气费力,呼气时间明显延长,常伴有干啰音。这主要是由肺泡弹性减弱和(或)小支气管狭窄阻塞(痉挛或炎症)所致;当有支气管痉挛时,可听到哮鸣音。呼气性呼吸困难常见于支气管哮喘、喘息型慢性支气管炎、弥漫性细支气管炎和慢性阻塞性肺气肿合并感染等。此外,后者由于肺泡通气/血流比例失调和弥散膜面积减少,严重时导致缺氧、发绀、呼吸增快。

3.混合性呼吸困难

特点是吸气与呼气均感费力,呼吸频率增快、变浅,常伴有呼吸音异常(减弱或消失),可有病理性呼吸音。其原因是由肺部病变广泛或胸腔病变压迫,致呼吸面积减少,影响换气功能所致。混合性呼吸困难常见于重症肺结核、大面积肺不张、大块肺栓塞、肺尘埃沉着症、肺泡炎、弥漫性肺间质纤维化、肺泡蛋白沉着症、大量胸腔积液、气胸、膈肌麻痹和广泛显著胸膜增厚等。后者发生呼吸困难主要与胸壁顺应性降低,呼吸运动受限,肺通气明显减少,肺泡氧分压降低引起缺氧有关。

(二)心源性呼吸困难

主要由心左衰竭和右心衰竭引起,两者发生机制不同,左心衰竭所致呼吸困难较为严重。

1.左心衰竭

左心衰竭引发呼吸困难的主要原因是肺淤血和肺泡弹性降低。其机制为:①肺淤血,使气体弥散功能降低。②肺泡张力增高,刺激牵张感受器,通过迷走神经反射兴奋呼吸中枢。③肺泡弹性减退,其扩张与收缩能力降低,肺活量减少。④肺循环压力升高对呼吸中枢的反射性刺激。

急性左心衰竭时,常出现阵发性呼吸困难,多在夜间睡眠中发生,称为夜间阵发性呼吸困难。其发生机制为:①睡眠时迷走神经兴奋性增高,冠状动脉收缩,心肌供血减少,心功能降低。②小支气管收缩,肺泡通气减少。③仰卧位时肺活量减少,下半身静脉回心血量增多,致肺淤血加重。④呼吸中枢敏感性降低,对肺淤血引起的轻度缺氧反应迟钝,当淤血程度加重、缺氧明显时,才刺激呼吸中枢做出应答反应。

发作时,患者常于熟睡中突感胸闷憋气惊醒,被迫坐起,惊恐不安,伴有咳嗽,轻者数分钟至数十分钟后症状逐渐减轻、缓解;重者高度气喘、面色青紫、大汗,呼吸有哮鸣声,咳浆液性粉红色泡沫样痰,两肺底部有较多湿性啰音,心率增快,可有奔马律。此种呼吸困难,又称"心源性哮喘",常见于高血压性心脏病、冠状动脉性心脏病、风湿性心瓣膜病、心肌炎和心肌病等。

2.右心衰竭

右心衰竭引发呼吸困难的原因主要是体循环淤血所致。其发生机制为:①右心房与上腔静脉压升高,刺激压力感受器反射性地兴奋呼吸中枢。②血氧含量减少以及乳酸、丙酮酸等酸性代谢产物增多,刺激呼吸中枢。③淤血性肝大、腹水和胸腔积液,使呼吸运动受限,肺受压气体交换面积减少。

(三)中毒性呼吸困难

在急、慢性肾衰竭,糖尿病酮症酸中毒和肾小管性酸中毒时,血中酸性代谢产物增多,强烈刺激颈动脉窦-主动脉体化学感受器或直接兴奋、强烈刺激呼吸中枢,从而导致出现深长、规则的呼吸,可伴有鼾声,称为酸中毒大呼吸(Kussmaul 呼吸)。

急性感染和急性传染病时,由于体温升高和毒性代谢产物的影响,兴奋呼吸中枢,使呼吸频率增快。

某些药物和化学物质如吗啡类、巴比妥类、苯二氮䓬类药物和有机磷杀虫药中毒时,呼吸中枢受抑制,致呼吸变缓慢、变浅,且常有呼吸节律异常如 Cheyne-Stokes 呼吸或 Biots 呼吸。

某些毒物可作用于血红蛋白,如一氧化碳中毒时,一氧化碳与血红蛋白结合成碳氧血红蛋白;亚硝酸盐和苯胺类中毒时,可使血红蛋白转变为高铁血红蛋白,失去携氧功能致组织缺氧。氰化物和含氰化物较多的苦杏仁、木薯中毒时,氰离子抑制细胞色素氧化酶的活性,影响细胞的呼吸作用,导致组织缺氧,可引起呼吸困难,严重时可引起脑水肿抑制呼吸中枢。

(四)神经精神性呼吸困难

重症颅脑疾患如颅脑外伤、脑出血、脑炎、脑膜炎、脑脓肿及脑肿瘤等,呼吸中枢因受增高的颅内压和供血减少的刺激,使呼吸变慢变深,并常伴呼吸节律的异常,如呼吸遏制(吸气突然终止)、双吸气(抽泣样呼吸)等。

癔症患者由于精神或心理因素的影响可有呼吸困难发作,其特点是呼吸浅表而频繁,1分钟可达 60~100 次,并常因通气过度而发生呼吸性碱中毒,出现口周、肢体麻木和手足搐搦,严重时可有意识障碍。

有叹息样呼吸的患者自述呼吸困难,但并无呼吸困难的客观表现,偶然出现一次深大吸气,伴有叹息样呼气,在叹息之后自觉轻快,这实际上是一种神经症的表现。

(五)血液病

重度贫血、高铁血红蛋白血症或硫化血红蛋白血症等,因红细胞携氧减少,血氧含量降低,致呼吸加速,同时心率加快。大出血或休克时,因缺血与血压下降刺激呼吸中枢,也可使呼吸加速。

三、伴随症状

(一)发作性呼吸困难伴有哮鸣音

发作性呼吸困难伴有哮鸣音见于支气管哮喘、心源性哮喘;骤然发生的严重呼吸困难,见于急性喉水肿、气管异物、大块肺栓塞、自发性气胸等。

(二)呼吸困难伴一侧胸痛

呼吸困难伴一侧胸痛见于大叶性肺炎、急性渗出性胸膜炎、肺梗死、自发性气胸、急性心肌梗死、支气管癌等。

(三)呼吸困难伴发热

呼吸困难伴发热见于肺炎、肺脓肿、胸膜炎、急性心包炎、咽后壁脓肿等。

(四)呼吸困难伴咳嗽、咳脓痰

呼吸困难伴咳嗽、咳脓痰见于慢性支气管炎、阻塞性肺气肿并发感染、化脓性肺炎肺脓肿、支气管扩张症并发感染等,后二者脓痰量较多;呼吸困难伴大量浆液性泡沫样痰,见于急性左心衰竭和有机磷杀虫药中毒。

(五)呼吸困难伴昏迷

呼吸困难伴昏迷见于脑出血、脑膜炎、尿毒症、糖尿病酮症酸中毒、肺性脑病、急性中毒等。

(朱红光)

第二节 心 悸

心悸是患者自觉心慌、心跳的一种症状。当心率加快时多伴有心前区不适感,心率缓慢时则感搏动有力。心悸时心率可快、可慢,也可有心律失常、心搏增强,部分患者心率和心律亦可正常。

一、发生机制

心悸发生机制尚未完全清楚,一般认为心脏活动过度是心悸发生的基础,常与心率及心搏出量改变有关。

在心动过速时,舒张期缩短、心室充盈不足,当心室收缩时心室肌与心瓣膜的紧张度突然增加,可引起心搏增强而感心悸。

心律失常如期前收缩,在一个较长的代偿期之后的心室收缩,往往强而有力,这时患者可出现心悸。心悸出现与心律失常出现及存在时间长短有关,如突然发生的阵发性心动过速,心悸往往较明显,而在慢性心律失常,如心房颤动,患者可因逐渐适应而无明显心悸。

心悸的发生常与精神因素及注意力有关,焦虑、紧张及注意力集中时易于出现。心悸可见于心脏病者,但与心脏病不能完全等同,心悸患者不一定患有心脏病,反之心脏病患者也可不发生心悸。

二、病因

(一)心脏搏动增强

心脏收缩力增强引起的心悸,可分为生理性心悸或病理性心悸。

1.生理性心悸

生理性心悸见于下列情况。

(1)健康人在剧烈运动或精神过度紧张时。

(2)饮酒、进食浓茶或咖啡后。

(3)应用某些药物:如肾上腺素、麻黄碱、咖啡因、阿托品、甲状腺片等。

2.病理性心悸

病理性心悸见于下列情况。

(1)心室肥大:高血压心脏病、各种原因所致的主动脉瓣关闭不全、风湿性二尖瓣关闭不全等引起的左心室肥大,心脏收缩力增强,可引起心悸;动脉导管未闭、室间隔缺损回流量增多,增加心脏的工作量,导致心室增大,也可引起心悸;此外脚气性心脏病,因微小动脉扩张,阻力降低,回心血流增多,心脏工作量增加,也可出现心悸。

(2)其他引起心脏搏出量增加的疾病:①甲状腺功能亢进。由于基础代谢与交感神经兴奋性增高,导致心率加快;②贫血。以急性失血时心悸为明显,贫血时血液携氧量减少,器官及组织缺氧,机体为保证氧的供应,通过增加心率,提高心排血量来代偿,于是心率加快导致心悸;③发热时基础代谢率增高,心率加快,心排血量增加,也可引起心悸;④低血糖症、嗜铬细胞瘤引起的肾上腺素释放增多,心率加快,也可发生心悸。

(二)心律失常

心动过速、过缓或心律不齐时,均可出现心悸。

1.心动过速

各种原因引起的窦性心动过速、阵发性室上性或室性心动过速等,均可发生心悸。

2.心动过缓

高度房室传导阻滞(Ⅱ、Ⅲ度房室传导阻滞)、窦性心动过缓或病态窦房结综合征,由于心率缓慢,舒张期延长,心室充盈度增加,心搏强而有力,引起心悸。

3.心律失常

房性或室性的期前收缩、心房颤动,由于心脏跳动不规则或有一段间歇,使患者感到心悸甚至有停跳感觉。

(三)心脏神经官能症

由自主神经功能紊乱所引起,心脏本身并无器质性病变,多见于青年女性。临床表现除心悸外尚有心率加快、心前区或心尖部隐隐作痛以及疲乏、失眠、头晕、头痛、耳鸣、记忆力减退等神经衰弱表现,且在焦虑、情绪激动等情况下更易发生。肾上腺素能受体反应亢进综合征也与自主神经功能紊乱有关,易在紧张时发生,其表现除心悸、心动过速、胸闷、头晕外尚可有心电图的一些改变,如出现窦性心动过速,轻度 ST 段下移及 T 波平坦或倒置,其易与心脏器质性病变相混淆。

三、伴随症状

(一)伴心前区痛

心前区痛见于冠状动脉硬化性心脏病(如心绞痛、心肌梗死)、心肌炎、心包炎,亦可见于心脏神经官能症等。

(二)伴发热

发热见于急性传染病、风湿热、心肌炎、心包炎、感染性心内膜炎等。

(三)伴晕厥或抽搐

晕厥或抽搐见于高度房室传导阻滞、心室颤动或阵发性室性心动过速、病态窦房结综合征等。

(四)伴贫血

贫血见于各种原因引起的急性失血,此时常有虚汗、脉搏微弱、血压下降或休克,慢性贫血则心悸多在劳累后较明显。

(五)伴呼吸困难

呼吸困难见于急性心肌梗死、心包炎、心肌炎、心力衰竭、重症贫血等。

(六)伴消瘦及出汗

消瘦及出汗见于甲状腺功能亢进。

(朱红光)

第三节　胸　　痛

胸痛主要由胸部疾病引起,少数由其他部位的病变所致,心血管系统疾病是胸痛的常见原因,但其他部位的疾病亦可引起胸痛症状,如肝脓肿等。因痛阈个体差异性大,胸痛的程度与原发疾病的病情轻重并不完全一致。

一、病因

(一)胸壁疾病

肋软骨炎、带状疱疹、流行性肌炎、颈胸椎疾病、胸部外伤、肋间神经痛和肋骨转移瘤。

(二)呼吸系统疾病

胸膜炎、肺炎、支气管肺癌和气胸。

(三)纵隔疾病

急性纵隔炎、纵隔肿瘤、纵隔气肿。

(四)心血管疾病

心绞痛、心肌梗死、心包炎、胸主动脉瘤、肺栓塞和夹层动脉瘤等。

(五)消化系统疾病

食管炎、胃十二指肠溃疡、胆囊炎、胰腺炎等。

(六)膈肌疾病

膈疝、膈下脓肿。

（七）其他

骨髓瘤、白血病胸骨浸润、心脏神经官能症等。

二、临床表现

（一）发病年龄

青壮年胸痛，应注意结核性胸膜炎、自发性气胸、心肌炎、心肌病、风湿性心瓣膜病；年龄在40岁以上患者还应注意心绞痛、心肌梗死与肺癌。

（二）胸痛部位

（1）局部有压痛，炎症性疾病，尚伴有局部红、肿、热表现。

（2）带状疱疹是成簇水疱沿一侧肋间神经分布伴剧痛，疱疹不越过体表中线。

（3）非化脓性肋骨软骨炎多侵犯第1～2肋软骨，对称或非对称性，呈单个或多个肿胀隆起，局部皮色正常，有压痛，咳嗽、深呼吸或上肢大幅度活动时疼痛加重

（4）食管及纵隔病变，胸痛多位于胸骨后，进食或吞咽时加重。

（5）心绞痛和心肌梗死的疼痛多在心前区与胸骨后或剑突下，疼痛常放射至左肩、左臂内侧，达环指与小指，亦可放射于左颈与面颊部，患者误认为牙痛。

（6）夹层动脉瘤疼痛位于胸背部，向下放射至下腹、腰部及两侧腹股沟和下肢。

（7）自发性气胸、胸膜炎和肺梗死的胸痛多位于患侧腋前线与腋中线附近，后二者如累及肺底、膈胸膜，则疼痛也可放射于同侧肩部。肺尖部肺癌（肺上沟癌、Pancoast癌）以肩部、腋下痛为主，疼痛向上肢内侧放射。

（三）胸痛性质

（1）带状疱疹呈刀割样痛或灼痛，剧烈难忍。

（2）食管炎则为烧灼痛。

（3）心绞痛呈绞窄性并有重压窒息感。

（4）心肌梗死则疼痛更为剧烈并有恐惧、濒死感。

（5）纤维素性胸膜炎常呈尖锐刺痛或撕裂痛。

（6）肺癌常为胸部闷痛，而Pancoast癌则呈火灼样痛，夜间尤甚。

（7）夹层动脉瘤为突然发生胸背部难忍撕裂样剧痛。

（8）肺梗死亦为突然剧烈刺痛或绞痛。常伴呼吸困难及发绀。

（四）持续时间

（1）平滑肌痉挛或血管狭窄缺血所致疼痛为阵发性。

（2）炎症、肿瘤、栓塞或梗死所致疼痛呈持续性。如心绞痛发作时间短暂，而心肌梗死疼痛持续时间很长且不易缓解。

（五）影响胸痛因素

影响胸痛的因素包括诱因、加重与缓解因素。劳累、体力活动、精神紧张，可诱发心绞痛发作，休息、含服硝酸甘油或硝酸异山梨酯，可使心绞痛缓解，而对心肌梗死疼痛则无效。胸膜炎和心包炎的胸痛则可因深呼吸和咳嗽而加剧。反流性食管炎的胸骨后灼痛，饱餐后出现，仰卧或俯卧位加重，服用抗酸剂和促动力药多潘立酮或西沙必利后可减轻或消失

三、胸痛伴随症状

（1）胸痛伴吞咽困难或咽下痛者，提示食管疾病，如反流性食管炎。

(2)胸痛伴呼吸困难者,提示较大范围病变,如大叶性肺炎、自发性气胸、渗出性胸膜炎和肺栓塞等。

(3)胸痛伴面色苍白、大汗、血压下降或休克表现时,多考虑心肌梗死、夹层动脉瘤、主动脉窦瘤破裂和大块肺栓塞等。

(朱红光)

第四节　上　腹　痛

由心脏疾病所引起的腹痛称为心源性腹痛。老年人心源性腹痛较容易发生误诊,常被误诊为急性胆囊炎、急性肠胃炎、肝炎、胃痉挛、胃穿孔、急性胰腺炎等。当老年人出现腹痛时,要警惕心血管疾病的发生,特别是有心脏病史的人,应及时去医院行心电图等检查,以免误诊。

心绞痛冠状血管痉挛导致冠脉血流量减少,不能满足心肌的代谢需要,心肌急剧缺血、缺氧,使心肌内积聚过多的代谢产物,如乳酸等,刺激心脏内自主神经的传入神经末梢,经1～5胸交感神经带和相应的脊髓段传至大脑而产生疼痛感觉,表现为上腹疼痛,易被误认为急性肠胃炎的一种牵扯痛,而误诊为急性胃肠炎。

心肌梗死特别是下壁心梗,因迷走神经传入纤维感受器几乎均位于心脏下壁的表面,当心肌缺血、缺氧时,刺激迷走神经,产生腹痛、呕吐、腹泻等,易误诊为胆囊炎、胃穿孔、急性肠胃炎等。

心包炎心脏壁层下膈神经被炎症侵袭至膈胸膜时,可引起疼痛放射至肩、背、上腹部,易误诊为胆囊炎。

心包积液压迫下腔静脉,出现肝淤血,累及肝被膜引起腹痛,易被误诊为肝炎、胃炎等。

扩张性心肌病伴体循环淤血、肝脾大、肝被膜紧张等引起腹痛,易误诊为胃炎、胆囊炎等。

夹层动脉瘤此病可影响腹腔脏器的供血、刺激相应的交感神经,出现酷似急腹症表现,易误诊为急性胃肠炎等。

(朱红光)

第五节　发　　绀

发绀是指血液中还原血红蛋白增多,使皮肤、黏膜呈青紫色的表现。广义的发绀还包括少数由异常血红蛋白衍化物(高铁血红蛋白、硫化血红蛋白)所致皮肤黏膜青紫现象。发绀在皮肤较薄、色素较少和毛细血管丰富的部位,如口唇、鼻尖、颊部与甲床等处较为明显,易于观察。

一、发生机制

发绀是由血液中还原血红蛋白绝对含量增多所致。还原血红蛋白浓度可用血氧的未饱和度表示。正常动脉血氧未饱和度为5％,静脉内血氧未饱和度为30％,毛细血管中血氧未饱和度约为前二者的平均数。每1 g血红蛋白约与1.34 mL氧结合。当毛细血管血液的还原血红蛋白量超过 50 g/L 时,皮肤黏膜即可出现发绀。

临床实践表明,此学说不完全可靠,因为以正常血红蛋白浓度 150 g/L 计算,50 g/L 为还原血红蛋白时,提示已有 1/3 血红蛋白不饱和。当动脉血氧饱和度为 66% 时,相应动脉血氧分压已降低至 4.5 kPa(34 mmHg)的危险水平。

二、病因与临床表现

由于病因不同,发绀可分为血液中还原血红蛋白增多和血液中存在异常血红蛋白衍化物两大类。

(一)血液中还原血红蛋白增多

1.中心性发绀

此类发绀是由心、肺疾病导致动脉血氧饱和度降低引起。发绀的特点是全身性的,除四肢与面颊外,亦见于黏膜(包括舌及口腔黏膜)与躯干的皮肤,但皮肤温暖。中心性发绀又可分为以下2 种。

(1)肺性发绀:见于各种严重呼吸系统疾病,如呼吸道(喉、气管、支气管)阻塞、肺部疾病(肺炎、阻塞性肺气肿、弥漫性肺间质纤维化、肺淤血、肺水肿、急性呼吸窘迫综合征)和肺血管疾病(肺栓塞、原发性肺动脉高压、肺动静脉瘘)等,其发生机制是由于呼吸功能衰竭,通气或换气(通气/血流比例、弥散)功能障碍,肺氧合作用不足,致体循环血管中还原血红蛋白含量增多而出现发绀。

(2)心性混血性发绀:见于发绀型先天性心脏病,如法洛四联症、艾森门格综合征等,其发绀机制是由于心与大血管之间存在异常通道,部分静脉血未通过肺进行氧合作用,即经异通道分流混入体循环动脉血中,如分流量超过心排血量的 1/3 时,即可引起发绀。

2.周围性发绀

此类发绀是由周围循环血流障碍所致,发绀特点是发绀常见于肢体末梢与下垂部位,如肢端、耳垂与鼻尖,这些部位的皮肤温度低、发凉,若按摩或加温耳垂与肢端,使其温暖,发绀即可消失。此点有助于与中心性发绀相鉴别,后者即使按摩或加温青紫也不消失。周围性发绀又可分为2 种。

(1)淤血性周围性发绀:如右心衰竭、渗出性心包炎、心脏压塞、缩窄性心包炎、局部静脉病变(血栓性静脉炎、上腔静脉综合征、下肢静脉曲张)等,其发生机制是因体循环淤血、周围血流缓慢,氧在组织中被过多摄取所致。

(2)缺血性周围性发绀:常见于重症休克,由于周围血管痉挛收缩及心排血量减少,循环血容量不足,血流缓慢,周围组织血流灌注不足、缺氧,致皮肤黏膜呈青紫、苍白。

局部血循环障碍,如血栓闭塞性脉管炎、雷诺现象、肢端发绀症、冷球蛋白血症、网状青斑、严重受寒等,由于肢体动脉阻塞或末梢小动脉强烈痉挛、收缩,可引起局部冰冷、苍白与发绀。真性红细胞增多症所致发绀亦属周围性,除肢端外口唇亦可发绀。其发生机制是由红细胞过多,血液黏稠,致血流缓慢,周围组织摄氧过多,还原血红蛋白含量增高所致。

3.混合性发绀

中心性发绀与周围性发绀并存,可见于心力衰竭(左心衰竭、右心衰竭和全心衰竭),因肺淤血或支气管、肺病变,致肺内氧合不足以及周围血流缓慢,毛细血管内血液脱氧过多所致。

（二）血液中存在异常血红蛋白衍化物

1.药物或化学物质中毒所致的高铁血红蛋白血症

由于血红蛋白分子的二价铁被三价铁所取代，致失去与氧结合的能力，当血中高铁血红蛋白含量达 $30\ g/L$ 时，即可出现发绀。此种情况通常由伯氨喹、亚硝酸盐、氯酸钾、次硝酸铋、磺胺类、苯丙砜、硝基苯、苯胺等中毒引起。其发绀特点是急骤出现，暂时性，病情严重，经过氧疗青紫不减，抽出的静脉血呈深棕色，暴露于空气中也不能转变成鲜红色，若静脉注射亚甲蓝溶液、硫代硫酸钠或大剂量维生素 C，均可使青紫消退。分光镜检查可证明血中高铁血红蛋白的存在。由于大量进食含有亚硝酸盐的变质蔬菜，而引起的中毒性高铁血红蛋白血症，也可出现发绀，称"肠源性青紫症"。

2.先天性高铁血红蛋白血症

患者自幼即有发绀，有家族史，而无心肺疾病及引起异常血红蛋白的其他原因，身体一般健康状况较好。此外，有所谓特发性阵发性高铁血红蛋白血症，见于女性，发绀与月经周期有关，机制未明。

3.硫化血红蛋白血症

硫化血红蛋白并不存在于正常红细胞中。凡能引起高铁血红蛋白血症的药物或化学物质也能引起硫化血红蛋白血症，但须患者同时有便秘或服用硫化物（主要为含硫的氨基酸），在肠内形成大量硫化氢为先决条件。所服用的含氮化合物或芳香族氨基酸则起触媒作用，使硫化氢作用于血红蛋白，而生成硫化血红蛋白，当血中含量达 $5\ g/L$ 时，即可出现发绀。发绀的特点是持续时间长，可达几个月或更长时间，因硫化血红蛋白一经形成，不论在体内或体外均不能恢复为血红蛋白，而红细胞寿命仍正常；患者血液呈蓝褐色，分光镜检查可确定硫化血红蛋白的存在。

三、伴随症状

（一）伴呼吸困难

常见于重症心、肺疾病和急性呼吸道阻塞、气胸等；先天性高铁血红蛋白血症和硫化血红蛋白血症虽有明显发绀，但一般无呼吸困难。

（二）伴杵状指（趾）

病程较长，主要见于发绀型先天性心脏病及某些慢性肺部疾病。

（三）急性起病伴意识障碍和衰竭表现

见于某些药物或化学物质急性中毒、休克、急性肺部感染等。

（朱红光）

第六节　水　　肿

人体组织间隙有过多的液体积聚使组织肿胀称为水肿。水肿可分为全身性水肿与局部性水肿。当液体在体内组织间隙呈弥漫性分布时呈全身性水肿（常为凹陷性）；液体积聚在局部组织间隙时呈局部性水肿；发生于体腔内称积液，如胸腔积液、腹水、心包积液。一般情况下，水肿这一术语，不包括内脏器官局部的水肿，如脑水肿、肺水肿等。

一、发生机制

在正常人体中,一方面血管内液体不断地从毛细血管小动脉端滤出,至组织间隙成为组织液,另一方面组织液又不断地从毛细血管小静脉端回吸入血管中。两者经常保持动态平衡,因而组织间隙无过多液体积聚。

保持这种平衡的主要因素有:①毛细血管内静水压;②血浆胶体渗透压;③组织间隙机械压力(组织压);④组织液的胶体渗透压。当维持体液平衡的因素发生障碍出现组织间液的生成大于回吸收时,则可产生水肿。

产生水肿的主要因素为:①钠与水的潴留,如继发性醛固酮增多症;②毛细血管滤过压升高,如右心衰竭;③毛细血管通透性增高,如急性肾炎;④血浆胶体渗透压降低,如血浆清蛋白减少;⑤淋巴回流受阻,如丝虫病。

二、病因与临床表现

(一)全身性水肿

1.心源性水肿

风心病、冠心病、肺心病等各种心脏病引起右心衰竭时出现。

心源性水肿主要由有效循环血量减少,肾血流量减少,继发性醛固酮增多引起水、钠潴留以及静脉淤血,毛细血管滤过压增高,组织液回吸收减少所致。前者决定水肿程度,后者决定水肿的部位。水肿程度可由于心力衰竭程度而有不同,可自轻度的踝部水肿以至严重的全身性水肿。

心源性水肿的特点是水肿首先出现于身体下垂部位(下垂部位流体静水压较高)。能起床活动者,水肿最早出现于踝内侧,行走活动后明显,休息后减轻或消失;经常卧床者以腰骶部水肿最为明显。水肿为对称性、凹陷性。此外通常有颈静脉怒张、肝大、静脉压升高,严重时还出现胸、腹水等右心衰竭的其他表现。

2.肾源性水肿

肾源性水肿常见于急慢性肾炎、肾盂肾炎、急慢性肾衰竭等,发生机制主要是由多种因素引起肾排泄水、钠减少,导致水、钠潴留,细胞外液增多,毛细血管静水压升高,引起水肿。水、钠潴留是肾性水肿的基本机制。导致水、钠潴留的因素如下:①肾小球超滤系数及滤过率下降,而肾小管回吸收钠增加(球-管失衡),导致水、钠潴留。②大量蛋白尿致低蛋白血症,血浆胶体渗透压下降致使水分外渗。③肾实质缺血,刺激肾素-血管紧张素-醛固酮系统,醛固酮活性增高,导致水、钠潴留。④肾内前列腺素产生减少,致使肾排钠减少。

肾源性水肿水肿特点是疾病早期晨间起床时有眼睑与颜面水肿,以后发展为全身水肿(肾病综合征时为重度水肿)。常有尿改变、高血压、肾功能损害的表现。

3.肝源性水肿

任何肝脏疾病引起血浆清蛋白明显下降时均可引起水肿。

失代偿期肝硬化主要表现为腹水,也可首先出现踝部水肿,逐渐向上蔓延,而头、面部及上肢常无水肿。

门脉高压症、低蛋白血症、肝淋巴液回流障碍、继发醛固酮增多等因素是水肿与腹水形成的主要机制。肝硬化在临床上主要有肝功能减退和门脉高压两方面表现。

4.营养不良性水肿

慢性消耗性疾病长期营养缺乏、神经性厌食、胃肠疾患、妊娠呕吐、消化吸收障碍、重度烧伤、排泄或丢失过多、蛋白质合成障碍等所致低蛋白血症或维生素 B 缺乏均可产生水肿。

营养不良性水肿特点是水肿发生前常有消瘦、体重减轻等表现。皮下脂肪减少所致组织松弛,组织压降低,加重了水肿液的潴留。水肿常从足部开始逐渐蔓延至全身。

5.其他原因的全身水肿

(1)黏液性水肿时产生非凹陷性水肿(由于组织液所含蛋白量较高),颜面及下肢水肿较明显。

(2)特发性水肿为一种原因不明或原因尚未确定的综合征,多见于妇女,特点为月经前7~14 天出现眼睑、踝部及手部轻度水肿,可伴乳房胀痛及盆腔沉重感,月经后水肿逐渐消退。

(3)药物性水肿可见于糖皮质激素、雄激素、雌激素、胰岛素、萝芙木制剂、甘草制剂等疗程中。

(4)内分泌性水肿、腺垂体功能减退症、黏液性水肿、皮质醇增多症、原发性醛固酮增多症等。

(5)其他可见于妊娠中毒症、硬皮病、血管神经性水肿等。

(二)局部性水肿

(1)局部炎症所致水肿为最常见的局部水肿,见于丹毒、疖肿、蛇毒中毒等。

(2)淋巴回流障碍性水肿多见于丝虫病、非特发性淋巴管炎、肿瘤等。

(3)静脉阻塞性水肿常见于肿瘤压迫或肿瘤转移、静脉血栓形成、血栓性静脉炎、上腔或下腔静脉阻塞综合征等。

(4)变态反应性水肿见于荨麻疹、血清病以及食物、药物等引起的变态反应等。

(5)血管神经性水肿属变态反应或神经源性病变,部分病例与遗传有关。

三、伴随症状

(1)水肿伴肝大可为心源性、肝源性与营养不良性水肿,而同时有颈静脉怒张者则为心源性水肿。

(2)水肿伴重度蛋白尿常为肾源性水肿,而轻度蛋白尿也可见于心源性水肿。

(3)水肿伴呼吸困难与发绀常提示由心脏病、上腔静脉阻塞综合征等所致。

(4)水肿与月经周期有明显关系可见于特发性水肿。

(5)水肿伴失眠、烦躁、思想不集中等见于经前期紧张综合征。

(朱红光)

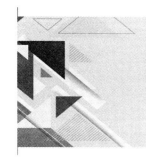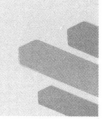

第三章 心电图检查

第一节 正常心电图

一、心电图的测量方法

(一)时间和电压的标准

心电图记录纸上的小方格是长、宽均为 1 mm 的正方形。横向距离代表时间。常规记录心电图时,心电图纸向前移动的纸速为 25 mm/s。故每个小格 1 mm 代表 0.04 秒。心电图纸纵向距离代表电压,一般在记录心电图前,把定准电压调到 1 mV=10 mm,故每个小格即 1 mm 代表 0.1 mV(图 3-1)。

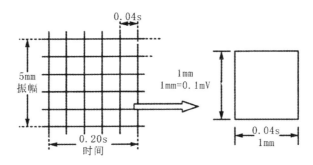

图 3-1 心电图记录纸时间和电压的标准

有时因为心电图电压太高,所以把定准电压改为 1 mV=5 mm;有时因为心电图电压太低,把定准电压调到 1 mV=20 mm,所以测量心电图时应注意定准电压的标准据此定标。此外,尚需注意机器本身 1 mV 发生器的准确性。例如标准电池失效等,若不注意会引起错误的诊断。

(二)各波间期测量方法

选择波幅较大且清晰的导联测量。一般由曲线突出处开始计算,如波形朝上应从基线下缘开始上升处量到终点。向下波应从基线上缘开始下降处量到终点,间期长短以秒计算。

(三)各波高度和深度的测量

测量一个向上的波(R 波)的高度时,应自等电位线的上缘量至电波的顶端。测量一个向下的波(Q 或 S 波)的深度时,应自等电位线的下缘量至电波的底端。测量后,按所示定准电压的标准折合为毫伏(mV)(图 3-2)。

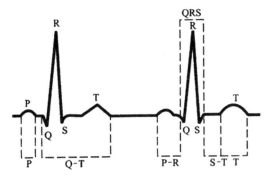

图 3-2　各波间期测量方法

(四)常用工具

有量角规、计算尺、计算器、放大镜等。

二、心率的测量

若干个(5 个以上)P-P 或 R-R 间隔,求其平均值,若心房与心室率不同时应分别测量,其数值就是一个心动周期的时间(秒数)。

每分钟的心率可按公式计算:$心率 = \dfrac{60}{平均\ R\text{-}R\ 或\ P\text{-}P\ 间期(秒)}$。

三、心电轴

心电轴是心电平均向量的电轴。一般是指前额面上的心电轴。瞬间综合向量亦称瞬间心电轴,其与标准 I 导联线(即水平线)所构成的角度即称为瞬间心电轴的角度。所有瞬间心电轴的综合即为平均心电轴。额面 QRS 电轴的测定法如下所述。

(一)目测法

目测 I、III 导联 QRS 波群的主波方向。若 I、III 导联 QRS 主波均为正向波,电轴不偏;若 I 导联主波为深的负向波,III 导联主波为正向波,电轴右偏;若 III 导联主波出现深的负向波,I 导联主波为正向波,电轴左偏(图 3-3)。

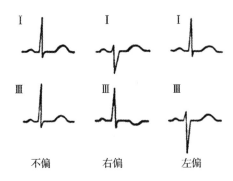

图 3-3　目测法测心电轴

(二)Bailey 六轴系统计算测定(图 3-4)

将六个肢体导联的导联轴保持各自的方向移置于以 O 点为中心,再将各导联轴的尾端延长作为该导联的负导联轴得到一个辐射状的几何图形,称为 Bailey 六轴系统(每两个相邻导联轴间的夹角为 30°)。

(1)画出 Bailey 六轴系统中导联Ⅰ和导联Ⅲ的导联轴 OⅠ和 OⅢ,OⅠ的方向定为 0°,OⅢ的方向定为+120°。

(2)根据心电图导联Ⅰ的 QRS 波形电压将向上的波作为正值,向下的波作为负值,计算各波电压的代数和,然后在 OⅠ上定 A 点,使 OA 的长度相当于电压代数和的数值。

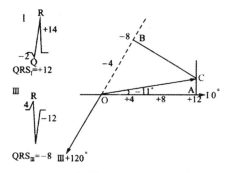

图 3-4 振幅法测定平均心电轴

(3)同样,根据心电图导联Ⅲ的 QRS 波形和电压,计算各波电压的代数和,然后在 OⅢ上定B 点,OB 的长度相当于电压代数和的数值。

(4)通过 A 点作一直线垂直于 OⅠ,通过 B 点作一直线垂直于 OⅢ,这两条直线的交点为 C。

(5)连接 OC,将 OC 画为向量符号,OC 就是测得的心电轴,OC 与 OⅠ的夹角就是心电轴的方向(以度数代表)。

(三)查表法

根据心电图导联Ⅰ、导联Ⅲ的 QRS 波形和电压,计算各导联波形电压的代数和,然后用电压代数和的数值,查心电轴表测得的心电轴数值(图 3-5)。

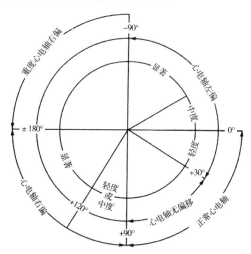

图 3-5 心电轴正常、心电轴偏移范围

①0°～＋90°:正常心电轴。②0°～＋30°:轻度左偏(但属正常范围)。③0°～−30°:中度左偏。
④−30°～−90°:显著左偏。⑤＋90°～＋120°:轻度或中度右偏。⑥＋120°～±180°:显著右偏。
⑦±180°～−90°或 270°:重度右偏(但部位靠近−90°者可能属于显著左偏)。⑧＋30°～＋90°:无心电轴偏移

四、心电图各波形正常范围及测量

(一)P波

一般呈圆拱状,宽度不超过 0.11 秒,电压高度不超过 0.25 mV,P_{aVF}直立,P_{aVR}倒置,P波在Ⅰ、Ⅱ、$V_3 \sim V_6$直立,V_{1ptf}小于 0.03(mm·s)。选择 P 波清楚高大的测量,例如Ⅱ、V_5、V_1导联等。

(二)P-R 间期

此间期代表自心房开始除极至波动传导至心室肌(包括心室间隔肌)开始除极的时间。正常成人为 0.12~0.20 秒,P-R 间期的正常范围与年龄、心率快慢有关。例如幼儿心动过速时 P-R 间期相应缩短。7~13 岁小儿心率 70 次/分钟以下时 P-R 间期不超过 0.18 秒,而成人心率 70 次/分钟以下时 P-R 间期小于0.20 秒。成人心率 170 次/分钟时 P-R 间期不超过 0.16 秒。

测量:不是一概以Ⅱ导联为准而是选择宽大、清楚的 P 波最好,QRS 波群有明显 Q 波的导联(或 QRS 起始处清晰的导联)作为测量 P-R 间期的标准。P-R 间期是从 P 波开始到 QRS 波群开始。若 QRS 波群最初是 Q 波,那么则是 P-Q 间期,但一般仍称 P-R 间期。对多道同步心电图机描记的图形,多道同步心电图测量应从波形出现最早的位置开始测量。

(三)QRS 波群

代表心室肌的除极过程。

1.QRS 宽度

0.06~0.10 秒,不超过 0.12 秒。

2.QRS 波群形态及命名

以各波形的相对大小,用英文字母大小写表示(图 3-6)。

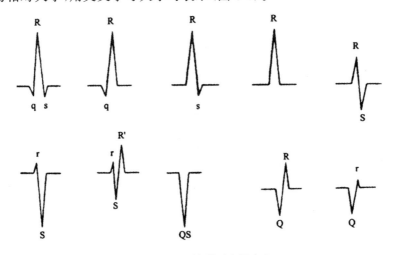

图 3-6 QRS 波群形态及命名

(1)肢导联:①aVR,主波向下 rS 型或 Qr 型。②aVL、aVF 不恒定。③aVL 以 R 波为主时,$R_{aVL}<1.2$ mV。④aVF 以 R 波为主时,$R_{aVF}<2.0$ mV,各肢导联 R+S≮0.5 mV。

(2)胸导联:R 或 S 波电压。①V_1导联 R/S<1,$R_{V_1}<1.0$ mV,$R_{V_1}+S_{V_5}<1.2$ mV。②V_5导联 R/S>1,$R_{V_5}<2.5$ mV,$R_{V_5}+S_{V_1}<4.0$ mV(男)。$R_{V_5}+S_{V_1}<3.5$ mV(女)。

3.Q 波

Ⅰ、Ⅱ、aVF、$V_4 \sim V_6$ qR 型时 Q 波时间宽度不应超过 0.04 秒,Q 波深度<1/4 R 波,Q 波宽

度比深度更有意义。V_1、V_2 导联为 QS 型不一定是异常，V_5、V_6 导联经常可见到正常的 Q 波。

测量：测肢导联最宽的 QRS 波群或胸导联的 V_3 导联。一般测量胸导联中最宽的 QRS 波群，最好起始及结尾均清楚的导联，最好有 Q 及 RS 波的导联。

(四)ST 段

从 QRS 终点到 T 波起点的一段水平线，任何导联水平下降不得超过 0.05 mV。

肢导联、$V_4 \sim V_6$ 导联 ST 段升高不超过 0.1 mV，$V_1 \sim V_3$ 导联 ST 段升高可高达 0.3 mV，ST 段升高的形态更重要。

测量基线的确定：P-R 的延长线、T-P 的延长线。

(五)T 波

反映心室复极过程。T 波的方向和 QRS 波群的方向应该是一致的。

正常成年人 TaVR 向下，T 波在 Ⅰ、Ⅱ、$V_3 \sim V_6$ 直立，T 波在 Ⅲ、aVF、aVL、V_1 可直立、双向或向下。

各波段振幅、时间测量的新规定如下。

各波段振幅的测量：P 波振幅测量的参考水平应以 P 波起始前的水平线为准。测量 QRS 波群、J 点、ST 段、T 波和 u 波振幅，统一采用 QRS 起始部水平线作为参考水平。如果 QRS 起始部为一斜段(例如受心房复极波影响、预激综合征等情况)，应以 QRS 波起点作为测量参考点。测量正向波形的高度时，应以参考水平线上缘垂直地测量到波的顶端；测量负向波形的深度时，应以参考水平线下缘垂直地测量到波的底端(图 3-7)。

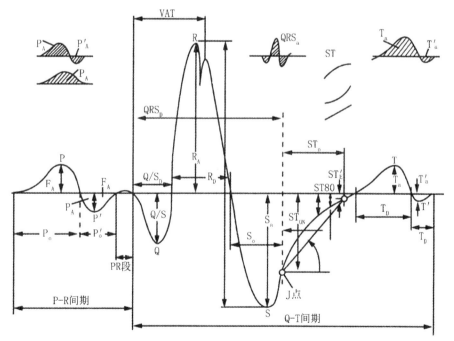

图 3-7 心电图波段振幅、时间测量新的规定示意图

中华医学会心电生理和起搏分会于 1998 年及《诊断学》(第五版，人民卫生出版社)出版中对各波段时间的测量有新的规定：由于近年来已开始广泛使用 12 导联同步心电图仪记录心电图，各波段时间测量定义已有新的规定，测量 P 波和 QRS 波时间，应从 12 导联同步记录中最早的 P 波起点测量至最晚的 P 波终点以及从最早 QRS 波起点测量至最晚的 QRS 波终点；P-R 间期应

从 12 导联同步心电图中最早的 P 波起点测量至最早的 QRS 波起点;Q-T 间期应是 12 导联同步心电图中最早的 QRS 波起点至最晚的 T 波终点的间距。如果采用单导联心电图仪记录,仍应采用既往的测量方法。P 波及 QRS 波时间应选择 12 个导联中最宽的 P 波及 QRS 波进行测量。P-R 间期应选择 12 个导联中 P 波宽大且有 Q 波的导联进行测量。Q-T 间期测量应取 12 个导联中最长的 Q-T 间期。一般规定,测量各波时间应自波形起点的内缘测至波形终点的内缘(图 3-8)。

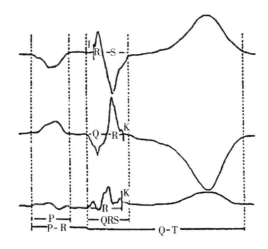

图 3-8　从多通道同步记录导联测量 P 波和 QRS 波时间示意图

五、分析心电图的程序

分析心电图时将各导联心电图按惯例排列,先检查描记时有无技术上的误差,再检查时间的标记及电压的标准,一般时间标记的间隔为 0.04 秒(1 mm),电压的标准一般以 10 mm 代表 1 mV。应注意在特殊情况下电压的标准可能做适当的调整。

(1)找出 P 波:注意 P 波的形状、方向、时间及大小、高度是否正常;P-R 间期是否规则,并测 P-P 间期,若无 P 波,是否有其他波取而代之。根据 P 波的特点确定是否为窦性心律。

(2)找出 QRS 波群:注意 QRS 波群的形状、时间及大小是否正常;R-R 间期是否规则,并测 R-R 间期、QRS 波群及各波电压。

(3)P 波与 QRS 波的关系:测 P-R 间期。

(4)分析 ST 段的变化:ST 段形状及位置,升高或降低。

(5)T 波的形状、大小及方向。

(6)根据 P-P 间期、R-R 间期分别算出心房率、心室率,若心律不齐则至少连续测量 6 个 P-P 间期或 R-R 间期,求其平均值,算出心率。

(7)测定 Q-T 间期,计算 K 值(Q-Tc):$K=\dfrac{Q\text{-}T \text{间期}}{\sqrt{R\text{-}R}}$。

(8)根据 Ⅰ、Ⅲ 导推算出心电轴。

(9)根据心电图测量数值、图形形态、规律性和各波形及每个心动周期的相互关系,做出心电图的初步诊断。如果曾多次做心电图,应与过去的心电图比较以观察有无变化,结合临床资料做出进一步诊断以提供临床医师做最终临床诊断之参考。若考虑复查时,则应注明复查的日期。

(李　波)

第二节　期前收缩心电图

一、房性期前收缩

在窦性激动尚未发出之前,心房异位起搏点提前发生 1 次激动引起心脏除极,称为房性期前收缩。

(一)房性期前收缩心电图改变的原理

由于房性期前收缩使心房除极的顺序发生改变,所以形成的 P 波大小、形态与窦性 P 波不同,称为 P′波。引发房性期前收缩的异位起搏点可以位于心房的任意位置,当异位起搏点靠近窦房结时(图 3-9B),P′波形态与窦性 P 波极为相似;当异位起搏点位于心房下部并靠近房室交界区时(图 3-9C),则会导致 Ⅱ、Ⅲ 和 aVF 导联的 P′波倒置,aVR 导联 P′波直立,即逆行性 P′波。当异位起搏点位于左心房时(图 3-9D),提前发生的 P′波在左心导联倒置。当 P′波发生于心室的舒张早期时,常叠加于前面的 T 波上,使 T 波形态改变。

房性期前收缩激动心室的顺序与窦性激动相同,所以其后的 QRS 波群正常。

当房性期前收缩的冲动逆传侵入窦房结时,会使窦房结节律重整,使其提前释放下一次激动,产生不完全性代偿间歇。不完全性代偿间歇是指房性期前收缩前后两个窦性 P 波的间距小于正常 P-P 间期的两倍。在很少的情况下,房性期前收缩的冲动不能逆传侵入窦房结,也就不会使窦房结节律重整,因此产生完全性代偿间歇,表现为房性期前收缩前后两个窦性 P 波的间距等于正常 P-P 间期的两倍。

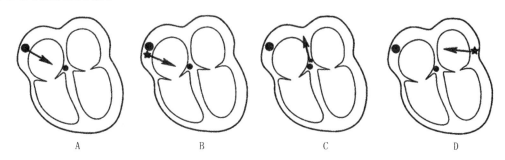

A　　　　　　B　　　　　　C　　　　　　D

图 3-9　房性期前收缩的异位起搏点

A.窦房结引发的心房除极向量,方向为自右上到左下;B.靠近窦房结的异位起搏点引发的心房除极向量,方向也是自右上到左下;C.靠近房室结的异位起搏点引发的心房除极向量,方向为自下到上;D.位于左心房的异位起搏点引发的心房除极向量,方向为自左到右。

(二)房性期前收缩的特点

房性期前收缩心电图表现见图 3-10。

(1)提前出现的 P′波,P′波形态和窦性 P 波不同,QRS 波群正常。

(2)P′-R 间期≥0.12 秒。

(3)常有不完全性代偿间歇。

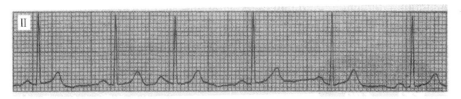

图 3-10　房性期前收缩

第 3 个 P′波提前出现,P′波形态和窦性 P 波不同,QRS 波群正

常,P′-R 间期 0.16 秒,代偿间歇不完全,为房性期前收缩。

(三)房性期前收缩时常见的各种干扰现象

激动在心肌组织里传导过程中,如恰逢某部位处于前一次激动的绝对不应期里,则不能下传或使之激动;如恰逢相对不应期里,则在该部位传导变慢,这种现象称为"干扰",它属于生理性传导阻滞。

1.干扰性 P′-R 间期延长

出现在 T 波降支的房性期前收缩,由于此时房室交界区还处于相对不应期,传导速度减慢,故 P′-R 间期延长,>0.20 秒(图 3-11)。

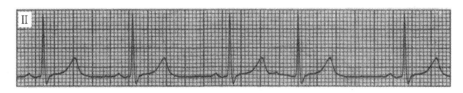

图 3-11　房性期前收缩,干扰性 P′-R 间期延长

第 4 个 P′波提前出现,P′波与 T 波降支紧密相连,且形态和窦性 P 波不同,QRS 波群正

常,P′-R 间期 0.22 秒,代偿间歇不完全,为房性期前收缩伴干扰性 P′-R 间期延长。

2.房性期前收缩伴室内差异性传导

此种房性期前收缩下传到心室时,由于左右束支不应期不一致,其中一支尚处于不应期里,故只能沿一侧束支下传,使 QRS 波群呈束支传导阻滞图形。

房性期前收缩时出现差异性传导现象的机制是右束支的不应期比左束支稍长,当提前发生的激动传到左右束支时,就有可能落在右束支的不应期里,只能靠左束支下传激动心室,就好像发生了右束支传导阻滞,所以此时心电图呈右束支传导阻滞图形(图 3-12)。而当左束支的不应期病理性延长时,期前收缩就可能落在左束支的相对不应期里,只能靠右束支下传激动心室,就好像发生了左束支传导阻滞,所以此时心电图呈左束支传导阻滞图形。

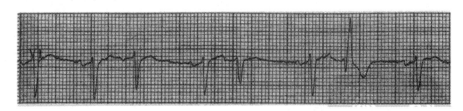

图 3-12　房性期前收缩伴室内差异性传导

第 3、5、7 个 P′波提前出现,P′波形态和窦性 P 波不同,P′-R 间期 0.14 秒,为房

性期前收缩。其中第 3、5 个期前收缩的 QRS 波群与窦性略有不同,第 7 个

QRS 波群呈右束支传导阻滞图形,为房性期前收缩伴室内差异性传导

3.房性期前收缩未下传

出现于 T 波波峰前的房性期前收缩,由于此时房室交界区处于绝对不应期,激动不能下传,P'波后不能形成 QRS-T 波,称之为房性期前收缩未下传(图 3-13)。

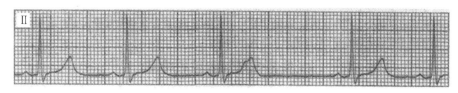

图 3-13　房性期前收缩未下传

第 3 个 T 波的波峰前可见一提前出现的 P'波,使 T 波形态发生

改变,P'波后未形成 QRS-T 波,为房性期前收缩未下传

二、交界性期前收缩

在窦性激动尚未发出之前,房室交界区提前发生的一次激动称为交界性期前收缩。

(一)交界性期前收缩心电图改变的原理

交界性期前收缩时,虽然起搏点位置变了,但是下传到心室的路径并没有变,仍是经希氏束和左右束支下传到心室,故其 QRS 波群形态与窦性心律的相同。异位起搏点的激动既可向下传到心室,产生 QRS 波群,又可向上逆行传到心房,产生逆行性 P'波。如果异位起搏点位于房室交界区内比较靠上的部位(图 3-14B),则向下传导需要的时间比向上逆行传导需要的时间长,逆行性 P'波将位于 QRS 波群之前;反之,如果异位起搏点位于房室交界区内比较靠下的部位(图 3-14C),则向下传导需要的时间比向上逆行传导需要的时间短,逆行性 P'波将位于 QRS 波群之后;如果向下传导和向上逆行传导需要的时间相同,则逆行性 P'波重叠于 QRS 波群之中不可见。

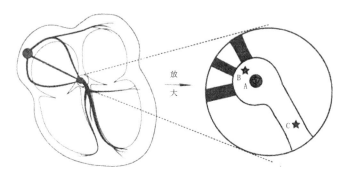

图 3-14　房室交界区的异位起搏点

A.房室结内的正常起搏点;B.房室交界区内位置靠上的异位起搏点;C.房室交界区内位置靠下的异位起搏点。

交界性期前收缩后的代偿间歇多是完全的,因为交界性期前收缩向上逆传到窦房结时,窦房结往往已经刚发生了一次激动,尚处于绝对不应期里,故逆行激动未能侵入窦房结,也就不会导致窦房结的节律重整,因此呈完全性代偿间歇。

(二)交界性期前收缩的特点

交界性期前收缩特点如下。

(1)提前出现的 QRS-T 波群,其前无窦性 P 波,QRS 波群正常。

(2)P'波呈逆行性,可出现在 QRS 波群之前、之中或之后,出现在 QRS 波群之前者,其 P'-R 间期＜0.12秒(图3-15)；出现在QRS波群之后者，R-P′间期＜0.20秒(图3-16)；出现在QRS波群之中者，P′波与QRS波群融合不可见，但可导致QRS波群出现顿挫。

(3)常伴有完全性代偿间歇。

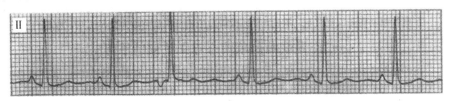

图3-15　交界性期前收缩(一)

第3个QRS-T波群提前出现，其前有逆行性P′波，P′-R间期
0.10秒，QRS波群正常，代偿间歇完全，为交界性期前收缩

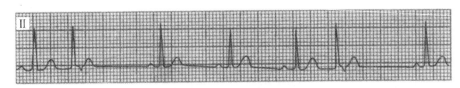

图3-16　交界性期前收缩(二)

第2、6个QRS-T波群提前出现，QRS波群后有逆行性P′波，R-P′间期
＜0.20秒，QRS波群正常，代偿间歇完全，为交界性期前收缩

三、室性期前收缩

在窦性激动尚未到达心室之前，心室中某一异位起搏点提前发生激动引起心室除极，称为室性期前收缩。

(一)室性期前收缩心电图改变的原理

室性期前收缩的激动起源于浦肯野纤维或心室肌细胞，沿心室肌传导，心室的除极过程与正常的除极过程大不相同(图3-17)，两个心室不再同时除极，而是一前一后除极，且传导速度很慢，因而QRS波群宽大畸形。由于除极进行缓慢，常持续到复极开始，故ST段常缩短甚至消失。除极速度变慢还可导致复极从首先除极处开始，使T波较大且与QRS主波方向相反，为继发性T波改变。

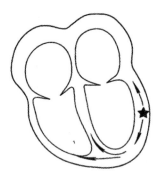

图3-17　室性异位激动

★代表心室的异位起搏点室性期前收缩特点

由于室性期前收缩的激动起源于心室，与心房激动无关，所以QRS波群前无相关P波，但舒张晚期出现的室性期前收缩，可以晚到窦性P波已经出现，两者一前一后，巧合到一起，但P波并

不提前出现,且该 P 波与 QRS 波群无关。室性期前收缩的异位激动距窦房结较远,所以大多不能逆传侵入窦房结,不能重整窦房结的节律,故室性期前收缩后多伴有完全性代偿间歇。

(二)室性期前收缩的特点

室性期前收缩特点见图 3-18。

(1)提前出现宽大畸形的 QRS 波群,时限通常>0.12 秒,T 波与 QRS 主波方向相反。

(2)QRS 波群前无相关 P′波。

(3)多有完全性代偿间歇。

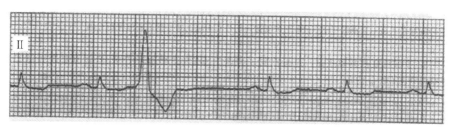

图 3-18 室性期前收缩

第 3 个 QRS 波群提前出现,宽大畸形,QRS 时限 0.14 秒,T 波与 QRS 主

波方向相反,QRS 波群前无相关 P 波,代偿间歇完全,为室性期前收缩。

(三)室性期前收缩的分类

根据室性期前收缩的联律间期和 QRS 波群形态的不同,室性期前收缩可分为单源性、多源性、多形性室性期前收缩及并行心律 4 类。联律间期是指期前收缩前的 QRS 波群的起点到室性期前收缩的起点之间的时距。

1.单源性室性期前收缩

单源性室性期前收缩是指在同一导联上 QRS 波群形态相同,且联律间期固定的室性期前收缩(图 3-19)。

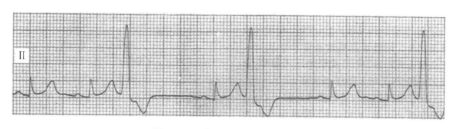

图 3-19 单源性室性期前收缩

第 3、5、8 个心搏为室性期前收缩,它们的 QRS 波群形

态相同,联律间期都是 0.40 秒,为单源性室性期前。

2.室性期前收缩并行心律

室性期前收缩并行心律是指在同一导联上 QRS 波群形态相同,但联律间期不固定的室性期前收缩(图 3-20)。

3.多形性室性期前收缩

多形性室性期前收缩是指在同一导联上 QRS 波群形态不同,但联律间期固定的室性期前收缩(图 3-21)。

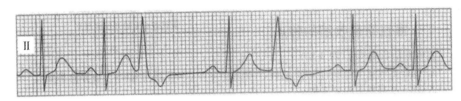

图 3-20　室性期前收缩并行心律

第 3、5 个心搏为室性期前收缩,它们的 QRS 波群形态相同,但联律间期不同,前面的室性期前收缩的联律间期是 0.38 秒,后面的室性期前收缩的联律间期是 0.48 秒,为室性期前收缩并行心律。

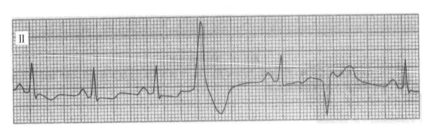

图 3-21　多形性室性期前收缩

第 4、6 个心搏为室性期前收缩,它们的 QRS 波群形态不同,但联律间期都是 0.50 秒,为多形性室性期前收缩

4.多源性室性期前收缩

多源性室性期前收缩是指在同一导联上 QRS 波群形态不同,联律间期也不固定的室性期前收缩(图 3-22)。

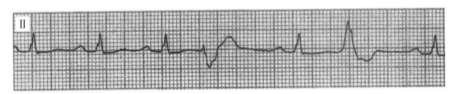

图 3-22　多源性室性期前收缩

第 4、6 个心搏为室性期前收缩,它们的 QRS 波群形态不同,前面的室性期前收缩的联律间期是 0.42 秒,后面的室性期前收缩的联律间期是 0.50 秒,为多源性室性期前收缩

(四)室性期前收缩的联律与连发

一个窦性搏动之后紧跟一个室性期前收缩,当这种情况连续出现 3 组或 3 组以上时,称为室性期前收缩二联律(图 3-23);同理,当每两个窦性搏动之后紧跟一个室性期前收缩且连续出现 3 组或 3 组以上时,称为室性期前收缩三联律(图 3-24),依此类推。室性期前收缩可以连续发生,两个室性期前收缩连续出现时,称为成对室性期前收缩(图 3-25),3 个或 3 个以上室性期前收缩连续发生时,则称为短阵室性心动过速(图 3-26)。

(五)R on T 室性期前收缩

当室性期前收缩发生较早时,其 R 波可落在前一个心搏的 T 波波峰上,称为 R on T 室性期前收缩。由于室性期前收缩出现得较早,正处于心室肌的易颤期,所以容易引发尖端扭转型室性心动过速或心室颤动(图 3-27)。

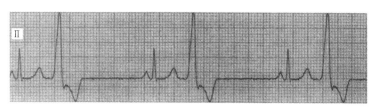

图 3-23 室性期前收缩二联律

第 2、4、6 个心搏为室性期前收缩,可见每个窦性搏动之后都跟着一个室性期前收缩,连续出现了 3 组,为室性期前收缩二联律

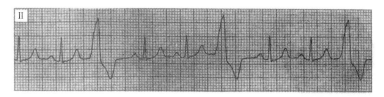

图 3-24 室性期前收缩三联律

第 3、6、9 个心搏为室性期前收缩,可见每两个窦性搏动之后都跟着一个室性期前收缩,连续出现了 3 组,为室性期前收缩三联律

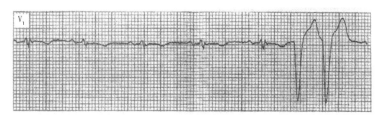

图 3-25 成对室性期前收缩

最后面的两个心搏为室性期前收缩,两个室性期前收缩连续出现,为成对室性期前收缩

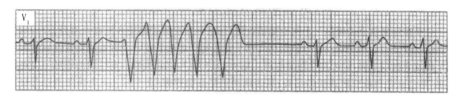

图 3-26 短阵室性心动过速

5 个室性期前收缩连续发生,为短阵室性心动过速

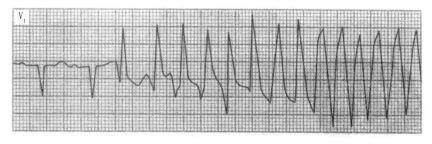

图 3-27 R on T 室性期前收缩引发尖端扭转型室性心动过速

第 1、2 个心搏为窦性搏动,第 3 个心搏为室性期前收缩,室性期前收缩落在了前一个心搏的 T 波波峰上,从而引发了尖端扭转型室性心动过速

(六)插入性室性期前收缩

插入性室性期前收缩常出现在基础心率较慢而联律间期较短时,其心电图表现是:两个窦性 P-QRS-T 波群之间出现一个宽大畸形的 QRS-T 波群,其后无代偿间歇,且前后两个窦性心搏之间的时距为一个窦性心动周期(图 3-28)。这种室性期前收缩位于两个窦性搏动之间,故称之为"插入性室性期前收缩",也称"间位性室性期前收缩"。

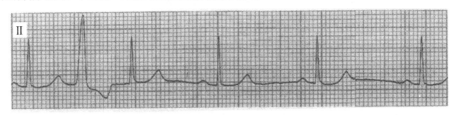

图 3-28 插入性室性期前收缩

第 2 个心搏为室性期前收缩,出现在两个窦性 P-QRS-T 波群之间,其后无代偿间歇,且其前后两个窦性心搏之间的时距正好为一个窦性心动周期,为插入性室性期前收缩

（李　波）

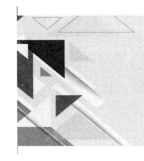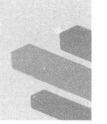

第四章 先天性心脏病

第一节 室间隔缺损

室间隔缺损为最常见的先天性心脏畸形,可单独存在,亦可与其他畸形合并发生。此病在胎儿中的检出率为 0.66%,在存活新生儿中的发生率为 0.3%,室间隔缺损是儿童最常见的先天性心脏病,约占全部先心病儿童的 50%,其中单纯性室间隔缺损约占 20%。在上海早年的文献报道的 1085 例先心病患者中室缺占 15.5%,女性稍多于男性。随着影像设备的进步和对婴儿筛查的重视,室间隔缺损的检出率较以往增加,检出率 0.16%～5.3%。在成人中,室间隔缺损是最常见的先天性心脏缺损,占 0.3‰,约占成人先天性心血管疾病的 10%。在美国成人室间隔缺损的数量为 36.9 万。在我国成人室间隔缺损患者数量可能超过 100 万。由于室间隔缺损有比较高的自然闭合率,婴儿期室隔缺损约有 30% 可自然闭合,40% 相对缩小,其余 30% 缺损较大,多无变化。自然闭合多在生后 7～12 个月,大部分在 3 岁前闭合,少数3 岁以后逐渐闭合。随着缺损的缩小与闭合,杂音减弱以至消失,心电图与 X 线检查恢复正常。

此病的预后与缺损的大小及肺动脉压力有关。缺损小,肺动脉压力不高者预后良好。有肺动脉高压者预后较差。持续性肺动脉高压可引起肺血管闭塞,从而伴发艾森曼格综合征。室间隔缺损的常见并发症是亚急性细菌性心内膜炎。个别病例可伴有先天性房室传导阻滞、脑脓肿、脑栓塞等。大的室间隔缺损病程后期多并发心力衰竭,如选择适当时机介入治疗或外科手术,则预后良好。

一、病因

心管发生,心管卷曲,分隔和体、肺循环形成过程中的任何一点受到影响,均可能出现室间隔发育不全或融合不完全。与心间隔缺损有关的病因可分为 3 种类型:染色体疾病,单基因病和多基因病。

(一)染色体疾病

先心病患者染色体异常率为 5%～8%,表现为染色体的缺失和双倍体,染色体缺失见于 22q11 缺失(DiGeorge 综合征),45X 缺失(Turner 综合征)。双倍体异常见于 21 三体(唐氏综合征)。染色体异常的患者子代有发生室间隔缺损的风险。

(二)单基因病

3%的先心病患者有单基因病。表现为基因的缺失、错义突变和重复突变。遗传规律为常染色体显性遗传、常染色体隐性遗传或 X 连锁的遗传方式。例如，Holt-Oram 综合征患者中，出现房间隔缺损合并传导异常和主动脉瓣上狭窄。Schott 等发现 NKX2.5 基因与房间隔缺损有关，通过对 Holt-Oram 家族的研究发现 TBX5 突变引起房间隔缺损和室间隔缺损。进一步的研究发现，TBX5、GATA4 和 NKX2.5 之间的相互作用，提示转录过程与室间隔缺损的发生有关。基因异常患者的子代发生先心病的危险性较高。

(三)多基因病

多基因病与许多先心病的发生有关，是环境和遗传因素作用的结果。特别在妊娠后第5～9周为心血管发育、演变最活跃的时期。母体在此期内感染病毒(如腮腺炎、水痘及柯萨奇病毒等)、营养不良、服用可能致畸的药物、缺氧环境及接受放射治疗等，均有增加发生先天性心血管畸形的危险。母体高龄，特别是接近于更年期者，婴儿患法洛四联症的危险性增加。目前尚无直接的检测方法确定无染色体病或单基因病的室间隔缺损患者下一代是否会发病。但是与正常人群相比，比预计发病率明显增高。父亲患室间隔缺损，子女发病率为2%，母亲患室间隔缺损，子女发病率为6%～10%。父母有室间隔缺损的患者其子女患此病的危险性比一般人高20倍。

二、室间隔缺损的解剖与分类

室间隔由四部分组成：膜部间隔、流入道间隔、小梁部间隔、流出道间隔或漏斗部间隔。在室间隔缺损各部位均可能出现缺损。在临床上，根据室间隔缺损产生的部位，可将其分2类，即膜部室间隔缺损和肌部室间隔缺损。

(一)膜周部室间隔缺损

膜部室间隔位于心室的基底部，在主动脉的右冠瓣和无冠瓣下，肌部间隔的流入道和流出道之间，前后长约14 mm，上下约8 mm。其形态多为多边形，其次为圆形或椭圆形。三尖瓣的隔瓣叶将膜部间隔分为房室间隔和室间隔2部分。真正的膜部室间隔缺损较少见，大部分为膜部室间隔缺损向肌部间隔延伸，形成膜周部室间隔缺损。

(二)肌部室间隔缺损

肌部室间隔为非平面的结构，可分为流入道部、小梁部和漏斗部。

1.流入道室间隔

流入道室间隔在膜部间隔的下后方，开始于房室瓣水平，终止于心尖部的腱索附着点。流入道室间隔缺损在缺损和房室瓣环之间无肌性的残缘。在流入道处肌部间隔的缺损统称为流入道型室间隔缺损。另一种分类方法是将流入道处的间隔分为房室间隔和流入道间隔。当流入道室间隔缺损合并三尖瓣和二尖瓣的畸形时，称为共同房室通道缺损。

2.小梁部室间隔缺损

小梁部室间隔是室间隔的最大部分。从膜部间隔延伸至心尖，向上延伸至圆锥间隔。小梁部的缺损统称肌部室间隔缺损，缺损边缘为肌组织。小梁部缺损的部位也可分为室间隔前部、中部、后部和心尖部。肌性室间隔的前部缺损是指位于室间隔的前部，中部室间隔缺损是位于室间隔的后部，心尖部室间隔缺损是位于相对于中部的下方。后部缺损在三尖瓣隔瓣的下方。后部缺损位于三尖瓣的隔瓣后。肌部缺损，多为心尖附近肌小梁间的缺损，有时为多发性。由于在收缩期室间隔心肌收缩,使缺损缩小,所以左向右分流较小,对心功能的影响较小,此型较少,仅占3%。

3.圆锥部室间隔缺损

圆锥部间隔将左右心室的流出道路分开。圆锥间隔的右侧范围较大,圆锥间隔的缺损位于右心室流出道,室上嵴的上方和主、肺动脉瓣的直下,主、肺动脉瓣的纤维组织是缺损的部分边缘。少数合并主、肺动脉瓣关闭不全。此部位的室间隔缺损也称圆锥缺损或流出道,嵴上和肺动脉瓣下或动脉下缺损。据国内资料,此型约占15%。

由于膜部室间隔与肌部室间隔紧密相邻,缺损常常发生在两者的交界区域,即缺损从膜部延伸至肌部。如膜周部室间隔缺损延伸至邻近的肌部间隔,称膜周流入道室间隔缺损,膜周肌部室间隔缺损和膜周流出道室间隔缺损。

室间隔缺损邻近三尖瓣,三尖瓣构成缺损边缘的一部分。在缺损愈合过程中,三尖瓣与缺损的边缘组织融合在一起形成膜部瘤,膜部瘤形成可以部分或完全闭合缺损。圆锥部和膜周部室间隔缺损可伴有不同程度的圆锥间隔与室间隔的其他部分对接不良,可以是向前、向后或旋转,引起半月瓣的骑跨。圆锥部缺损时,可以伴二尖瓣的骑跨。流入道型室间隔缺损可并发心房和心室的连接不良,引起房室瓣中的一个环形骑跨。在一些病例,可以有不同程度的三尖瓣腱索附着点的骑跨。

室间隔缺损的直径多在0.1~3.0 cm。通常膜部缺损较大,而肌部缺损较小。如缺损直径<0.5 cm,左向右的分流量很小。缺损呈圆形或椭圆形。缺损边缘和右心室面向缺损的心内膜可因血流液冲击而增厚,容易引起细菌性心内膜炎。

三、病理生理

影响室间隔缺损血流动力学的因素有室间隔缺损的大小,左右心室间的压力和肺血管的阻力。在出生时,由于左右心室间的压力接近,可以无明显分流。随着出生后左右心室间的压力增加,引起分流增加。分流量的大小取决于室间隔缺损的大小和肺血管阻力。没有肺高压和右心室流出道的梗阻,分流方向是左向右。在肺血管阻力增加或右心室流出道狭窄或肺动脉口狭窄引起右心室梗阻时,右心室压力升高,以致右心室压力与左心室压力接近或超过左心室压力。随着右心室压力的升高,分流量逐渐减少,当超过左心室压力时,出现右向左分流,导致氧饱和度降低,发绀和继发性红细胞增多,即艾森曼格综合征。此时升高的肺动脉压是不可逆转的。肌部室间隔缺损可以自发性闭合。膜周部室间隔缺损可因三尖瓣膜部瘤形成而出现解剖上的闭合。漏斗部室间隔缺损可因右冠瓣脱垂而闭合。

按室间隔缺损的大小和分流的多少,一般可分为4类:①轻型病例,左至右分流量小,肺动脉压正常。②缺损为0.5~1.0 cm大小,有中等量的左向右分流,右心室及肺动脉压力有一定程度增高。③缺损>1.5 cm,左至右分流量大,肺循环阻力增高,右心室与肺动脉压力明显增高。④巨大缺损伴显著肺动脉高压。肺动脉压等于或高于体循环压,出现双向分流或右向分流,从而引起发绀,形成艾森曼格综合征。

Keith按室间隔缺损的血流动力学变化,分为:①低流低阻。②高流低阻。③高流轻度高阻。④高流高阻。⑤低流高阻。⑥高阻反向流。这些分类对考虑手术与估计预后有一定的意义。

四、临床表现

(一)症状

一般与缺损大小及分流量多少有关。缺损小、分流量少的病例,通常无明显的临床症状。缺损大伴分流量大者可有发育障碍、心悸、气促、乏力、咳嗽,易患呼吸道感染。严重者可发生心力衰竭。显著肺动脉高压发生双向分流或右向左分流者,出现活动后发绀或发绀症状。

(二)体征

室间隔缺损可通过听诊检出,几乎全部病例均伴有震颤,震颤与杂音的最强点一致。典型体征为胸骨左缘第3、4肋间有响亮粗糙的收缩期杂音,并占据整个收缩期。此杂音在心前区广泛传布,在背部及颈部亦可听到。杂音的程度与血流速度有关,杂音的部位依赖于缺损的位置。小的缺损最响,可以伴震颤。肌部缺损杂音在胸骨左缘下部,在整个收缩期随肌肉收缩引起大小变化影响强度。嵴内或干下型室间隔缺损分流接近肺动脉瓣,杂音在胸骨左上缘最响。膜周部室间隔缺损在可闻及三尖瓣膜部瘤的收缩期喀喇音。在肺血管阻力低时,大的室间隔缺损杂音单一,在整个心脏周期中几乎无变化,并且很少伴有震颤。左向右分流量大于肺循环60%的病例,由于伴有二尖瓣血流增加,往往在心尖部可闻及功能性舒张期杂音。心前区触诊有左心室负荷过重的表现。肺动脉压力升高引起 P_2 增强。引起或合并三尖瓣反流时可以在胸骨左或右下缘闻及收缩期杂音。合并主动脉瓣关闭不全时,患者坐位前倾时,沿胸骨左缘出现舒张期递减性杂音。严重肺动脉高压病例可有肺动脉瓣区关闭振动感,P_2 呈金属音性质。艾森曼格综合征患者常有发绀和杵状指,右心室抬举样冲动,肺动脉瓣第二音一般亢进或分裂。由于左向右分裂减少,原来的杂音可以减弱或消失。

(三)合并症

1.主动脉瓣关闭不全

室缺合并主动脉瓣关闭不全的发生率占室隔缺损病例的4.6%～8.2%。靠近主动脉瓣的室间隔缺损,如肺动脉瓣下型室间隔缺损(VSD)易发生主动脉瓣关闭不全。造成关闭不全的原因主要为主动脉瓣环缺乏支撑,高速的左向右分流对主动脉瓣产生吸引作用,使主动脉瓣叶(后叶或右叶尖)向下脱垂,大部分为右冠瓣。早期表现为瓣叶边缘延长,逐渐产生脱垂。随着年龄增长,脱垂的瓣叶进一步延长,最终导致关闭不全。合并主动脉脱垂的患者,除收缩期杂音外尚可听到向心尖传导的舒张期递减性杂音,测血压可见脉压增宽,并有股动脉"枪击音"等周围血管体征。

2.右心室流出道梗阻

有5%～10%的VSD并发右心室流出道梗阻。多为大室缺合并继发性漏斗部狭窄,常见于儿童。如合并肺动脉瓣狭窄,应与法洛四联症相鉴别。有的患者室间隔缺损较小,全收缩期响亮而粗糙的杂音较响,即使封闭室间隔缺损后杂音也不会明显减轻。

(四)并发症

1.肺部感染

左向右大量分流造成肺部充血,肺动脉压力升高,因而使水分向肺泡间质渗出,肺内水分和血流增加,肺的顺应性降低,而发生呼吸费力、呛咳。当合并心脏功能不全时,造成肺淤血、水肿,在此基础上,轻微的上呼吸道感染就可引起支气管炎或肺炎。如单用抗生素治疗难以见效,需同时控制心力衰竭才能缓解。肺炎与心力衰竭可反复发作,可危及患儿的生命。因此应积极治疗室间隔缺损。

2.心力衰竭

约10%的VSD患儿会发生充血性心力衰竭。主要见于大型室间隔缺损,由于大量左分流,肺循环血量增加,肺充血加剧,左、右心容量负荷加重,导致心力衰竭。表现为心搏增快、呼吸急促、频繁咳嗽、喉鸣音或哮鸣音、肝大,颈静脉怒张和水肿等。

3.肺动脉高压

大型VSD或伴发其他左向右分流的先天性心脏畸形,随着年龄增长,大量左向右分流使肺血流量超过体循环,肺动脉压力逐渐升高,肺小血管壁肌层逐渐肥厚,肺血管阻力增高,最后导致肺血管壁不可逆性病变,即艾森曼格综合征,临床出现发绀。

4.感染性心内膜炎

小型至中等大小的室间隔缺损较大型者好发感染性心内膜炎。主要发病原因是由于VSD产生的高速血流,冲击右心室侧心内膜,造成该处心内膜粗糙。因其他部位的细菌感染,如呼吸道感染、泌尿系统感染、扁桃体炎、牙龈炎等并发菌血症时,细菌在受损的心内膜上停留,繁殖而致病。可出现败血症症状,如持续高热、寒战、贫血、肝、脾大、心功能不全,有时出现栓塞表现,如皮肤出血点、肺栓塞等。常见的致病菌是链球菌、葡萄球菌、肺炎球菌、革兰氏阴性杆菌等。抗生素治疗无效,需手术切除赘生物,清除脓肿,纠正心内畸形或更换病变瓣膜,风险很大,病死率高。

五、实验室检查

(一)X线检查

缺损小的室隔缺损,心肺X线检查可无明显改变。中度缺损者心影可有不同程度增大,一般以右心室扩大为主,肺动脉圆锥突出,肺野充血,主动脉结缩小。重度缺损时上述征象明显加重,左右心室、肺动脉圆锥及肺门血管明显扩大。待到发生肺动脉高压右向左分流综合征时,由于左向右分流减少,右向左分流增多,周围肺纹理反而减少,肺野反见清晰。

(二)心电图检查

缺损小者心电图在正常范围内。随着分流的增加,可出现左心室负荷过重和肥厚的心电图改变及左心房增大的图形。在肺动脉高压的病例,出现电轴右偏、右心室肥大、右心房肥大的心电图改变。重度缺损时可出现左、右心室肥大,右心室肥大伴劳损或 $V_{5\sim6}$ 导联深 Q 波等改变。

(三)超声检查

超声心动图检查是一项无创的检查方法,可以清晰显示回声中断和心室、心房和肺动脉主干扩大的情况。超声检查常用的切面有心尖或胸骨旁五腔心切面,心底短轴切面和左心室长轴切面。心尖五腔心切面可测量VSD边缘距主动脉瓣的距离,心底半月瓣处短轴切面可初步判断膜周部VSD的位置和大小。6~9点位置为隔瓣后型、9~11点为膜周部;12~13点为嵴上型室缺;二尖瓣短轴切面可观察肌部室缺的位置,12~13点钟位置为室间隔前部VSD,9~12点为中部VSD,7~9点为流入道VSD。膜周型缺损,间隔中断见于三尖瓣隔瓣后与主动脉瓣环右缘下方区;主动脉瓣下型缺损,间隔中断恰在主动脉后半月瓣尖下方及三尖瓣的上方;肺动脉瓣下型缺损,声波中断见于流出道间隔至肺动脉瓣环,缺损口可见到1~2个主动脉瓣尖向右心室流出道突出;流入道处室间隔型缺损,声波中断可从三尖瓣纤维环起伸至肌部间隔,往往整个缺损均在三尖瓣隔瓣下。肌部型室缺有大有小,可为单发性或为多发性,位于室间隔任一部位,二维声结合彩色多普勒实时显像可提高检出率。高位较大缺损合并主动脉瓣关闭不全者,可见舒张期瓣膜脱垂情况。彩色多普勒检查可见经缺损处血液分流情况和并发主动脉瓣脱垂者舒张期血液反流情况。超声检查尚有助于发现临床漏诊的并发畸形,如左心室流出道狭窄、动脉导管未闭等。并可进行缺损的血流动力学评价,有无肺动脉压升高、右心室流出道梗阻、主动脉瓣关闭不全,瓣膜结构等情况。当经胸超声检查的显像质量差时,可以选择经食管超声检查。近年来发展起来是三维超声检查可以显示缺损的形态和与毗邻结构的关系。

(四)心导管检查

心导管检查可准确测量肺血管阻力,肺血管的反应性和分流量。评价对扩张血管药物的反应性可以指导治疗方法的选择。右心导管检查右心室血氧含量高于右房 0.9% 容积以上,或右心室平均血氧饱和度大于右房 4% 以上即可认为心室水平有左心室右分流存在。偶尔导管可通过缺损到达左心室。导管尚可测压和测定分流量。如肺动脉压等于或大于体循环压,且周围动脉血氧饱和度低,则提示右向左分流。一般室间隔缺损的分流量较房间隔缺损少。在进行右心导管检查时应特别注意瓣下型缺损,由于左向右分流的血流直接流入肺动脉,致肺动脉水平的血饱和度高于右心室,容易误诊为动脉导管未闭。

(五)心血管造影

彩色多普勒超声诊断单纯性室间隔缺损的敏感性达 100%,准确性达 98%,故室隔缺损的诊断一般不需进行造影检查。但如疑及肺动脉狭窄可行选择性右心室造影。如欲与动脉导管未闭或主、肺动脉隔缺损相鉴别,可做逆行主动脉造影。对特别疑难病例可行选择性左心室造影。心血管造影能够准确判断 VSD 的部位和其实际大小,且优于超声心动图。膜周部 VSD 的形态大致可分为囊袋形(膜部瘤型)、漏斗形、窗形和管形 4 种形态。其中漏斗形,窗形和管形形态与动脉导管未闭的造影影像相似,囊袋形室缺的形态较复杂,常突向右心室,常呈漏斗形,在左心室面较大而右心室面开口较小,右心室面可以有多个出口。嵴上型 VSD 距离主动脉瓣很近,常需要较膜部 VSD 造影采用更大角度的左侧投照体位(即左前斜位 65°～90°,加头位 20°～30°)观察时才较为清楚,造影剂自主动脉右冠窦下方直接喷入肺动脉瓣下区,肺动脉主干迅速显影,由于有主动脉瓣脱垂,造影不能确定缺损的实际大小和缺损的形态。肌部室缺一般缺损较小,造影剂往往呈线状或漏斗型喷入右心室。

(六)磁共振显像

室间隔缺损不需要磁共振显像检查,此项检查仅应用于室间隔缺损合并其他复杂畸形的患者。

六、诊断与鉴别诊断

胸骨左缘第 3、4 肋间有响亮而粗糙的收缩期杂音,X 线与心电图检查有左心室增大等改变,结合无发绀等临床表现首先应当疑及此病。一般二维和彩色多普勒超声可明确诊断。室隔缺损应与下列疾病相鉴别。

(一)房间隔缺损

杂音性质不同于室缺,容易做出诊断和鉴别。

(二)肺动脉瓣狭窄

杂音最响部位在肺动脉瓣区,呈喷射性,P₂减弱或消失,右心室增大,肺血管影变细等。

(三)特发性肥厚性主动脉瓣下狭窄

为喷射性收缩期杂音,心电图有 Q 波,超声心动图等检查可协助诊断。

(四)其他

室缺伴主动脉瓣关闭不全需与动脉导管未闭,主、肺动脉隔缺损,主动脉窦瘤破裂等相鉴别。动脉导管未闭一般脉压较大,主动脉结增宽,呈连续性杂音,右心导管检查分流部位位于肺动脉水平可帮助诊断。主、肺动脉隔缺损杂音呈连续性,但位置较低,在肺动脉水平有分流存在,逆行主动脉造影可资区别。主动脉窦瘤破裂有突然发病的病史,杂音以舒张期为主,呈连续性,血管造影可明确诊断。

七、治疗

小的缺损不需要外科治疗或介入治疗。中等或大的室间隔缺损需要不同程度的内科治疗甚至最后选择介入治疗或外科治疗。

(一)内科治疗

需要内科治疗的情况有室间隔缺损并发心力衰竭,心律失常,肺动脉高压和感染性心内膜炎的预防等。

1.患者的评估和临床观察

通过 X 线、心电图、二维多普勒超声或心导管检查来估测患者的右心室和肺动脉压情况。如肺动脉压大于体动脉压的一半或药物治疗难以控制的心力衰竭,宜及早手术矫治室间隔缺损。成人有左心室负荷过重应选介入治疗或外科治疗。已经进行了室间隔缺损修补的患者,需要观察主动脉瓣功能不全。术后残余分流,需要连续监护是否有左心室负荷过重和进行性主动脉瓣功能异常的情况。

2.心力衰竭的治疗

合并充血性心力衰竭者,内科治疗主要是应用强心、利尿和抗生素等药物控制心力衰竭、防止感染或纠正贫血等。近年来心力衰竭指南推荐无症状的左心室收缩功能不全的患者应用ACEI,ARB 及 β 受体阻滞药。目前尚无这些药物能预防或延迟心力衰竭发作的证据。对合并无症状的严重瓣膜反流应选择外科治疗而不是药物治疗。对 QRS≥120 毫秒,经过充分的药物治疗心功能仍为 NYHAⅢ～Ⅳ级者,应用 CRT 可改善症状、心功能和存活率。

3.心律失常的治疗

手术与非手术的室间隔缺损患者在疾病的一定阶段可并发心律失常,影响患者的预后,也与猝死密切相关。心律失常的病因是多因素的,如心脏扩大、心肌肥厚、纤维化和低氧血症等。介入治疗放置封堵器术后,因封堵器对心室肌及传导系统的直接压迫,也可产生心律失常和传导阻滞。外科手术损伤可直接引起窦房结、房室传导系统损伤,心房和心室的瘢痕可以引起电生理的异常和心律失常。外科手术后和介入治疗术后数月和数年发生房室传导阻滞,故应重视长期随访观察。常见的心律失常有各种类型的心律失常和房室传导阻滞。非持续性室性心律失常的临床意义和预防性应用抗心律失常药物的指征尚不明了。预防性应用抗心律失常药物并不显示对无症状的先心病患者有益处。并发恶性心律失常药物治疗无效及发生过心脏骤停的成人先心病患者,应用 ICD 可挽救患者生命。

4.肺动脉高压的评价与治疗

肺动脉高压是指肺动脉平均压＞3.3 kPa(25 mmHg)。肺动脉压是影响先心病患者预后的主要因素。肺动脉高压按肺动脉收缩压与主动脉或周围动脉收缩压的比值,可分为 3 级:轻度肺动脉高压的比值≤0.45;中度肺动脉高压为 0.45～0.75;严重肺动脉高压为＞0.75。按肺血管阻力的大小,也可以分为 3 级:轻度＜560 dyn·s·cm^{-5}(7 Wood 单位);中度为 560～800 dyn·s·cm^{-5}(8～10 Wood 单位);重度超过 800 dyn·s·cm^{-5}(10 Wood 单位)。通过急性药物试验可鉴别动力型肺动脉与阻力型肺动脉高压,常用的药物有硝酸甘油[5 μg/(kg·min)]、一氧化氮(25 ppm)、前列环素[2 ng/(kg·min)]和腺苷[50 μg/(kg·min)×15 分钟]。应用药物后:①肺动脉平均压下降的绝对值超过 1.3 kPa(10 mmHg)。②肺动脉平均压下降到5.3 kPa(40 mmHg)之内。③心排血量没有变化或者上升,提示是动力型肺动脉高压。如是前者可以考虑行介入治疗或外科手术,后者则主要是药物治疗。扩血管药物的应用可使部分患者降低肺动脉高压,缓解症状。目前应用的扩血管药物有伊洛前列素和内皮素受体拮抗药波生坦等,有一定的疗效。但是价格昂贵,大多数患者难以承受长期治疗。严重肺动脉高压,药物治疗无反应者,需要考虑心肺联合移植。

发生艾森曼格患者需要特别关注,常常见到的有关问题包括心律失常、心内膜炎、痛风性关节炎、咯血、肺动脉栓塞、肥大型骨关节病。明显肺动脉高压患者,当考虑行外科治疗或介入治疗时,需要行心导管检查。

5.感染性心内膜炎的预防

外科或非外科治疗的先心病患者均有患感染性心内膜炎的风险,未治疗者或术后存在残余分流者,心内膜炎是终身的危险(每年发病率 18.7/10 000),应进行适当的预防和定期随访。室缺术后 6 个月无残余分流者一般不需要预防性应用抗生素。各种进入人体的操作,包括牙科治疗、妇科和产科检查和治疗、泌尿生殖道和胃肠道介入治疗期间均需要预防性应用抗生素。甚至穿耳朵、纹身时均有发生感染性心内膜炎的危险。口腔卫生、皮肤和指甲护理也是重要的环节。心内膜炎的症状可能是轻微的,当患者有全身不适、发热时应注意排除。

6.妊娠

越来越多的复杂先心病患者和术后患者达到生育年龄,需要评价生育对母体和胎儿的风险及子代先心病的发生率。评价的项目包括详细的病史、体检、心电图、X 线胸片、心脏超声和心功能检查及瓣膜损伤、肺动脉压力。如果无创检查可疑肺动脉压力和阻力升高,需要行有创的心导管检查。通常,左向右分流和瓣膜反流无症状的年轻女性,且肺动脉压正常者可耐受妊娠。而右向左分流的患者则不能耐受。存在大的左向右分流时,妊娠可引起和加重心力衰竭。艾森曼格综合征是妊娠的禁忌证。大多数病例应推荐经阴道分娩,慎用止痛药并注意母体的位置。先心病患者在分娩时应预防性应用抗生素。

7.外科术后残余漏

残余漏是室缺外科术后常见的并发症之一。室缺术后小的残余分流对血流动力学无影响者,不需要治疗。对于直径＞5 mm 的残余漏,尤其术后残余漏伴心力衰竭者需要及时行第 2 次手术修补或介入治疗。目前介入治疗较容易,可以作为首选。

(二)外科治疗

外科手术和体外循环技术的发展,降低了室间隔缺损外科治疗的死亡率。早期外科治疗的患者应用心导管检查随访,显示 80% 的闭合率。258 例中 9 例发生完全性房室传导阻滞,37 例并发一过性的心脏阻滞,168 例并发右束支传导阻滞。9 例发生心内膜炎(每年发病率 11.4/10 000)。近年的研究显示残余分流发生率 31%,完全心脏阻滞的发生率为 3.1%。另一项研究显示外科治疗的患者,需要起搏治疗的发生率为 9.8/10 000 患者每年,心内膜炎的发生率为16.3/10 000患者每年。外科治疗方法的选择依据一是缺损的部位,如圆锥部间隔缺损应选择外科治疗,二是心腔的大小,心腔增大反映分流的程度,也是需要治疗的指征。三是分流量,Qp ∶ Qs≥1.5∶1;四是肺血管阻力,肺血管阻力增加时是外科治疗的适应证,成年患者手术的上限是肺血管阻力约在 800 dynes 或 10 Wood单位/m²。

(三)介入治疗

1987 年,Lock 等应用 Rashkind 双面伞装置封堵室间隔缺损。应用此类装置封堵先天性、外科术后和心肌梗死后室间隔穿孔的患者,因封堵装置结构上的缺陷,未能推广应用。2001 年起国产的对称双盘状镍钛合金封堵器和进口的 Amplatzer 室间隔缺损封堵器应用于膜周部室间隔缺损的介入治疗。国内已经治疗了万余例,成功率达到 96％以上。因成功率高且并发症少,很快在国内推广应用。目前在国内一些大医疗中心已经成为室间隔缺损的首选治疗方法。根据目前的经验,临床上需要外科治疗,解剖上也适合行介入治疗的适应证患者,可首选介入治疗。目前介入治疗的适应证如下:①膜周型室缺。年龄通常≥3 岁;缺损上缘距主动脉瓣和三尖瓣≥2 mm。②肌部室缺。直径>5 mm。③外科手术后的残余分流,病变的适应证与膜周部室间隔缺损相同。但是,介入治疗与外科治疗一样,有一定的并发症,如房室传导阻滞,瓣膜损伤等。因此,术后仍需要长期随访观察,以便客观评价长期的疗效。

(姚理娜)

第二节　房间隔缺损

房间隔缺损(aterial septal defect,ASD)简称房缺,是指原始心房间隔在发生、吸收和融合时出现异常,左右心房之间仍残留未闭的房间孔。

一、流行病学

房间隔缺损是一种最常见的先天性心脏病,根据 Abbott 1000 例单纯性先天性心脏病的尸体解剖,房间隔缺损居首位,占 37.4％。在我国的发病率为 0.24％～0.28％。其中男女患病比例约为 1∶2,女性居多,且有家族遗传倾向。成人房缺以继发孔型多见,占 65％～75％,原发孔型占15％～20％。

二、解剖

根据房间隔发生的部位,分为原发孔房间隔缺损和继发房间隔缺损,见图 4-1。

(一)原发孔型房间隔缺损

在发育的过程中,原发房间隔停止生长,不与心内膜垫融合而遗留间隙,即成为原发孔(或第1孔)缺损。位于心房间隔下部,其下缘缺乏心房间隔组织,而由心室间隔的上部和三尖瓣与二尖瓣组成;常伴有二尖瓣前瓣叶的裂缺,导致二尖瓣关闭不全,少数有三尖瓣隔瓣叶的裂缺。

(二)继发孔型房间隔缺损

系胚胎发育过程中,原始房间隔吸收过多,或继发性房间隔发育障碍,导致左右房间隔存在通道所致。继发孔型房间隔缺损可分为 4 型:中央型或称卵圆孔型,缺损位于卵圆窝的部位,四周有完整的房间隔结构，约占76％；下腔型，缺损位置较低，呈椭圆形，下缘阙如和下腔静脉入口相延续，左心房后壁构成缺损的后缘，约占12％；上腔型，也称静脉窦型缺损，缺损位于卵圆孔上方，上界阙如，和上腔静脉通连，约占3.5％；混合型，此型缺损兼有上述两种以上的缺损，缺损一般较大，约占8.5％，见图4-2。

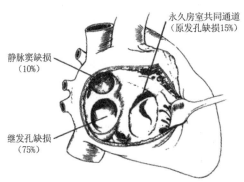

图 4-1　房间隔缺损的解剖位置

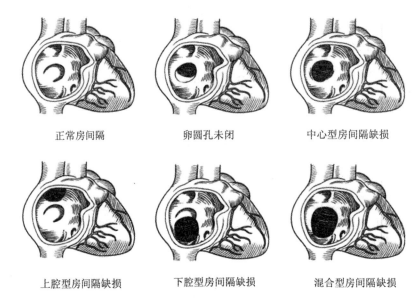

图 4-2　继发孔型房间隔缺损解剖结构分型

15％～20％的继发孔房间隔缺损可合并其他心内畸形，如肺动脉瓣狭窄、部分型肺静脉畸形引流，二尖瓣狭窄等。房间隔缺损一般不包括卵圆孔未闭，后者不存在房水平的左向右分流，而是与逆向栓塞有关。

临床上还有一类房间隔缺损，系在治疗其他疾病后遗留的缺损，为获得性房间隔缺损，如Fonton手术后为稳定血流动力学而人为留的房间隔窗，二尖瓣球囊扩张术后遗留的房间隔缺损等。此类房间隔缺损一般在卵圆窝位置，其临床意义与继发孔房间隔缺损类似。

三、胚胎学与发病机制

约在胚胎28天时，在心房的顶部背侧壁正中处发出第一房间隔，其向心内膜垫方向生长，到达心内膜垫之前的孔道称第一房间孔。在第一房间孔封闭以前，第一房间隔中部变薄形成第二房间孔。在第一房间隔形成后，即胚胎第5周末，在其右侧发出第二房间隔，逐渐生长并覆盖第二房间隔孔。与第一房间隔不同的是,第二房间隔并不与心内膜垫发生融合而形成卵圆孔。其可被第一房间隔覆盖,覆盖卵圆孔的第一房间隔称为卵圆孔瓣。此后,胎儿期血液自左向右在房水平分流实现体循环。出生后,左心房压力增大,从而使两个房间隔合二为一,卵圆孔闭锁,成为房间隔上的卵圆窝。在原始心房分隔过程中,如果第一房间孔未闭合,或者第一房间孔处缺损,或卵圆孔过大,均可造成 ASD。

四、分子生物学

房间隔缺损发病机制正在研究中,目前对于其分子学发病机制至今并不十分清楚。近年来随着分子生物学的发展,发现越来越多的心房间隔缺损有关的基因。目前研究发现 T-BX5、NKX2.5、GATA4 转录因子与房间隔缺损的发生高度相关。除上述因子外,WNT$_4$、IFRD1、HCK 等基因的表达异常也与房间隔缺损的发生相关。

五、病因

房间隔缺损是由多因素的遗传和环境因素的相互作用,很难用单一原因来解释。很多情况下不能解释病因。母亲在妊娠早期患风疹、服用沙立度胺及长期酗酒都是干扰胚胎正常心血管发育的不良环境刺激。动物试验表明,缺氧、缺少或摄入过多维生素,摄入某些药物,接受离子放射线常是心脏畸形的原因。而对于遗传学,大多数房间隔缺损不是通过简单方式遗传,而是多基因、多因素的共同作用。

六、病理生理

正常情况下,左心房压力比右房压力高约 0.667 kPa。因此,有房间隔缺损存在时,血液自左向右分流,临床无发绀出现。分流量大小与左右房间压及房间隔缺损大小成正比,与右心室排血阻力(如合并有肺动脉瓣狭窄、肺动脉高压)高低成反比。由于左向右分流,右心容量增加,发生右心房、右心室扩大,室壁变厚,肺动脉不同程度扩张,肺循环血量增多,肺动脉压升高。

随病情发展,肺小动脉壁发生内膜增生,中膜增厚、管腔变窄,因而肺血管阻力增大,肺动脉高压从动力性的变为阻力型的,右心房、右心室压力亦增高,左向右分流量逐渐减少,病程晚期右心房压力超过左心房,心房水平发生右向左分流,形成艾森曼格综合征,出现临床发绀、心力衰竭。这种病理改变较晚,通常发生在 45 岁以后。

七、临床表现

(一)症状

根据缺损的大小及分流量的多少不同,症状轻重不一。缺损较小者,可长期没有症状,一直潜伏到老年。缺损较大者,症状出现较早,婴儿期发生充血性心力衰竭和反复发作性肺炎。一般房间隔缺损儿童易疲劳,活动后气促,心悸,可有劳力性呼吸困难。患儿容易发育不良,易发生呼吸道感染。在儿童时期,房性心律失常、肺动脉高压、肺血管栓塞和心力衰竭发生极少见。随着右心容量负荷的长期加重,病程的延长,成年后,这些情况则多见。

(二)体格检查

房间隔缺损较小者,发育不受影响。缺损较大者,可有发育迟缓、消瘦等。

心脏听诊胸骨左缘第 2、3 肋间可闻及 2～3 级收缩期吹风样杂音,性质柔和,音调较低,较少扪及收缩期震颤,肺动脉瓣区第 2 心音亢进,呈固定性分裂。该杂音是经肺动脉瓣血流量增加引起收缩中期肺动脉喷射性杂音。在出生后肺血管阻力正常下降后,第二心音宽分裂。由于肺动脉瓣关闭延迟,当肺动脉压力正常和肺血管阻抗降低时,呼吸使第二心音相对固定。肺动脉高压时,第二心音的分裂间隔是由于两心室电机械间隔所决定的。当左心室电机械间隔缩短和(或)右心室电机械间隔延长时,则发生第二心音宽分裂。如果分流量大,使通过三尖瓣的血流量增加,可在胸骨左缘下端闻及舒张中期隆隆样杂音。伴随二尖瓣脱垂的患者,可闻及心尖区全收缩期杂音或收缩晚期杂音,向腋下传导。但收缩中期喀喇音常难闻及。此外,由于大多数患者二尖瓣反流较轻,可无左心室心前区活动过度。

随着年龄的增长,肺血管阻力不断增高,使左向右分流减少,体格检查结果改变。肺动脉瓣和三尖瓣杂音强度均减弱。第二心音的肺动脉瓣成分加强。第二心音的两个主要成分融合,肺动脉瓣关闭不全产生舒张期杂音。左向右分流,出现发绀和杵状指。

八、辅助检查

(一)心电图检查

在继发孔缺损患者心电图常示电轴右偏,右心室增大。右胸导联 QRS 间期正常,但是呈 rSR′或 rsR′型。右心室收缩延迟是由于右心室容量负荷增加还是由于右束支和浦肯野纤维真正的传导延迟尚不清楚。房间隔缺损可见 PR 间期延长。延长结内传导时间可能与心房扩大和由于缺损本身引起结内传导距离增加有关。

(二)胸部 X 线片检查

缺损较小时,分流量少,X 线所见可大致正常或心影轻度增大。缺损较大者,肺野充血,肺纹理增多,肺动脉段突出,在透视下有时可见到肺门舞蹈。主动脉结缩小,心脏扩大,以右心房,右心室明显,一般无左心室扩大。

(三)超声心动图检查

可以清晰显示 ASD 大小、位置、数目、残余房间隔组织的长度及厚度及与毗邻解剖结构的关系,而且还可以全面了解心内结构和血流动力学变化。经胸超声显示右房、右心室扩大,肺动脉增宽,M 型见左心室后壁与室间隔同向运动,二维可见房间隔连续性中断,彩色多普勒显像可显示左向右分流的部位及分流量。肺动脉压可通过三尖瓣反流束的高峰血流来评估。

(四)心导管检查

一些年轻的患者如果使用非介入方法已确诊缺损存在,无须心导管检查。除此之外,可能需介入的方法来准确定量分流,测量肺血管阻力,排除冠状动脉疾病。右心导管检查重复取血标本测量血氧饱和度,证实从腔静脉到右心房血氧饱和度逐步增加。一般来说,肺动脉血氧饱和度越高分流越大;在对诊断大的分流时,其价值>90%。肺循环和体循环的比率可通过下列公式计算:$Qp/Qs=SAO_2-MVO_2/PVO_2-PAO_2$。$SAO_2$、$MVO_2$、$PVO_2$、$PAO_2$ 分别代表大动脉、混合静脉、肺静脉、肺动脉的血氧饱和度。肺血管阻力超过体循环阻力的 70% 时,提示严重的肺血管疾病,最好避免外科手术。

九、诊断与鉴别诊断

诊断房间隔缺损,根据临床症状、体征、心电图检查结果、胸部 X 线片及超声心动图检查结果可得出明确诊断。尤其是超声心动图检查结果,可确定缺损类型、肺动脉压力高低及有无合并其他心内畸形等。临床上房间隔缺损还应与以下病种相鉴别。

（一）较大的室间隔缺损

因为左至右的分流量大,心电图表现与此病极为相似,可能造成误诊。但心室间隔缺损心脏听诊杂音位置较低,左心室常有增大。但在小儿患者,不易鉴别时可做右心导管检查确立诊断。

（二）特发性肺动脉高压

其体征、心电图和X线检查结果与此病相似,但心导管检查可发现肺动脉压明显增高而无左至右分流证据。

（三）部分肺静脉畸形

其血流动力改变与房间隔缺损极为相似,但临床上常见的是右侧肺静脉畸形引流入右心房与房间隔缺损合并存在,肺部X线断层摄片可见畸形肺静脉的阴影。右心导管检查有助于确诊。

（四）瓣膜型单纯肺动脉口狭窄

其体征、X线和心电图表现与此病有许多相似之处,有时可造成鉴别上的困难。但瓣膜型单纯肺动脉口狭窄时杂音较响,超声心动图见肺动脉瓣异常,右心导管检查可确诊。

十、治疗

到目前为止,房间隔缺损的治疗包括外科开胸和介入治疗2种。一般房间隔缺损一经确诊,应尽早开始接受治疗。一般介入治疗房间隔缺损的大小范围为5～36 mm。对于原发孔型房间隔缺损、静脉窦型房间隔缺损、下腔型房间隔缺损和合并有需外科手术的先天性心脏畸形,目前还不能用经介入方法进行治疗,其中,外科手术是原发孔房间隔缺损治疗的唯一选择。

1976年,King和Miller首先采用介入方法用双伞状堵塞装置关闭继发孔房间隔缺损取得成功,1985年,Rashikind等报道应用单盘带钩闭合器封堵继发孔型房间隔缺损获得成功。我国1995年开始引进该技术。1997年,Amplazer封堵器治疗继发孔型ASD应用于临床,目前是全球应用最广泛的方法。2003年,国产封堵器材上市后,使得我国接受介入治疗的患者大量增加。随着介入技术和封堵器的进展,越来越多的房缺患者通过介入手术得到了根治。随着介入适应证的扩大,出现心脏填塞、封堵器脱落、房室传导阻滞等一系列并发症。

外科修补继发孔房间隔缺损已有40多年的历史。方法是在体外循环下,对较小缺损直接缝合,较大缺损则需补上心包片或人造补片。同时纠正合并的其他先天畸形,术后症状改善,心脏大小恢复正常。手术时机应选在儿童或少年期(5～15岁),当证实房缺存在,且分流量达肺循环40%以上时,或有明显症状应早期治疗。40岁以上患者手术死亡率可达5%,有显著肺动脉高压,当肺动脉压等于或高于体动脉压发生右－左分流者,不宜手术。原发孔型房缺手术修补可造成希氏束损伤或需同时修复二尖瓣,病死率较高。

十一、预后

尽管未矫治的继发孔型房间隔缺损患者通常可以生存到成年,但生存期并不能达到正常,只有50%的患者可活到40岁。40岁后每年的病死率约为6%。小的房间隔缺损[肺血流与体循环血流比率<(1.5：1～2：1)]可能在若干年后才出现问题,当高血压和冠状动脉疾病引起左心室顺应性降低时可导致左向右分流增加、房性心律失常、潜在的左右心力衰竭。另外,没有其他获得性心脏疾病的房间隔缺损患者可发展至左心室舒张功能异常。只有5%～10%分流量大的患者(>2：1)可在成年时出现严重的肺动脉高压。尽管大多数成年房间隔缺损的患者有轻到中度的肺动脉高压,但到老年发展为严重肺动脉高压的比率很少。妊娠时没有肺动脉高压的房间隔缺损患者通常不会出现并发症。另一个成年房间隔缺损患者的潜在并发症(甚至包括很小的卵圆孔未闭)是逆向栓塞。房间隔缺损患者很少出现心内膜炎,通常并不主张预防性用药,除非存在损伤的高危险因素。

对于房间隔缺损患者进行治疗,无论是介入治疗还是外科治疗,均能改善患者远期预后、改善生存质量,年龄不是治疗的禁忌证。对于那些合并肺动脉高压、心律失常及那些合并缺血性心脏病、瓣膜性心脏病或高血压病的患者进行正确、及时有效的处理才是提高生存率、改善预后的关键所在。

(姚理娜)

第三节　动脉导管未闭

动脉导管是胎儿血循环沟通肺动脉和降主动脉的血管,位于左肺动脉根部和降主动脉峡部之间,正常状态多于出生后短期内闭合。如未能闭合,称动脉导管未闭(PDA),见图 4-3。公元初 Gallen 曾经描述,直到 1888 年 Munso 首次在婴儿尸检中发现,1900 年,Gibson 根据听诊得出临床诊断,这种典型杂音,称为 Gibson 杂音,是确定动脉导管未闭诊断的最重要听诊体征。

动脉导管未闭是常见先天性心脏病之一,占第 3 位。其发病率在 Abbott 统计分析的先天性心脏病1000例尸检中占 9.2%,在 Wood 统计 900 临床病例中占 15%。据一般估计,每 2 500~5 000名活婴约有1例;早产儿有较高的发病率,体重少于 1 000 g 者可高达 80%,这与导管平滑肌减少、对氧的反应减弱和血循环中血管舒张性前列腺素水平升高等因素有关。此病女性较男性多见,男女之比约为 1∶2。约有 10%并发心内其他畸形。

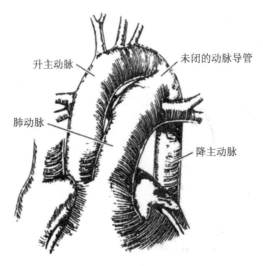

图 4-3　动脉导管未闭的解剖部位

一、解剖

绝大多数 PDA 位于降主动脉起始部左锁骨下动脉根部对侧壁和肺总动脉分叉左肺动脉根部之间。少数右位主动脉弓的患者,导管可位于无名动脉根部对侧壁主动脉和右肺动脉之间。

其主动脉端开口往往大于肺动脉端开口,形状各异,大致可分为5型(见图4-4)。

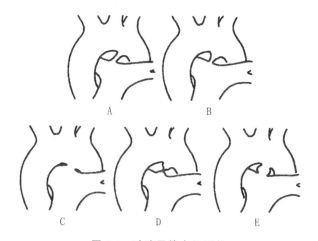

图 4-4　动脉导管未闭形状

A.管状;B.漏斗状;C.窗状;D.哑铃状;E.动脉瘤状

(1)管状:外形如圆管或圆柱,最为常见。

(2)漏斗状:导管的主动脉侧往往粗大,而肺动脉侧则较狭细,因而呈漏斗状,也较多见。

(3)窗状:管腔较粗大但缺乏长度,酷似主肺动脉吻合口,较少见。

(4)哑铃状:导管中段细。主、肺动脉向两侧扩大,外形像哑铃,很少见。

(5)动脉瘤状:导管本身呈瘤状膨大,壁薄而脆,张力高,容易破裂,极少见。

二、胚胎学和发病机制

胎儿的动脉导管从第6主动脉鳃弓背部发育而来,构成胎儿血循环主动脉、肺动脉间的生理性通道。胎儿期肺小泡全部萎陷,不含有空气,且无呼吸活动,因而肺血管阻力很大,故右心室排出的静脉血大都不能进入肺内循环进行氧合。由于肺动脉压力高于主动脉,因此进入肺动脉的大部分血液将经动脉导管流入主动脉再经脐动脉而达胎盘,在胎盘内与母体血液进行代谢交换,然后纳入脐静脉回流入胎儿血循环。

动脉导管的闭合分为两期。

(1)第一期为生理闭合期。婴儿出生啼哭后第一口吸气,肺泡即膨胀,肺血管阻力随之下降,肺动脉血流开始直接进入肺,建立正常的肺循环,而不流经动脉导管,促进其闭合。动脉导管的组织学结构与两侧的主动脉、肺动脉不同,管壁主要由平滑肌而不是弹性纤维组织组成,中层含黏性物质。足月婴儿出生后血氧张力升高,作用于平滑肌,使之环形收缩,同时管壁黏性物质凝固,内膜垫突入管腔,造成血流阻滞,营养障碍和细胞分解性坏死,因而导管发生生理性闭合。一般在出生后10～15小时完成,但在7～8天有潜在性再开放的可能。

(2)此后内膜垫弥漫性纤维增生完全封闭管腔,最终形成导管韧带。导管纤维化一般起始于肺动脉侧,向主动脉延伸,但主动脉端可以不完成,因而呈壶腹状。纤维化解剖性闭合,88%的婴儿于8周内完成。如闭合过程延迟,称动脉导管延期未闭。出生后6个月动脉导管未能闭合,将终身不能闭合,则称持续动脉导管未闭,临床上简称动脉导管未闭。

动脉导管的闭合受到许多血管活性物质,如乙酰胆碱、缓激肽、内源性儿茶酚胺等释放的影响,但主要是血氧张力和前列腺素。后两者作用相反:血氧张力的升高使导管收缩,而前列腺素则使血管舒张，且随不同妊娠期而有所改变。成熟胎儿的导管对血氧张力相当敏感，未成熟婴儿则对前列腺素反应强。这些因素复杂的相互作用是早产婴儿有较多未闭动脉导管的原因。

三、病理生理

持续性未闭动脉导管，在组织学既与两侧的大动脉不同，亦与胎儿期的动脉导管有所不同。其内膜相对较厚，有一未断裂弹力纤维层与中层分隔。在中层黏性物质中，平滑肌呈螺旋形排列，其间尚有不等量弹性物质，形成薄层，因而其管壁接近主动脉化。此外成人的动脉导管，尤其在主动脉端开口附近和近端肺动脉可有粥样硬化病变，甚至钙化斑块。长期的血流冲击，加之腔内压力增高，可使导管扩大，管壁变薄，形成动脉瘤。

如果动脉导管在出生后肺循环阻力下降时不能闭合，导管内血流方向发生逆转，产生左向右分流。非限制性动脉导管未闭患者（大量的左向右分流），常在出生后的第 1 年内发展到充血性心力衰竭。与室间隔缺损类似，成人未矫治的动脉导管未闭相对不常见。对少部分患者，肺循环阻力升高超过体循环阻力分流逆转。因为动脉导管未闭的位置低于左锁骨下动脉，头颈部血管接受氧合血，但降主动脉接受不饱和氧合血，于是出现分段性发绀，或叫差异性发绀。

当动脉导管未闭独立存在时，由于主动脉压高于肺动脉，无论收缩期或舒张期，血流均由主动脉流向肺动脉，即左向右分流，分流量可达 4～19 L，因肺循环过多可出现心力衰竭。分流的血液增加了左心负荷，发生左心扩大，晚期也发生肺动脉高压、右心室增大。合并其他缺损时有可能代替肺循环（如肺血管闭锁、室间隔不完整）或体循环（如主动脉闭锁）的血供，生存可能依赖于动脉导管永久性开放。显著肺动脉高压等于或超过动脉压时可发生右向左分流。

四、临床表现

(一)症状

与分流量有关。轻者无症状，如果 10 岁以前没有出现充血性心力衰竭，大多数患者成年后可无症状。一小部分患者在 20 岁或 30 岁时可发展到充血性心力衰竭，出现劳力性呼吸困难、胸痛、心悸、咳嗽、咯血、乏力等。若发生右向左分流，可引起发绀。

(二)体征

患者几乎无发绀，但当出现发绀和杵状指时，通常不影响上肢。下肢和左手可出现发绀和杵状指，但右手和头部无发绀。脉压增宽，脉搏无力。左心室搏动呈高动力状态，常向外侧移位。无并发症的动脉导管未闭的典型杂音在左锁骨下胸骨左缘第Ⅱ肋间最易闻及，收缩后期杂音达到峰值，杂音为连续性机器样，贯穿第二心音，在舒张期减弱。杂音在舒张晚期或收缩早期可有一停顿，向左上胸、颈及背部传导，绝大多数伴震颤。如果分流量大造成明显的左心室容量负荷过重可出第三心音奔马律和相对性二尖瓣狭窄的舒张期杂音（与大的室间隔缺损类似）。当肺循环阻力增加分流逆转时杂音也出现变化，先是杂音的舒张成分减弱，然后是杂音的收缩成分减弱。最后杂音消失，体格检查与肺动脉高压的表现一致。肺动脉瓣区第二心音亢进但易被杂音掩盖。体循环压下降可产生水冲脉、枪击音等周围血管征。

五、辅助检查

(一)心电图检查

分流量少时心电图正常，分流量大时表现为左心房、左心室肥厚。当出现肺动脉高压、右向左分流占优势时,心电图表现为肺性 P 波,电轴右偏,右心室肥厚。

(二)放射线检查

分流量少时 X 线胸片正常。分流明显时,左心室凸出,心影扩大,肺充血。在出现肺动脉高压时,肺动脉段突出,肺门影扩大可有肺门舞蹈征,周围肺血管出现残根征。年龄较大的成人动脉导管可能出现钙化。左心室、左心房扩大,右心室也可扩大。

(三)超声心动图检查

左心室、左心房扩大,室间隔活动增强,肺总动脉增宽,二维 UCG 可显示未闭的动脉导管,彩色多普勒超声可显示动脉导管及肺动脉干内连续性高速湍流。

(四)心导管检查

肺动脉血氧含量高于右心室 0.5% 容积或血氧饱和度>20%。有时导管可从肺总动脉通过动脉导管进入主动脉。左侧位降主动脉造影时可见未闭导管。

(五)升主动脉造影检查

左侧位造影示升主动脉和主动脉弓部增宽,降主动脉削狭,峡部内缘突出,造影剂经此处分流入肺动脉内,并显示出导管的外形、内径和长度。

六、诊断和鉴别诊断

凡在胸骨左缘第 2、3 肋间听到响亮的连续性机械样杂音伴局限性震颤,向左胸外侧、颈部或锁骨窝传导,心电图示电轴左偏,左心室高压或肥大,X 线胸片示心影向左下轻中度扩大,肺门充血,一般即可得出动脉管未闭的初步诊断,并可由彩色多普勒超声心动图检查加以证实。非侵入性彩色多普勒超声的诊断价值很大,即使在重度肺动脉高压、心杂音不典型甚至消失的患者中都可检查出此病,甚至合并在其他心内畸形中亦可筛选出动脉导管未闭。可是超声心动图诊断尚有少数假阳性或假阴性者,因此对可疑病例需行升主动脉造影和心导管检查。升主动脉造影能进一步明确诊断。导管检查除有助于诊断外,血管阻力的测定尚有助于判别动力性或阻力性肺动脉高压,这对选择手术方法有决定性作用。

有许多从左向右分流心内畸形在胸骨左缘可听到同样的连续性机械样杂音或接近连续的双期心杂音,难以辨识。在建立动脉导管未闭诊断进行治疗前,必须予以鉴别。

(一)高位室间隔缺损合并主动脉瓣脱垂

当高位室间隔缺损较大时往往伴有主动脉瓣脱垂畸形,导致主动脉瓣关闭不全,并引起相应的体征。临床上在胸骨左缘听到双期杂音,不向上传导,但有时与连续性杂音相仿,难以区分。目前,彩色超声心动图已列入心脏病常规检查。在此病可显示主动脉瓣脱垂畸形及主动脉血流反流入左心室,同时通过室间隔缺损由左心室向右心室和肺动脉分流。为进一步明确诊断,可施行逆行升主动脉和左心室造影,前者可示升主动脉造影剂反流入左心室,后者则示左心室造影剂通过室间隔缺损分流入右心室和肺动脉。据此不难得出鉴别诊断。

(二)主动脉窦瘤破裂

临床表现与动脉导管未闭相似,可听到性质相同的连续性心杂音,只是部位和传导方向稍有差异;破入右心室者偏下外,向心尖传导;破入右心房者偏向右侧传导。如彩色多普勒超声心动图显示主动脉窦畸形及其向室腔和肺动脉或房腔分流即可判明。再加上逆行升主动脉造影更可确立诊断。

(三)冠状动脉瘘

这种冠状动脉畸形并不多见,可听到与动脉导管未闭相同的连续性杂音伴震颤,但部位较低,且偏向内侧。多普勒彩超能显示动脉瘘口所在和其沟通的房室腔。逆行升主动脉造影更能显示扩大的病变冠状动脉主支或分支走向和瘘口。

(四)主动脉－肺动脉间隔缺损

非常少见。常与动脉导管未闭同时存在,且有相同的连续性杂音和周围血管特征,但杂音部位偏低偏内侧。仔细的超声心动图检查才能发现其分流部位在升主动脉根部。逆行升主动脉造影更易证实。

(五)冠状动脉开口异位

右冠状动脉起源于肺动脉是比较罕见的先天性心脏病。其心杂音亦为连续性,但较轻,且较表浅。多普勒超声检查有助于鉴别诊断。逆行升主动脉造影显示冠状动脉异常开口和走向及迂回曲张的侧支循环可明确诊断。

七、治疗

存活到成年且有大的未矫治的动脉导管未闭的患者通常在 30 岁左右出现充血性心力衰竭或肺动脉高压(由左向右分流和不同程度的发绀)。大多数成年肺循环阻力正常或轻度升高,<4 U 的动脉导管未闭患者可无症状或仅有轻微症状,可通过外科结扎动脉导管或经皮封堵来治疗。肺循环阻力明显升高(>10 U/m^2)的患者,预后差。超过 40 岁的患者大约有 15% 可能存在动脉导管的钙化或瘤样扩张,使外科手术难度增加。外科结扎动脉导管或经皮弹簧圈或器械栓堵的病死率和致残率很低,不论未闭导管大小与分流情况如何均建议进行,因为未经治疗的病例具有心内膜炎的高危险性。以往动脉导管未闭主要采取外科手术治疗,但传统的外科手术结扎方法创伤大,住院时间长,并发症发生率高。人们一直探讨应用非开胸手术方法治疗 PDA,自1967 年 Porstman 等经心导管应用泡沫塑料塞子堵塞 PDA 成功后,通过介入方法治疗 PDA 广泛开展起来。自 20 世纪 80 年代以来,先后有多种方法应用于临床,除了 Porstman 法以外,尚有Rashkind 双面伞法、Sideris 纽扣式补片法、弹簧圈堵塞法、Amplatzer 蘑菇伞法。前 3 种方法操作复杂,并发症高,临床已不应用。目前主要应用后 2 种方法,尤其是 Amplatzer 蘑菇伞法应用最广。

八、并发症和预后

早产患儿常伴有其他早产问题,如呼吸窘迫综合征、坏死性小肠大肠炎、心室内出血等,加重了病情,故往往发生左心力衰竭,内科治疗很难见效,病死率甚高。足月患儿未经治疗第一年也有 30% 死于左心力衰竭。过了婴儿期,心功能获得代偿,病死率剧减。幼儿期可无症状,分流量大者会有生长发育迟缓。Key 等报告,活至 17 岁的患者,将再有 18 年的平均寿命。过了 30 岁每年病死率为 1%,40 岁为 1.8%,以后升至 4%。在未使用抗生素的年代,40% 死于心内膜炎,其余死于心力衰竭。据 20 世纪 80 年代 Campbell 的推算,42% 未治疗的患者在 45 岁前死亡。能存活至成人者将发生充血性心力衰竭、肺动脉高压,严重者可有 Eisenmenger 综合征。

(姚理娜)

第四节 肺动脉瓣狭窄

一、病理生理

肺动脉瓣狭窄基本血流动力学改变是右心室收缩期排血受阻,致右心室压力超负荷改变,使右心室肥厚,最后发生右心力衰竭。

(一)右心室压力负荷过重

正常成人肺动脉瓣口面积为 $2\ cm^2$,通常肺动脉瓣口面积要减少到 60% 才会出现血流动力学改变。右心室压力负荷增加,迫使右心室肌增强收缩,提高右心室收缩压以克服肺动脉瓣狭窄所产生的阻力。

(二)肺动脉压力降低

右心排血受限使肺动脉压正常或降低,收缩期右心室-肺动脉压力阶差加大。收缩期右心室-肺动脉压差 $<5.3\ kPa(40\ mmHg)$ 时为轻度狭窄;压力阶差 $5.3\sim13.3\ kPa(40\sim100\ mmHg)$ 时为中度狭窄;压力阶差 $>13.3\ kPa(100\ mmHg)$ 为重度狭窄。严重狭窄时其跨瓣压差可高达 $32.0\ kPa(240\ mmHg)$。肺循环血流量减少可引起动脉血氧饱和度降低,组织缺血缺氧。

(三)右心力衰竭

收缩期压力负荷过重引起右心室向心性肥厚,右心室收缩压明显升高,射血时间延长,肺动脉瓣关闭延迟。长期右心室肥厚使右心室顺应性降低,心肌舒缩功能受损,导致右心力衰竭。此时右心室舒张压及右房压升高,右心室收缩末期残余血量增加,使右心室轻度扩张,右心排血量减少。

二、临床表现

(一)症状

轻中度肺动脉瓣狭窄一般无明显症状,中度狭窄者,运动耐量下降,可有胸痛、头晕、晕厥、发绀等。

(二)体征

1.视诊

可有口唇发绀,颜面苍白。持久发绀者,可有杵状指。先天性重度狭窄者,心前区隆起伴胸骨旁抬举样搏动。合并右心力衰竭时,可见颈静脉怒张。

2.触诊

肺动脉瓣区可触及收缩期震颤。右心力衰竭时,可触及肿大的肝脏,肝颈静脉回流征阳性,双下肢指凹性水肿。

3.叩诊

轻度狭窄者,心界正常,中重度狭窄者,因右心室增大,心界略向右扩大。

4.听诊

(1)肺动脉瓣区(胸骨左缘第 2 肋间)响亮、粗糙的收缩期喷射性杂音。

(2)肺动脉瓣区第二心音减弱伴分裂,吸气后明显。

（3）第一心音后可闻及收缩早期喷射音（喀喇音），表明瓣膜无重度钙化，活动度尚可。

三、实验室检查

（一）X线检查

右心室肥厚、增大，严重时右房也可增大，主肺动脉呈狭窄后扩张，肺纹理稀疏，肺野清晰。

（1）心脏呈"二尖瓣"型，轻度增大，主要为右心室增大。

（2）肺动脉段凸出，多为中至高度凸出，呈直立状，其上缘可接近主动脉弓水平。

（3）肺血减少，肺血管纹理纤细、稀疏，与肺动脉段明显凸出形成鲜明对比，两肺门动脉阴影不对称（左侧＞右侧），在诊断上颇具特征（图4-5）。

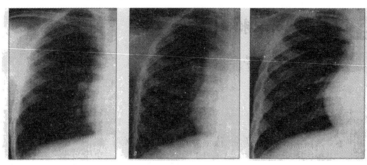

图4-5　肺血减少的X线表现

从左至右依次为：正常、轻度和明显少血

（二）心电图检查

心电图随狭窄的轻、重及其引起右心室内压力增高的程度而有轻重不同的4种类型：正常、不完全性右束支传导阻滞、右心室肥大和右心室肥大伴劳损（心前区广泛性T波倒置）。心电轴有不同程度的右偏。部分患者有P波增高，显示右心房肥大。

（三）超声心动图检查

1.M型超声

心底波群可见肺动脉增宽（狭窄后扩张），搏动增强，右心室流出道变窄、肥厚，右心室呈压力超负荷改变，右肺动脉内径缩小。

2.二维超声

肺动脉瓣增厚、回声增多，收缩期瓣叶不能完全开放，向肺动脉腔中部弯曲，呈圆顶状或尖锥状。

3.彩色多普勒超声

在狭窄后扩张的肺动脉内有一高速、湍流而呈现的异常血流束。

（四）右心导管检查

右心室-肺动脉收缩期压差≥2.7 kPa（20 mmHg），即可诊断肺动脉瓣狭窄。主肺动脉至右心室连续测压有时可见压力移行区，为右心室流出道狭窄所形成的第三心室压力曲线，是肺动脉瓣下狭窄的诊断依据。

（五）右心室造影检查

取正、侧位投照。注入造影剂早期，心室收缩，可以观察到含有造影剂的血柱自狭窄口射出，称为"喷射征"，借此可测量瓣口狭窄程度。主动脉及左肺动脉起始部的狭窄后扩张，右心室肌小梁增粗、肥大,右心室流出道继发性肥厚。

四、诊断及鉴别诊断

根据肺动脉瓣区典型收缩期杂音、震颤及肺动脉瓣区第二心音减弱,一般可诊断肺动脉瓣狭窄,超声心动图检查及右心室 X 线造影,可帮助鉴别肺动脉瓣狭窄、漏斗部狭窄及瓣上狭窄。

肺动脉瓣区收缩期粗糙吹风样杂音注意与下列情况相鉴别。

(一)房间隔缺损(ASD)

胸骨左缘第 2、3 肋间可闻及 2/6～3/6 级收缩期杂音,性质柔和,传导范围不广,多数不伴有震颤,系右心室输血量增多引起。肺动脉瓣区第二心音增强,并有固定分裂,且分裂不受呼吸影响,系因右心室血量增多,排空时间延长,肺动脉瓣关闭延迟,产生固定的第二心音分裂所致。超声心动图示房间隔连续中断,心导管检查时心室造影见心房水平左向右分流。

(二)室间隔缺损(VSD)

胸骨左缘第 3、4 肋间闻及响亮粗糙的全收缩期杂音,杂音向心前区广泛传导,有时颈部、背部亦可听到。室上嵴上型缺损杂音最响部位可在胸骨左缘第 2、3 肋间,在杂音最响部位可触及震颤。超声心动图示心室间隔连续中断,心导管检查时心室造影见心室水平左向右分流。

(三)动脉导管未闭(PDA)

胸骨左缘第 2 肋间可闻及响亮、粗糙的连续性机器样杂音,开始于第一心音之后,逐渐增强,接近第二心音时最响,舒张期逐渐减弱,杂音可向左锁骨下、颈部和背部传导,杂音最响处可触及连续性震颤或收缩期震颤。心脏超声可见明确的动脉导管,逆行升主动脉造影可见动脉导管和主肺动脉同时显影,并可显示 PDA 类型、粗细、长度等。

(四)法洛四联症

法洛四联症包括肺动脉瓣或右心室漏斗部狭窄、室间隔缺损、主动脉骑跨和右心室肥厚,在胸骨左缘 2～4 肋间有震颤及收缩期杂音。超声心动图可进一步显示室间隔缺损、肺动脉狭窄、主动脉右移的病理改变,有助于确立诊断。选择性右心室造影并辅以左心室造影显示在右心室、肺动脉充盈时,左心室和主动脉提早显影,反映心室水平右向左的分流和主动脉骑跨。右心室造影直接显示肺动脉狭窄的部位、类型和程度及肺内动脉分支的情况,为此病诊断提供依据。但法洛四联症是幼儿和儿童期最常见的发绀性先天性心脏病,多在儿童期以前行手术治疗。

五、治疗

(一)内科药物治疗

主要治疗右心力衰竭、纠正心律失常和防治感染性心内膜炎。

(二)经皮球囊肺动脉瓣扩张成形术(PBPV)

先天性 PS 的治疗主要是球囊扩张,极少数情况下需行瓣膜置换术。近年应用导管介入法治疗瓣膜型狭窄,可免开胸手术,临床实践证明,经皮球囊肺动脉瓣成形术是安全、有效的治疗方法。

1.适应证与禁忌证

(1)适应证:肺动脉狭窄的青少年和年轻成人患者,有劳力性呼吸困难、心绞痛、晕厥前状态,心导管检查显示右心室-肺动脉峰值压力阶差>4.0 kPa(30 mmHg)(Ⅰ类);无症状肺动脉狭窄青少年和年轻成人患者,导管显示右心室-肺动脉峰值压力阶差>5.3 kPa(40 mmHg)(Ⅰ类);无症状肺动脉狭窄青少年和年轻成人患者,导管显示右心室-肺动脉峰值压力阶差 4.0～5.2 kPa(30～39 mmHg)(Ⅱb类)。

(2)禁忌证:极重度肺动脉瓣狭窄、右心室造影为肺动脉瓣严重狭窄并瓣膜发育不良者,往往合并右心室漏斗部的狭窄,不宜介入治疗。

2.操作技术

先行右心导管检查和右心室造影,计算肺动脉瓣环直径,选用适宜的球囊,球囊直径选择较肺动脉瓣环直径大 20%～40%。将球囊导管经股静脉、右心房、右心室送入肺动脉,置球囊于肺动脉瓣口,向球囊内注入稀释造影剂,加压至 304～506 kPa 张开球囊,维持 6～10 秒,从而扩张狭窄的肺动脉瓣口,一般扩张 2～3 次。

3.疗效

以肺动脉-右心室收缩压差大小为判断疗效的标准:≤3.3 kPa(25 mmHg)为优,3.3～6.6 kPa(25～50 mmHg)为良。PBPV 的临床有效率约为 96%,再狭窄发生率低,再次行 PBPV 效果满意。

4.并发症

极少发生严重并发症,病死率低。可能并发症有静脉损伤、心律失常、肺动脉瓣关闭不全等。

(三)外科手术

主要施行低温下肺动脉瓣直视切开术和体外循环下直视纠治术。前者可在低温麻醉下施行,仅适于单纯性肺动脉瓣狭窄,且病情较轻而无继发性漏斗部狭窄和其他伴发心内畸形。后者则需在体外循环条件下施行,适合于各类肺动脉瓣狭窄的治疗。若症状明显,狭窄严重或出现右心力衰竭应尽早手术。手术适应证:①症状进行性加重。②右心室与肺动脉压差>5.3 kPa(40 mmHg)。③右心室收缩压>8.0 kPa(60 mmHg),右心室平均压>3.3 kPa(25 mmHg)。④X线与心电图均提示右心室肥大。

(姚理娜)

第五节　法洛四联症

在发绀型先天性心脏病中,法洛四联症最多见。发病率约占先天性心脏病的 10%,占发绀型先心病的 50%。由于四联症的解剖变化很大,可以极其严重伴有肺动脉闭锁和大量的侧支血管,也可仅为室间隔缺损伴流出道或肺动脉瓣轻度狭窄,因此其手术疗效和结果有较大差异。目前一般四联症的手术治疗死亡率已降至 5% 以下,如不伴有肺动脉瓣阙如或完全性房室通道等,其死亡率低于 2%。

一、病理解剖

四联症意味其心脏有 4 种畸形,包括室间隔缺损、主动脉骑跨、右心室流出道梗阻和右心室肥厚。这些畸形的基此病理改变是由于漏斗部的圆锥隔向前和向左移位引起的(图 4-6)。

(一)室间隔缺损

非限制性的缺损,由漏斗隔及隔束左移对位不良引起,因此可称为连接不良型室间隔缺损。

室间隔缺损上缘为移位的漏斗隔的前部;室间隔缺损的后缘与三尖瓣隔前瓣叶相邻;其下缘为隔束的后肢,而前缘为隔束的前肢。传导束穿行于缺损的后下缘。虽然室间隔缺损通常位于主动脉下,但当漏斗隔阙如或发育不完善时,缺损可向肺动脉部位延伸,或形成肺动脉瓣下缺损。

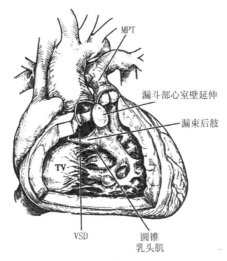

图 4-6 四联症病理解剖

(二)主动脉骑跨

主动脉根部向右移位,使主动脉起源于左、右心室之间。主动脉与二尖瓣纤维连接总是存在,即使在极度骑跨的病例也是如此。当主动脉进一步骑跨,瓣下形成圆锥时被认为右心室双出口。四联症的主动脉骑跨程度不同,但对手术的意义不是很大。

(三)右心室流出道梗阻

由于漏斗隔发育不良,漏斗部向前、向左移位引起右心室流出道梗阻。从漏斗隔向右心室游离壁延伸的异常肌束亦可造成梗阻。肺动脉瓣环一般小于正常,肺动脉瓣叶常增厚且与肺动脉壁粘连,二瓣畸形多见,仅有少量病例肺动脉瓣狭窄成为流出道最窄部位。梗阻也可发生在肺动脉左、右分支的任何水平,有时可见一侧分支发育不良。左肺动脉可以阙如,而起源于动脉导管。也有局限性左右肺动脉开口狭窄。

(四)右心室肥厚

随着年龄增长,右心室肥厚进行性加重,包括调节束和心室内异常肌束的肥厚。增粗进一步加剧右心室梗阻,使右心室压力增高,甚至超过左心室压力,患者发绀加剧,出现缺氧发作。右心室肥厚晚期使心肌纤维化,影响右心室舒张功能。

并发畸形包括:①肺动脉瓣阙如:大约5%四联症病例伴肺动脉瓣阙如。右心室流出道梗阻位于狭窄的肺动脉瓣环,常有严重肺动脉瓣反流。瘤样扩张的肺动脉干和左、右肺动脉分支可压迫支气管分支。②冠状动脉畸形:5%病例伴冠状动脉畸形,最多见为左前降支起源于右冠状动脉,横跨右心室流出道,右心室流出道切口易造成其损伤。其次为双左前降支,室间隔的下半由右冠状动脉供应,上半由左冠状动脉供应,且存在粗大右心室圆锥支。右冠状动脉起源于左主冠状动脉横跨右心室流出道较少见。临床上还见过冠状动脉行走心肌层内,如粗大圆锥支行走在右心室流出道肌层内,流出道切口时,往往损伤冠状动脉。

四联症主要伴随畸形最多见的为房间隔缺损、动脉导管未闭、完全房室间隔缺损和多发室间隔缺损。其他少见的还有左上腔静脉残存、左前冠状动脉异常起源和左、右肺动脉异常起源等。

二、病理生理

四联症的发绀程度取决于右心室流出道的梗阻。出生时发绀不明显，随年龄增长，由于右心室漏斗部肥厚的进展，到 6～12 个月时，发绀才趋向明显。这时漏斗部水平的梗阻较为突出，由于肺循环血流的极度减少和心室水平右向左分流增加使低含氧血大量流入主动脉，导致体循环血氧饱和度降低，临床就出现发绀，这些病例可发生缺氧发作。缺氧发作的病理生理为右心室流出道继发性痉挛。在四联症伴肺动脉狭窄时外周肺动脉可发育不良，但通常肺动脉分支大小尚可。肺动脉分支外观显小主要因为肺循环内压力和流量的降低。这些病例持续发绀是由于肺血流的梗阻较恒定。

三、临床表现

(一)症状

发绀为四联症病例的主要症状，常表现在唇、指(趾)甲、耳垂、鼻尖、口腔黏膜等毛细血管丰富的部位。出生时发绀多不明显，生后 3～6 个月(有的在 1 岁后)渐明显，并随年龄增长及肺动脉狭窄加重而发绀越重。20%～70%患婴有缺氧发作病史，发作频繁时期多是生后 6～18 个月，发作一般与发绀的严重程度无关，即发绀严重者也可不发作，发绀轻者也可出现频繁的发作。发作时表现为起病突然，阵发性呼吸加深加快，伴发绀明显加重，杂音减弱或消失，重者最后发生昏厥、痉挛或脑血管意外。缺氧发作的机制是激动刺激右心室流出道的心肌使之发生痉挛与收缩，从而使右心室流出道完全堵塞所致。蹲踞在 1～2 岁患儿下地行走时开始出现，至 8～10 岁自知控制后不再蹲踞，蹲踞现象在其他畸形中也少见，发绀伴蹲踞者多可诊断为四联症。

(二)体征

心前区略饱满，心尖搏动一般不移位，胸骨左缘可扪及右心室肥厚的右心抬举感。收缩期杂音来源于流出道梗阻，室缺多不发出杂音，杂音越响、越长，说明狭窄越轻，右心室到肺动脉血流量也越多，发绀也越轻；反之杂音越短促与柔和，说明狭窄越重，右向左分流也越多，肺动脉的血流量也越少，发绀也重。缺氧发作时杂音消失。第一心音正常。由于主动脉关闭音掩盖了原本轻柔的肺动脉关闭音，因此，第二心音往往单一。在有较大侧支血管供血时，患儿背部和两侧肺野可闻及连续性杂音。肺动脉瓣阙如病例常伴呼吸窘迫症状，且可闻及肺动脉反流的舒张期杂音。较年长患儿可见杵状指(趾)。

四、辅助检查

(一)心电图检查

心电图检查表现为右心室肥厚。与新生儿期的正常右心室肥厚一致，在 3～4 个月龄前不能清楚地反映出任何畸形。电轴右偏同样存在，而左心室肥厚仅见于由分流或侧支血管引起的肺血流过多病例。其他异常心电图少见。

(二)胸片检查

右心室肥厚引起心尖上翘和肺动脉干狭窄使心脏左上缘凹陷形成靴型心。心脏大、小基本正常，肺动脉段相对凹陷。当侧支血管较多时，外周肺纹理常紊乱和不规整。肺血流不对称多见于左、右肺动脉狭窄或左、右肺动脉无汇合。25%病例示右位主动脉弓。

（三）多普勒超声心动图检查

超声心动图检查能很好地显示对位不良型室间隔缺损，主动脉骑跨和右心室流出道梗阻。冠状动脉开口和大的分支有时也能显示。外周肺动脉显示需要心脏导管检查。目前国内大部分医院根据超声心动图检查直接手术。

（四）心导管和心血管造影检查

心血管造影检查可较好显示右心室流出道狭窄的范围，左、右肺动脉分支狭窄程度和有无汇合。主动脉造影可显示主肺动脉侧支血管。与横膈水平降主动脉的比较可估测肺动脉瓣环和肺动脉干及其分支的大小，以决定手术方案。左心室功能通常正常，但在长期缺氧或存在由手术建立的体肺分流、明显主肺动脉侧支血管、主动脉瓣反流等造成的慢性容量负荷过度时，左心室功能可能受到影响。长期发绀或肺血流过多病例，需行肺血管阻力和肺动脉压力测定以估测是否存在肺动脉高压。导管通过右流出道的刺激会促成缺氧发作，因此在导管检查中不要轻易尝试，因为血流动力学参数并不重要，右心室压力总与左心室相等且肺动脉压力肯定较低。

五、诊断

四联症的诊断：在临床上一般出生后 6 个月逐渐出现发绀、气促，当开始走步后出现蹲踞。体格检查胸骨左缘第 2～4 肋间可有喷射性收缩期杂音伴肺动脉第二音减弱。心电图示电轴右偏，右心室肥厚，X 线肺野缺血，肺动脉段凹陷，心影不大或呈靴形，通过超声及心血管造影可以确诊。

六、鉴别诊断

（一）完全性大动脉错位

出生后即严重发绀，呼吸急促，生后 1～2 周可发生充血性心力衰竭，X 线示肺充血，心影增大有时呈蛋形，一般无右位主动脉弓，上纵隔阴影较狭窄。四联症除严重型或肺动脉闭锁者外，一般发绀生后数月始出现，不发生心力衰竭，X 线示肺缺血，心影不大，可有右位主动脉弓，上纵隔阴影多增宽。

（二）肺动脉瓣狭窄伴心房水平有右向左分流

此病较少出现蹲踞现象，听诊左第 2 肋间有粗糙喷射性收缩期杂音及收缩期喀喇音伴震颤。心影可大，肺动脉总干有狭窄后扩张，心电图示右心室严重肥厚伴劳损的 ST-T 段压低现象，超声心动图可以确诊。

（三）右心室双出口伴肺动脉瓣狭窄

临床症状与四联症极相似，此病较少蹲踞，喷射性收缩期杂音较四联症更粗长些，X 线示大心脏，超声心动图与心血管造影才能确诊。

（四）完全性房室间隔缺损伴肺动脉瓣狭窄

此型常伴二尖瓣和三尖瓣畸形，临床上可出现二尖瓣关闭不全的反流性杂音并传至腋下部。心影扩大，右房亦大，心电图多示电轴左偏伴 P-R 延长及右心室肥厚。左心室造影可见二尖瓣向前及向下移位，伴左心室流出道狭窄伸长的鹅颈征。此病亦可称四联症伴房室隔缺损。

七、治疗

早期由于四联症的手术死亡率较高，一般主张 1 岁左右行根治手术。如严重缺氧可以行姑息性手术，如体、肺动脉分流术或右心室流出道补片扩大术。随着婴幼儿心脏外科的飞速发展，手术操作技术,体外循环转流方法和术后监护水平的不断提高,手术年龄趋向小年龄化。早期手术的优越性在于减少右心室继发性肥厚,否则右心室在长期高阻力下心肌纤维化和心室顺应性降低,甚至到晚期左心室功能也受到影响。同时四联症的肺血流减少,使肺血管发育受到影响,导致肺内气体交换的毛细血管床和肺泡的比例减少。在出生最初几年肺组织继续发育,但如手术年龄超过此阶段,将导致肺组织气体交换的面积减少。

波士顿儿童医院提出4～6周内手术,除以上理由外,认为四联症出生后大部分患儿的动脉导管存在,而动脉导管组织随着出生后逐渐收缩关闭,引起左肺动脉狭窄或闭锁,因此在此前手术可以保证左侧肺血流不影响其今后的发育,虽然大部分患儿需要右心室流出道跨瓣补片扩大,但与大年龄组比较无统计上差异。

目前主张在6个月时手术,如无明显缺氧和发绀,生长发育不受影响,也可在1岁左右手术。这样既不影响肺血管床发育,防止右心室肥厚心肌纤维化,也可提高婴幼儿手术耐受性,提高手术成功率。

(一)根治手术

1.切口

胸部正中切口,常规建立体外循环。

2.术中探查

充分游离主肺动脉及左、右肺动脉,探查左、右肺动脉大小。

3.经心室途径修复四联症的方法

大多数病例采用心室途径修复四联症。与经心房途径相比,它可不过多切除肌肉的情况下扩大漏斗部,过分切除肌肉可能导致广泛的心内膜瘢痕形成。在没有过分牵拉三尖瓣环的情况下良好暴露VSD,避免了三尖瓣的牵拉损伤及传导束的损伤(图4-7)。

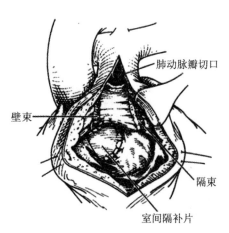

图4-7 经心室途径修复四联症的方法

在体外循环降温期间。游离肺动脉分支区域,包括左肺动脉起始部和主肺动脉。通常有动脉韧带存在,如果存在动脉导管未闭,应当在体外循环开始后立即结扎。测量主肺动脉和肺动脉瓣环的直径,肺动脉瓣环和主肺动脉小于正常的2～3个标准差是跨环补片的适应证。

在降温期间确定右心室流出道切口位置,切口应尽量远离大的冠状动脉分支。保存向心脏顶端延伸的右冠状动脉的主要分支是极其重要的。如果切口要跨过瓣环,切口应当沿着主肺动脉向上弯曲,要远离右肺动脉起始部。如果左肺动脉起始部有超过轻微的狭窄,切口应当向这一狭窄区域延伸至少 3 mm 或 4 mm。

限制漏斗部心室切口的长度很重要,切口的长度由圆锥隔的长度决定,四联症患者的圆锥隔长度变化相当大。如果圆锥隔发育不良或阙如,切口的长度应当限制在 5～6 mm 范围之内。切口不该超过调节束和右心室游离壁连接处,即三尖瓣前乳头肌起源处。

离断壁束和隔束在圆锥隔的融合,一般只需要切断圆锥隔的壁束。切口尽量离开上述融合点,保留 VSD 的心内膜缝合面,因为缝线缝在切断的肌肉上时很容易撕脱。心内膜为 VSD 的缝线提供支持,关闭 VSD 时缝线缝合部位的心内膜都不能破坏,否则易产生术后残余分流。

保留调节束尤其重要。它连接前游离壁到后室间隔,是右心室的中流砥柱作用。儿童的调节束或许十分肥大,能造成右心室流出道阻塞。这种情况下调节束应当部分但不是完全切除。在较大儿童,连接隔束的室间隔表面可能有异常的肌肉束,也应当切除。新生儿和小婴儿很少有肌束需要切除。单纯肌束的切除是很有效的。

室间隔缺损可以选择间断缝合或连续缝合技术。间断缝合应用 5/0 双头针带垫片缝线,每一针间断缝合后进行牵拉可以暴露下一针缝合的位置。当圆锥乳头肌沿顺时针方向行走时,缝线应位于 VSD 下缘下大约 2 mm 的位置。虽然传导束没有像膜部 VSD 和流入道 VSD 暴露良好,但它的位置靠近 VSD 的后下缘。缝合 VSD 后下角时仍应当小心。利用三尖瓣和主动脉瓣之间存在纤维连接,通过三尖瓣隔瓣的右房面放置缝线,垫片位于右房侧。三尖瓣腱索相当纤细,尽量避免挂住腱索影响术后三尖瓣功能。

连续缝合采用 5/0 Prolene 双头针带垫片缝线,第 1 针缝合的位置大约在 3 点处,穿过室缺补片后,将补片推入室缺位置后打结,然后先顺时针方向缝合,在室缺后下缘传导束部位,沿室缺边缘右心室面进针,较浅不要穿到左心室面,因为传导束走在室间隔的左心室面。到三尖瓣隔瓣时穿出至右心房侧,然后缝合另一头,向上沿室缺上缘至主动脉瓣环,到三尖瓣隔瓣后穿出打结。

流出遭切口补片扩大或跨瓣补片扩大,补片的前端要剪成椭圆型,而不是三角型,这非常重要,否则将导致补片远端狭窄。用补片的远端扩大左肺动脉,用补片的末端扩大心室切廾后下端。应用 6/0 或 5/0 的 Prolene 线连续缝合。一般从切开肺动脉的左侧、距顶端1 cm处开始缝合。补片应当有足够的宽度,当有血液充盈时肺动脉有正常的外观。为了检查补片是否有足够的宽度,放置一个有相同于扩大直径的 Hegar 扩张器以防止缝合缩小,在瓣环水平尤其重要。在心室切开的顶端,缝线应在补片上有足够的宽度,这样补片与心室的缝合处鼓起防止心室切口处残余梗阻。

开放主动脉阻断钳后,通过右上肺静脉置入左心房测压管,置心外膜临时起搏导线,通过在右心室漏斗部放置肺动脉测压管,连续缝合右心房切口。术后第 1 天拔出肺动脉测压管,在拔出导管时,持续观察肺动脉压力,从肺动脉拉回至右心室,可以测量残余的右心室流出道压力阶差。

在撤离体外循环前,多巴胺 5 μg/(kg·min)通常是有益的。如果患儿不能撤离体外循环,几乎总是有一定程度的残余解剖问题。复温结束后按常规脱离体外循环并评估血流动力学,测定RV/LV 收缩压比值,是否存在严重流出道梗阻。如 RV/LV 收缩压比值大于 0.7 而未置跨瓣补片,则重新开始体外循环置入跨瓣补片;如已置跨瓣补片,需排除肺动脉分支狭窄、外周肺动脉发育不良、残余室缺或残留漏斗部梗阻等原因。排除这些情况存在时,一般右心室高压耐受性较好,可预计 24～48 小时后压力会渐渐消退。右心室压力的上升常因动力性右心室流出道梗阻,特别是在三尖瓣径路未行流出道补片病例。

4.经右心房途径修复四联症的方法

完全通过右房径路时,先处理流出道梗阻,注意室缺前缘和主动脉瓣位置并仔细辨认漏斗隔的壁束范围,示指抵于心外右心室游离壁处有助显露。一般只要离断壁束,不需要处理隔束,仅切开肥厚梗阻的异常肌束即可。流出道通畅后可经三尖瓣行肺动脉瓣膜交界切开,如显露不佳,可行肺动脉干直切口完成肺动脉瓣膜交界切开(图4-8)。

室间隔缺损采用连续或间断缝合,方法和经心室途径修复四联症的方法相同。

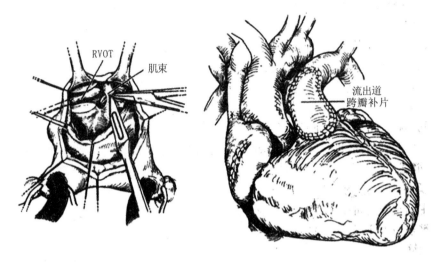

图 4-8　经右心房途径修复四联症的方法

(二)姑息手术

1.体-肺动脉分流术

目前应用最多的是改良 Blalock-Taussig 分流术。改良 Blalock-Taussig 分流建在主动脉弓的对侧(无名动脉的同侧),使锁骨下动脉较易达到肺动脉而不造成扭结。由于新生儿锁骨下动脉细小,多数医师在新生儿期行改良 B-T 分流时,在无名动脉和肺动脉间置入聚四氟乙烯人造血管。管道直径一般 4 mm,太大易造成充血性心力衰竭。

改良 B-T 分流的一大优点是可在任何一侧进行而不用考虑主动脉弓部血管有无异常,由于根治时拆除方便,常选右侧径路。近年来采用胸骨正中切口进路,必要时在体外循环下进行,使手术的成功率进一步提高。

2.右心室流出道补片扩大术

肺动脉重度发育不良病例可保留室间隔缺损行右心室流出道补片扩大术。此手术可保持对称的肺动脉血流,同时避免了体-肺动脉分流时可能造成的肺动脉扭曲。然而,多数四联症伴肺动脉狭窄病例,肺动脉发育不良是由本身缺乏肺动脉血流引起,对增加肺血流术式的反应迅速,因此,保留室缺时肺血流突然增多可造成严重的充血性心力衰竭和肺水肿。无肺动脉汇合病例,需行一期肺动脉汇合手术,可同时行右心室流出道补片扩大术。

(三)术后处理

术后常规使用呼吸机辅助呼吸,充分给氧。四联症根治术后应强调补充血容量的重要性,特别是对年龄稍大的患者,由于术前红细胞增多,血细胞比容高,血浆成分少,侧支循环丰富,术后血容量尤其是血浆容量会明显不足,胶体渗透压低而出现组织水肿,不利于微循环的改善。低心排综合征是术后主要并发症和死亡原因之一,应在充分补充血容量的基础上给予强心利尿治疗,可酌情选用多巴胺、多巴酚丁胺、肾上腺素等药物,洋地黄类药物和利尿药能明显改善心功能,应常规使用。术后可能出现室上性心动过速、室性心律失常,多和血容量不足或心功能不全有关,应针对病因治疗,洋地黄类药物常常有效。室性期前收缩也可能和低血钾有关,除积极补钾外,可加用利多卡因等对症处理。

术前慢性缺氧、肾功能减退及术中或术后肾脏缺血性损害,特别是术后发生低心排综合征,常常并发肾衰竭,应严密观察尿量、电解质、尿素氮(BUN)、肌酐等变化,高度重视心功能的维护和补充足够的血容量。要保持血压平稳和良好的组织灌注,必要时应按肾功能减退予以处理。

(姚理娜)

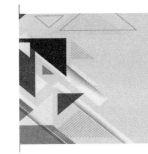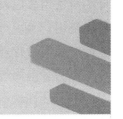

第五章 高血压

第一节 原发性高血压

原发性高血压是以体循环动脉血压升高为主要临床表现,引起心、脑、肾、血管等器官结构、功能异常并导致心脑血管事件或死亡的心血管综合征,占高血压的绝大多数,通常简称为"高血压"。

一、流行病学

高血压是最常见的慢性病,就全球范围来看,高血压患病率和发病率在不同国家、地区或种族之间有差别;发达国家较发展中国家高;无论男女,随着年龄增长,高血压患病率日益上升;男女之间患病率差别不大,青年期男性稍高于女性,中年后女性稍高于男性。

根据 2002 年调查数据,我国 18 岁以上成人高血压患病率为 18.8%,估计目前我国约有 2 亿多高血压患者,每年新增高血压患者约 1000 万人。高血压患病率北方高于南方,华北及东北属于高发地区;沿海高于内地;城市高于农村;高原少数民族地区患病率较高。近年来,经过全社会的共同努力,高血压知晓率、治疗率及控制率有所提高,但仍很低。

二、病因

(一)遗传因素

60%的高血压患者有阳性家族史,患病率在具有亲缘关系的个体中较非亲缘关系的个体高,同卵双生子较异卵双生子高,而在同一家庭环境下具有血缘关系的兄妹较无血缘关系的兄妹高;大部分研究提示,遗传因素占高血压发病机制 35%~50%;已有研究报告过多种罕见的单基因型高血压。可能存在主要基因显性遗传和多基因关联遗传两种方式;高血压多数是多基因功能异常,其中每个基因对血压都有一小部分作用(微效基因),这些微效基因的综合作用最终导致了血压的升高。动物实验研究已成功地建立了遗传性高血压大鼠模型,繁殖几代后几乎 100%发生高血压。不同个体的血压在高盐膳食和低盐膳食中也表现出一定的差异性,这也提示可能有遗传因素的影响。

(二)非遗传因素

近年来,非遗传因素的作用越来越受到重视,在大多数原发性高血压患者中,很容易发现环境(行为)对血压的影响。重要的非遗传因素如下。

1.膳食因素

日常饮食习惯明显影响高血压患病风险。高钠、低钾膳食是大多数高血压患者发病最主要的危险因素。人群中,钠盐摄入量与血压水平和高血压患病率呈正相关,而钾盐摄入量与血压水平呈负相关。我国人群研究表明,膳食钠盐摄入量平均每天增加 2 g,收缩压和舒张压分别增高 0.27 kPa(2.00 mmHg)和 0.16 kPa(1.2 mmHg)。进食较少新鲜蔬菜水果会增加高血压患病风险,可能与钾盐及柠檬酸的低摄入量有关。重度饮酒人群中高血压风险升高;咖啡因可引起瞬时血压升高。

2.超重和肥胖

体重指数(body mass index,BMI)及腰围是反映超重及肥胖的常用临床指标。人群中体重指数与血压水平呈正相关:体重指数每增加 3 kg/m²,高血压风险在男性增加 50%,女性增加 57%。身体脂肪的分布与高血压发生也相关:腰围男性≥90 cm 或女性≥85 cm,发生高血压的风险是腰围正常者的 4 倍以上。目前认为超过 50% 的高血压患者可能是由肥胖所致。

3.其他

长期精神过度紧张、缺乏体育运动、睡眠呼吸暂停及服用避孕药物等也是高血压发病的重要危险因素。

三、发病机制

遗传因素与非遗传因素通过什么途径和环节升高血压,尚不完全清楚。已知影响动脉血压形成的因素包括:心脏射血功能、循环系统内的血液充盈及外周动脉血管阻力。目前主要从以下几个方面阐述高血压的机制。

(一)交感神经系统活性亢进

各种因素使大脑皮质下神经中枢功能发生变化,各种神经递质浓度异常,最终导致交感神经系统活性亢进,血浆儿茶酚胺浓度升高。交感神经系统活性亢进可能通过多种途径升高血压,如儿茶酚胺单独的作用与儿茶酚胺对肾素释放刺激的协同作用,最终导致心排出量增加或改变正常的肾脏压力-容积关系。另外,交感神经系统分布异常在高血压发病机制方面也有重要作用,这些现象在年轻患者中更明显,越来越多的证据表明,交感神经系统亢进与心脑血管病发病率和死亡率呈正相关。它可能导致了高血压患者在晨间的血压增高,引起了晨间心血管病事件的升高。

(二)肾素-血管紧张素-醛固酮系统

肾素-血管紧张素-醛固酮系统(rennin-angiotensin-aldosterone system,RAAS)在调节血管张力、水-电解质平衡和在心血管重塑等方面都起着重要的作用。经典的 RAAS 包括:肾小球入球动脉的球旁细胞分泌肾素,激活从肝脏产生的血管紧张素原,生成血管紧张 I(angiotensinI,AngI),然后经过血管紧张素转换酶(angiotensin converting enzyme,ACE)生成血管紧张素Ⅱ(angiotensinⅡ,AngⅡ)。AngⅡ是 RAAS 的主要效应物质,可以作用于血管紧张素Ⅱ受体,使小动脉收缩;并可刺激醛固酮的分泌,而醛固酮分泌增加可导致水钠潴留;另外,还可以通过交感神经末梢突触前膜的正反馈使去甲肾上腺素分泌增加。这些作用均可导致血压升高,从而参与了高血压的发病及维持。目前,针对该系统研制的降压药在高血压的治疗中发挥着重要作用。此外,该系统除上述作用外,还可能与动脉粥样硬化、心肌肥厚、血管中层硬化、细胞凋亡及心力衰竭等密切相关。

(三)肾脏钠潴留

相当多的详细证据支持钠盐在高血压发生中的作用。目前研究表明,血压随年龄升高直接与钠盐摄入水平的增加有关。给某些人短期内大量钠负荷,血管阻力和血压会上升,而限钠至100 mmol/d,多数人血压会下降,而利尿剂的降压作用需要一个初始的排钠过程。在大多数高血压患者中,血管组织和血细胞内钠浓度升高;对有遗传倾向的动物给予钠负荷,会出现高血压。

过多的钠盐必须在肾脏被重吸收后才能引起高血压,因此肾脏在调节钠盐方面起着重要作用,研究表明老年高血压患者中盐敏感性增加,推测可能与肾小球滤钠作用下降及肾小管重吸收钠异常增高有关。另外,其他一些原因也可干扰肾单位对过多钠盐的代偿能力,进而可导致血压升高,如:获得性钠泵抑制剂或其他影响钠盐转运物质的失调;一部分人群由于各种原因导致入球小动脉收缩或腔内固有狭窄而导致肾单位缺血,这些肾单位分泌的肾素明显增多,增多的肾素干扰了正常肾单位对过多钠盐的代偿能力,从而扰乱了整个血压的自身稳定性。

(四)高胰岛素血症和(或)胰岛素抵抗

高血压与高胰岛素血症之间的关系已被认识了很多年,高血压患者中有一半存在不同程度的胰岛素抵抗(insulin resistance,IR),尤其是伴有肥胖者。近年来的一些观点认为胰岛素抵抗是2型糖尿病和高血压发生的共同病理生理基础。大多观点认为血压的升高继发于高胰岛素血症。高胰岛素血症导致的升压效应机制可能包括:一方面导致交感神经活性的增加、血管壁增厚和肾脏钠盐重吸收增加等;另一方面高胰岛素血症也导致一氧化氮扩血管作用的缺陷,从而升高血压。

(五)其他可能的机制

(1)内皮细胞功能失调:血管内皮细胞可以产生多种调节血管收缩舒张的介质,如一氧化氮、前列环素、内皮素-1及内皮依赖性收缩因子等。当这些介质分泌失调时,可能导致血管的收缩舒张功能异常,如:高血压患者对不同刺激引起的一氧化氮释放减少而导致的舒血管反应减弱;内皮素-1,可引起强烈而持久的血管收缩,阻滞其受体后则引起血管舒张,但内皮素在高血压中的作用仍然需要更多研究。

(2)细胞间离子转运失调及多种血管降压激素缺陷等也可能影响血压。

四、病理

高血压的主要病理改变是小动脉的病变和靶器官损害。长期高血压引起全身小动脉病变,主要表现为小动脉中层平滑肌细胞增殖和纤维化,管壁增厚和管腔狭窄,导致心、脑、肾等重要靶器官缺血以及相关的结构和功能改变。长期高血压可促进大、中动脉粥样硬化的发生和发展。

(一)心脏

左心室肥厚是高血压所致心脏特征性的改变。长期压力超负荷和神经内分泌异常,可导致心肌细胞肥大、心肌结构异常、间质增生、左心室体积和重量增加。早期左心室以向心性肥厚为主,长期病变时心肌出现退行性改变,心肌细胞萎缩伴间质纤维化,心室壁可由厚变薄,左心室腔扩大。左心室肥厚将引起一系列功能失调,包括冠状动脉血管舒张储备功能降低、左室壁机械力减弱及左室舒张充盈方式异常等;随着血流动力学变化,早期可出现舒张功能变化,晚期可演变为舒张或收缩功能障碍,发展为不同类型的充血性心力衰竭。高血压在导致心脏肥厚或扩大同时,常可合并冠状动脉粥样硬化和微血管病变,最终可导致心力衰竭或严重心律失常,甚至猝死。

(二)肾

长期持续性高血压可导致肾动脉硬化以及肾小球囊内压升高,造成肾实质缺血、肾小球纤维化及肾小管萎缩,并有间质纤维化;相对正常的肾单位可代偿性肥大。早期患者肾脏外观无改变,病变进展到一定程度时肾表面呈颗粒状,肾体积可随病情的发展逐渐萎缩变小,最终导致肾衰竭。

(三)脑

高血压可造成脑血管从痉挛到硬化的一系列改变,但脑血管结构较薄弱,发生硬化后更为脆弱,加之长期高血压时脑小动脉易形成微动脉瘤,易在血管痉挛、血管腔内压力波动时破裂出血;高血压易促使脑动脉粥样硬化、粥样斑块破裂可并发脑血栓形成。高血压的脑血管病变特别容易发生在大脑中动脉的豆纹动脉、基底动脉的旁正中动脉和小脑齿状核动脉,这些血管直接来自压力较高的大动脉,血管细长而且垂直穿透,容易形成微动脉瘤或闭塞性病变。此外,颅内外动脉粥样硬化的粥样斑块脱落可造成脑栓塞。

(四)视网膜

视网膜小动脉在本病初期发生痉挛,以后逐渐出现硬化,严重时发生视网膜出血和渗出以及视神经盘水肿。高血压视网膜病变分为四期:Ⅰ期和Ⅱ期是视网膜病变早期,Ⅲ和Ⅳ期是严重高血压视网膜病变,对心血管死亡率有很高的预测价值。

五、临床表现

(一)症状

高血压被称作沉默杀手,大多数高血压患者起病隐匿、缓慢,缺乏特殊的临床表现。有的仅在健康体检或因其他疾病就医或在发生明显的心、脑、肾等靶器官损害时才被发现。临床常见症状有头痛、头昏、头胀、失眠、健忘、注意力不集中、易怒及颈项僵直等,症状与血压升高程度可不一致,上述症状在血压控制后可减轻或消失。疾病后期,患者出现高血压相关靶器官损害或并发症时,可出现相应的症状,如:胸闷、气短、口渴、多尿、视野缺损、短暂性脑缺血发作等。

(二)体征

高血压体征较少,除血压升高外,体格检查听诊可有主动脉瓣区第二心音亢进、收缩期杂音或收缩早期喀喇音等。有些体征常提示继发性高血压可能:若触诊肾脏增大,同时有家族史,提示多囊肾可能;腹部听诊收缩性杂音,向腹两侧传导,提示肾动脉狭窄;心律失常、严重低钾及肌无力的患者,常考虑原发性醛固酮增多症。

(三)并发症

1.心力衰竭

长期持续性高血压使左心室超负荷,发生左心室肥厚。早期心功能改变是舒张功能降低,压力负荷增大,可演变为收缩和(或)舒张功能障碍,出现不同类型的心力衰竭。同时高血压可加速动脉粥样硬化的发展,增大了心肌缺血的可能性,使高血压患者心肌梗死、猝死及心律失常发生率较高。

2.脑血管疾病

脑血管并发症是我国高血压患者最常见的并发症,也是最主要死因;主要包括短暂性脑缺血发作(transient ischemic attack,TIA)、脑血栓形成、高血压脑病、脑出血及脑梗死等。高血压占脑卒中病因的 50% 以上,是导致脑卒中和痴呆的主要危险因素。在中老年高血压患者中,磁共振成像(nuclear magnetic resonance imaging,MRI)上无症状脑白质病变(白质高密度)提示脑萎缩和血管性痴呆。

3.大血管疾病

高血压患者可合并主动脉夹层(远端多于近端)、腹主动脉瘤和外周血管疾病等;其中,大多数腹主动脉瘤起源肾动脉分支以下。

4.慢性肾脏疾病

高血压可引起肾功能下降和(或)尿清蛋白排泄增加。血清肌酐浓度升高或估算的肾小球滤过率(estimated glomerular filtration rate,eGFR)降低表明肾脏功能减退;尿清蛋白和尿清蛋白排泄率增加则意味着肾小球滤过屏障的紊乱。高血压合并肾脏损害大大增加了心血管事件的风险。大多数高血压相关性慢性肾脏病患者在肾脏功能全面恶化需要透析前,常死于心脏病发作或者脑卒中。

六、诊断

高血压患者的诊断应包括:①确定高血压的诊断;②排除继发性高血压的原因(诊断与治疗参照相关章节);③根据患者心血管危险因素、靶器官损害和伴随的临床情况评估患者的心血管风险。需要正确测量血压、仔细询问病史(包括家族史)及体格检查,安排必要的实验室检查。

目前高血压的定义为:在未使用降压药物的情况下,非同日 3 次测量血压,收缩压(systolic blood pressure,SBP)≥18.67 kPa(140 mmHg)和(或)舒张压(diastolic blood pressure,DBP)≥12.00 kPa(90 mmHg)[SBP≥18.67 kPa(140 mmHg)和 DBP<12.00 kPa(90 mmHg)为单纯性收缩期高血压];患者既往有高血压,目前正在使用降压药物,血压虽然低于 18.67/12.00 kPa(140/90 mmHg),也应诊断为高血压。根据血压升高水平,又进一步将高血压分为 1 级、2 级和 3 级。

心血管疾病风险分层的指标有:血压水平、心血管疾病危险因素、靶器官损害、临床并发症和糖尿病,根据这些指标,可以将患者进一步分为低危、中危、高危和很高危四个层次,它有助于确定启动降压治疗的时机,确立合适的血压控制目标,采用适宜的降压治疗方案,实施危险因素的综合管理等。

七、实验室检查

(一)血压测量

1.诊室血压测量

诊室血压是指由医护人员在标准状态下测量得到的血压,是目前诊断、治疗、评估高血压常用的标准方法,准确性好。正确的诊室血压测量规范如下:测定前患者应坐位休息 3~5 分钟;至少测定两次,间隔 1~2 分钟,如果两次测量数值相差很大,应增加测量次数;合并心律失常,尤其是心房颤动的患者,应重复测量以改善精确度;使用标准气囊(宽 12~13 cm,长 35 cm),上臂围>32 cm 应使用大号袖带,上臂较瘦的应使用小号的袖带;无论患者体位如何,袖带应与心脏同水平;采用听诊法时,使用柯氏第Ⅰ音和第Ⅴ音(消失音)分别作为收缩压和舒张压。第一次应测量双侧上臂血压以发现不同,以后测量血压较高一侧;在老年人、合并糖尿病或其他可能易发生体位性低血压者第一次测量血压时,应测定站立后 1 分钟和 3 分钟的血压。

2.诊室外血压测量

诊室外血压通常指动态血压监测或家庭自测血压。诊室外血压是传统诊室血压的重要补充,最大的优势在于提供大量医疗环境以外的血压值,较诊室血压代表更真实的血压。

(1)家庭自测血压:可监测常态下白天血压,获得短期和长期血压信息,用于评估血压变化和降压疗效。适用于老年人、妊娠妇女、糖尿病、可疑白大衣性高血压、隐蔽性高血压和难治性高血压等;有助于提高患者治疗的依从性。

测量方法:目前推荐国际标准认证的上臂式电子血压计,一般不推荐指式、手腕式电子血压计,肥胖患者或寒冷地区可用手腕式电子血压计。测量方法为每天早晨和晚上检测血压,测量后马上将结果记录在标准的日记上,至少连续 3~4 天,最好连续监测 7 天,在医师的指导下,剔除第 1 天监测的血压值后,取其他读数的平均值解读结果。

(2)24 小时动态血压:可监测日常生活状态下全天血压,获得多个血压参数,不仅可用于评估血压升高程度、血压晨峰、短时血压变异和昼夜节律,还有助于评估降压疗效鉴别白大衣性高血压和隐蔽性高血压,识别真性或假性顽固性高血压等。患者可通过佩戴动态血压计进行动态血压监测,通常佩戴在非优势臂上,持续 24~25 小时,以获得白天活动时和夜间睡眠时的血压值。医师指导患者动态血压测量方法及注意事项,设置定时测量,日间一般每 15~30 分钟测 1 次,夜间睡眠时 30~60 分钟测 1 次。袖带充气时,患者尽量保持安静,尤其是佩带袖带的上肢不要动。嘱咐患者提供日常活动的日记,除了服药时间,还包括饮食以及夜间睡眠的时间和质量。

(二)心电图(ECG)

可诊断高血压患者是否合并左室肥厚、左心房负荷过重以及心律失常等。心电图诊断左室肥厚的敏感性不如超声心动图,但对评估预后有帮助。心电图提示有左室肥厚的患者病死率较对照组增高 2 倍以上;左心室肥厚并伴有复极异常图形者心血管病死率和病残率更高。心电图上出现左心房负荷过重亦提示左心受累,还可作为左心室舒张顺应性降低的间接证据。

(三)X 线胸片

心胸比率>0.5 提示心脏受累,多由于左室肥厚和扩大,胸片上可显示为靴型心。主动脉夹层、胸主动脉以及腹主动脉缩窄亦可从 X 线胸片中找到线索。

(四)超声心动图

超声心动图(ultrasound cardiogram,UCG)能评估左右心房室结构及心脏收缩舒张功能。更为可靠地诊断左心室肥厚,其敏感性较心电图高。测定计算所得的左心室质量指数(left ventricular mass index,LVMI),是一项反映左心室肥厚及其程度的较为准确的指标,与病理解剖的符合率和相关性好。如疑有颈动脉、股动脉、其他外周动脉和主动脉病变,应做血管超声检查;疑有肾脏疾病者,应做肾脏超声。

(五)脉搏波传导速度

大动脉变硬以及波反射现象已被确认为是单纯收缩性高血压和老龄化脉压增加的最重要病理生理影响因素。颈动脉-股动脉脉搏波传导速度(pulse wave velocity,PWV)是检查主动脉僵硬度的"金标准",主动脉僵硬对高血压患者中的致死性和非致死性心血管事件具有独立预测价值。

(六)踝肱指数

踝肱指数(ankle brachial index,ABI)可采用自动化设备或连续波多普勒超声和血压测量计测量。踝肱指数低(即≤0.9)可提示外周动脉疾病,是影响高血压患者心血管预后的重要因素。

八、治疗

(一)治疗目的

大量的临床研究证据表明,抗高血压治疗可降低高血压患者心脑血管事件,尤其在高危患者中获益更大。高血压患者发生心脑血管并发症往往与血压严重程度有密切关系,因此降压治疗应该确立控制的血压目标值,同时高血压患者合并的多种危险因素也需要给予综合干预措施降低心血管风险。高血压治疗的最终目的是降低高血压患者心、脑血管事件的发生率和死亡率。

(二)治疗原则

(1)治疗前应全面评估患者的总体心血管风险,并在风险分层的基础上做出治疗决策:①低危患者:对患者进行数月的治疗性生活方式改变观察,测量血压不能达标者,决定是否开始药物治疗;②中危患者:进行数周治疗性生活方式的改变观察,然后决定是否开始药物治疗;③高危、很高危患者:立即开始对高血压及并存的危险因素和临床情况进行药物治疗。

(2)降压治疗应该确立控制的血压目标值,通常在<60岁的一般人群中,包括糖尿病或慢性肾脏病合并高血压患者,血压控制目标值<18.67/12.00 kPa(140/90 mmHg);≥60岁人群中血压控制目标水平<20.00/12.00 kPa(150/90 mmHg),80岁以下老年人如果能够耐受血压可进一步降至18.67/12.00 kPa(140/90 mmHg)以下。

(3)大多数患者需长期、甚至终生坚持治疗。所有的高血压患者都需要非药物治疗,在非药物治疗基础上若血压未达标可进一步药物治疗,大多数患者需要药物治疗才能达标。

(三)高血压治疗方法

1.非药物治疗

非药物治疗主要指治疗性生活方式干预,即去除不利于身体和心理健康的行为和习惯。它不仅可以预防或延迟高血压的发生,而且还可以降低血压,提高降压药物的疗效及患者依从性,从而降低心血管风险。

(1)限盐:钠盐可显著升高血压以及高血压的发病风险,所有高血压患者应尽可能减少钠盐的摄入量,建议摄盐<6 g/d。主要措施包括:尽可能减少烹调用盐;减少味精、酱油等含钠盐的调味品用量;少食或不食含钠盐量较高的各类加工食品。

(2)增加钙和钾盐的摄入:多食用蔬菜、低乳制品和可溶性纤维、全谷类剂植物源性蛋白(减少饱和脂肪酸和胆固醇),同时也推荐摄入水果,因为其中含有大量钙及钾盐。

(3)控制体重:超重和肥胖是导致血压升高的重要原因之一。最有效的减重措施是控制能量摄入和增加体力活动:在饮食方面要遵循平衡膳食的原则,控制高热量食物的摄入,适当控制主食用量;在运动方面,规律的、中等强度的有氧运动是控制体重的有效方法。

(4)戒烟:吸烟可引起血压和心率的骤升,血浆儿茶酚胺和血压同步改变,以及压力感受器受损都与吸烟有关。长期吸烟还可导致血管内皮损害,显著增加高血压患者发生动脉粥样硬化性疾病的风险。因此,除了对血压值的影响外,吸烟还是一个动脉粥样硬化性心血管疾病重要危险因素,戒烟是预防心脑血管疾病(包括卒中、心肌梗死和外周血管疾病)有效措施;戒烟的益处十分肯定,而且任何年龄戒烟均能获益。

(5)限制饮酒:饮酒、血压水平和高血压患病率之间呈线性相关。长期大量饮酒可导致血压升高,限制饮酒量则可显著降低高血压的发病风险。每天酒精摄入量男性不应超过 25 g;女性不应超过 15 g。不提倡高血压患者饮酒,饮酒则应少量:白酒、葡萄酒(或米酒)与啤酒的量分别少于 50 mL、100 mL、300 mL。

(6)体育锻炼:定期的体育锻炼可产生重要的治疗作用,可降低血压及改善糖代谢等。因此,建议进行规律的体育锻炼,即每周多于 4 天且每天至少 30 分钟的中等强度有氧锻炼,如步行、慢跑、骑车、游泳、做健美操、跳舞和非比赛性划船等。

2.药物治疗

(1)常用降压药物的种类和作用特点:常用降压药物包括钙通道阻滞剂(calcium channel blocker,CCB)、血管紧张素转换酶抑制剂(angiotensin converting enzyme inhibitor,ACEI)、血管紧张素Ⅱ受体阻滞剂(angiotensin Ⅱ receptor blocker,ARB)、β受体阻滞剂及利尿剂五类,以及由上述药物组成的固定配比复方制剂。五类降压药物及其固定复方制剂均可作为降压治疗的初始用药或长期维持用药。

1)钙通道阻滞剂(CCB):主要包括二氢吡啶类及非二氢吡啶类,临床上常用于降压的 CCB 主要是二氢吡啶类。二氢吡啶类钙通道阻滞剂有明显的周围血管舒张作用,而对心脏自律性、传导或收缩性几乎没有影响。根据药物作用持续时间,该类药物又可分为短效和长效。长效包括长半衰期药物,例如氨氯地平、左旋氨氯地平;脂溶性膜控型药物,例如拉西地平和乐卡地平;缓释或控释制剂,例如非洛地平缓释片、硝苯地平控释片。已发现该类药物对老年高血压患者卒中的预防特别有效,在延缓颈动脉动脉粥样硬化和降低左室肥厚方面优于β受体阻滞剂,但心动过速与心力衰竭患者应慎用。常见不良反应包括血管扩张导致头疼、面部潮红及脚踝部水肿等。非二氢吡啶类钙通道阻滞剂主要有维拉帕米和地尔硫䓬,主要影响心肌收缩和传导功能,不宜在心力衰竭、窦房结传导功能低下或心脏传导阻滞患者中使用,同样是有效的抗高血压药物,它们很少引起与血管扩张有关的不良反应,如潮红和踝部水肿。

2)血管紧张素转化酶抑制剂(ACEI):作用机制是抑制血管紧张素转化酶从而阻断肾素血管紧张素系统发挥降压作用。尤其适用于伴慢性心力衰竭、冠状动脉缺血、糖尿病(或)非糖尿病肾病、蛋白尿或微量清蛋白尿患者。干咳是其中一个主要不良反应,可在中断 ACEI 数周后仍存在,可用 ARB 取代;皮疹、味觉异常和白细胞减少等罕见。肾功能不全或服用钾或保钾制剂的患者有可能发生高钾血症。禁忌证为双侧肾动脉狭窄、高钾血症及妊娠妇女等。

3)血管紧张素Ⅱ受体抑制剂(ARB):作用机制是阻断血管紧张素Ⅱ(1 型)受体与血管紧张素受体(T1)结合,发挥降压作用。尤其适用于应该接受 ACEI,但通常因为干咳不能耐受的患者。禁忌证同 ACEI。

4)β受体阻滞剂:该类药物可抑制过度激活的交感活性,尤其是适用于伴快速性心律失常、冠心病(尤其是心肌梗死后)、慢性心力衰竭、交感神经活性增高以及高动力状态的高血压患者。常见的不良反应是疲乏,可能增加糖尿病发病率并常伴有脂代谢紊乱。β受体阻滞剂预防卒中的效果略差,可能归因于其降低中心收缩压和脉压能力较小。老年、慢性阻塞型肺疾病、运动员、周围血管病或糖耐量异常者慎用;高度心脏传导阻滞、哮喘为禁忌证,长期应用者突然停药可发生反跳现象。β1受体阻滞剂具有高心脏选择性,且脂类和糖类代谢紊乱较小及患者治疗依从性较好。

5)利尿剂:主要有噻嗪类利尿剂、袢利尿剂和保钾利尿剂等。起始降压均通过增加尿钠的排泄,并通过降低血浆容量、细胞外液容量和心排出量而发挥降压作用。低剂量的噻嗪类利尿剂对于大多数高血压患者应是药物治疗的初始选择之一。噻嗪类利尿剂常和保钾利尿剂联用,保钾利尿剂中醛固酮受体阻滞剂是比较理想的选择,后者主要用于原发性醛固酮增多症、难治性高血压。袢利尿剂用于肾功能不全或难治性高血压患者,其不良反应与剂量密切相关,故通常应采用小剂量。此外,噻嗪类利尿剂可引起尿酸升高,痛风及高尿酸血症患者慎用。

其他类型降压药物:包括交感神经抑制剂,例如利血平、可乐定;直接血管扩张剂,例如肼屈嗪;α_1受体阻滞剂,例如哌唑嗪、特拉唑嗪;中药制剂等。这些药物一般情况下不作为降压治疗的首选,但在某些复方制剂或特殊情况下可以使用。

(2)降压药物选择:应根据药物作用机制及适应证,并结合患者具体情况选药。

1)一般人群(包括糖尿病患者):初始降压治疗可选择噻嗪类利尿剂、CCB、ACEI 或 ARB。

2)一般黑人(包括糖尿病患者):初始降压治疗包括噻嗪类利尿剂或 CCB。

3)≥18 岁的慢性肾脏疾病患者:(无论其人种以及是否伴糖尿病),初始(或增加)降压治疗应包括 ACEI 或 ARB,以改善肾脏预后。

4)高血压合并稳定性心绞痛患者:首选 β 受体阻滞剂,也可选用长效 CCB;急性冠状动脉综合征的患者,应优先使用 β 受体阻滞剂和 ACEI;陈旧性心肌梗死患者,推荐使用 ACEI、β 受体阻滞剂和醛固酮拮抗剂。

5)无症状但有心功能不全的患者:建议使用 ACEI 和 β 受体阻滞剂。

(3)药物滴定方法及联合用药推荐:药物滴定方法:以下三种药物治疗策略均可考虑。①在初始治疗高血压时,先选用 1 种降压药物,逐渐增加至最大剂量,如果血压仍不能达标则加用第 2 种药物;②在初始治疗高血压时,先选用 1 种降压药物,血压不达标时不增加该种降压药物的剂量,而是联合应用第 2 种降压药物;③若基线血压≥21.33/13.33 kPa(160/100 mmHg),或患者血压超过目标 2.67~1.33 kPa(20/10 mmHg),可直接启用两种药物联合治疗(自由处方联合或单片固定剂量复方制剂)。

若经上述治疗血压未能达标,应指导患者继续强化生活方式改善,同时视患者情况尝试增加药物剂量或种类(仅限于噻嗪类利尿剂、ACEI、ARB 和 CCB 4 种药物,但不建议 ACEI 与 ARB 联合应用)。经上述调整血压仍不达标时,可考虑增加其他药物(如 β 受体阻滞剂、醛固酮受体阻滞剂等)。

联合用药的意义:采用单一药物的明显优点是能够将疗效和不良反应都归因于那种药物。但任何两类高血压药物的联用可增加血压的降低幅度,并远大于增加一种药物剂量所降压的幅度。初始联合疗法的优点是,对血压值较高的患者实现目标血压的可能性更大,以及因多种治疗改变而影响患者依从性的可能性较低,其他优点包括,不同种类的药物间具有生理学和药理学的协同作用,不仅有较大的血压降幅,还可能不良反应更少,并且可能提供大于单一药物所提供的益处。

利尿剂加 ACEI 或 ARB:长期使用利尿剂会可能导致交感神经系统及 RAAS 激活,联合使用 ACEI 或 ARB 后可抵消这种不良反应,增强降压效果。此外,ACEI 和 ARB 由于可使血钾水平稍上升,从而能防止利尿剂长期应用所致的电解质紊乱,尤其低血钾等不良反应。

CCB 加 ACEI 或 ARB:前者具有直接扩张动脉的作用,后者通过阻断 RAAS 和降低交感活性,既扩张动脉,又扩张静脉,故两药在扩张血管上有协调降压作用;二氢吡啶类 CCB 常见产生的踝部水肿可被 ACEI 或 ARB 消除;两药在心肾和血管保护,在抗增殖和减少蛋白尿上亦有协同作用;此外,ACEI 或 ARB 可阻断 CCB 所致反射性交感神经张力增加和心率加快的不良反应。

CCB 加 β 受体阻滞剂;前者具有的扩张血管和轻度增加心排血量作用,正好抵消 β 受体阻滞剂的缩血管及降低心排血量作用;两药对心率的相反作用可使患者心率不受影响。不推荐两种 RAAS 拮抗剂的联合使用。

(郝媛媛)

第二节 继发性高血压

一、概述

继发性高血压又称症状性高血压,可见于多种疾病。该种高血压的临床表现,以及对靶器官的损伤等与原发性高血压极为相似,因此当继发原因疾患表现不明显或限于诊疗水平、检查条件等,经常容易当作原发性高血压对待。由于原发性和继发性高血压处理方法不尽相同,而且某些继发性高血压通过手术、介入等手段治疗原发疾病,可能达到临床治愈高血压,因此区分高血压的原因以及继发患者的病因具有重要意义。

(一)西医学认识

西医学认为引起继发性高血压的原因疾患常见的有 4 种。

1.肾性高血压

肾性高血压包括肾实质性病变,如急慢性肾小球肾炎、慢性肾盂肾炎、先天性肾脏病变、肾脏肿瘤、肾结核、肾结石、妊娠高血压综合征,继发于各种结缔组织、糖尿病、梗阻性肾病等的肾脏损害,肾功能不全;其次常见的还有肾血管病变,如肾动脉或静脉狭窄、阻塞等;另外肾组织周围病变,如脓肿、创伤、出血也可出现高血压症状。

2.内分泌疾患

内分泌疾患如腺垂体功能亢进、甲状旁腺功能亢进、肾上腺性变态综合征、皮质醇增多症(库欣综合征)、嗜铬细胞瘤、原发性醛固酮综合征等。

3.血管病变

血管病变如主动脉狭窄、多发性大动脉炎等引起的高血压。

4.颅脑病变

脑部创伤、脑部肿瘤、脑干感染等。

上述原因中以肾性高血压最为常见,占全部高血压患者的 2%~4%。随着医学检查及检测手段的进步,大大提高了继发性高血压的诊断水平,治疗手段上主要是针对原发病,包括手术、介入等治疗在内,及时有效的处理措施,往往能够控制高血压,甚至使高血压消失。

(二)中医学认识

中医学根据症状辨证本病仍属于眩晕、头痛、肝风、水肿等范畴,有机结合西医学辨病,重点寻找疾病原因是提高疗效的主要方法。对继发性高血压轻度患者可以中药为主,对中、重度患者需以中西医结合治疗为主,除选取现代医学具有较强针对性治疗外,西药控制血压迅速,要注意合理选用,但应用不当容易出现不良反应、耐药性,降低患者生活质量;中药具有整体调节、治病求本、不良反应少等特点。近年来一些研究表明中医药,包括降压复方(加味地黄汤、天麻钩藤饮、二仙汤、远菊二天散、磁石五草汤等)、单味药(汉防己、钩藤、葛根、杜仲、野菊花、桑寄生等)可以改善高血压导致的心肌肥厚、心肌缺血,改善动脉硬化、调节血脂代谢、治疗或防治局部血栓形成,实验研究证实可以改善肾实质性高血压患者的血浆一氧化氮、内皮素水平等。

二、原发性醛固酮增多症

醛固酮增多症主要是因肾上腺腺瘤或增生导致的醛固酮分泌增多,分原发与继发两种。原发性醛固酮增多症是一种常见的继发性高血压症,近来由于 CT 和 MRI 在临床上广泛应用,使原醛的发现也越来越多,在出现高血压的各种原因中占 0.4%～2.0%。其发病年龄从儿童到老人都可发生,好发年龄为 30～50 岁,增生者发病率在男女性别中没有差别,腺瘤多见于女性,约占 70%。由于本病是一种可以治愈的高血压,及时发现、及时治疗可以有效控制高血压和低钾血症,减少心血管等靶器官免受损害,对延长生命、提高生活质量有十分重要的意义。

(一)病因及发病机制

1.西医学认识

(1)病因:原发性醛固酮增多症可以分为醛固酮瘤、特发性醛固酮增多症、地塞米松可抑制性醛固酮增多症 3 种,其中以醛固酮瘤最为多见,主要是一侧单个的肾上腺皮质腺瘤,占 90% 左右。特发性醛固酮增多症其病变为双侧球状带细胞的结节状增生,发病原因尚未明确。地塞米松可抑制性醛固酮增多症呈家族发病倾向,多见于男性青少年,病理为肾上腺皮质球状带或束状带的增生,特点是采用地塞米松治疗效果良好。

(2)发病机制:原发性醛固酮增多症主要是由于肾上腺增生,醛固酮分泌过多,远曲小管钠钾交换异常增强,钾排除过多,水钠潴留引起血容量增多,导致容量依赖性高血压及尿钾增多引起的低血钾综合征。

2.中医学认识

中医学中无本病相应记载。根据其临床表现应属于眩晕、水肿、心悸、怔忡等范畴。本病以高血压眩晕、头痛、乏力等症为主要临床表现,气火亢盛为其主要病机,病变脏腑主要在肝,引起疏泄失常,水湿内停,或泛滥溢于肌肤,或化火上扰神明,或日久致阴阳两虚。

(二)诊断及辨证

1.西医学诊断

(1)症状及体征。①高血压:为容量依赖性,大多为良性,偶见恶性高血压。②低血钾综合征:表现为神经功能障碍,肌无力,周期性瘫痪,心律失常等,失钾引起肾小管损伤时还可出现口渴、多饮、多尿;代谢性碱中毒时因血清游离钙水平降低还可出现肌肉痉挛。

(2)实验室检查。①低血钾:在停用影响血钾的药物如排钾利尿药后,反复多次测定。绝大多数患者血钾低于正常,一般小于 3 mmol/L。腺瘤者多呈持续性低钾、腺体增生者血钾水平呈波动性,有时也会正常。血钾检查的同时测定尿钾,观察尿钾排出是否增多。②血钠:一般处于正常高限或略高于正常。③代谢性碱中毒:血 pH 及 CO_2 结合力常偏高,其中以肾上腺瘤或癌者表现明显。有手足抽搐者查血浆游离钙、血镁常轻度降低,血氢化物正常或偏低。④尿检查:尿钾排出增多＞25 mmol/L 以上,尿钠排出量常较摄入量为少,尿液 pH 常呈中性或碱性,有时为间歇性或持续性蛋白尿,尿比重偏低,常固定于 1.010～1.015。⑤尿醛固酮:在固定钠、钾摄入量后留取 24 小时尿,测定尿醛固酮排出量,一般情况下排出量高于正常。给予患者补钾后尿醛固酮排泄会增加,高钠饮食后排泄则会降低。⑥血醛固酮:在固定钠钾摄入量7天后测定血浆醛固酮含量,一般明显高于正常,有时可高出数十倍,腺瘤较之腺体增生者更为明显。⑦尿18-羟皮质醇与 18-羟皮质酮:两者为生成醛固酮的前体,会明显升高。有条件者测定其血浆浓度会发现明显增高。目前本测定方法国内已经建立,通过测定发现中国人尿 24 小时 18-羟皮质酮正常值与国外测定正常值基本一致,而且腺瘤和增生患者含量水平具有明显不同,腺瘤患者明显高于增生患者,两者之间几无重叠性,与国外研究的结果一致,认为可作为临床原发性醛固酮增多症诊断和鉴别诊断的一个高敏感性、高特异性的生化指标。

(3)特殊试验。①低钠试验:每天摄入 20 mmol、钾 60 mmol,可见患者尿钾排出减少,血钾升高,时间越长血钾升高越明显,患者的血压也可以出现明显的下降。②高钠试验:对病情较轻,血钾下降不明显者可以给予高钠饮食,每天300 mmol、钾每天 60 mmol,共3～5 天。可见患者尿钾排出明显增多、血钾下降。注意血清钾浓度过低者不宜做本试验,同时试验过程中要注意低血钾所致的各种合并症。③螺内酯试验:每次给予 80～120 mg,每天 3～4 次,连续投药 1～2 周,若血钾上升甚至接近正常、血压下降、尿钾排泄减少可考虑为本病。螺内酯试验虽然阳性率较高,有报道指出为 100%,是诊断醛固酮增多症的好方法,但不能鉴别原发还是继发性。文献资料表明,血浆醛固酮水平升高且不受抑制,血浆肾素活性降低且不被兴奋是诊断原醛的确诊性指标,若血浆醛固酮和血浆肾素活性比值>400 即可确诊,若<200 则可排除原醛,因而结合血浆醛固酮水平测定来诊断本病可靠性高。④赛庚啶试验:服用本药 8 mg 前后每 30 分取血1 次,共 4 次,测定 2 小时内血浆醛固酮的改变,血浆醛固酮值低于 4 ng/dL,或较用药前下降30%以上时为增生,腺瘤一般变化不大。有报道指出以抑制率 50% 为标准鉴别增生和腺瘤,该抑制试验的诊断符合率可高达 87%。⑤立位激发试验:因为腺瘤依赖于促肾上腺皮质激素半自主分泌醛固酮,而特发性醛固酮增多症(结节状增生)依靠血管紧张素Ⅱ分泌,当立位 4 小时后,增生者可以出现血浆醛固酮水平增高,而腺瘤者其水平不变或出现降低,由此区分增生抑制或腺瘤(癌)。⑥卡托普利试验:服用卡托普利 25 mg 2 小时后测定血浆肾素活性与醛固酮浓度,一般原发性醛固酮患者仍会醛固酮增高,血浆肾素活性没有变化,而在原发性高血压患者则醛固酮水平降低,血浆肾素活性增高,该试验可资两者鉴别。⑦诊断性治疗:对怀疑糖皮质激素可抑制性原发性醛固酮增多症者,可给予小剂量地塞米松每天0.5 mg,若患者血压下降,血钾钠水平出现改善,则可诊断本病。

(4)特殊检查。①B 超检查:无侵袭性检查,简便易行。可探查出直径>1.0 cm 的腺瘤,对小或仅为增生者则难诊断。②CT 或 MRI 检查:近年普遍使用,检出率高,但对增生型或伴结节者可能漏误诊,需要注意。③肾上腺静脉造影:造影过程中通过导管自左右肾上腺分别取血,测定醛固酮含量,增生者两侧均高,一侧腺瘤者明显高于对侧。该方法是鉴别原发性醛固酮增生症为肾上腺腺瘤或增生的重要方法,并有助于腺瘤的定位、关系到治疗方法的选择,但因属于创伤性检查,技术难度较高,造影过程中有时会引起肾上腺静脉血栓,有一定危险性,应根据适应证有选择地加以应用。④患者如有高血压表现,血或尿醛固酮水平升高,高钠饮食不能抑制;血浆肾素活性降低,低钠饮食或服排钠利尿药不能激发;尿 17-羟、17-酮皮质酮检查正常。行肾上腺 CT 或MRI 检查肾上腺常可发现异常。

2.鉴别诊断

(1)原发性高血压:该类患者一般没有血钾钠浓度及尿钾钠排出量的变化,如因应用排钾利尿药、腹泻、未进食导致的低血钾时,依据病史可资鉴别。另外对低肾素型原发性高血压者可以采用低钠、高钠试验、卡托普利试验进行鉴别,原发性高血压患者试验过程中血浆肾素活性可被激发升高,而原发性醛固酮增多症患者一般没有变化。

(2)继发性醛固酮增多症:其中尤其需要与肾源性高血压者如急进性高血压、肾动脉狭窄性高血压伴低血钾者相鉴别,一般情况下较原发性醛固酮增多症血压更高,进展更快,常伴有严重的视网膜损害;急进性高血压者常在短期内出现肾功能不全,出现尿毒症状、非蛋白氮类物质潴留、代谢性酸中毒等,肾动脉狭窄者部分可闻及血管杂音,静脉肾盂造影、肾动脉造影、增强腹部CT检查可以发现肾动脉狭窄。另外失钾性肾炎、肾盂肾炎晚期也可伴有高血压与低血钾,须通过详细追问病史,低钠试验或螺内酯试验进行鉴别。

3.中医辨证及分析

(1)肝旺脾湿:情志不遂,恼怒伤肝,肝气郁结,疏泄失常,克伐脾土,脾失健运,蕴湿生痰,表现为眩晕、头痛、恶心呕吐、口黏口苦、手抖肌颤、大便黏腻不爽。舌边红苔腻或黄、脉弦数也为肝旺脾湿之象。

(2)肝肾阴虚火旺:素体阴虚,肝血不足,肾阴亏损,复加情志刺激,暗耗阴血,互为因果,致肝肾阴虚火旺,表现为头晕、头痛、口舌咽干、腰膝酸软、心悸失眠、大便秘结、月经量少或闭经,舌红少津、少苔或无苔、脉沉细数或弦细也为阴虚火旺之象。

(3)肾阴阳两虚:病情日久,阴损及阳,致阴阳两虚,表现为头晕目眩、耳鸣如蝉、腰膝酸软、肢体水肿、骨质不坚、畏寒肢冷、不耐风寒、女子闭经、男子阳痿早泄,舌淡暗或舌体胖有齿痕、舌苔腻、脉弦滑或沉细弱也为阴阳两虚之象。

(三)中西医治疗

1.西医治疗

原发性醛固酮增多症患者根据病因其治疗方法有所不同,肾上腺腺瘤或癌症患者首选开放手术切除,大部分血压正常,几乎所有病例均可得到改善,不愿接受手术者可采用补钾与螺内酯治疗,有效剂量为每天100~400 mg,分3~4次口服。

对肾上腺增生患者因手术效果较差,手术后血浆醛固酮水平虽能降为正常,低血钾得以改善,但血压仍然增高,所以目前主张内科治疗。首选药物为螺内酯,剂量服法同上,可长年持续服用,配合使用噻嗪类利尿药可进一步改善血压并可减少螺内酯的用量。出现胃肠紊乱、乳房压痛、月经不调,男性乳房发育等不良反应时可服用其他保钾利尿剂如氨苯蝶啶、阿米洛利,但作用较螺内酯差。治疗过程中同时应注意补钾,如氯化钾每天3~6 g,分次口服,并加用一般降血压药物。对诊断为地塞米松可治型者应予地塞米松每天1~2 mg,顿服治疗,但需长期服用。

2.中医治疗

(1)分型论治。

1)肝旺脾湿。

主证:眩晕、头痛、恶心呕吐、口黏口苦、手抖肌颤、大便黏腻不爽。舌边红苔腻或黄、脉弦数。

治法:舒肝健脾,清利湿热。

方药:逍遥散合龙胆泻肝汤。柴胡、当归、白芍、白术各10 g,茯苓15 g,煨姜9 g,薄荷6 g,山栀子、黄芩、生地黄、龙胆草各9 g,车前子15 g,甘草3 g。

方解:柴胡、薄荷舒肝解郁清热,当归、白芍、生地黄养血柔肝,白术、茯苓健脾化湿,煨姜温脾燥湿,龙胆草、泽泻、车前子、山栀子清利肝胆湿热,黄芩清热燥湿。

加减法:头晕重者加生石决明30 g,恶心呕吐重者加半夏、竹茹各10 g,失眠加远志10 g,祛痰安神。

2)肝肾阴虚火旺。

主证:头晕、头痛、口舌咽干、腰膝酸软、心悸失眠、大便秘结、月经量少或闭经,舌红少津、少苔或无苔、脉沉细数或弦细。

治法:滋补肝肾,清泄相火。

方药:滋水清肝饮。熟地黄15 g,山药、山萸肉、丹皮、茯苓、泽泻各10~12 g,当归、白芍、柴胡、山栀子、大枣各10 g。

方解:熟地黄、山药、山萸肉、丹皮、茯苓、泽泻滋补肝肾之阴,壮水以治火;柴胡、山栀子清泻肝火;当归、白芍、大枣养血生精。

加减法:若闭经、皮下瘀斑者,加益母草30 g,泽兰、川芎各12 g,活血化瘀;大便秘结者加大白芍用量,或加火麻仁10~15 g,润肠通便;乏力肢软者加黄芪30 g,党参10 g,补中益气。

3)肾阴阳两虚。

主证:头晕目眩、耳鸣如蝉、腰膝酸软、肢体水肿、骨质不坚、畏寒肢冷、不耐风寒、女子闭经、男子阳痿早泄、舌淡暗或舌体胖有齿痕、舌苔腻、脉弦滑或沉细弱。

治法:温阳滋阴。

方药:金匮肾气丸。熟地黄15 g,山药、山萸肉、丹皮、茯苓、泽泻各10~12 g,肉桂3~6 g附子3~10 g。

方解:熟地黄、山药、山萸肉、丹皮、茯苓、泽泻滋补肝肾之阴,肉桂、附子温补肾阳。

加减法:若水肿者,加猪苓、冬瓜皮、赤小豆各10~30 g利水消肿;骨质不坚、腰膝酸软者,加骨碎补、桑寄生、狗骨各10~15 g壮腰健骨;闭经及阳痿者,加紫河车、鹿茸、鹿角霜各10 g壮阳益精。

(2)辨证论治要点:本病临床症状繁多,表现各异,因此在辨证时要抓主证。病之早期,气火亢盛为主,应以泻肝实脾为主;病情发展规律出现体胖乏力、头晕耳鸣、腰膝酸软、闭经阳痿,为肝郁克脾、脾病及肾,壮火暗耗阴精,阴虚阳亢为主要病机,应滋补肝肾,清泄相火;久阴损及阳,出现阴阳两虚证候,当以滋阴壮阳为主。但要注意本病各期均有热象,除明辨虚实外,要注意清热,而晚期之热象为阴虚火旺,只能采用壮水以治火的方法。同时在辨证分型治疗基础上加强活血利水,软坚散结作用。

三、嗜铬细胞瘤

嗜铬细胞瘤起源于身体的嗜铬组织,以肾上腺、交感神经节、旁交感神经节为多见,也可出现于其他部位的嗜铬组织中。由于肿瘤细胞大量释放儿茶酚胺(CA),包括去甲肾上腺素(NE)、肾上腺素(E)、多巴胺(DM),因而出现包括阵发性或持续性高血压在内的多种临床表现,病势凶险大,但及早诊断,手术大多可以治愈。

(一)病因及发病机制

1.病因

本病肿瘤85%左右位于肾上腺髓质,其余少数位于腹膜后腹主动脉前,腰椎旁间隙,肠系膜下动脉开口处主动脉旁的嗜铬体,偶可见起源于肾上极、肾门、腹腔神经丛、卵巢、膀胱内等处者。本病形成原因目前尚未明了,有呈家族遗传倾向者,男女患病率大致相等,各年龄组均可发病,但以 20～40 岁组最多。

2.病理生理

嗜铬细胞瘤通过弥散或胞吐方式释放大量 CA,作用于肾上腺素能受体,使血管收缩,同时肾上腺素作用于心肌,导致心每搏量增加,产生持续性或阵发性收缩及舒张压增高,其中以持续性高血压者为多见。由于 CA 的大量释放还可引起机体耗氧量增加,基础代谢率升高,糖原分解,胰岛素分泌受到抑制,出现空腹血糖升高,脂肪分解增多,游离脂肪酸升高等一系列代谢紊乱现象。当肿瘤坏死、瘤内出血或引起严重心律失常等情况时,也可出现低血压及休克症状。近年来,对家族型嗜铬细胞瘤的分子遗传学研究取得了重要进展,RET 原癌基因突变和 VHL 基因的失活可能分别是内分泌腺瘤 2 型和 VHL 病的致病因素;散发型嗜铬细胞瘤分子发病机制,可能涉及癌基因的激活、抑癌基因的缺失以及凋亡障碍和端粒酶活性增强等诸多因素。

(二)诊断

1.临床表现

(1)高血压:持续或阵发性的血压增高,病史短,常见于年轻人,阵发性高血压者具特征性,每因精神刺激、排便等诱发,出现血压骤然升高,收缩压可高达 40.00 kPa(300 mmHg),舒张压也相应增高;持续高血压者有半数会出现阵发性加剧倾向,同时可伴有轻重不一的头痛、心悸、多汗之三联症状,严重发作时可以出现高血压脑病、肺水肿、心力衰竭或休克等症状。血压升高时大多伴有视物模糊,眼底检查为出血、渗出、视盘水肿。普通降压治疗效果多不理想。

(2)代谢紊乱:有类似甲状腺功能亢进症的表现,基础代谢率增高,或伴轻度发热;糖代谢紊乱可出现空腹血糖升高,四肢无力或其他糖尿病症状,也有报道出现低血糖反应者;脂质代谢紊乱可以出现消瘦等。

(3)其他:由于 CA 引起肠蠕动及张力减弱,常可出现便秘、腹胀、腹痛等症状,当胃肠壁血管出现增殖性或闭塞性动脉内膜炎时,引起肠坏死、出血;胃肠穿孔时,可有急腹症表现。当嗜铬细胞瘤发生于膀胱内时可发生排尿性晕厥。

2.诊断依据

对有阵发性或持续性高血压尤其是血压波动较大,而无其他疾患的年轻患者要高度怀疑本病,结合内分泌测定、药物激发、影像定位检查进行诊断。部分患者很难找到原发肿瘤灶,有时在尸检时才发现,所以更要警惕。

(1)理化检查。①24 小时尿 3-甲氧基-4-羟基苦杏仁酸(VMA)测定:VMA 是 E 和 NE 的终产物,正常值为 2～6.8 mg,本病患者 VMA 明显增高。该检查敏感,特异性高,据报道可以用随时尿来代替 24 小时尿,临床极为常用。②24 小时尿 CA 测定:在禁服甲基多巴、三环类抗抑郁剂、复合维生素 B 后,90%患者尿 CA 增高,且多是正常的 1～2 倍。本检查方便可靠。③血儿茶酚胺测定:安静状态下采取血样,最好采用皮肤埋针,减少针刺对 CA 释放的影响。采样前3 小时内不能喝咖啡、吸烟或饮茶,对荧光有反应的物质如香蕉、水杨酸类、降压药如利血平、硝普钠停用1 周以上,方可进行检查,目前各实验室外的测定结果差异很大,影响因素多,测定困难,这点需要注意。④尿 NE 与 3-4 二羟基苯乙醇酸(3-4 DHPG)的比值测定:在以 NE 分泌为主的本病患者,比值常为正常人的 7～8 倍,而以 E 分泌为主者比值不升高。⑤CA 合成酶的免疫化学测定:

目前正在研究当中,主要用于本病患者的诊断定位,当CA合成酶酪氨酸羟化酶缺乏时提示无功能性嗜铬细胞瘤位于肾上腺以外。

(2)药物抑制和激发试验。①可乐定抑制试验:口服可乐定0.3 mg后,1、2、3小时取血测定血浆NE、E。本病患者血压虽然下降,但血浆NE、E水平没有变化。需要注意本实验结果有时不可靠,须与其他激发试验同时进行,检查前须停用β受体阻滞剂、利尿剂、可乐定、抗忧郁剂等。②胰高血糖素激发试验:用0.5~1 mg静脉滴注,1~3分钟后抽血测定CA量,比试验前增加3倍以上,且比冷加压试验时血压升高2.67/2.00 kPa(20/15 mmHg)以上为阳性,目前机制未明,但有报道特异性较高而敏感性较差。③酚妥拉明阻滞试验:试验前1周停用镇静药及降压药,尤其是利血平,静脉滴注该药5 mg,开始3分钟内每30秒测血压1次,以后每2分钟1次,共20分钟,如果2分钟内血压下降2.00~4.67 kPa(35/15 mmHg),并维持3~5分钟以上者为阳性。

(3)定位诊断。①B超:无创简便,对肾上腺之嗜铬细胞瘤较易诊断。②CT扫描及磁共振成像术(MRI):对肾上腺内嗜铬细胞瘤敏感性、准确性很高,对肾上腺外者MRI较CT扫描更为优越,而且无需注射造影剂加强扫描,尤其适合于妊娠期妇女检查。③间碘苄胍闪烁扫描(^{131}I-MI-BG):由于其分子结构与去甲肾上腺素相似,注射后易被肾上腺组织吸收,因此特异性很高,对肾上腺外者敏感性差,但对恶性嗜铬细胞瘤的转移灶定位较好。有报道对[131]I-MIBG检查进行了定量分析,认为肾上腺/心肌比值是鉴别嗜铬细胞瘤与肾上腺髓质增生的有效方法,当比值大于1.5(24小时)、1.6(48小时)、1.8(72小时)时提示嗜铬细胞瘤,晚期显像、心肌显像是排除嗜铬细胞瘤的指标之一,认为肾上腺髓质显像定量分析是诊断、鉴别诊断嗜铬细胞瘤与肾上腺髓质增生的客观、灵敏的方法。

(三)中西医治疗

1.西医治疗

(1)内科急性降压:对嗜铬细胞瘤患者突然出现的血压过度增高,出现高血压危象时,首选硝普钠或酚妥拉明静脉滴注,并根据血压下降情况调整给药剂量。

(2)内科长期治疗:对嗜铬细胞瘤定位不明确或由于全身情况差不能进行手术者,可以采用降压药物长期口服治疗。一般使用α受体阻断剂哌唑嗪1 mg每天3次,酚苄明10 mg,每6小时1次或每8小时1次,特拉唑嗪2 mg,每天1次。在上述基础上加用钙离子拮抗剂,也可选用β受体阻断剂如美托洛尔25 mg,每天2次。外科手术前也可以采用此种方法控制血压。对恶性嗜铬细胞瘤广泛远处转移,失去手术机会者,除上述α与β受体阻滞剂外,可配合使用血管紧张素转换酶抑制剂如卡托普利、马来酸依钠普利等偶可取得显效。

(3)手术期血压控制:选用酚妥拉明或硝普钠静脉滴注或用哌唑嗪口服控制血压,同时注意纠正心律失常,适当补充血容量,防止术后产生低血压。

(4)手术切除及栓塞治疗:切除肿瘤是本病的根治性措施,属肾上腺增生者可作次全切除术。也有报道采用经肾上腺动脉滴注化疗药加栓塞治疗巨大肾上腺嗜铬细胞瘤者,目前也可采用腹腔镜下手术切除方法,本法创伤小、患者痛苦少,已被推崇为治疗嗜铬细胞瘤的手术标准方法,适合于肿瘤直径<15 cm者。

2.中医治疗

根据患者高血压表现进行辨证施治(参照高血压的中西医结合治疗)。由于在肾上腺存在增生或肿瘤,因而可以考虑在辨证基础上加强活血化瘀、软坚散结治疗,加用贝母、玄参、海藻、昆布、鳖甲等药物,可能效果会更好。

四、肾实质性高血压

多数肾实质性疾病均伴有高血压,一般认为占高血压患病率的 5% 以上,其中常见的有慢性肾小球肾炎、多囊肾、慢性肾盂肾炎,糖尿病肾病,自身免疫性血管病变,肾移植术后伴发的高血压等。需要注意的是不同肾脏疾患高血压的发生率差异很大,随着病情发展进入终末期肾病时,高血压发生率可高达 80% 以上。

(一)慢性肾小球肾炎

慢性肾小球肾炎以水肿、高血压、尿改变为常见临床表现,分普通型、肾病型、高血压型 3 种,但这些分型并不绝对,有时交替并见,最后表现为肾功能不全及高血压。病理组织类型有局灶节段性硬化、IgA 肾病、膜性增生性肾病等。其高血压发生机制主要与水钠潴留、血容量扩张相关,同时肾实质损害后肾小球玻璃样变性、间质结缔组织增生、肾小管萎缩、肾细小动脉也存在狭窄情况,说明肾实质损害的同时也有血液供应不足,同时出现高血压后导致肾小动脉进一步硬化,使肾病变与高血压两者间形成恶性循环,最终导致肾衰竭。

临床表现主要是慢性肾小球肾炎的症状及体征,高血压只是其临床表现之一。在分析高血压的原因时,要充分重视尿液、肾功能的检查,充分重视既往史的问诊,避免误诊。

治疗方面主要是针对原发疾病,即慢性肾小球肾炎的治疗,如限盐、优质蛋白饮食,当出现肾功不全时要限制蛋白的摄入;降压治疗的药物选择方面,血管紧张素转换酶抑制剂(ACEI)有较好的降压作用,还可降低蛋白尿,延缓肾功能不全,但要注意高钾血症的出现,在肾小球滤过率过低(<30 mL/min)时,一般也要禁止使用 ACEI,以防止肾脏因主调节功能不良,导致肾功能不全进一步恶化;透析治疗,对慢性肾功能不全患者大部分通过透析高血压可以得到控制,透析后仍不能控制者可在透析间歇期给予口服降压药治疗。

中医针对本病仍以水肿、眩晕为主,按风水泛滥、湿热内蕴、寒湿内停、脾肾不足等分虚实进行辨证施治。抓住湿邪内停之主要病机,结合水液代谢的主要器官肺、脾、肾、膀胱、三焦定位选方施治,在出现肾功能不全时,注意从虚劳辨证,有虚实夹杂、湿浊或湿毒内蕴时要注意攻补兼施,泄浊利湿,同时根据污秽之血是为瘀血的观点,加强活血化瘀治疗。

(二)慢性肾盂肾炎

慢性肾盂肾炎常常伴有高血压,有时临床表现类似高血压,出现心脏改变,有时易被误诊。慢性肾盂肾炎出现高血压的原因可能与高肾素血症、缩血管多肽物质的释放、血管硬化狭窄有关。追问患者存在急性肾盂肾炎病史或反复出现的膀胱刺激症状,腰酸腰痛等,清洁中段尿培养 60% 以上存在慢性菌尿,急性发作期可有典型的脓尿或出现白细胞管型。通过病史及尿培养等检查,一般诊断不算困难。

西医治疗主要是合理选用抗生素,保持足够的疗程,病变发生于单侧肾脏或存在先天性尿路畸形时可以考虑手术治疗。中医方面认为该病属于淋证,又分为虚实两种,慢性肾盂肾炎以虚淋或虚实夹杂致淋者为多,可在注意扶正固本的基础上结合湿热、寒湿、血热、血瘀治疗,当进入慢性肾衰竭后以温补脾肾,泄浊解毒通腑,补气养血为主治疗。

(三)糖尿病肾病

糖尿病是常见的代谢性内分泌疾患,可以并发心脏、肾脏等多个器官组织的病变。糖尿病肾病的主要病理改变为肾小球硬化症、肾小球基底膜增厚和系膜内玻璃样物质增多,晚期部分病例可有高血压及肾病综合征表现,其血压增高的原因仍与血容量扩张、钠潴留密切相关。对糖尿病尿微量球蛋白是早期诊断糖尿病肾病的独立敏感指标,一般出现于高血压之前。

对已确诊为糖尿病肾病患者,要以优质蛋白饮食为主,限制蛋白及盐分的过量摄入。对高血压可采用 ACEI 治疗,扩张肾小球小动脉,降低肾小球滤过率,保护肾功能,也可选择 β 受体阻断剂及 Ca 离子拮抗剂进行治疗。中医认为本病属于消渴,当出现水肿、肾功能不全时可按水肿、虚劳进行辨证,病变以肺、脾(胃)、肾三脏为主,其中尤以肾为重要,所以强调补肾健脾,养阴利水治疗(参照消渴与水肿的分型论治),在出现肾衰竭时强调在益气养血、温补脾肾基础上的泄浊通腑活血利水治疗,并将活血化瘀改善微血管病变作为治疗的重要手段贯彻于糖尿病肾病治疗的始终。

(四)自身免疫性疾病

包括系统性红斑狼疮、硬皮病等在内的部分自身免疫性疾患可以导致肾脏病变,从而出现血压增高,高血压是进行性肾功能损害的特征之一,有时还会表现为恶性高血压,其主要病理变化是肾皮质缺血,肾小动脉受损,微血管栓塞等。

西医主要是针对自身免疫疾病,采用皮质甾族化合物激素,联合或单独使用免疫抑制剂等治疗,所选择的降压药物以 ACEI 类为主,卡托普利可使硬皮病患者的血肌酐下降,使狼疮性肾炎患者的血压下降,本病关键在于原发病治疗。中医方面采用辨病辨证结合的方法,活动期以清热解毒,滋阴凉血为主,可以选用犀角地黄汤或凉血消风汤加水牛角粉治疗;气阴两虚者以养阴补血,清热解毒为法,选用红斑狼疮方治疗。稳定期以温补脾肾,滋补肾之阴阳为主,选地黄饮子、二仙汤等治疗,整个治疗过程中要注意活血化瘀、通脉利水药物的使用,伴有阴虚阳亢者可适当选用决明子、牛膝、益母草、泽兰、天冬、枸杞子等滋阴潜阳、平肝药物。

(五)多囊肾

多囊肾是肾脏的先天性疾患,为常染色体遗传性病变。病变常出现于双侧肾脏,但两侧程度可以不同。其临床表现可以有高血压,在发生肾衰竭以前,高血压的发病率 60% 左右,其形成原因是血容量增高,心排血量加大,外周血管阻力增加所致。影像学检查如 B 超、CT 可帮助确诊。除少数单个较大囊肿行手术切除外,一般情况下西医均采用内科保守治疗,目的是防止并发症、保护肾功能。中医学方面缺少针对多囊肾的有效治疗,根据临床表现可以按腰痛、眩晕等辨证施治改善腰痛、夜尿增多、尿频以及血压增高等症状,也可采用补肾活血利水泄浊法,以温脾汤或真武汤加减用药来改善肾功能。

五、肾血管性高血压

肾血管性高血压是指单侧或双侧肾动脉主干或分支狭窄所导致的高血压,占高血压人群的 20% 左右,其中又以多发性大动脉炎为常见,约占 70%,属动脉硬化者仅占 10% 左右。肾血管性高血压不少表现为顽固性高血压且合并有严重的视网膜病变。

(一)病因及发病机制

1.病因

肾动脉狭窄一般是由动脉粥样硬化斑块、肾动脉纤维性肌病、多发性大动脉炎、肾动脉瘤、肾移植术后或是先天原因形成。在我国以多发性大动脉炎为多见,尤其好发于青年女性;动脉粥样硬化斑块常见于50岁以上男性,多同时伴有其他部位如冠状动脉、脑血管、腹主动脉的弥散性动脉硬化病变,硬化斑块通常位于肾动脉口;纤维性肌病常见于青年人,特别是妇女和吸烟者,血管造影可见狭窄与扩张交替,呈串珠样改变。肾动脉狭窄可为单侧或双侧性病变。

2.病理生理

肾动脉狭窄引起肾脏血流灌注固定性减少,肾脏在缺血缺氧的情况下,可以分泌多种增高血压的因子,首先是肾小球旁细胞大量分泌肾素,通过肾素-血管紧张素-醛固酮系统,产生大量的血管紧张素Ⅱ(AgⅡ),AgⅡ水平急剧升高,导致血管收缩和高血压的产生,急性期向慢性期的过渡以水钠潴留为主,主要是细胞外容量增加。

(二)诊断

1.临床表现

患者在血压升高的同时,常伴有高肾素血症和继发性醛固酮增多症表现,以低钾性碱中毒为特征性表现。血压多为舒张压的中、重度固定性增高,有50%～60%的患者可在上腹部或背部肋脊角处听到血管杂音。多发性大动脉炎患者常出现上肢无脉症。有无家族性高血压病史也是可供鉴别的指标之一。

2.诊断依据

对血压增高患者如果出现血浆尿素氮或肌酐浓度升高、低血钾,超声检查双侧肾脏大小不对称时要怀疑肾血管性高血压进一步检查明确诊断。结合病史经过相关系统检查后一般可以得到确切的诊断。

3.实验室及理化检查

(1)一般检查:常规血液生化、离子检查,腹部B超、静脉肾盂造影检查。

(2)血浆肾素激发试验:经过3天低盐饮食后,在采血前直立位2～4小时或在采血前静脉滴注速尿40 mg加直立位半小时。若血浆肾素活性高于10 mg/(mL·h)者提示肾血管性高血压之可能,因与原发性高血压者多有重叠,所以假阳性率较高,因而是一般筛选试验。

(3)卡托普利-放射性核素肾图:卡托普利25 mg嚼碎后吞咽,于服药1小时后进行放射性核素肾图检查。若病侧肾脏血流、肾小球滤过率下降则提示肾动脉狭窄所致的高血压,该项检查的敏感性及特异性可达85%左右。

(4)选择性肾动脉造影和动脉数字剪影:选择性肾动脉造影和动脉数字剪影是诊断肾动脉狭窄的金指标。

(5)磁共振成像:磁共振成像是筛选肾动脉狭窄的很好手段。

(6)多普勒超声检查:近年来采用多普勒超声检查,对血流速、搏动指数进行分析,发现一侧指数下降,且两侧搏动指数差异＞12%者为单侧狭窄病变,两侧搏动指数均降低相差＜12%者为双侧狭窄病变,无信号者为血管完全闭塞。本项技术无创,检查全面,但是检查需要时间长,特异性偏差。

(三)中西医治疗

1.西医治疗

(1)经皮血管内成形术(PTA):尤其是纤维肌性病变时更为首选方法。有报道691例肾血管性高血压(动脉粥样硬化464例,纤维肌性病193例,其余为肾移植术后肾动脉狭窄者),经PTA治疗成功率达88%,高血压治愈率为24%,好转率为43%。但当肾动脉开口处完全阻塞或远端分支广泛性狭窄,或明显肾萎缩时不应做 PTA。在肾动脉内放置支架、术后行常规抗凝治疗,结果 15 例患者支架植入术技术成功率100%,近期随访3～28个月未见复发,认为 PTA＋支架植入术治疗肾血管性高血压效果满意、创伤小、患者痛苦少,是肾动脉狭窄所致肾血管性高血压较理想的治疗方法。

(2)手术治疗:PTA 失败或动脉粥样硬化单侧局限性病变者可以行外科手术治疗,主要包括血管重建术,自体肾移植手术,最后也可以选择肾切除治疗。一般病变局限者手术成功率可达90%,双侧病变者血管重建术的成功率为70%～80%。

(3)药物治疗:血管重建术前的血压控制、不宜做 PTA、手术后仍存在持续性高血压者,或严重的全身性动脉硬化者可采用药物治疗。本病对一般降压药物反应较差,因而常常需要联合用药。ACEI 是比较理想的药物,但会导致肾小球滤过率降低,引发肾功能不全,尤其在合并使用利尿药时更为明显,需要注意,定期复查血肌酐、尿素氮及 24 小时内生肌酐清除率。钙离子拮抗剂因何选择性地扩张肾小球小动脉,对肾小球滤过率没有影响,因而无论是单侧或双侧肾动脉狭窄者均可服用。目前血管紧张素受体抑制剂氯沙坦(科索亚)、β 受体阻断剂、一氧化氮兴奋剂的作用正逐渐受到重视,可以尝试使用。

2.中医治疗

传统中医根据高血压的症状,将其归属于头痛、眩晕、肝风等范畴,辨证多为肝肾阴虚,肝阳上亢,气血亏虚,肾精不足,痰湿中阻等,由此采用平肝潜阳,调补阴阳,补益气血,化痰祛湿方法,具体药物参见高血压的中医辨治。由于在发病及病程发展、转归过程中均有血瘀表现,尤其是动脉硬化性肾动脉狭窄、PTA 后患者,血瘀证表现明显,因而日趋重视高血压辨治中的活血化瘀治疗,并在临床上取得了良好效果,常用方为桃红四物汤、血府逐瘀汤、冠心Ⅱ号方、失笑散等。

(郝媛媛)

第三节　难治性高血压

在改善生活方式基础上,应用了足够剂量且合理的 3 种降压药物(包括噻嗪类利尿剂)后,血压仍在目标水平之上,或至少需要 4 种药物才能使血压达标时,称为难治性高血压(或顽固性高血压),占高血压患者的 5%～10%。难治性高血压的病因及病理生理学机制是多方面的。高盐摄入、肥胖及颈动脉窦压力反射功能减退等是高血压患者血压难以控制的重要原因;在此基础上,可能有多种原因参与了难治性高血压的发生发展,如循环和组织中的交感神经、RAAS 的活性增强及持续存在醛固酮分泌增加等。

一、难治性高血压原因的筛查

判断是否为假性难治性高血压:常见为测压方法不当及白大衣高血压等;寻找影响血压升高的原因和并存的疾病因素,如患者顺从性差、降压药物选择使用不当、仍在应用拮抗降压的药物等,患者可能存在1种以上可纠正或难以纠正的原因;排除上述因素后,应启动继发性高血压的筛查。

二、处理原则

此类患者最好转高血压专科治疗；在药物控制血压的同时，需坚持限盐、有氧运动、戒烟及降低体重为主的强化生活方式性治疗；采用优化的药物联合方案（通常需要3种药物联合，其中包括一种噻嗪类利尿剂）以及最佳的、可耐受的治疗剂量，在此基础上如血压仍不能控制在靶目标水平，可根据患者的个体情况加用醛固酮受体阻滞剂或β受体阻滞剂、α受体阻滞剂以及中枢神经系统拮抗药物；确定为药物控制不良的难治性高血压，或不能耐受4种以上药物治疗且存在心血管高风险的难治性高血压患者，在患者充分知情同意的基础上可考虑严格按照肾动脉交感神经消融术（renal denervation，RDN）入选标准进行RDN治疗，但鉴于RDN还处于研究阶段以及缺乏长期随访的结果，因此需谨慎、严格遵循操作规程、有序地开展RDN治疗。

（郝媛媛）

第四节　高血压危象

高血压危象是指动脉血压急剧升高而引起的严重临床表现，可危及生命，必需及时处理。

高血压急症属于中医"眩晕""头痛"等范畴，中医认为本病的病因病机是情志失调，饮食不节，内伤虚损导致阴阳失调，气血紊乱而发病。

一、病因及发病机制

高血压危象多在原有高血压的基础上发病，任何类型的高血压均可能发展为危象。由于90%以上的高血压患者的病因不清，因此似乎高血压危象大多数发生于原发性高血压的基础上，其实继发性高血压发生危象者并不少见。

（一）发病因素

1.急进型恶性高血压

未经治疗或治疗不充分的原发性高血压是急进型恶性高血压的常见原因。常见的诱因有极度疲劳、精神创伤、精神过度紧张或激动、吸烟、寒冷刺激、更年期内分泌改变等。

2.高血压脑病

高血压脑病既可发生在原发性高血压的基础上，也可发生于肾实质疾病、肾血管性高血压、肾移植后、嗜铬细胞瘤、子痫等继发性高血压的基础上。合并有肾衰竭的患者较肾功能正常者多见，主动脉缩窄和原发性醛固酮增多症很少发展成高血压脑病。

任何可引起血压突然或极度升高的原因都可在疾病的基础上诱发高血压脑病，多在体力劳动或精神紧张、用脑过度时发病。肾功能损害也是常见的诱因。

（二）发病机制

1.急进型恶性高血压

急进型恶性高血压主要是血管紧张素依赖型高血压。患者血管反应性异常升高，伴循环状态的血管活性物质，引起尿钠排泄增多，导致低血容量，继而激活了血管升压激素系统，去甲肾上腺素和血管升压素等分泌增加，以使血压保持在高水平上。当血压超越"临界"水平时，丧失的钠和水激活了急进型恶性高血压的恶性循环，造成进行性肾、心肌和大脑低灌注，而且破坏了脑灌注的自动调节。

2.高血压脑病

Strandgaard 和 Panlson 研究了动物和人高血压脑病的发病机制。结果发现当平均动脉压在 8.00～16.00 kPa(60～120 mmHg)范围内变化时,血压下降时小血管扩张,血压上升时小血管则收缩,提示通过自动调节机制保持了脑血流量的相对恒定。在动物实验中还发现当血压升高达 24.00 kPa(180 mmHg)的危险水平时,先前强烈收缩的血管不能承受过高的压力,发展到所有脑血管的扩张、脑水肿、颅内压增高,继而出现高血压脑病临床综合征。可见高血压脑病是血压明显升高的后果,系血-脑脊液屏障和脑血流自身调节功能失调所致。他们认为以往血压正常者严重高血压脑病发生在高血压相对低的水平,如儿童急性肾小球肾炎和子痫的妇女,血压仅 20.00/13.33 kPa(150/100 mmHg)时就可能出现高血压脑病。显然,慢性高血压患者能适应这一血压水平,只有血压明显升高时,才可发展为高血压脑病。

(三)其他

中医认为长期的情志不遂,如抑郁、暴怒、思虑等均可致五志过极,肝郁化火,肝阳上亢;饮食不节,损伤脾胃,脾失健运,湿浊壅遏,亦可化火,灼津为痰,痰浊内蕴,挟风上扰;年老体衰,用脑伤精,或妇女天癸将竭,心脾阴血暗耗,肝之阴血亏虚;肾之阴精不足,阴不潜阳,虚阳浮越,形成上盛下虚之势。上述各种因素也可相互作用,使阴阳平衡失调,脏腑功能紊乱而发病。

二、诊断

(一)临床表现

1.急进型恶性高血压

慢性原发性高血压患者中 1%～2% 发展为急进型恶性高血压,多见于 40～50 岁者。男女之比约为3∶2。肾血管性或肾实质性高血压进展为急进性恶性高血压的速度最快,多见于 30 岁以下或 60 岁以上者。有报道,最多出现的症状为视力障碍,其次为急性头痛、血尿等。另有资料显示,约 85% 的患者诉严重头痛,常位于枕部或前额,以清晨为甚,呈跳动性;约 60% 患者出现视力减退,甚至失明。常见的神经症状和体征包括意识模糊、嗜睡、癫痫发作、短暂性脑缺血发作、昏迷等。此外,常出现心、肾功能不全的表现,如心力衰竭、心绞痛、夜尿多、肾功能损害,严重时可出现急性少尿性肾衰竭。由于微小动脉内溶血和播散性血管内凝血,可有溶血性贫血和出血的表现。其他临床表现还有体重减轻(占 75%),消化道症状(占 49%),心力衰竭(占 30%),全身不适及疲乏(占 30%),少数患者 DBP 高达 17.33 kPa(130 mmHg)时并无自觉症状和并发症。

2.高血压脑病

高血压脑病常见的是弥漫性头痛,可伴有恶心、喷射性呕吐、神志变化初呈兴奋、烦躁不安、精神萎靡、嗜睡。若脑水肿进一步加剧,则在数小时或1～2天内出现意识模糊,甚至昏迷。此外,还可能出现视力障碍、眼球震颤,以偏盲和黑矇多见。有时出现偏瘫、半身感觉障碍、失语、颈项强直、全身或局限性抽搐、四肢痉挛等神经症状,严重者甚至合并呼吸中枢衰竭的临床表现。

3.脑卒中

当血压骤升,特别在长期高血压血管病变的基础上,可导致脑出血或脑梗死,也有合并蛛网膜下腔出血的病例。通常 DBP 高者易发生脑出血。起病急,患者呈现剧烈头痛、恶心、呕吐,很快进昏迷,或出现偏瘫。视神经盘水肿、脑脊液压力高,有的呈血性脑脊液。以 SBP 为主者易发生脑梗死,起病慢,多在休息时发生,逐渐出现肢体麻木、失语或偏瘫,意识常清醒。头颅 CT 断层扫描对诊断与鉴别诊断有特殊意义。

4.急性主动脉夹层动脉瘤

急性主动脉夹层动脉瘤多发生于年龄较大伴有主动脉硬化的高血压患者,其死亡率 90%。当血压升高的同时,突感胸骨后心前区撕裂样或刀割样疼痛,向背部、腹腰部放射,持续时间较长,硝酸酯类药不能缓解。有的脉搏消失,在主动脉瓣第二听诊区出现新的舒张期吹风样或哈气样杂音。

5.急性左心衰竭

血压突然升高的同时,外周小血管处于收缩或痉挛状态,心脏阻力负荷加重,短时间内血液在大血管和左心室淤滞,从而左心室容量负荷也急剧增加,心脑失代偿引起急性左心衰竭,致肺瘀血、肺水肿。临床上可突然出现严重气促、不能平卧、发绀、严重时大汗淋漓、咳嗽、咳出大量白色或粉红色泡沫样浆液样痰。两肺可闻及湿啰音。

6.急性冠脉供血不足

高血压常伴心肌缺血,当血压骤升,心脏阻力和容量负荷加重,左心室壁张力增加,心肌耗氧量增加,加之冠脉血管痉挛,供血、供氧不足而引起心绞痛。血压剧升的同时,出现胸骨后或心前区不适、胸闷,有时向左臂内侧放射。发作时心电图 ST-T 改变有助诊断。血压下降后,心绞痛及有关症状亦随之消失,心电图也有所改善。

7.急性肾衰竭

除血压明显增高外,临床上出现少尿、无尿、血尿、蛋白尿、血尿素氮和血肌酐浓度急剧上升。

8.子痫和严重的先兆子痫

妊娠妇女的血压超过 18.67/12.00 kPa(140/90 mmHg)或较基础水平增加 4.00/2.00 kPa(30/15 mmHg)以上即为异常。先兆子痫为高血压水肿蛋白尿综合征,伴头痛眼花等症状,多在妊娠后期 3~4 个月、分娩期或产后 48 小时内发生。其中部分患者可发展为子痫,出现抽搐、脑出血、肾衰竭和微血管病性溶血性贫血等重要器官的损害。

9.儿茶酚胺诱发的危象

儿茶酚胺诱发的危象可见于嗜铬细胞瘤、可乐定停药综合征、使用拟交感药物,以及单胺氧化酶抑制剂与酪胺间的相互作用。临床上出现血压显著升高,并伴有相关症状。

(二)实验室和器械检查

急进型恶性高血压最特征性的临床表现是高血压视网膜病变。眼底镜检查可发现除了慢性小动脉硬化外,急性改变有小血管节段或弥漫性痉挛,视网膜水肿,反光增强呈波纹状、条状或火焰状出血,蜡状或棉絮样渗出,乳头水肿及静脉增粗。开始视网膜变成灰白色,24 小时内恢复成白色,边缘呈绒毛样。血压控制 2~12 周后视力可完全恢复。视神经盘水肿在血压控制后 2~3 周才能消失,虽可出现视神经萎缩和视力减退,但常无后遗症。

尿中出现不同程度的镜下血尿,肉眼血尿少见,偶见白细胞尿,可有透明及颗粒管型。随病情变化迅速出现氮质血症、低钙血症,重者出现代谢性酸中毒。

高血压脑病眼底检查示视网膜小动脉炎伴 KW Ⅲ级或Ⅳ级眼底变化。非特异性的检查包括脑电图示活性丧失;CT 扫描示侧脑室受压、对称的低密度区,提示脑水肿;腰椎穿刺常示压力升高和脑脊液中蛋白正常或增高。

三、鉴别诊断

(一)急进型恶性高血压应注意与下列疾病相鉴别

(1)其他原因所致的左心衰竭,其早期可能血压偏高,但 DBP 低于 17.33～18.67 kPa(130～140 mmHg),也无相应的眼底改变。

(2)任何原因所致的尿毒症,一般在高血压出现前先有肾性、肾前性或肾后性病变的病史。

(3)脑肿瘤,即使出现高血压也仅是轻度,且视神经盘水肿限于单侧。

(4)需注意少数恶性高血压患者有无眼底或肾脏改变。

(5)肾血管疾病是常见的病因,但常仅从病史。体征及常规实验室检查不能明确诊断,可采用单剂量卡托普利激发试验协助诊断肾动脉狭窄。

(二)高血压脑病要注意与高血压并发脑卒中及颅内占位性病变相鉴别

(1)脑血栓形成或脑梗死的头痛多不严重;昏迷多见,有神经系统定位体征;脑电图有局灶性改变;CT 断层扫描可发现局部梗死灶。

(2)脑出血或蛛网膜下腔出血者头痛严重,常迅速发生深昏迷,前者有明显的定位体征,后者有脑膜刺激征;脑脊液呈血性。

(3)颅内占位性病变头痛严重;起病缓慢且病情进行性加重;有固定的局灶性神经体征;CT、MR、脑电图和脑放射性检查显示有局部病损;眼底镜检查可见视神经盘水肿,但无动脉痉挛。这些均有助于与高血压脑病相鉴别。

四、危重指标

(1)病情进展迅速。

(2)发生严重高血压脑病。

(3)发生严重急性心力衰竭或急性肾衰竭。

(4)发生急性主动脉夹层动脉瘤、脑卒中、子痫和严重的先兆子痫等情况。

五、治疗

(一)西医治疗

1.治疗原则

(1)必须争分夺秒:由于高血压危象将危及患者生命,因此必须采取紧急措施。降压是治疗高血压危象的关键措施,要尽快把血压降至安全范围内,以防严重并发症的发生。

(2)立即询问病史和查体:寻找高血压危象的病因和诱因,以去除诱因,排除与高血压危象相似的疾病,并判断靶器官损害的程度。

(3)降压的目标及速度:急剧升高的血压是导致高血压危象的最直接原因,只有使血压在一定时间内下降,才有可能缓解高血压危象。高血压急症治疗的第一步是在数分钟至2小时内(一般主张在1小时内),多数采用非肠道给药,但平均动脉压下降不要超过25%。然后第二步在2～6小时内使血压逐渐达到 21.33/13.33 kPa(160/100 mmHg)。至于高血压次急症,去除诱因后,观察15～30分钟,如血压仍高做 24.00/16.00 kPa(180/120 mmHg),则可选用发挥作用较快的口服降压药。降压速度宜比较慢,在数小时至 48 小时内血压控制在安全范围内。一般认为安全的水平在[21.33～24.00 kPa(160～180 mmHg)]/[13.33～14.67 kPa(100～110 mmHg)]范围内。要密切注意血压下降的速度和幅度,如降压过快,可能出现脑缺血的症状,如头晕、一过性失明、甚至昏迷。血压变化过大，心脏和肾脏也会出现缺血，导致心绞痛、急性心肌梗死、心律失常、肾功能受损或进一步恶化。因此，对高血压危象的降压治疗应既迅速又谨慎。

(4)个体化原则：降压治疗方案的制订除考虑病因外，还应根据高血压的病程、病前水平、升高的速度和靶器官受损的程度、年龄及其他临床情况，按个体化的原则制订。如患者为 60 岁以上，有冠心病、脑血管病或肾功能不全者，更应避免急剧降压。开始时降压药的剂量宜小，要密切观察患者血压对降压药的反应，有无神经系统症状、少尿等现象；然后逐渐增加剂量，确定个体化的最佳剂量。鉴于 DBP 在 $17.33\sim18.67$ kPa($130\sim140$ mmHg)对患者有即刻生命危险，均应采用静脉降压药，但剂量的调整必须遵循个体化的原则。

(5)静脉用药与口服降压药的配合：静脉用药者 $1\sim2$ 天内宜加用口服降压药，以致能在短期内停止静脉给药。患者血压稳定后，也应坚持长期抗高血压治疗。

(6)选择降压药时应考虑静脉滴注还是口服：药物的降压速度要达到的目标血压，起效时间和维持时间；对心排出量、外周血管阻力和大脑、心肌及肾血流量的血流动力学效应；一般要选择不改变心排出量或脑血流、作用快、有效而不良反应少的降压药，如硝普钠、乌拉地尔、钙拮抗剂、硝酸酯类药物等。

2.治疗措施

(1)迅速降压：首选硝普钠或乌拉地尔。①硝普钠：通过调节点滴速度可使血压满意地控制在预期水平上，即刻发挥作用，停药后作用只维持 $1\sim2$ 分钟，血压迅速回升。应在严密血流动力学监测下避光静脉滴注，开始剂量为 25 μg/min，因为对硝普钠的反应个体间有很大差异，所以在滴注过程中，尤其是开始点滴时宜每 $5\sim10$ 分钟测血压 1 次，以调整最佳剂量，视血压和病情可逐渐增至 $200\sim300$ μg/min。在临床要求的时间内将血压降至[$21.33\sim24.00$ kPa($160\sim180$ mmHg)]/[$13.33\sim14.67$ kPa($100\sim110$ mmHg)]为宜。持续静脉点滴一般不宜超过3天，以免发生硫氰酸钠中毒；使用时须临时配制新鲜药液，滴注超过 6 小时重新配制。②乌拉地尔：多种药物的比较研究结果显示，乌拉地尔降压作用强，起效快，维持时间短，无反射性心率加快的不良反应。当血压降到一定程度后，可兴奋延髓血管中枢而不致血压过低。还有轻度增加肾血流量的作用，不增加肾素活性，故对肾功能无不良影响，对肝功能也无损害。用于高血压危象的治疗，可将乌拉地尔注射液 25 mg 稀释于10 mL生理盐水中，静脉缓慢推注，5分钟后若效果不理想，可重复注射 25 mg，10 分钟后可用乌拉地尔50 mg溶于 250 mL 生理盐水或5%葡萄糖溶液内静脉滴注。也可直接采用静脉滴注的方法控制血压。同样，要注意个体差异，宜在血压监测下，调整剂量(滴速)，按病情需要，使血压在一定时间内达到预期的水平。目前的临床资料显示乌拉地尔疗效确切，安全性好，应用范围较广，适用于高血压危象的急救。

(2)口服降压药：用于高血压危象的口服降压药须起效较快，据近期文献报道，可供选择的口服降压药有硝苯地平控释片(或缓释片)、卡托普利、依那普利、可乐定、拉贝洛尔等。①硝苯地平与硝苯地平控释片(或缓释片)：关于口服或舌下含化短效的硝苯地平的研究很多，多数是肯定的报道，但最近有报告中强调了否定的意见。提示硝苯地平急速降压可能有潜在的危害，而由于缓释片有效、较快、平稳地降压，并能维持12小时，因此硝苯缓释片用于高血压危象的治疗更可取，最初剂量建议为 10 mg。②卡托普利和依那普利：卡托普利口服吸收迅速，舌下含服 $25\sim50$ mg，15 分钟起效，$30\sim60$ 分钟降压作用明显，持续 3 小时左右，继续服用降压作用可增强，每天 $2\sim3$ 次。依那普利较卡托普利起效慢，$1\sim2$ 小时发挥降压作用，4 小时达血药高峰浓度，半衰期

11 小时,但维持时间较长,作用也较强。一般剂量为 5~10 mg,每天 2 次。两者的不良反应均较少而轻,但对患有双侧肾动脉狭窄和严重肾功能不全者禁用,妊娠期和哺乳期妇女慎用。③其他口服降压药:可乐定系中枢 α 受体拮抗剂,开始服 0.2 mg,以后每小时加服 0.1 mg,直至总量 0.8 mg,1/2~2 小时起效,维持 6~8 小时,能安全有效地降低非常高的血压,主要不良反应是精神抑郁作用和停药后血压易反跳。拉贝洛尔系 α 和 β 受体阻滞剂,常用剂量 200~400 mg,1/2~2 小时起效,作用维持 8~12 小时,每天 2 次,也能有效地降压,无心率加快的不良反应。心动过缓、传导阻滞、有支气管哮喘病史者慎用。

高血压脑病除了迅速选用硝普钠或乌拉地尔降压外,还需制止抽搐和减轻脑水肿。可选用安定 10~20 mg 静脉缓注,必要时 30 分钟后再重复 1 次,直至抽搐停止。亦可用苯巴比妥钠 0.2 mg 肌内注射或 10% 水合氯醛 20~30 mL 保留灌肠。特别是血压已降到预期水平,仍有颅内压增高时,要及时静脉注射或快速静脉滴注 20% 甘露醇或 25% 山梨醇 250 mL,每隔 4~6 小时重复 1 次;速尿 40~80 mg 加入 50% 葡萄糖 20~40 mL 静脉注射;必要时静脉注射地塞米松。禁用可乐定。

并发脑血管意外的情况,虽然降压速度和水平目前仍有争议,但一般认为不宜急剧降压,若 SBP 高于 24.00 kPa(180 mmHg),DBP 高于 14.00 kPa(105 mmHg),可应用静脉药物,但须密切监测血压,以免造成神经系统的损害。并发脑出血一般 SBP 降至 150 mmHg 为宜;蛛网膜下腔出血者 SBP 降至 18.67~21.33 kPa(140~160 mmHg)即可;缺血性脑病除非血压过高,一般不予降压,待病情稳定数天后再使血压逐渐降至正常水平。

并发左心衰竭或急性肺水肿的情况,静脉滴注硝普钠或乌拉地尔、硝酸甘油,往往能收到降压和改善心功能的显效。其他措施可按急性肺水肿处理,如给予吗啡、毛花苷丙、速尿、高流量吸氧等。

先兆子痫和子痫的时候,不宜将血压降得过低,以免影响胎儿血供。子痫前期存在小动脉痉挛和血液浓缩间的恶性循环,利尿剂可加重该恶性循环,应避免使用。在子痫发生前应终止妊娠。若发生子痫,立即静脉注射乌拉地尔,给予安定 10~20 mg 静脉注射或肌内注射。当 DBP 仍高于 15.33 kPa(115 mmHg)时,首选阿替洛尔 50~100 mg,每天 2 次。钙拮抗剂可抑制子宫平滑肌收缩,影响产程,不宜使用;利血平可通过胎盘影响胎儿,也应避免使用;禁用硝普钠。子痫发生后延缓分娩,以子痫停止 24~48 小时分娩为宜。

合并肾功能不全者除血液透析外,药物首选具有利尿、降压作用的速尿 40~80 mg,每天 1~2 次。也可选用钙拮抗剂、ACEI 和 α 阻滞剂,多与利尿剂合用。急性肾衰竭时慎用硝普钠,以免引起硫氰酸钠中毒。β 阻滞剂使肾功能减退,也应避免使用。降压不宜过低,一般不低于 20.00/12.00 kPa(150/90 mmHg)为宜。

嗜铬细胞瘤所致高血压危象,首选 α 阻滞剂酚妥拉明 5~10 mg 快速静脉滴注,以 25~50 mg 加入 5% 葡萄糖 500 mL 内静脉滴注维持,也可用硝普钠及 β 阻滞剂。一般待血压降至 24.00/14.67 kPa(180/110 mmHg)后逐渐减量,口服拉贝洛尔维持降压效果。

伴主动脉夹层动脉瘤者立即监护,绝对卧床,选用乌拉地尔或硝普钠静脉滴注迅速降压,不仅能减轻或缓解胸痛,还可防止主动脉壁的进一步破裂,争取手术机会,酌情给予阿替洛尔、美托洛尔或比索洛尔和利尿剂。肌内注射哌替啶或地西泮以镇静止痛。应尽快争取手术治疗。

(二)中医治疗

1.证候特征

本证发病急剧,症见以眩晕,头痛,面红目赤,口苦,或眩晕头痛,腰膝酸软,耳鸣健忘,五心烦热,心悸失眠,或腰膝酸软,耳鸣健忘,五心烦热,或胸闷,心悸,食少;严重者出现剧烈胸痛、抽搐、神志不清等症状。

2.治疗要点

本病来势急剧,治疗要求快速,应用中西医结合方法治疗。

3.分型治疗

(1)肝火亢盛。

主症:眩晕,头痛,面红目赤,口苦,烦躁,甚至神志不清,便秘尿赤,舌红、苔黄,脉弦。

治法:平肝泻火。

例方:龙胆泻肝汤加减。

常用药:龙胆草、栀子、黄芩、钩藤、生地、菊花、槐花、木通。

应急措施:针灸取穴风池、肝俞、曲池、足三里、太冲、百会,用泻法,强刺激,留针 20～30 分钟。

(2)阴虚阳亢。

主症:眩晕头痛,腰膝酸软,耳鸣健忘,五心烦热,心悸失眠,舌红苔薄,脉弦细而数。

治法:育阴潜阳。

例方:杞菊地黄丸加减。

常用药:熟地、山萸肉、山药、菊花、丹皮、龟板。

应急措施:针灸取穴肾俞、肝俞、太溪、太冲,中等刺激,留针20～30分钟。

(3)痰热闭窍。

主症:眩晕,头痛头重,胸闷,心悸,食少,呕吐痰涎或食物,甚至发生抽搐、神志不清,苔黄腻,脉滑。

治法:祛痰开窍。

例方:涤痰汤加减。

常用药:茯苓、白术、陈皮、半夏、菖蒲、胆星、天麻、钩藤、代赭石、石决明、天竺黄、黄连。

应急措施:醒脑静脉注射射液 20～30 mL 加入 250 mL 葡萄糖。

(郝媛媛)

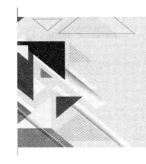
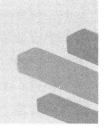

第六章 冠心病

第一节 猝死型冠心病

一、概述

冠心病猝死属中医厥证范畴。猝死型冠心病指平时没有心脏病史或仅有轻微心脏病症状的人,病情基本稳定,无明显外因、非创伤亦非自伤,由于心电衰竭或机械性衰竭使心脏失去了有效收缩而突然死亡。从突然发生症状到死亡时间有不同规定。美国血液病研究所定为 24 小时,世界卫生组织定为 6 小时,心脏学专家则将发病后 1 小时内死亡定为猝死标准。

猝死型冠心病以隆冬为好发季节,在家、工作地点或公共场所中突然发病,心脏骤停而迅速死亡;半数患者生前无症状。死亡患者发病前短时间内有无先兆症状难以了解,部分患者则有心肌梗死的先兆症状。

二、病因病机

在心脏性猝死中发现 81% 有明显冠心病,其主要病理特点是一支以上的冠状动脉＞75% 狭窄,其中至少一根血管有＞75% 狭窄者占 94%,急性冠状动脉闭塞者为 58%,已愈合的心肌梗死为 44%,急性心肌梗死者占 27%。这些研究提示:广泛性冠状动脉病变是冠心病猝死的主要病理,而冠状动脉内的血栓形成及冠状血管的痉挛,更进一步促进心肌损伤心电稳定性下降,从而诱发心室颤动,心脏停搏。常见诱因。①体力劳累:较前剧烈而持久的劳动,造成过于疲劳。②饱餐、饮酒及过量吸烟。③精神神经过度兴奋、激动。④严重的心功能不全:不稳定型心绞痛。⑤低钾、低镁血症。⑥某些抗心律失常的药物。

三、临床表现

只有 12% 的心脏猝死者在死亡前 6 个月内曾因心脏疾患而就诊。而绝大多数患者则因症状缺乏特异性而被忽视。

(一)胸痛、呼吸困难猝死者

在发病数天或数周前自感胸痛或出现性质改变的心绞痛、呼吸困难,在尸检中发现冠状动脉血栓形成的机会较高。

(二)乏力、软弱

在许多研究中发现心脏性猝死前数天或数周内乏力、软弱是特别常见的症状。

(三)特异性心脏症状持续性心绞痛、心律失常、心力衰竭等

国外文献报道,24%的心脏性猝死者在心搏骤停前3.8小时出现特异性心脏症状,但大多数研究认为,这些症状少见,特别是那些瞬间死亡者。

(四)冠心病猝死是突然发生的

多在冬季,半数人生前无一点症状,绝大多数发生在院外,如能及时抢救患者可能存活。

(五)心脏骤停的表现

心脏骤停的几个表现:①突然的意识丧失或抽搐可伴有惊厥;②大动脉(颈动脉股动脉)搏动消失;③听诊心音消失;④叹息样呼吸或呼吸停止伴发绀;⑤瞳孔散大,黏膜、皮肤发绀。

四、诊断依据

参考国内外有关标准,凡符合下列条件之一者,可诊断为冠心病猝死:①过去曾经诊断为冠心病或可疑冠心病,突然发生心绞痛而于1小时内或在睡眠中死亡。②突然发生心绞痛或心源性休克,心电图示急性心肌梗死或梗死先兆,于1小时内死亡。③猝死后经尸解证实有明显冠状动脉硬化、血栓栓塞等严重病变。

以下几种具有高度危险性:①有冠心病史、曾经发生过室颤的患者。②不稳定型心绞痛频繁发作伴ST段压低>2 mm者。③器质性心脏病心室增大,心功能减退伴有晕厥者。④器质性心脏病伴低钾、低镁者。⑤环境因素的改变如过度烟酒、过度劳累、情绪激动、突发应激等。这些情况都可使心肌缺血加重,儿茶酚胺释放增多,使室颤阈值降低而诱发猝死。对于这类患者,应采取积极的预防治疗措施。

对于有以下检查结果,也应视为高度危险者,应给予及时治疗:①心电图提示频发多源的室性期前收缩,且有以下特点者:室性期前收缩QRS波幅<1.0 mV;室性期前收缩QRS波群时间>0.16秒;室性期前收缩QRS、T波与QRS主波方向相同,且T波高尖对称;室性并行心律;高度房室传导阻滞、高度室内传导阻滞者。②心室晚电位(VLP)阳性可作为恶性心律失常的筛选指标。③心率变异性(HRV)分析异常能评价心脏自主神经系统的功能,正常人心脏受交感和迷走神经的支配,心肌的电稳定性依赖于两者的平衡。急性心肌梗死患者由于心肌的坏死而使支配心脏的交感和迷走神经受损,尤其对迷走神经损害更为严重,使交感神经活动相对增强,导致心电不稳定性增加和室颤阈值降低,易发生室颤而致猝死。心脏性猝死中90%是冠心病所致,但对于冠心病猝死的规律,认识还不很充分。

五、鉴别诊断

心脏骤停时,常出现喘息性呼吸或呼吸停止,但有时呼吸仍正常。在心脏骤停的过程中,如复苏迅速有效,自动呼吸可以一直保持良好。心脏骤停时,常出现皮肤和黏膜苍白和发绀,但在灯光下易被忽略。在心脏骤停前如有严重的窒息或缺氧,则发绀常很明显。心脏骤停因可引起突然意识丧失,应与许多疾病,如昏厥、癫痫、脑血管疾病、大出血、肺栓塞等进行鉴别。

六、治疗

主要是指心肺脑复苏。如意识丧失和大动脉搏动消失,应立即启动心肺脑复苏。

(一)基础生命支持阶段

(1)保持气道通畅:将患者头后仰,必要时以手托下颏,而不使颈部向后过伸,其目的是使气道尽量成一直线,解除舌后坠造成的呼吸困难。

(2)建立呼吸:在疏通气道的基础上进行人工通气,以维持患者肺部的气体交换。用口对口、口对鼻或口对气囊、面罩,膨肺2次,以指触颈动脉5~10秒,如有脉搏,继续吹气12次/分钟。

(3)人工循环:与建立呼吸同时进行,用胸外人工按压的方法,使心脏被动收缩、舒张,维持患者的血液循环。操作:每分钟100次按压胸骨体下部,下陷4~5 cm。持续抢救直至脉搏恢复或更有经验的急救人员到达或至医师宣布证实死亡为止。

(二)高级生命支持阶段

不能间断心脏按压及肺通气,若属无法进行,则进行气管内插管。

(1)建立输液管道,给予药物及液体治疗:①肾上腺素0.5~1.0 mg静脉注入,每3~5分钟1次,可逐渐加大至5 mg直至自然脉搏出现。②若停搏达5分钟以上,可给碳酸氢钠1 mmol/kg静脉注入。③监测动脉血pH及血气分析。④必要时静脉输液。

(2)心电图监测:以辨明心室纤颤,心搏停止或奇特的复合波。

(3)心室颤动的治疗:①立即用200~360 W直流电非同步除颤,如需要时重复进行。②胺碘酮或利多卡因等药物的使用:利多卡因1~2 mg/kg,静脉注入,需要时可持续点滴。胺碘酮首次150 mg,大于10分钟缓慢静脉滴注,如无效可重复至500 mg,后续1 mg/kg静脉滴注,每天总量可达2 g。③如无心脏搏动,应每5分钟重复注射肾上腺素1次,如需要可给予血管升压剂。④持续抢救直至脉搏良好。

(三)持续生命支持阶段

(1)病情估计包括心脏骤停原因及测定抢救的可能性。

(2)恢复神志即脑复苏。

(3)加强治疗护理:①在恢复自然循环后和昏迷的全过程,设法改进缺氧后脑病,并给予留置导尿管。②监测:包括心电图、血压、动脉压、肺动脉压、中心静脉压、血气、水及电解质、镇静及肌肉松弛剂应用,葡萄糖、营养物质及药物供给的监测等。③调节室内温湿度及空气。

七、预防及调摄

(1)加强锻炼,注意营养,增强体质。

(2)加强思想修养,陶冶情操,避免精神和环境的刺激。

(3)对已发病者,更加强护理,密切观察病情的发展变化,采取相应救治措施救治。

(4)患者苏醒后,要消除其紧张情绪,针对不同的病因予以不同的饮食调养。

(5)严禁烟酒及香辣之品,以免助湿生痰,加重病情。

(姜　召)

第二节　隐匿型冠心病

一、概述

隐匿型冠心病根据中医学理论属"胸痹""心病""心悸"等范畴的疾病,多见于中老年人。其同有症状性心肌缺血一样,与急性心肌梗死和猝死关系密切。西医学是指患者无心绞痛或心肌缺血相关主观症状,而经检查发现有客观证据(心电活动、左室功能、心肌血流灌注及心肌代谢等异常)的一过性心肌缺血,是冠心病的一种特殊类型,又称无症状性冠心病或无症状心肌缺血(SMI)。患者有冠状动脉粥样硬化,但病变较轻或有较好的侧支循环,或患者痛阈较高因而无疼痛症状。

无症状心肌缺血正日益受到重视,主要是由于近年来大量的研究发现,25%～50%的急性猝死者中,生前无心绞痛发作史;但近90%的尸检中,发现这些人均有严重的冠状动脉粥样硬化病变。美国2%～4%貌似健康的无症状的中年人,检查发现有明显的冠状动脉病变和无症状心肌缺血发作。猝死的原因通常是致命性心律失常,而在致命性快速室性心律失常发作前,心电图可检出无症状心肌缺血与猝死之间可能有因果关系。此外,有人报道,美国每年有45万人猝死,其中20%～50%死于缓慢性心律失常,在此之前或同时,常伴有无症状心肌缺血。无症状心肌缺血在冠心病中非常普遍,且心肌缺血可造成心肌可逆性或永久性损伤,并引起心绞痛、心律失常、泵衰竭、急性心肌梗死或猝死,有人对5209例冠心病患者进行30年随访观察中发现,25%的心肌梗死是无症状的,其10年内病死率为84%。结果表明,无症状心肌梗死的猝死率和病死率与有症状的心肌梗死的猝死率和病死率相似。即使在已发生急性心肌梗死的患者中,也仍有30%的患者没有症状,这表明梗死周围心肌有残余缺血,这种残余缺血往往导致再次心肌梗死和猝死。

目前,可以肯定地说,无症状心肌缺血的发作可以引起心脏功能改变、心肌电生理活动及心肌代谢异常,与有症状发作的心肌缺血比较具有同等程度的影响,且具有一些潜在的并发症,具体如下。①心律失常和心血管意外:心律失常的发生与一过性心肌缺血的发作有密切的关系,且是致命性心律失常的重要影响因素。Meissner等报道,美国每年45万人猝死,其中20%～50%死于缓慢性心律失常,在此之前或同时,常伴有无症状性心肌缺血。②无症状性心肌梗死:SMI患者易发生无症状性心肌梗死,在心肌梗死的患者中约有20%～25%为无症状的。起病常以并发症的形式出现,如心律失常、心衰、心源性休克等,病死率明显高于有痛性心肌梗死患者。③缺血性心肌病:缓慢而持久的心肌缺血,可以造成心肌广泛弥漫性的纤维化,形成充血性缺血性心肌病。

无症状性心肌缺血患者多数有冠心病的易患因素,如高血压、高血脂、糖尿病、吸烟等,他们与其他类型冠心病患者的不同之处在于无临床症状,但是血液、血管已经有了病变,如果无症状心肌缺血患者出现了心律失常、频发多种期前收缩、心动过速等,更要引起高度注意。医学上认为这类患者是早期的冠心病,可能突然发生心绞痛或心肌梗死。因此,即使无症状的心肌缺血也应高度注意,必须开始用药,临床上常选用抗血小板黏附聚集药物、调脂药物、β受体阻断剂、硝酸酯类药物、钙离子通道阻滞剂等药物治疗。

因此,对无症状心肌缺血,应做到早期发现、早期治疗,以改善心肌缺血的状态,防止意外的发生。

二、病因病机

(一)中医病因病机

隐匿型冠心病多由饮食不当、外感寒邪、情志失调、年老体虚等原因,使心、肝、脾、肾功能失常,导致气、血、阴、阳亏虚,在正虚基础上形成气滞、血瘀、痰浊,引起心脉气血运行不畅,心脉挛急。但本病多以年老体虚为主。《素问·上古天真论》指出人之生长壮老已与肾中精气盈虚密切相关。由于肾气不足,肾阳虚不能鼓舞五脏之阳,可致心阳气不振,推动温煦之力不足,心血运行不畅,心脉痹阻不畅,而出现胸闷但无痛觉,气短,倦怠乏力,失眠,睡眠中易惊醒等症。所以说隐匿型冠心病病机乃以心肾阳虚为本,痰瘀痹阻为标的本虚标实证。本病中医辨证病位在心,其发病与肝肾脾诸脏的盛衰有关,兼有痰浊、血瘀、气滞、寒凝等病变。阳虚则寒,寒主收引,凝滞血脉,胸阳失展,致痰瘀内阻心脉。治宜温阳通脉,涤痰泄浊,行气活血。鉴于 SMI 的病机复杂,临床上各型每多相互演变、转化,需四诊合参,综合分析。

(二)西医学发病机制

1.缺血机制

心绞痛是心肌缺血的一种主观感觉,由心肌供氧与需氧失衡所致。同样 SMI 也是心肌供氧与需氧失衡的结果。在 SMI 中,52%的患者发生于日常生活中,33.5%发生于睡眠时,14.5%发生于剧烈运动中。因此,单纯用冠状动脉供血减少或心肌耗氧增加均难以解释。在静息状态下只有冠状动脉狭窄 90%以上才会引起冠状动脉供血减少。在迅速和紧张情况下,冠状动脉狭窄 50%以上就有冠状动脉血流减少,而且狭窄的长度对冠状动脉血流减少具有非常重要的作用。SMI 和有症状性心肌缺血发作时心率比发作前分别增加 13 次/分钟和 22 次/分钟,其增加幅度均小于次极量运动试验的心率水平,提示日常生活中轻微的体力活动和休息时发生的心肌缺血与运动诱发心肌缺血的机制存在某些差异。运动诱发的心肌缺血是心肌耗氧明显增加而冠状动脉固定狭窄不能相应增加心肌供血所致。日常生活中发生的心肌缺血除了心肌耗氧量轻度增加外,主要是冠状动脉供血减少,SMI 发作有时间节律性,因发作前心绪和血压升高而午前发病,可能是心肌耗氧增加起重要作用,而傍晚至夜间发病则冠状动脉痉挛比心肌耗氧增加更重要。

2.无痛机制

(1)血浆内啡肽升高:内啡肽是一种很强的镇痛物质,主要由涎腺分泌。现已发现 SMI 患者血浆中内啡肽浓度升高,若内啡肽拮抗剂可使 SMI 患者产生缺血症状。这说明血浆内啡肽浓度增加导致痛阈值升高是引起心肌缺血无痛的原因之一。

(2)缺血程度较轻:心肌缺血后相继出现生化(钾丢失、乳酸堆积)、机械(先舒张功能减退、后收缩功能减退)、心电(S-T 段降低)和临床(心绞痛)等一系列改变,心绞痛则是心肌缺血出现最晚的表现。若心肌缺血的范围小、程度轻及持续时间短,缺血心肌所释放的混激肽、前列腺素及5-羟色胺等致痛物质未达到痛阈值而表现无症状。

(3)疼痛警报系统损害:机体存在保护性疼痛警报系统,心肌缺血时产生疼痛,提醒患者减少或停止活动并及时就诊服药,从而保护心脏以免发生进一步的缺血、大面积心肌梗死、广泛的冠状动脉病变,糖尿病等容易引起疼痛警报系统的损害,降低对致痛物质的敏感性,使心肌缺血病变不知不觉地发展,直至致命发作。

3.心肌缺血的代偿调节

(1)心肌挫抑:是指心肌短时间缺血而未发生坏死,但所引起的结构、代谢和功能改变在再灌注后数小时至数天才能恢复。心肌挫抑是心肌缺血的结果,也可能是一种代偿保护机制。它的产生主要与氧自由基及钙负荷过重有关。

(2)冬眠心肌:这是一个心肌保护或代偿机制。慢性心肌缺血的血流减少不严重,而有持续较长时候的供氧减少,心肌耗氧也相应减少,在低水平上维持心肌代谢平衡,继之缓慢引起心肌功能减退,但冠状动脉再灌注后可完全恢复,通过上述心肌缺血的代偿调节反应,使心肌的代谢和功能明显降低,结果就会使心绞痛减少,而表现以 SMI 为主,研究表明心绞痛缺血发作时,心肌血供减少,心脏做功(心率、收缩压)明显增长;而 SMI 发作时,只表现为局部心肌灌注降低,心率血压乘积无明显增加。心肌缺血的代偿调节也可能是 SMI 发生的原因之一。

三、临床表现

患者多属中年以上,无心肌缺血的症状,在体格检查时发现心电图(静息、动态或负荷试验)有 ST 段压低、T 波倒置等,或放射性核素心肌显像(静息或负荷试验)示心肌缺血表现。此类患者与其他类型的冠心病患者之不同,在于并无临床症状,但已有心肌缺血的客观表现,即心电图或放射性核素心肌显像示心脏已受到冠状动脉供血不足的影响。可以认为是早期的冠心病(但不一定是早期的冠状动脉粥样硬化),它可能突然转为心绞痛或心肌梗死,亦可能逐渐演变为缺血性心肌病,发生心力衰竭或心律失常,个别患者亦可能猝死。

(一)临床分型

无症状心肌缺血在冠心病中发生率高,远远超过有症状性心肌缺血。其在临床上可分为三种类型。

1.Ⅰ型

安全无症状性心肌缺血:此型无症状,是偶然被发现有心肌缺血,有人估计在完全无冠心病症状的中年男性中(一般人群)占 2%~5%。其预后与心绞痛患者相似。

2.Ⅱ型

心肌梗死后的无症状心肌缺血:心肌梗死后虽无心绞痛但确有心肌缺血存在者较为多见。此型患者预后较Ⅰ型更为不良,尤其当左心室功能异常时,其病死率为 5%~6%。

3.Ⅲ型

心绞痛伴有无症状心肌缺血:研究表明心绞痛患者中 70%~80%同时存在无症状心肌缺血,并且可发生在不同类型的心绞痛中。必须指出,不稳定性心绞痛患者伴有无症状心肌缺血常能引起致命性的心律失常,经治疗后症状消失但仍有心肌缺血存在,这是预后不良的重要指标。

(二)临床特点

1.发作时间的节律性

一般认为 SMI 在上午多发,午夜少发。老年人与中青年人一样,高发时间仍然在上午 6~10 时。可能与晨起后交感神经兴奋、儿茶酚胺和皮质激素升高,血小板聚集增强肌纤溶活性等因素有关。因为 SMI 发作前有心率增快和血压升高,而且 β 受体阻断剂能降低这一时区的发作频率,提示心肌耗氧增加在这一时间对 SMI 发作起一定的作用。但夜间 2~6 时出现 SMI 发作,老年人(18.1%)明显高于中青年人(8.1%),这可能与老年人心功能差,平卧时回心血量增加,心室充盈压升高及左室扩张有关。因此,治疗老年人 SMI 时,应考虑到夜间的药物浓度。

2.ST 段低压程度相同而持续时间长,发作次数多

老年人 SMI 发作时 ST 段低压程度与中青年人无明显差异,但每次发作持续时间,明显长于中青年人,人均次数也高于中青年人。这可能与老年人冠状动脉病变较重、痛阈值升高及心肌退行性变有关。随着 ST 段低压程度加重,持续时间延长及发作频率增加,SMI 检出率降低,而有症状心肌缺血的检出率升高。

3.并发严重心律失常多

老年人 SMI 发作时,出现 LownⅢ级以上的室性心律失常,房颤、二度以上的房室传导阻滞等严重心律失常显著高于中青年人。心肌缺血可诱发心律失常,较重的心律失常也可诱发或加重心肌缺血。约有半数患者的心律失常是心肌缺血所致。严重心律失常与猝死有关,SMI 与急性心肌梗死有关,故 SMI 伴严重心律失常者应积极的治疗。

4.血清 CK-MB 和 CK-MB/CK 值升高

研究表明,SMI 的老年患者血清 CK-MB 升高,CK 正常,CK-MB/CK 比值明显升高。缺血缺氧能引起心肌细胞膜的理化性质和通透性改变,使心肌中特有 CK-MB 释放,导致血清 CK-MB 升高。因后者仅占 CK 的 15%,若 CK-MB 轻中度升高,对 CK 值影响不大(正常),但 CK-MB/CK 比值明显升高。

四、实验室和器械检查

(一)心电图检查

静息心电图出现 ST 段水平型或下斜型下移≥0.1 mV,伴有或不伴 T 波倒置。此变化对心肌梗死后和有心绞痛史患者的诊断无症状心肌缺血帮助大,但对仅有冠心病危险因素的患者,尚需进行其他检查以助诊断。

(二)动态心电图诊断

无症状心肌缺血的标准:①R 波为主的导联,J 点后 0.08 秒处 ST 段水平或下斜型下移≥0.1 mV,持续时间≥1 分钟;②原有 ST 段压低者应在原有基础上再压低≥0.1 mV,持续时间≥1 分钟;③若为 ST 段抬高则应≥0.15 mV,持续时间≥1 分钟。Holter 心电图可观察 24 小时,以便发现日常生活中的心肌缺血(无症状)发作频度、时间等,但该项检查对诊断无症状心肌缺血的灵敏度不如负荷心电图和负荷心肌显像高。

(三)运动负荷心电图平板或踏车运动试验

根据极量或次极量或症状限制性运动终点时心电图改变,如 ST 段 J 点后 0.08 秒处水平型或下斜型下移≥0.1 mV;ST 段 J 点后 0.06 秒处水平型或弓背向上型抬高≥0.1 mV。

(四)超声心动图

静息或静息加药物或运动负荷试验,如二维超声心动图检出有室壁节段性运动障碍,整体或局部心功能减退,对诊断心肌缺血有较高灵敏度和特异性。

(五)负荷核素

心肌显像示负荷核素心肌灌注显像对诊断无症状心肌缺血有较大帮助。

(六)冠状动脉造影

发现冠状动脉轻中度狭窄,冠状动脉造影能提供冠心病确诊依据。

五、诊断依据

（1）多有高血压、糖尿病、抽烟等心血管危险因素。

（2）年龄多在中年以上，临床无心肌缺血的症状。

（3）心电图检查、动态心电图、运动负荷心电图平板或踏车运动试验可发现 ST 段压低或动态压低≥0.1 mV。超声心动图、负荷核素心肌显像检查发现心肌缺血征象。冠状动脉造影发现冠状动脉轻中度狭窄。

六、鉴别诊断

（一）自主神经功能失调

此病有肾上腺素能 β 受体兴奋性增高的类型，患者心肌耗氧量增加，心电图可出现 ST 段压低和 T 波倒置等改变，患者多表现为精神紧张和心率增快。服普萘洛尔 10～20 mg 后 2 小时，心率减慢后再做心电图检查，可见 ST 段和 T 波恢复正常，有助于鉴别。

（二）其他

心肌炎、心肌病、心包疾病、其他心脏病、电解质紊乱、内分泌和药物作用等情况都可引起 ST 段和 T 波改变，诊断时要注意排除，但根据其各自的临床表现不难做出鉴别。

七、治疗

无症状心肌缺血的预后与心绞痛相似，可引起急性心梗，甚至猝死，且由于其无症状，常不为医师及患者重视。对冠心病的治疗要树立心肌缺血总负荷的概念，只要有心肌缺血，无论有无症状，均应积极治疗，目的在于消除心肌缺血而不是限于环节症状。采用防治动脉粥样硬化的各种措施，以防止粥样斑块病变加重及不稳定加重，争取粥样斑块消退和促进冠状动脉侧支循环的建立。治疗措施可从减少心肌耗氧和解除冠状动脉痉挛两方面加以考虑。

（一）控制易患因素

有效控制糖尿病、高血压、高血凝状态及高脂血症，戒烟酒，合理饮食，对防治至关重要。

（二）抗血小板药物

常用阿司匹林 75～150 mg/d。

（三）降脂药物

许多临床试验都证实，确诊为冠心病（CAD）者使用降低低密度脂蛋白胆固醇药物可减少不良缺血事件确诊 CAD 者，即使低密度脂蛋白胆固醇水平只有轻中度升高，也建议使用他汀类进行治疗。

（四）抗心肌缺血药物

治疗心绞痛的各种药物对 SMI 都有效。β 受体阻断剂对心肌耗氧增加（发作前心率增快和血压升高）所致的 SMI 最有效。尤其是控制午前发病者疗效更突出。扩血管剂对冠状动脉痉挛所致者有较小的效果。在钙离子通道阻滞剂中，硝苯地平因作用时间短和增加心率，疗效较差，多用地尔硫䓬和氨氯地平。硝酸盐类对 SMI 很有效但易发生耐受性，主张用硝酸盐类不过夜，以保证数小时的无硝酸盐类的间歇期。由于老年人 SMI 在夜间发作也有一定的频数，可以白天用硝酸盐类，晚间用钙离子通道阻滞剂。心肌耗氧增加和冠状动脉痉挛所致的缓和性心肌缺血者应联合用药，如氨氯地平和阿替洛尔合用的疗效明显优于单独用药。SMI 高峰多发生于晨后数小时内，短效制剂应在患者睡醒后立即服用。长效制剂应在晚上临睡前使用，有利于控制 SMI 的发作。

(五)低分子肝素

有学者指出,在应用常规治疗冠心病药物的同时加用低分子肝素可进一步减轻 SMI 患者的心肌缺血,并改善患者的血液流变学。

(六)介入手术治疗

上述无症状心肌缺血患者应用药物治疗后仍有频繁无症状心肌缺血发作时,经冠状动脉造影证实有适应证者可做血运重建术。根据冠状动脉病变情况选择冠状动脉介入血管成形术、冠状动脉搭桥术。

八、预后

(一)SMI 预后比无 SMI 的预后差

SMI 预后与心绞痛相同,SMI 由于无自觉症状,不能得到及时识别和治疗,往往导致严重的后果。

(二)SMI 预后的影响因素

1.心肌缺血持续时间

心肌缺血持续时间≥60 分钟者心肌梗死发生率为 24.1％,心性死亡为 9.3％,而＜60 分钟者分别为7.4％和1.9％。心肌缺血＞60 分钟是影响 SMI 预后的重要指标。

2.左心功能

在 SMI 中,左心功能不全者比心功能正常者差。SMI 伴右心功能不全者年病死率为5％~6％。

3.冠状动脉病变

左冠状动脉主干病变,侧支病变、低运动量诱发心肌缺血者易发生心肌梗死和猝死。

(姜 召)

第三节 急性心肌梗死

一、概述

急性心肌梗死(AMI)是指冠状动脉急性闭塞,血流中断,所引起的局部心肌的缺血性坏死,临床表现可有持久的胸骨后疼痛、休克、心律失常和心力衰竭,并有血清心肌酶增高以及心电图的改变。近 20 年来,AMI 的诊断和治疗取得了长足进展。根据临床实用的原则分为 ST 段抬高和非 ST 段抬高二类。

二、病因病机

冠状动脉粥样硬化造成管腔狭窄和心肌供血不足,而侧支循环尚未建立时,由于下述原因加重心肌缺血即可发生心肌梗死。

(一)冠状动脉完全闭塞

病变血管粥样斑块内或内膜下出血,管腔内血栓形成或动脉持久性痉挛,使管腔发生完全的闭塞。

(二)心排血量骤降

休克、脱水、出血、严重的心律失常或外科手术等引起心排出量骤降,冠状动脉灌流量严重不足。

（三）心肌需氧需血量猛增

重度体力劳动、情绪激动或血压剧升时，左心室负荷剧增，儿茶酚胺分泌增多，心肌需氧需血量增加。

急性心肌梗死亦可发生于无冠状动脉粥样硬化的冠状动脉痉挛，也偶有由于冠状动脉栓塞、炎症、先天性畸形所致。

心肌梗死后发生的严重心律失常、休克或心力衰竭，均可使冠状动脉灌流量进一步降低，心肌坏死范围扩大。

三、临床表现

（一）梗死先兆

多数患者于发病前数天可有前驱症状，心电图检查可显示 ST 段一时性抬高或降低，T 波高大或明显倒置，此时应警惕患者近期内有发生心肌梗死的可能。

（二）症状

1.疼痛

为此病最突出的症状。发作多无明显诱因，且常发作于安静时，疼痛部位和性质与心绞痛相同，但疼痛程度较重，持续时间久，有长达数小时甚至数天，用硝酸甘油无效。患者常烦躁不安、出汗、恐惧或有濒死感。少数患者可无疼痛，起病即表现休克或急性肺水肿。

2.休克

20％患者可伴有休克，多在起病后数小时至 1 周内发生。患者面色苍白、烦躁不安、皮肤湿冷，脉搏细弱，血压下降＜10.7 kPa（80 mmHg），甚至昏厥。若患者只有血压降低而无其他表现者称为低血压状态。休克发生的主要原因有：由于心肌遭受严重损害，左心室排出量急剧降低（心源性休克）；其次，剧烈胸痛引起神经反射性周围血管扩张；此外，有因呕吐、大汗、摄入不足所致血容量不足的因素存在。

3.心律失常

75％～95％的患者伴有心律失常，多见于起病 1～2 周内，而以 24 小时内为最多见，心律失常中以室性心律失常最多，如室性期前收缩，部分患者可出现室性心动过速或心室颤动而猝死。房室传导阻滞、束支传导阻滞也不少见，室上性心律失常较少发生。前壁心肌梗死易发生束支传导阻滞，下壁心肌梗死易发生房室传导阻滞，室上性心律失常多见于心房梗死。

4.心力衰竭

梗死后心脏收缩力显著减弱且不协调，故在起病最初几天易发生急性左心衰竭，出现呼吸困难、咳嗽、烦躁、不能平卧等症状。严重者发生急性肺水肿，可有紫绀及咯大量粉红色泡沫样痰，后期可有右心衰竭，右心室心肌梗死者在开始即可出现右心衰竭。

5.全身症状

有发热、心动过速、白细胞增高和红细胞沉降增快等。此主要由于组织坏死吸收所引起，一般在梗死后 1～2 天内出现，体温一般在 38 ℃左右，很少超过 39 ℃，持续一周左右。

四、诊断标准

AMI 主要是由于冠状动脉粥样硬化斑块破裂，引起血栓性阻塞所致。心肌梗死一词应该用于临床上有因心肌缺血致心肌坏死证据者。存在下列任何一项时，可以诊断心肌梗死。

（1）心脏生物标志物（最好是肌钙蛋白）增高或增高后降低，至少有 1 次数值超过参考值上限的 99 百分位（即正常上限），并有以下至少 1 项心肌缺血的证据：①心肌缺血临床症状；②心电图出现新的心肌缺血变化，即新的 ST 段改变或左束支传导阻滞［按心电图是否有 ST 段抬高，分为急性 ST 段抬高型心肌梗死（STEMI）和非 STEMI］；③心电图出现病理性 Q 波；④影像学证据显示新的心肌活力丧失或区域性室壁运动异常。

（2）突发、未预料的心脏性死亡，涉及心脏停跳，常伴有提示心肌缺血的症状、推测为新的 ST 段抬高或左束支传导阻滞、冠状动脉造影或尸体检验显示新鲜血栓的证据，死亡发生在可取得血标本之前，或心脏生物标志物在血中出现之前。

（3）在基线肌钙蛋白正常、接受经皮冠状动脉介入治疗（PCI）的患者，心脏生物标志物升高超过正常上限提示围术期心肌坏死。按习用裁定，心脏生物标志物升高超过正常上限的 3 倍定为 PCI 相关的心肌梗死，其中包括 1 种已经证实的支架血栓形成相关的亚型。

（4）基线肌钙蛋白值正常、行冠状动脉旁路移植术（CABG）患者，心脏生物标志物升高超过正常上限，提示围术期心肌坏死。按习用裁定，将心脏生物标志物升高超过正常上限的 5 倍并发生新的病理性 Q 波或新的左束支传导阻滞，或冠状动脉造影证实新移植的或自身的冠状动脉闭塞，或有心肌活力丧失的影像学证据，定为与 CABG 相关的心肌梗死。

（5）有 AMI 的病理学发现。

五、临床分类

1 型：与缺血相关的自发性心肌梗死，由 1 次原发性冠状动脉事件（例如斑块侵蚀及破裂、裂隙或夹层）引起。

2 型：继发于缺血的心肌梗死，由于心肌需氧增加或供氧减少引起，例如冠状动脉痉挛或栓塞、贫血、心律失常、高血压、低血压。

3 型：突发、未预料的心脏性死亡，包括心脏停跳，常有提示心肌缺血的症状，伴有推测为新的 ST 段抬高，新出现的左束支传导阻滞，或冠状动脉造影和（或）病理上冠状动脉有新鲜血栓的证据，但死亡发生于可取得血样本之前或血中生物标志物出现之前。

4 型：4 型包括 a 型和 b 型两种。4a 型为伴发于 PCI 的心肌梗死。4b 型为伴发于支架血栓形成的心肌梗死。

5 型：伴发于 CABG 的心肌梗死。

本文主要阐述"全球统一定义" 1 型，即自发性急性 STEMI 的诊断和治疗，这些患者大多数出现典型的心肌坏死的生物标志物升高，并进展为 Q 波心肌梗死。

六、早期医疗与急诊流程

（一）早期分诊和转运推荐

流行病学调查发现，急性 STEMI 死亡患者中，约 50% 在发病后 1 小时内死于院外，多由于可救治的致命性心律失常［如心室颤动（室颤）］所致。STEMI 发病 12 小时内、持续 ST 段抬高或新发生左束支传导阻滞者，早期药物或机械性再灌注治疗获益明确（Ⅰ，A）。而且应该强调"时间就是心肌，时间就是生命"，尽量缩短发病至入院和再灌注治疗的时间。院前延迟占总时间延迟的主要部分，取决于公众的健康意识和院前急救医疗服务。大力开展有关 STEMI 早期典型和非典型症状的公众教育，使患者在发生疑似急性缺血性胸痛症状后，尽早向急救中心呼救，避免因自行用药和长时间多次评估症状而导致就诊延误。急救医疗服务系统应合理布局、规范管理,救护车人员应根据患者的病史、体检和心电图结果做出初步诊断和分诊(Ⅰ,C)。对有适应证的STEMI患者,院前溶栓效果优于入院后溶栓。对发病3小时内的患者,溶栓治疗的即刻疗效与直接PCI基本相似,有条件时可在救护车上开始溶栓治疗(Ⅱa,A)。对于不能急诊PCI的医院,应将适于转运的高危STEMI患者,溶栓治疗出血风险高、症状发作4小时后就诊的患者,低危但溶栓后症状持续、怀疑溶栓失败的患者,在静脉溶栓后应尽快转运至可行急诊PCI的医院,必要时行PCI或采取相应的药物治疗(Ⅱa,B)。在转运至导管室之前,可进行抗血小板和抗凝治疗(Ⅱb,C)。也可请有资质的医师到有PCI硬件设备但不能独立进行PCI的医院,进行直接PCI(Ⅱb,C)。急救人员要掌握急救处理方法,包括持续心电图和血压监测、吸氧、建立静脉通道和使用急救药物,必要时给予除颤和心肺复苏。在公众中普及心肌再灌注治疗知识,以减少签署手术同意书时的犹豫和延误。

(二)缩短院内时间延迟

建立急诊科与心血管专科的密切协作,配备24小时待命的急诊PCI团队,力争在STEMI患者到达医院10分钟内完成首份心电图,30分钟内开始溶栓治疗,90分钟内完成球囊扩张(即从就诊至球囊扩张时间<90分钟)。通过与接收医院进行密切配合,形成院前和院内紧密衔接的绿色通道;提前电话通知或经远程无线传输系统将12导联心电图传输到医院内,提前启动STEMI治疗措施。

不具备PCI条件且不能在90分钟内完成转运的医院,应立刻进行溶栓治疗(Ⅰ,A)。对怀疑心肌梗死的患者,不管是否接受直接PCI,建议院前使用抗栓治疗,包括强化抗血小板药物(水溶性阿司匹林150~300 mg,氯吡格雷300 mg)和抗凝药物(普通肝素或低分子肝素)(Ⅰ,C)。对计划进行CABG者,不用抗血小板药物。

七、临床和实验室评价、危险分层

(一)临床评估

1.病史采集

病史采集应迅速和有针对性,重点是胸痛和相关症状。STEMI引起的胸痛通常位于胸骨后或左胸部,可向左上臂、下颌、颈、背、肩部或左前臂尺侧放射;胸痛持续>10~20分钟,呈剧烈的压榨性疼痛或压迫感、烧灼感,常伴有恶心、呕吐、大汗和呼吸困难等;含硝酸甘油不能完全缓解。应注意非典型疼痛部位、无痛性心肌梗死和其他不典型的表现,特别是女性、老年、糖尿病及高血压患者。既往史包括冠心病史(心绞痛、心肌梗死、CABG或PCI),未控制的严重高血压,糖尿病,外科手术或拔牙,出血性疾病(包括消化性溃疡、脑血管意外、大出血、不明原因贫血或黑便),脑血管疾病(缺血性卒中、颅内出血或蛛网膜下腔出血),以及应用抗血小板、抗凝和溶栓药物。

2.体格检查

应密切注意生命体征。观察患者的一般状态,有无皮肤湿冷、面色苍白、烦躁不安、颈静脉怒张等;听诊肺部罗音、心律不齐、心脏杂音、心音分裂、心包摩擦音和奔马律;神经系统体征。采用Killip分级法评估心功能,Ⅰ级:无明显的心力衰竭;Ⅱ级:有左心衰竭,肺部罗音<50%肺野,奔马律,窦性心动过速或其他心律失常,静脉压升高,肺淤血的X线表现;Ⅲ级:肺部罗音>50%肺野,可出现急性肺水肿;Ⅳ级:心原性休克,有不同阶段和程度的血液动力学障碍。

(二)实验室检查

1.心电图

对疑似 STEMI 胸痛患者,应在到达急诊室后 10 分钟内完成心电图检查(下壁心肌梗死时需加做 $V_3R\sim V_5R$ 和 $V_7\sim V_9$)。如早期心电图不能确诊时,需 5~10 分钟重复测定。T 波高尖可出现在 STEMI 超急性期。与既往心电图进行比较,有助于诊断。左束支传导阻滞患者发生心肌梗死时,心电图诊断困难,需结合临床情况仔细判断。强调尽早开始心电监测,以发现恶性心律失常。

2.血清生化标志物

敏感的心脏标志物测定可发现无心电图改变的小灶性梗死。建议于入院即刻、2~4 小时、6~9 小时、12~24 小时测定血清心脏标志物。肌钙蛋白是诊断心肌坏死最特异和敏感的首选标志物,AMI 症状发生后 2~4 小时开始升高,10~24 小时达到峰值,肌钙蛋白超过正常上限结合心肌缺血证据即可诊断 AMI。肌酸激酶同工酶(CK-MB)对判断心肌坏死的临床特异性较高,AMI 时其测值超过正常上限并有动态变化。由于首次 STEMI 后肌钙蛋白将持续升高一段时间(7~14 天),CKMB 适于诊断再发心肌梗死。连续测定 CK-MB 还可判定溶栓治疗后梗死相关动脉开通,此时 CK-MB 峰值前移(14 小时以内)。由于磷酸肌酸激酶(CK)广泛分布于骨骼肌,缺乏特异性,因此不再推荐用于诊断 AMI。天门冬氨酸氨基转移酶、乳酸脱氢酶和乳酸脱氢酶同工酶对诊断 AMI 特异性差,也不再推荐用于诊断 AMI。肌红蛋白测定有助于早期诊断,但特异性较差。

3.影像学检查

二维超声心动图有助于对急性胸痛患者的鉴别诊断和危险分层。但心肌缺血和陈旧性心肌梗死可有局部室壁运动障碍,应根据病史、临床症状和心电图等做出综合判断。

必须指出,不应该因等待血清心脏生化标志物测定和影像学检查结果,而延迟 PCI 和溶栓治疗。

(三)危险分层

危险分层是一个连续的过程,需根据临床情况不断更新最初的评估。高龄、女性、Killip 分级 Ⅱ-级、既往心肌梗死史、心房颤动(房颤)、前壁心肌梗死、肺部啰音、血压 <13.33 kPa(100 mmHg)、心率>100 次/分钟、糖尿病、肌钙蛋白明显升高等独立危险因素使 STEMI 患者死亡风险增加。另外,溶栓治疗失败(胸痛不缓解、ST 段持续抬高)或伴有右心室梗死和血液动力学异常的下壁 STEMI 患者病死率高。STEMI 新发生心脏杂音时,提示可能有室间隔穿孔或二尖瓣反流,超声心动图检查有助于确诊,这些患者死亡风险增大,需尽早外科手术。

八、治疗

(一)院前急救

流行病学调查发现,AMI 死亡患者中约有 50% 在发病后 1 小时内于院外猝死,死因主要是可救治的致命性心律失常。显然,AMI 患者从发病至治疗存在时间延迟。其原因有:①患者就诊延迟;②院前转运、入院后诊断和治疗准备所需时间过长,其中以患者就诊延迟所耽误时间最长。因此 AMI 院前急救的基本任务是帮助 AMI 患者安全、迅速地转运到医院,以便尽早开始再灌注治疗;重点是缩短患者就诊延误时间和院前检查、处理、转运所需时间。

应帮助已患有心脏病和有 AMI 高危因素的患者提高识别 AMI 的能力,以便自己一旦发病,立即采取以下急救措施:①停止任何主动活动或运动;②立即舌下含服硝酸甘油片(0.6 mg),每 5 分钟可重复使用。若含服硝酸甘油 3 片仍然无效则应拨打急救电话,由急救中心派出配备有专业医护人员、急救药品和除颤器等设备的救护车,将其运送到附近能提供 24 小时心脏急救的医院。随同救护的医务人员必须掌握除颤和心肺复苏技术,应根据患者病史、查体和心电图结果作出初步诊断和急救处理,包括持续心电图和血压监测、舌下含服硝酸甘油、吸氧、建立静脉通道和使用急救药物,必要时给予除颤治疗和心肺复苏。尽量识别 AMI 高危患者如有低血压[SBP＜13.33 kPa(100 mmHg)]、心动过速(HR＞100 bpm),或有休克、肺水肿体征,直接送至有条件进行冠状动脉血运重建术的医院。

AMI 患者被送达医院急诊科后,医师应迅速做出诊断并尽早给予再灌注治疗。力争在 10～20 分钟内完成病史采集、临床检查和记录 1 份 18 导联心电图以明确诊断。对 ST 段抬高的 AMI 患者,应在30 分钟内收住冠心病监护病房(CCU)开始溶栓,或在 90 分钟内开始行急诊 PTCA 治疗。在典型临床表现和心电图 ST 段抬高已能明确为 AMI 时,绝不能因等待血清心肌标志物检查结果而延误再灌注治疗时间。

(二)ST 段抬高或伴左束支传导阻滞的 AMI 住院治疗

1.一般治疗

AMI 患者来院后应立即开始一般治疗,并与其诊断同时进行,重点是监测和预防 AMI 不良事件和并发症。

(1)监测:持续心电、血压和血氧饱和度监测,及时发现和处理心律失常、血流动力学异常和低氧血症。

(2)卧床休息:可降低心肌耗氧量、减少心肌损害。对血流动力学稳定且无并发症的 AMI 患者一般卧床休息 1～3 天,对病情不稳定极高危患者卧床时间应适当延长。

(3)建立静脉通道:保持给药途径畅通。

(4)镇痛:AMI 时剧烈胸痛时患者交感神经过度兴奋,产生心动过速、血压升高和心肌收缩功能增强,从而增加心肌耗氧量,并易诱发快速性室性心律失常,应迅速给予有效镇痛剂,可给吗啡 3 mg 静脉注射,必要时每 5 分钟重复 1 次,总量不超过 15 mg。不良反应有恶心、呕吐、低血压和呼吸抑制。一旦出现呼吸抑制,可每隔 3 分钟给予静脉注射纳洛酮 0.4 mg(最多 3 次)以拮抗之。

(5)吸氧:AMI 患者初起即使无并发症,也应给予鼻导管吸氧,以纠正因肺淤血和肺通气/血流比例失调所致中度缺氧。在严重左心衰、肺水肿合并有机械并发症患者,多伴严重低氧血症,需面罩加压给氧和气管插管并机械通气。

(6)硝酸甘油:AMI 患者只要无禁忌证通常使用硝酸甘油静脉滴注 24～48 小时,然后口服硝酸酯制剂(具体用法和剂量参见药物治疗部分)。硝酸甘油的不良反应有头痛和反射性心动过速,严重时可产生低血压和心动过缓,加重心肌缺血,此时应立即停止给药、抬高下肢、快速输液和给予阿托品,严重低血压时可给多巴胺。硝酸甘油的禁忌证有低血压[SBP＜12.00 kPa(90 mmHg)]、严重心动过缓(HR＜50 bpm)/心动过速(HR＞100 bpm)。下壁伴右室梗死时,因更易出现低血压,也应慎用硝酸甘油。

(7)阿司匹林:所有 AMI 患者只要无禁忌证均应立即口服水溶性阿司匹林或嚼服肠溶性阿司匹林150～300 mg。

(8)纠正水、电解质及酸碱平衡失调。

(9)阿托品:主要用于 AMI 特别是下壁 AMI 伴有窦性心动过缓/心室停搏、房室传导阻滞患者,可给阿托品 0.5～1.0 mg 静脉注射,必要时每 3～5 分钟可重复使用,总量应＜2.5 mg。阿托品非静脉注射和用量大小(＜0.5 mg)可产生矛盾性心动过缓。

(10)饮食和通便:AMI 患者需禁食至胸痛消失,然后给予流质、半流质饮食,逐步过渡到普通饮食。所有 AMI 患者均应使用缓泻剂,以防止便秘时用力排便导致心脏破裂或引起心律失常、心力衰竭。

2.再灌注治疗

(1)溶栓治疗。

溶栓治疗的适应证:①2 个或 2 个以上相邻导联 ST 段抬高(胸导联≥0.2 mV 肢体导联≥0.1 mV),或提示 AMI 病史伴左束支传导阻滞(影响 ST 段分析),起病时间＜12 小时,年龄＜75 岁(ACC/AHA 指南列为Ⅰ类适应证)。对前壁心肌梗死、低血压[SBP＜13.33 kPa(100 mmHg)]或心率增快(＞100 bpm)的患者治疗意义更大。②ST 段抬高,年龄＞75 岁。对这类患者,无论是否溶栓治疗,AMI 死亡的危险性均很大(ACC/AHA 指南列为Ⅱa 类适应证)。③ST 段抬高,发病时间 12～24 小时,溶栓治疗收益不大,但在有进行性胸痛和广泛 ST 段抬高并经过选择的患者,仍可考虑溶栓治疗(ACC/AHA 指南列为Ⅱb 类适应证)。④高危心肌梗死,就诊时收缩压＞24.00 kPa(180 mmHg)和(或)舒张压＞14.67 kPa(110 mmHg),这类患者颅内出血的危险性比较大,应认真权衡溶栓治疗的益处与出血性卒中的危险性。对这些患者首先应镇痛、降低血压(如使用硝酸甘油静脉滴注、β 受体阻断剂等),将血压降至 20.00/12.00 kPa(150/90 mmHg)时再行溶栓治疗,但是否能降低颅内出血的危险尚未得到证实。对这类患者若有条件应考虑直接 PTCA 或支架植入术(ACC/AHA 指南列为Ⅱb 类适应证)。⑤虽有 ST 段抬高,但起病时间＞24 小时,缺血性胸痛已消失或仅有 ST 段压低者不主张溶栓治疗(ACC/AHA 指南将其列为Ⅲ类适应证)。

溶栓治疗的禁忌证及注意事项:①既往任何时间发生过出血性脑卒中,1 年内发生过缺血性脑卒中或脑血管事件。②颅内肿瘤。曾使用链激酶(5 天～2 年内)或对其过敏的患者,不能重复使用链激酶。③近期(2～4 周内)活动性内脏出血(月经除外)。④可疑主动脉夹层。活动性消化性溃疡。⑤入院时有严重且未控制的高血压[＞10.67～14.67 kPa(180/110 mmHg)]或慢性严重高血压病史。⑥目前正在使用治疗剂量的抗凝药物(国际标准化比率 2～3),已知有出血性倾向。⑦近期(2～4 周内)创伤史,包括头部外伤、创伤性心肺复苏术或较长时间(＞10 分钟)的心肺复苏。⑧近期(＜3 周)外科大手术。⑨近期(＜2 周)在不能压迫部位的大血管穿刺。⑩妊娠。

溶栓剂的使用方法。①尿激酶:根据我国的几项大规模临床试验结果,目前建议剂量为 150 万 U 左右,于 30 分钟内静脉滴注,配合肝素皮下注射 7 500～10 000 U,每 12 小时 1 次;或低分子量肝素皮下注射,每天 2 次。②链激酶或重组链激酶:根据国际上进行的几组大规模临床试验及国内的研究,建议 150 万 U 于 1 小时内静脉滴注,配合肝素皮下注射 7 500～10 000 U,每 12 小时 1 次,或低分子量肝素皮下注射,每天 2 次。③重组组织型纤溶酶原激活剂(rt-PA):国外较为普遍的用法为加速给药方案(即 GUSTO 方案),首先静脉注射 15 mg,继之在 30 分钟内静脉滴注 0.75 mg/kg(不超过 50 mg),再在 60 分钟内静脉滴注 0.5 mg/kg(不超过 35 mg)。给药前静脉注射肝素 5 000 U,继之以 1 000 U/h 的速率静脉滴注,以 APTT 结果调整肝素给药剂量,使

APTT 维持在 60～80 秒。鉴于东西方人群凝血活性可能存在差异，以及我国脑出血发生率高于西方人群，我国进行的 TUCC 临床试验证实，应用 50 mg rt-PA（8 mg 静脉注射，42 mg 在 90 分钟内静脉滴注，配合肝素静脉应用，方法同上），也取得较好疗效，出血需输血及脑出血发生率与尿激酶无显著性差异。

（2）介入治疗。

直接 PTCA 适应证：①在 ST 段抬高和新出现或怀疑新出现左束支传导阻滞的 AMI 患者，直接 PTCA 可作为溶栓治疗的替代治疗，但是直接 PTCA 必须由有经验的术者和相关医务人员，在有适宜条件的导管室于发病 12 小时内或虽超过 12 小时但缺血症状仍持续时，对梗死相关动脉进行 PTCA（ACC/AHA 指南列为Ⅰ类适应证）。②急性 ST 段抬高/Q 波心肌梗死或新出现左束支传导阻滞的 AMI 并发心源性休克患者，年龄＜75 岁，AMI 发病在 36 小时内，并且血运重建术可在休克 18 小时内完成者，应首选直接 PTCA（ACC/AHA 指南Ⅰ类适应证）。③适宜再灌注而有溶栓治疗禁忌证者，直接 PTCA 可作为一种再灌注治疗手段（ACC/AHA 指南Ⅱa 类适应证）。④AMI 患者非 ST 段抬高，但梗死相关动脉严重狭窄、血流缓慢（TIMI 血流≤2 级），如可在 12 小时内完成，可考虑进行 PTCA（ACC/AHA 指南列为Ⅱb 类适应证）。

直接 PTCA 实施标准：能在入院 90 分钟内进行球囊扩张。

直接 PTCA 人员标准：独立进行 PTCA 每年超过 30 例。

直接 PTCA 导管室标准：PTCA＞100 例/年，有心外科条件。

直接 PTCA 操作标准：AMI 直接 PTCA 的成功率＞90％以上，无急性冠状动脉搭桥术、脑卒中、死亡；在所有送到导管室的患者中，实际完成 PTCA 者达 85％以上。

直接 PTCA 注意事项：在 AMI 急性期不应对非梗死相关动脉行选择性 PTCA。发病 12 小时以上或已接受溶栓治疗且已无心肌缺血证据者，不应进行 PTCA；直接 PTCA 必须避免时间延误、必须由有经验的术者进行，否则不能达到理想效果，治疗的重点仍应放在早期溶栓治疗。近年来，AMI 患者用介入治疗达到即刻再灌注的最新进展是原发性支架植入术，根据 Zwolle、STENT-PAMI 等原发植入支架与直接 PTCA 的随机对照研究结果，常规植入支架在降低心脏事件发生率和减少靶血管重建术方面优于直接 PTCA 和仅在夹层、急性闭塞或濒临闭塞时紧急植入支架。因此，支架植入术可较广泛应用于 AMI 患者的机械性再灌注治疗。

补救性 PTCA：对溶栓治疗未再通的患者使用 PTCA 恢复前向血流即为补救性 PTCA。其目的在于尽早开通梗死相关动脉，挽救缺血但仍存活的心肌，从而改善生存率和心功能。建议对溶栓治疗后仍胸痛、ST 段抬高无显著回落、临床提示未再通者，应尽快进行急诊冠状动脉造影，若 TIMI 血流 0～2 级，应立即行补救性 PTCA，使梗死相关动脉再通。尤其对发病 12 小时内、广泛前壁心肌梗死、再次梗死、血流动力学不稳定者意义更大。

溶栓治疗再通者的 PTCA 选择：对溶栓治疗成功的患者不主张立即行 PTCA。建议对溶栓治疗成功的患者，若无缺血复发，应在 7～10 天后进行择期冠状动脉造影，若病变适宜可行 PTCA。

3.药物治疗

（1）硝酸酯类药物：常用的硝酸酯类药物包括硝酸甘油、硝酸异山梨酯、5-单硝山梨醇酯。综合临床试验资料显示，AMI 患者使用硝酸酯可轻度降低病死率；AMI 早期通常给予硝酸甘油静脉滴注 24～48 小时，对 AMI 伴再发性心肌缺血、充血性心力衰竭、需处理的高血压患者更为适宜。静脉滴注硝酸甘油应从低剂量开始,即 10 μg/min,可酌情逐步增加剂量,每 5~10 分钟增加 5~10 μg,直至症状控制、血压正常者动脉收缩压降低 1.33 kPa(10 mmHg)为有效治疗剂量。在静脉滴注过程中如果出现明显心率加快或收缩压≤12.00 kPa(90 mmHg),应减慢滴注速度或暂停使用。静脉滴注硝酸甘油的最高剂量以不超过 100 μg/min 为宜。过高剂量可增加低血压的危险,对 AMI 患者同样是不利的。硝酸甘油持续静脉滴注的时限为 24~48 小时,开始 24 小时一般不会产生耐药性,后 24 小时若硝酸甘油的疗效减弱或消失可增加滴注剂量。静脉滴注二硝基异山梨酯的剂量范围 2~7 mg/h,开始剂量 30 μg/min,观察 30 分钟以上,如无不良反应可逐渐加量。静脉用药后可使用口服制剂如硝酸异山梨酯或 5-单硝山梨醇酯等继续治疗。硝酸异山梨酯口服常用剂量 10~20 mg,每天 3~4 次,5-单硝山梨醇酯 20~40 mg,每天 2 次。硝酸酯类药物的不良反应有头痛、反射性心动过速、低血压等。该药的禁忌证为 AMI 合并低血压[SBP≤12.00 kPa(90 mmHg)]或心动过速(心率>100 bpm),下壁伴右室梗死时即使无低血压也应慎用。

(2)抗血小板治疗:冠状动脉内斑块破裂诱发局部血栓形成是导致 AMI 的主要原因。在急性血栓形成中血小板活化起着十分重要的作用,抗血小板治疗已成为 AMI 的常规治疗,溶栓前即应使用。阿司匹林和噻氯匹定或氯吡格雷是目前临床上常用的抗血小板药物。

阿司匹林:阿司匹林通过抑制血小板内的环氧化酶使 TXA2 合成减少,达到抑制血小板聚集的作用。AMI 急性期阿司匹林使用剂量应在 150~300 mg/d 之间,首次服用时应选择水溶性阿司匹林或肠溶性阿司匹林嚼服以达到迅速吸收的目的。3 天后小剂量 50~150 mg/d 维持。

噻氯匹定和氯吡格雷:噻氯匹定作用机制不同于阿司匹林,主要抑制 ADP 诱导的血小板聚集。口服 24~48 小时起作用,3~5 天达到高峰。开始服用的剂量为 250 mg,每天 2 次,1~2 周后改为 250 mg,每天 1 次维持。该药起作用慢,不适合急需抗血小板治疗的临床情况(如 AMI 溶栓前),多用于对阿司匹林过敏或禁忌的患者或者与阿司匹林联合应用于植入支架的 AMI 患者。该药的主要不良反应是中性粒细胞及血小板减少,应用时需注意经常检查血象,一旦出现上述不良反应应立即停药。氯吡格雷是新型的 ADP 受体阻断剂,其化学结构与噻氯匹定极为相似,与后者不同的是口服起效快,不良反应明显低于噻氯匹定,现已成为噻氯匹定的替代药物。初始剂量 300 mg,以后剂量 75 mg/d 维持。

(3)抗凝治疗:凝血酶是纤维蛋白原转变为纤维蛋白最终形成血栓的关键环节,因此抑制凝血酶至关重要。

普通肝素:肝素作为对抗凝血酶的药物在临床应用最普遍,对于 ST 段抬高的 AMI,肝素作为溶栓治疗的辅助用药;对于非 ST 段抬高的 AMI 患者,静脉滴注肝素为常规治疗。一般使用方法是先静脉推注 5 000 U 冲击量,继之以 1 000 U/h 维持静脉滴注,每 4~6 小时测定一次 APTT 或 ACT,以便于及时调整肝素剂量,保持其凝血时间延长至对照的 1.5~2.0 倍。静脉肝素一般使用时间为 24~72 小时,以后可改用皮下注射 7 500 U 每 12 小时 1 次,注射 2~3 天。如果存在体循环血栓形成的倾向,如左心室有附壁血栓形成、心房颤动、静脉血栓栓塞史的患者,静脉肝素治疗时间可适当延长或改为口服抗凝药物。

肝素作为 AMI 溶栓治疗的辅助用药,随溶栓制剂不同用法亦有不同。rt-PA 为选择性溶栓剂,半衰期短,对全身纤维蛋白原影响小,血栓溶解后仍有再次血栓形成的可能,故需要与充分抗凝治疗相结合。溶栓前先静脉推注 5 000 U 冲击量,继之以 1 000 U/h 维持静脉滴注 48 小时,根据 APTT 或 ACT 调整肝素剂量(方法同上)。48 小时后改皮下注射 7 500 U 每 12 小时 1 次,治疗 2～3 天。

尿激酶或链激酶均为非选择性溶栓剂,对全身凝血系统影响很大,包括消耗因子 V 和 Ⅷ,大量降解纤维蛋白原,因此溶栓期间不需要充分抗凝治疗,溶栓后 6 小时开始测定 APTT 或 ACT,待 APTT 恢复到对照时间 2 倍以内时(约 70 秒)开始给予皮下肝素治疗。对于因就诊晚,已失去溶栓治疗机会,临床未显示有自发再通情况,或虽经溶栓治疗临床判断梗死相关血管未能再通的患者,肝素静脉滴注治疗是否有利并无充分证据,相反,对于大面积前壁心肌梗死的患者有增加心脏破裂的危险。在此情况下,宜采用皮下注射肝素治疗较为稳妥。

低分子肝素:鉴于低分子量肝素有应用方便、不需监测凝血时间、出血并发症低等优点,建议可用低分子量肝素代替普通肝素。低分子量肝素由于制作工艺不同,其抗凝疗效亦有差异,因此应强调个体化用药,不是泛指所有品种的低分子肝素都能成为替代静脉滴注普通肝素的药物。

(4)β受体阻断剂:通过减慢心率,降低体循环血压和减弱心肌收缩力来减少心肌耗氧量,对改善缺血区的氧供需平衡,缩小心肌梗死面积,降低急性期病死率有肯定的疗效。在无该药禁忌证的情况下应及早常规应用。常用的β受体阻断剂为美托洛尔,常用的剂量为 25～50 mg,每天 2 或 3 次;阿替洛尔 6.25～25 mg 每天 2 次。用药须严密观察,使用剂量必须个体化。在较急的情况下,如前壁心肌梗死伴剧烈胸痛或高血压者,β受体阻断剂亦可静脉应用,美托洛尔静脉注射剂量为 5 mg/次,间隔 5 分钟后可再给予 1～2 次,继而口服剂量维持。β受体阻断剂的禁忌证为:心率<60 bpm;收缩压<12.00 kPa(90 mmHg);中重度心力衰竭(心功能≥Killip Ⅲ级);二、三度房室传导阻滞或 PR 间期>0.24 秒;严重慢性阻塞性肺部疾病或哮喘;末梢循环灌注不良。相对禁忌证:哮喘病史;周围血管疾病;1 型糖尿病。

(5)血管紧张素转换酶抑制剂(ACEI):主要作用机制是通过影响心肌重塑、减轻心肌过度扩张而减少充盈性心力衰竭的发生率和病死率。几项大规模临床随机试验如 ISIS-4、GISSI-3、SMILE、CCS-1 研究,已确定 AMI 早期使用 ACEI 能降低病死率,尤其是前 6 周的病死率降低最明显,而前壁心肌梗死伴有左心室功能不全的患者获益最大。在无禁忌证的情况下,溶栓治疗后血压稳定即可开始使用 ACEI。剂量和时限应视患者的情况而定,一般来说 AMI 早期 ACEI 应从小剂量开始逐渐增加剂量,例如初始给予卡托普利 6.25 mg 作为试验剂量,1 天内可加至 12.5 mg 或 25 mg,次日加至 12.5 mg～25 mg 每天 2～3 次。对于 4～6 周后无并发症或无左心室功能障碍的患者,可以停服 ACEI;若 AMI 特别是前壁心肌梗死合并左心功能不全,ACEI 治疗期应相应延长。禁忌证:AMI 急性起收缩压<12.00 kPa(90 mmHg);临床出现严重肾衰竭(血清 Cr>265 μmol/L);双侧肾动脉狭窄;对 ACEI 类药物过敏;妊娠、哺乳期妇女。

(6)钙离子通道阻滞剂:在 AMI 治疗中不作为一线用药。临床试验研究显示,无论是 AMI 早期、晚期、Q 波、非 Q 波心肌梗死、是否合用β受体阻断剂,给予速效硝苯地平均不能降低再梗死率和病死率,对部分患者甚至可能有害。因此在 AMI 常规治疗中钙离子通道阻滞剂被认为不宜使用的药物。地尔硫䓬:对于无左心衰临床表现的非 Q 波 AMI 患者,服用地尔硫䓬可以降低再梗死的发生率,有一定的临床益处。AMI 并发心房颤动伴快速心室率,且无严重左心功能不全的患者,可静脉使用地尔硫䓬,缓慢注射 10 mg(5 分钟内),随之以 5～15 μg/(kg·min)维持静脉滴注,密切观察心率、血压的变化。如心率低于 55 bpm,应减少剂量或停用。静脉滴注时间不应超过 48 小时。AMI 后频发梗死后心绞痛以及对β受体阻断剂禁忌的患者使用此药也可获益。对于 AMI 合并左心功能不全、房室传导阻滞、严重窦性心动过缓、收缩压<12.00 kPa

(90 mmHg)者,该药为禁忌。维拉帕米:在降低 AMI 病死率方面无益处,但对于不适合使用 β 受体阻断剂者,若无左心衰的证据,在 AMI 数天后开始服用此药,能降低此类患者的死亡和再梗死复合终点的发生率。禁忌证同地尔硫革。

(7)洋地黄制剂:AMI24 小时内一般不使用洋地黄制剂。对于 AMI 合并左心衰的患者 24 小时后常规服用洋地黄制剂是否有益也一直存在争议。目前一般认为,AMI 恢复期在 ACEI 和利尿剂治疗下仍存在充血性心力衰竭的患者,可使用地高辛。对于 AMI 左心衰竭并发快速心房颤动患者,使用洋地黄制剂较为适合,首次静脉注射毛花苷丙 0.4 mg,此后根据情况追加 0.2～0.4 mg,然后口服地高辛维持。

(8)其他:AMI 早期补镁治疗是否有益,目前仍无定论,因此目前不主张常规补镁治疗。以下情况补镁治疗可能有效:AMI 发生前使用利尿剂,有低镁、低钾的患者;AMI 早期出现与 QT 间期延长有关的尖端扭转型室性心动过速的患者。葡萄糖-胰岛素-钾溶液(GIK)静脉滴注:有证据显示大剂量静脉滴注[25％葡萄糖-胰岛素 50IU/L-氯化钾 80 mol/L,以速率 1.5 mL/(kg·h)滴注 24 小时]或低剂量静脉滴注 GIK[10％葡萄糖-胰岛素 20IU/L-氯化钾 50 mol/L 以速率 1.0 mL/(kg·h)静脉滴注]治疗 AMI,均可降低复合心脏事件的发生率。

4.并发症及处理

(1)左心功能不全:AMI 时左心功能不全由于病理生理改变的程度不同,临床表现差异很大。可表现为轻度肺淤血,或因每搏量(SV)和心排血量(CO)下降、左室充盈压升高而发生肺水肿。当血压下降,严重组织低灌注时则发生心源性休克。AMI 合并左心功能不全时临床上出现程度不等的呼吸困难、脉弱及末梢循环灌注不良表现。

血流动力学监测可为左心功能的评价提供可靠指征。当出现以下情况时为心源性休克:①肺毛细血管楔压(PCWP)＞2.40 kPa(18 mmHg)、心脏指数(CI)＜2.5 L/(min·m²)时表现为左心功能不全。②PCWP＞2.40 kPa(18 mmHg)、CI＜2.2 L/(min·m²)、[SBP＜10.67 kPa(80 mmHg)]。当存在典型心源性休克时,CI＜1.8 L/(min·m²)、PCWP＞2.67 kPa(20 mmHg)。

合并左心功能不全者必须迅速采集病史、完成体格检查、心电图、血气分析、X 线胸片及有关生化检查,必要时做床旁超声心动图及漂浮导管血流动力学测定。漂浮导管血流动力学监测的适应证:严重或进行性充血性心力衰竭或肺水肿;心源性休克或进行性低血压;可疑的 AMI 机械并发症如室间隔穿孔、乳头肌断裂、心包填塞;低血压而无肺淤血、扩容治疗无效。血流动力学监测指标:PCWP、CO、CI、动脉血压(常用无创性血压测定、危重患者监测动脉内血压)。

(2)急性左心衰:临床上表现为程度不等的呼吸困难,严重者可以出现端坐呼吸、咯粉红色泡沫样痰。处理:①适量利尿剂,Killip Ⅲ级(肺水肿)时静脉注射呋塞米 20 mg。②静脉滴注硝酸甘油,由 10 μg/min 开始,逐渐加量,直到收缩压下降 10％～15％,但不低于 12.00 kPa(90 mmHg)。③尽早口服 ACEI,急性期以短效 ACEI 为主,小剂量开始,根据耐受情况逐渐加量。④肺水肿合并严重高血压是静脉滴注硝普钠的最佳适应证。小剂量开始(10 μg/min),根据血压逐渐加量并调整至最佳剂量。⑤洋地黄制剂在 AMI 发病 24 小时内使用有增加室性心律失常的危险,故不主张使用。在合并快速心房颤动时,可用毛花苷丙或地高辛减慢心率。在左室收缩功能不全、每搏量下降时,心率宜维持在 90～100 bpm,以维持适当的心排血量。⑥急性肺水肿伴严重低氧血症者可行人工机械通气治疗。

(3)心源性休克:临床上当肺淤血和低血压同时存在时可诊断心源性休克。AMI 时心源性休克85%由于左心衰竭所致,但应与心包填塞、升主动脉狭窄伴主动脉瓣关闭不全或 AMI 严重机械性并发症,如严重急性二尖瓣关闭不全和室间隔穿孔等导致心源性休克相鉴别。

AMI 合并低血压可能由于低血容量引起。患者呕吐、出汗、应用硝酸甘油扩血管治疗,均可引起前负荷减低而发生低血压,但无呼吸困难和器官低灌注表现,这时可谨慎扩容治疗。对广泛大面积心肌梗死或高龄患者避免过度扩容诱发左心衰竭。下壁 AMI 合并右室心肌梗死时常见低血压,扩容治疗是关键,若补液 1 000～2 000 mL 心排血量仍不增加,应静脉滴注正性肌力药物多巴酚丁胺 3～5 $\mu g/(kg \cdot min)$。

心源性休克的处理:①在严重低血压时应静脉滴注多巴胺 5～15 $\mu g/(kg \cdot min)$,一旦血压升至 12.00 kPa(90 mmHg)以上,则可同时静脉滴注多巴酚丁胺 3～10 $\mu g/(kg \cdot min)$,以减少多巴胺的用量;如血压不升,应使用大剂量多巴胺 15 $\mu g/(kg \cdot min)$,仍无效时也可静脉滴注去甲肾上腺素 2～8 $\mu g/min$。轻度低血压时,可将多巴胺与多巴酚丁胺合用。② AMI 合并心源性休克时药物治疗不能改善预后,应使用主动脉内球囊反搏(IABP)。IABP 对支持患者接受冠状动脉造影、PTCA 或 CABG 均可起到重要作用。在升压药物和 IABP 治疗的基础上,谨慎少量应用扩血管药物(如硝普钠)对减轻心脏前后负荷可能有用。③迅速使完全闭塞的梗死相关血管开通、恢复血流至关重要,这与住院期间的生存率密切相关。对 AMI 合并心源性休克提倡机械再灌注治疗。

IABP 适应证:心源性休克药物治疗难以恢复时,作为冠状动脉造影和急性血运重建术前的一项稳定措施;AMI 合并机械并发症,如乳头肌断裂、室间隔穿孔时,作为冠状动脉造影和修补手术及血运重建术前的一项稳定性治疗手段;顽固性室性心动过速反复发作伴血流动力学不稳定;AMI 后顽固性心绞痛在冠状动脉造影和血运重建术前一项治疗措施。

(4)心律失常:首先应加强针对 AMI、心肌缺血的治疗。溶栓、血运重建术(急诊 PTCA、CABG)、β 受体阻断剂、IABP、纠正电解质紊乱等均可预防或减少心律失常的发生。

AMI 并发室上性快速心律失常的治疗。①房性期前收缩与交感兴奋或心功能不全有关,本身不需特殊治疗。②阵发性室上性心动过速伴有快速心室率,必须积极处理:维拉帕米、硫氮䓬酮或美托洛尔静脉用药;合并心力衰竭、低血压者可用直流电复律或心房起搏治疗。洋地黄制剂有效,但起效时间较慢。③心房扑动:少见且多为暂时性。④心房颤动:常见且与预后有关,治疗如下:血流动力学不稳定者,如出现血压降低、脑供血不足、心绞痛、心力衰竭者,迅速同步电复律;血流动力学稳定的患者,以减慢心室率为首要治疗,无心功能不全、支气管痉挛或房室传导阻滞,可以静脉使用 β 受体阻断剂如美托洛尔 2.5～5.0 mg 在 5 分钟内静脉注射,必要时可以重复,15 分钟内总量不超过 15 mg。同时监测心率、血压、心电图,如收缩压低于 13.33 kPa(100 mmHg)或心率低于 60 bpm,终止治疗。也可使用洋地黄制剂,如毛花苷丙静脉注射,其起效时间较 β 受体阻断剂慢,但是 1～2 小时内可见心率减慢。心功能不全者首选洋地黄制剂。如治疗无效或禁忌且无心功能不全者,可静脉使用维拉帕米或硫氮䓬酮,维拉帕米 5～10 mg(0.075～0.15 mg/kg)缓慢静脉注射,必要时 30 分钟内可重复;硫氮䓬酮缓慢静脉注射,然后静脉滴注,用法见前述。以上药物静脉注射时必须同时观察血压和心率。胺碘酮对终止心房颤动、减慢心室率及复律后维持窦性心律均有价值,可静脉用药并随后口服治疗。

AMI 并发室性快速心律失常的治疗:①心室颤动、持续性多形室性心动过速,立即非同步直流电复律,起始电能量 200 J,如不成功可予 300 J 重复。②持续性单形室性心动过速伴心绞痛、肺水肿、低血压[12.00 kPa(90 mmHg)],应给予同步直流电复律,电能量同上。③持续性单形室性心动过速不伴有上述情况,可首先给予药物治疗,如利多卡因 50 mg 静脉注射,需要时每隔 15~20 分钟重复。最大负荷量 150 mg 然后2~4 mg/min维持静脉滴注,时间不宜超过 24 小时;或胺碘酮150 mg 于 10 分钟内静脉注射,必要时可重复,然后 1 mg/min 静脉滴注 6 小时,再 0.5 mg/min维持滴注。④频发室性期前收缩、成对室性期前收缩、非持续性室速可严密观察或利多卡因治疗(不超过 24 小时)。⑤偶发室性期前收缩、加速的心室自主心律可严密观察,不做特殊处理。⑥AMI、心肌缺血也可引起短阵多形室性心动过速,酷似尖端扭转型室性心动过速,但是 QT 间期正常,可能与缺血引起的多环路折返机制有关,治疗方法同上,如利多卡因、胺碘酮等。

缓慢性心律失常的治疗:窦性心动过缓见于 30%~40%AMI 患者,尤其是下壁心肌梗死或右冠状动脉再灌注时(Bezold-Jarsh 反射);心脏传导阻滞见于 6%~14%患者,常与住院病死率增高相关。处理原则如下。①无症状的窦性心动过缓,可以暂作观察,不予特殊处理。②症状性窦性心动过缓、二度Ⅰ型房室传导阻滞、三度房室传导阻滞伴窄 QRS 波逸搏心律,患者常有低血压、头晕、心功能障碍、心动过缓<50 bpm等,可先用阿托品静脉注射治疗,阿托品剂量以 0.5 mg 静脉注射开始,3~5 分钟重复一次,至心率达到 60 bpm 左右,最大剂量可用到 2 mg,剂量小于 0.5 mg,有时引起迷走神经张力增高,心率减慢。③出现下列情况,需行临时起搏治疗:三度房室传导阻滞伴宽 QRS 波逸搏、心室停搏;症状性窦性心动过缓、二度Ⅰ型房室传导阻滞、三度房室传导阻滞伴窄 QRS 波逸搏经阿托品治疗无效;双侧束支传导阻滞,包括交替性左、右束支传导阻滞或右束支传导阻滞伴交替性左前、左后分支阻滞;新发生的右束支传导阻滞伴左前、左后分支阻滞和新发生的左束支传导阻滞并发一度房室传导阻滞;④根据有关证据,以下情况多数观点也倾向于临时起搏治疗:右束支传导阻滞伴左前、左后分支阻滞(新发或不肯定者);右束支传导阻滞并发一度房室传导阻滞;新发或不肯定的左束支传导阻滞;反复发生窦性停搏(>3 秒)对阿托品治疗无效;通常选择单导联的心室起搏,因其安装容易且可靠,但少数患者可能需用房室顺序起搏治疗。

机械并发症:AMI 机械并发症为心脏破裂,包括左室游离壁破裂、室间隔穿孔、乳头肌和邻近的腱索断裂等。常发生在 AMI 发病第 1 周,多发生在第 1 次及 Q 波心肌梗死患者。溶栓治疗期间,心脏破裂并发症发生率降低,但发生时间前移。临床表现为突然或进行性血流动力学恶化伴低心排血量、休克、肺水肿。药物治疗病死率高。

游离壁破裂:左室游离壁破裂引起急性心包填塞时可突然死亡,临床表现为电-机械分离或停搏,亚急性心脏破裂在短时间内破口被血块封住,可发展为亚急性心包填塞或假性室壁瘤,症状和心电图不特异,心脏超声可明确诊断。对亚急性心脏破裂者应争取冠状动脉造影后行手术修补及血运重建术。

室间隔穿孔:病情恶化的同时,在胸骨左缘第 3、4 肋间闻及全收缩期杂音,粗糙响亮,50%伴有震颤,二维超声心动图一般可显示室间隔破口,彩色多普勒可见经室间隔破口左向右分流的射流束。室间隔穿孔伴血流动力学失代偿者提倡在血管扩张剂和利尿剂治疗及 IABP 支持下,早期或急诊手术治疗。如室间隔穿孔较小,无充血性心力衰竭,血流动力学稳定者可保守治疗,6 周后择期手术。

急性二尖瓣关闭不全:乳头肌功能不全或断裂引起急性二尖瓣关闭不全时在心尖部出现全

收缩期反流性杂音,但在心排血量减低时,杂音不一定可靠。超声心动图和彩色多普勒是明确诊断并确定二尖瓣反流机制及程度的最佳方法。急性乳头肌断裂时突然发生左心衰竭和(或)低血压,主张血管扩张剂、利尿剂、IABP 治疗,在血流动力学稳定的情况下急诊手术。因左室扩大或乳头肌功能不全引起的二尖瓣反流,应积极药物治疗心力衰竭,改善心肌缺血并主张行血运重建术以改善心脏功能和二尖瓣反流。

(5)右室梗死和功能不全:急性下壁心肌梗死中,近一半存在右室梗死,但有明确血流动力学改变的仅 10%～15%,下壁伴右室梗死者病死率大大增加。右胸导联(尤其是 V4R)ST 段抬高≥0.1 mV是右室梗死最特异的改变。下壁梗死时出现低血压、无肺部啰音、伴颈静脉充盈或吸气时颈静脉充盈是右室梗死的典型三联征。但临床上常因血容量减低而缺乏颈静脉充盈体征,主要表现为低血压。维持右心室前负荷为其主要处理原则。下壁心梗合并低血压时应避免使用硝酸酯和利尿剂,需积极扩容治疗,若补液1 000～2 000 mL血压仍不回升,应静脉滴注正性肌力药物多巴胺,在合并高度房室传导阻滞、对阿托品无反应时,应予临时起搏以增加心排血量。右室梗死时也可出现左心功能不全引起的心源性休克,处理同左室梗死心源性休克。

(三)非 ST 段抬高的 AMI 危险性分层及处理

1.非 ST 段抬高的 AMI 危险性分层

非 ST 段抬高的 AMI 多表现为非 Q 波型心肌梗死,与 ST 段抬高的心肌梗死相比,梗死相关血管完全闭塞的发生率较低(20%～40%),但多支病变和陈旧性心梗发生率比 ST 段抬高者多见。在临床病史方面两者比较,糖尿病、高血压、心力衰竭、外周血管疾病在非 ST 段抬高的 AMI 患者中更常见。对非 ST 段抬高的 AMI 进行危险分层的主要目的,是为临床医师迅速作出治疗决策提供依据。

(1)低危险组:无合并症、血流动力学稳定、不伴有反复缺血发作的患者。

(2)中危险组:伴有持续性胸痛或反复发作心绞痛者,不伴有心电图改变或 ST 段压低≤1 mm;ST 段压低≥1 mm。

(3)高危险组:并发心源性休克、急性肺水肿或持续性低血压。

2.非 ST 段抬高的 AMI 的药物治疗

资料显示,约一半的 AMI 患者有心肌坏死酶学证据,但心电图上表现为 ST 段压低而非抬高。患者最初药物治疗除了避免大剂量溶栓治疗外,其他治疗与 ST 段抬高的患者相同。①血小板膜糖蛋白 GPⅡb/Ⅲa 受体阻断剂有以下三种:阿昔单抗、替罗非班、依替非巴肽。临床研究显示,以上三种药物的静脉制剂对接受介入治疗的 ACS 患者均有肯定的疗效,在非介入治疗的 ACS 患者中疗效不肯定。②低分子量肝素:临床试验研究显示,在非 ST 段抬高 ACS 患者中使用低分子量肝素,在降低心脏事件方面优于或等于静脉滴注肝素的疗效。

3.介入治疗

对非 ST 段抬高的 AMI 紧急介入治疗是否优于保守治疗,尚无充分证据。较为稳妥的策略是首先对非 ST 段抬高的患者进行危险性分层,低危险度患者可择期行冠状动脉造影和介入治疗;对于中度危险和高度危险的患者紧急介入治疗应为首选;而高度危险患者合并心源性休克时应先插入 IABP,尽可能使血压稳定后再行介入治疗。

九、恢复期预后评价及处理

(一)无创检查评价

对 AMI 恢复期无明显心肌缺血症状、血流动力学稳定、无心力衰竭及严重室性心律失常者，在有条件的单位应行下列无创检查与评价。

1. 心肌缺血的评价

(1)运动心电图试验:患者可于出院前(心肌梗死后 10~14 天)行症状限制性符合心电图试验或于出院后早期(心肌梗死后 10~21 天)进行运动心电图试验评价。运动试验示心电图 ST 段压低者较 ST 段无压低者 1 年的病死率高。运动试验持续时间也是重要的预后预测因素,能完成至少 5 个代谢当量(MET)而不出现早期 ST 段压低,且运动中收缩期血压正常上升,具有重要的阴性预测价值。

(2)心电图监测心肌缺血:据长期随访研究报道,若心肌梗死后动态心电图检查有缺血存在,则提示心血管事件增加,预后不良。

(3)心肌缺血或梗死范围的测量:临床研究显示,最终梗死范围的大小是患者生存和生活质量的重要决定因素。^{201}Tl 或 ^{99m}Tc-MIBI 心肌灌注显像可用以评价梗死范围的大小,对心肌梗死患者的预后有一定的预测价值。

(4)若静息心电图有异常,如束支传导阻滞、ST-T 异常、预激综合征和使用洋地黄、β 受体阻断剂治疗者,应选择运动核素心肌灌注显像或负荷超声心动图(UCG)检查;对不能运动的患者可以药物负荷心肌灌注显像或 UCG 检查。

2. 存活心肌的评价

冬眠心肌和顿抑心肌均是存活心肌,但心功能下降,采用 PET 以及小剂量多巴酚丁胺负荷超声心动图均可检测出心肌梗死后的存活心肌,其中 PET 检测的敏感性最高,但价格昂贵,多巴酚丁胺负荷超声心动图亦有较高的阳性预测准确性。临床评价显示,部分因心肌缺血导致左心功能障碍的患者,可通过存活心肌的检测与相应的血管重建术而得到改善。

3. 心功能评价

研究证实心肌梗死后左心室功能是未来心血管事件较准确的预测因子之一。用来评价左心室功能状况的多种指标或检测技术如患者的症状(劳累性呼吸困难等)、体征(啰音、颈静脉压升高、心脏扩大、第三心音奔马律)、运动持续时间(活动平板运动时间)以及用左室造影、放射性核素心室显影及二维 UCG 检查测定的左室 EF 等均显示有显著的预后预测价值。左室造影显示心肌梗死后左室收缩末期容积>130 mL,比左室 EF<40% 或舒张末期容积增加在预测死亡方面有更好的评估价值。

4. 室性心律失常检测与评价

在心肌梗死后 1 年内出现恶性室性心律失常者,其危险性较大,是猝死发生重要预测因子。心肌梗死患者出院前动态心电图检测若发现频发室性期前收缩或更严重室性异位心律(如持续性室性心动过速),都与病死率增加相关。

(二)有创检查评价

冠状动脉造影及 PTCA 或 CABG 适应证选择:AMI 恢复期间,如有自发性或轻微活动或诱发的心肌缺血发作、需要确定治疗心肌梗死后机械并发症(如二尖瓣反流、室间隔穿孔、假性动脉瘤或左室室壁瘤)、血流动力学持续不稳定、或左室收缩功能降低(EF<40%)者,在有条件的医院应考虑行有创检查(包括冠状动脉造影),并根据病变情况考虑 PTCA 或 CABG。

1.溶栓治疗后延迟 PTCA

目前尚无大规模研究评价这一方法的有效性。

2.AMI 未溶栓者恢复期行 PTCA

自发或诱发性缺血症状者应考虑延迟 PTCA;既往有心肌梗死者可考虑行心导管检查,如病变适宜,行 PTCA;对未溶栓或溶栓未成功,梗死相关动脉仍闭塞,虽无症状但提示有心肌者也考虑 PTCA。

十、二级预防

近年来,研究者对 AMI 恢复后预防再次梗死与死亡危险的二级预防策略做了大量积极的研究,并且取得了明显成效。凡心肌梗死后的患者都应采取积极的二级预防措施,包括健康教育、非药物治疗(合理饮食、适当锻炼、戒烟、限酒、心理平衡)及药物治疗。同时应积极治疗作为冠心病危险因素的高血压和血脂异常,严格控制作为冠心病危险因素的糖尿病。现主要将药物治疗简述如下。

(一)血脂异常的处理

羟甲基戊二酰辅酶 A(HMG-CoA)还原酶抑制剂即他汀类药物问世后,3 项二级预防的大型临床试验 4S、CARE、LIPID 的结果均表明,以辛伐他汀或普伐他汀降低总胆固醇及低密度脂蛋白胆固醇(LDL-C)水平,不仅可显著降低冠心病事件的发生率(30%～40%),而且降低总病死率(22%～30%),并减少 PTCA、CABG 及脑卒中的发生率。他汀类治疗的益处不仅见于胆固醇升高患者,也见于胆固醇正常的冠心病患者。我国血脂异常防治建议及美国成人胆固醇教育计划(NCEP)提出,所有冠心病患者均应进行全面血脂测定。心肌梗死患者应在入院时或入院后24 小时内测定。否则梗死后至少 4 周血脂才能稳定并且保证测定的准确性。

(二)β受体阻断剂应用

对心肌梗死生存者长期治疗的建议:①低危患者外,所有无 β 受体阻断剂禁忌证患者,应在发病后数天内开始治疗,并长期服用。②非 ST 段抬高的心肌梗死生存者及中度左心室衰竭或其他 β 受体阻断剂相对禁忌证者,可在密切监视下使用。

(三)阿司匹林应用

大量研究证明,心肌梗死后患者长期服用阿司匹林可以显著减少其后的病死率。二级预防每天 50～325 mg。对阿司匹林过敏或有其他禁忌证的心肌梗死患者可选用噻氯匹定 250 mg,每天一次。

(四)血管紧张素转换酶抑制剂(ACEI)应用

大量资料证实,心肌梗死后应用 ACEI 通过影响左室重塑、减轻心室过度扩张,对某些心肌梗死后的患者有价值。对年龄大于 75 岁、梗死面积大或前壁梗死、有明显心力衰竭或左室收缩功能受损而收缩压13.33 kPa(100 mmHg)的患者应长期使用 ACEI。可选用一种 ACEI 从小剂量开始逐渐加量到临床推荐的靶剂量(如卡托普利 150 mg/d,雷米普利 10 mg/d,依那普利 40 mg/d,福辛普利 10 mg/d)或最大耐受量。ACEI 应用的禁忌证参见前述。对于梗死面积小或下壁梗死,无明显左室功能障碍的患者不推荐长期使用。

(五)钙离子通道阻滞剂应用

目前不主张将钙离子通道阻滞剂作为 AMI 后的常规治疗或二级预防。

(六)抗心律失常药物应用

在抗心律失常药物中,两项临床试验 EMIAT 和 CAMI-AT 结果表明,胺碘酮似可减少梗死后室性心律失常伴或不伴左室功能障碍患者的心律失常死亡及心脏骤停,但对总病死率无明显影响。为抑制梗死后严重的、有症状的心律失常,可用胺碘酮。治疗过程中宜低剂量维持,以减少不良反应的发生。对致命性室性心律失常的生存者可考虑置入埋藏式体内除颤器。

(七)戒烟

三项一级预防的实验证明,戒烟使心脏事件发生率下降 7%～47%。

十一、现代名医经验

邓铁涛教授将中医理论结合西医治疗的实践,提出了冠心病的"心脾相关"理论。脾为后天之本,气血生化之源。大多数冠心病患者多有心悸气短、胸闷、善太息、精神差、舌胖嫩、舌边见齿印、脉弱或虚大等气虚证候;或同时兼有舌苔浊腻、脉滑或弦及肢体困倦、胸臆痛或有压迫感等痰浊的外候。邓教授认为,心为阳,心脏病或年老或病久皆有心气亏虚。本病虽为心病,但五脏相关,心阳气不足,心火受挫,火不生土,母病及子,脾土受损,脾不养心,反更加重心气虚。故同时见脾胃功能失调的症状及舌象。脾虚气血生化乏源是冠心病的根本病因。病情进一步发展,则出现胸痛、唇暗、舌紫瘀斑等血瘀之象。邓教授认为痰是瘀的初期阶段,瘀是痰的进一步发展,即"痰瘀相关"理论。

冠心病的治疗上,邓铁涛教授重视调理脾胃功能,提出益气重在健脾,活血不忘化痰,采用益气化痰,健脾养心法。脾为后天之本,气血生化之源,脾胃健运,则痰湿难成。临床观察以温胆汤为基础的冠心方不但缓解咳痰、胸闷等症状,对脾胃症状亦有效。邓教授提出,通过 PTCA 和支架植入术,可以迅速开通狭窄或闭塞的血管,缓和心脉瘀阻之标,但气虚之本仍存在。气有推动血脉运行的作用,推动不利则血行涩滞,脉道易于再次瘀阻,发生胸闷、胸痛,甚至介入后再狭窄。在治则上,急性期及介入治疗前以治标为先,介入治疗后以扶正为主。中药用于 PTCA 和支架植入术后治疗取得了较好的初步疗效,但仍属较新的探索,临床开展时期较短,有待进一步的病例观察和积累。

(姜 召)

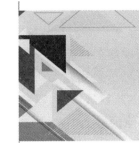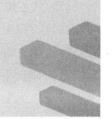

第七章 心律失常

第一节 房性心动过速

房性心动过速（atrial tachycardia），简称房速，按照发生机制与心电图表现的不同可分为自律性房速、折返性房速和紊乱性房速。其发生机制分别为自律性增高、折返和触发活动。

一、病因

自律性房速在各年龄组均可发生。多见于器质性心脏病患者，如冠心病、肺心病、心肌病、风心病等。洋地黄中毒可发生自律性房速，常伴有房室传导阻滞。大量饮酒及各种代谢障碍均为致病原因，也可见于无器质性心脏病患者。其发生是由于心房异位起搏点自发性4相舒张期除极速率加快所致。

折返性房速大部分见于器质性心脏病和心脏病手术后患者，极少见于正常人。其发生是由于外科手术瘢痕周围、解剖上的障碍物和心房切开术等引起心房肌不应期和传导速度的不同，形成房内折返。

紊乱性房速也称为多源性房速，常见于慢性阻塞性肺疾病、充血性心力衰竭的老年患者，有时也可见于儿童。氨茶碱过量也可引起紊乱性房速，而洋地黄中毒引起者并不多见。一般认为紊乱性房速与触发机制有关。

二、临床表现

房速患者症状的严重程度除了与基础疾病状况有关外，还与房速发作的方式、持续时间和心室率有关。房速的发作可呈短暂、间歇或持续性。短暂发作的患者绝大多数无明显症状，有些患者仅有心悸不适。持续性发作的患者可出现头晕、胸痛、心悸、先兆晕厥、晕厥、乏力和气短等症状，少数患者因心率长期增快可引起心脏增大，出现心力衰竭，类似扩张型心肌病，称为心动过速性心肌病。体检可发现心率不恒定，第一心音强度变化。颈动脉窦按摩可减慢心室率，但不能终止房速的发作。

三、心电图与电生理检查

房速的心房率一般在150~200次/分钟，房波（P′波）形态与窦性P波不同，通常在各导联可见等电位线,RP'>P'R。P'R 间期受房率的影响,频率快时可出现 P'R 间期延长,常有文氏现象或Ⅱ度二型房室传导阻滞。刺激迷走神经的方法通常不能终止心动过速,但能加重房室传导阻滞。P'波在 aVL 导联正向或正负双向提示房速起源于右心房,在 V₁ 导联正向提示起源于左心房。不同机制的房速,心电图和电生理检查可呈以下不同特点。

(1)自律性房速发作开始时多有"温醒"现象,心房率逐渐加快而后稳定在一定水平,通常不超过200 次/分钟,而在终止前呈"冷却"现象。电生理检查时,心房期前刺激不能诱发、终止和拖带心动过速,但可被超速抑制。心动过速的发作不依赖于房内或房室结的传导延缓,心房激动顺序与窦性心律时不同。其发作的第一个 P'波与随后的 P'波形态一致,这与大多数折返性室上性心动过速发作时的情形不同,后者第一个 P'波与随后的 P'波形态有差异(图 7-1)。

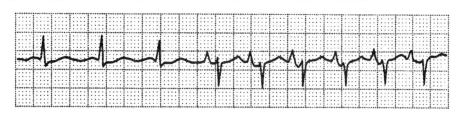

图 7-1　自律性房性心动过速

第 4 个 QRS 波群开始出现连续规则的心动过速,其前的 P 波形态与
随后的 P 波一致,但与窦性 P 波形态不同,心率逐渐加快

(2)折返性房速的频率可达 140~250 次/分钟。电生理检查时,心房期前刺激能诱发、终止和拖带心动过速,并能用心房超速抑制刺激终止。当心房处于相对不应期而致房内传导延缓时易诱发心动过速。心房激动顺序和 P 波形态与窦性心律时不同,刺激迷走神经不能终止心动过速,但可加重房室传导阻滞,如未经电生理检查或未观察到发作的开始和终止,则不易与自律性房性心动过速相区别(图 7-2)。

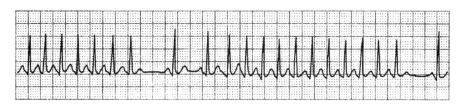

图 7-2　折返性房性心动过速

连续快速的 QRS 波群前均可见 P 波,但与第 8 及第 21 个窦性 P 波形态不同

(3)紊乱性房速通常在同一导联有 3 种或 3 种以上形态各异、振幅明显不同的 P'波,节律极不规则,心房率较慢,100~130 次/分钟,大多数 P'波可下传心室。因部分 P'波过早发生而下传受阻,心室率也不规则。紊乱性房速最终可发展为心房颤动(图 7-3)。

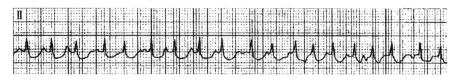

图 7-3　紊乱性房性心动过速

P'波形态各异、振幅明显不同,P'P'不规则,P'R 和 RR 间期不等,P'波之间有等电位线

四、治疗

(一)自律性房速的治疗

根据不同临床情况进行处理。

(1)非洋地黄引起者,可选用β受体阻滞剂、非二氢吡啶类钙通道阻滞剂、洋地黄等药物以减慢心室率。如房速未能转复为窦性心律而持续存在,可加用Ⅰa、Ⅰc或Ⅲ类抗心律失常药物。药物治疗无效时可采用射频导管消融。

(2)洋地黄引起者,应立即停用洋地黄。如血清钾不高,首选氯化钾口服或静脉滴注,并注意血清钾和心电图的检查,防止出现高钾;血清钾增高或不能应用氯化钾者,可选用苯妥英钠、利多卡因、β受体阻滞剂或普罗帕酮。对于心室率不快者,只需停用洋地黄。

(二)折返性房速的治疗

可参照房室结折返性心动过速。

(三)紊乱性房速的治疗

重点是积极治疗原发疾患。在此基础上,选用维拉帕米、胺碘酮可能有效。β受体阻滞剂在无禁忌证时患者如能耐受也可选用。补充钾盐和镁盐可抑制心动过速发作,也是有效方法之一。电复律和导管消融不是治疗的适应证。

(梁丽艳)

第二节　窦性心动过速

正常窦房结发放冲动的频率易受自主神经的影响,且取决于交感神经与迷走神经的相互作用,此外,还受其他许多因素的影响,包括缺氧、酸中毒、温度、机械张力和激素(如三碘甲状腺原氨酸)等。

窦性心率一般在60～100次/分钟,成人的窦性心率超过100次/分钟即为窦性心动过速。包括生理性窦性心动过速和不适当窦性心动过速。

生理性窦性心动过速是一种人体对适当的生理刺激或病理刺激的正常反应,是常见的窦性心动过速。

不适当窦性心动过速是指静息状态下窦性心率持续增快,或窦性心率的增快与生理、情绪、病理状态或药物作用水平无关或不相一致,是少见的一种非阵发性窦性心动过速。

一、原因

生理性窦性心动过速与生理、情绪、病理状态或药物作用有关。健康人运动、情绪紧张和激动、体力活动、吸烟、饮酒、喝茶和咖啡,及感染、发热、贫血、失血、低血压、血容量不足、休克、缺氧、甲状腺功能亢进、呼吸功能不全、心力衰竭、心肌炎和心肌缺血等均可引起窦性心动过速。药物的应用如儿茶酚胺类药物、阿托品、氨茶碱和甲状腺素制剂等也是引起窦性心动过速的原因。其发生机制通常认为是由于窦房结细胞舒张期4相除极加速引起了窦性心动过速。窦房结内起搏细胞的位置上移也可使发放冲动的频率增加。

不适当窦性心动过速见于健康人。其发生机制可能是窦房结本身的自律性增高,或者是自主神经对窦房结的调节失衡,表现为交感神经兴奋性增高,迷走神经张力减低。也见于导管射频消融治疗房室结折返性心动过速术后。

二、临床表现

生理性窦性心动过速时,频率通常逐渐加快,再逐渐减慢至正常,心率一般在100～180次/分钟,有时可高达200次/分钟。刺激迷走神经的操作如按摩颈动脉窦、Valsalva动作等均可使窦性心动过速逐渐减慢,当增高的迷走神经张力减弱或消失时,心率可恢复到以前的水平。患者大多感觉心悸不适,其他症状取决于原发疾病。

不适当窦性心动过速患者绝大多数为女性,约占90%。主要症状为心悸,也可有头晕、眩晕、先兆晕厥、胸痛、气短等不适表现。轻者可无症状,只是在体格检查时发现;重者活动能力受限制。

三、心电图与电生理检查

(一)生理性窦性心动过速

表现为窦性P波,频率>100次/分钟,PP间期可有轻度变化,P波形态正常,但振幅可变大或高尖。PR间期一般固定。心率较快时,有时P波可重叠在前一心搏的T波上。

(二)不适当窦性心动过速

诊断有赖于有创性和无创性的检查。

(1)心动过速及其症状呈非阵发性。

(2)动态心电图提示患者出现持续性窦性心动过速,心率超过100次/分钟。

(3)P波的形态和心内激动顺序与窦性心律时完全相同。

(4)排除继发性窦性心动过速的原因,如甲状腺功能亢进等。

四、治疗

(一)生理性窦性心动过速

生理性窦性心动过速的治疗主要在于积极查找并去除诱因,治疗原发疾病,如戒烟、避免饮酒、勿饮用浓茶和咖啡;感染者应予以控制,发热者应退热,贫血者应纠治,血容量不足者应补液等。少数患者可短期服用镇静剂,必要时选用β受体阻滞剂、非二氢吡啶类钙通道阻滞剂等以减慢心率。

(二)不适当窦性心动过速

是否需要治疗主要取决于症状。药物治疗首选β受体阻滞剂,非二氢吡啶类钙通道阻滞剂也能奏效。对于症状明显、药物疗效不佳的顽固性不适当窦性心动过速患者,有报道采用导管射频消融改善窦房结功能取得了较好的效果。利用外科手术切除窦房结或闭塞窦房结动脉的方法进行治疗也有成功的个案报道。

(梁丽艳)

第三节　窦性心动过缓

由窦房结控制的心率,成人每分钟小于60次者,称为窦性心动过缓。

一、病因

窦性心动过缓常因为迷走神经张力亢进或交感神经张力减弱及窦房结器质性疾病引起。常见原因有以下 5 种。

（1）正常情况：健康青年人不少见，尤其是运动员或经常锻炼的人，也见于部分老年人。正常人在睡眠时心率可降至 35～40 次/分钟，尤以青年人多见，并可伴有窦性心律不齐，有时可以出现2 秒或更长的停搏。颈动脉窦受刺激也可引起窦性心动过缓。

（2）病理状态：颅内压增高（脑膜炎、颅内肿瘤等）、黄疸、急性感染性疾病恢复期、眼科手术、冠状动脉造影、黏液性水肿、低盐、Chagas 病、纤维退行性病变、精神抑郁症等。窦性心动过缓也可发生于呕吐或血管神经性晕厥。

（3）各种原因引起的窦房结及窦房结周围病变。

（4）药物影响：迷走神经兴奋药物、锂剂、胺碘酮、β 受体阻滞剂、可乐定、洋地黄和钙拮抗剂等。

二、临床表现

一般无症状。心动过缓显著或伴有器质性心脏病者，可有头晕、乏力，甚至晕厥，可诱发心绞痛甚至心力衰竭。心率一般在 50 次/分钟左右，偶有低于 40 次/分钟者。急性心肌梗死时约 10%～15% 可发生窦性心动过缓，若不伴有血流动力学失代偿或其他心律失常，心肌梗死后的窦性心动过缓比窦性心动过速可能更为有益，常为一过性并多见于下壁或右室心肌梗死。窦性心动过缓也是溶栓治疗后常见的再灌注性心律失常，但心脏停搏复苏后的窦性心动过缓常提示预后不良。

三、心电图表现

（1）P 波在 QRS 波前，形态正常，为窦性。

（2）PP 间期（或 RR 间期）超过 1 秒；无房室传导阻滞时 PR 间期固定且超过 0.12 秒，为 0.12～0.20 秒，常伴有窦性心律不齐（图 7-4）。

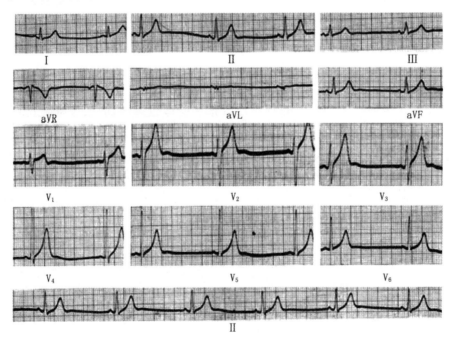

图 7-4　窦性心动过缓

四、治疗

无症状者可以不治疗,有症状者针对病因治疗。窦性心动过缓出现头晕、乏力等症状者,可对症治疗,常用阿托品 0.3~0.6 mg,每天 3 次,或沙丁胺醇 2.4 mg,每天 3 次口服。长期窦性心动过缓引起充血性心力衰竭或心排血量降低的患者则需要电起搏治疗。心房起搏保持房室顺序收缩比心室起搏效果更佳。对于持续性窦性心动过缓,起搏治疗比药物治疗更为优越,因为没有一种增快心率的药物长期应用能够安全有效而无明显不良反应。

(梁丽艳)

第四节　窦房传导阻滞

窦房传导阻滞(sinoatrial block)是窦房结与心房之间发生的阻滞,属于传导障碍,是窦房结内形成的激动不能使心房除极或使心房除极延迟,属较为少见的心律失常。由于窦房结的激动受阻没有下传至心房,心房和心室都不能激动,使心电图上消失一个或数个心动周期,P 波、QRS波及 T 波都不能看到。急性窦房传导阻滞的病因为急性心肌梗死、急性心肌炎、洋地黄或奎尼丁类药物作用和迷走神经张力过高。慢性窦房传导阻滞常见于冠心病、原发性心肌病、迷走神经张力过高或原因不明的窦房结综合征。按阻滞的程度不同,窦房传导阻滞分为 3 度。

一、一度窦房传导阻滞

为激动自窦房结发出后,延迟传至心房,即窦房传导的延迟现象。由于常规体表心电图上看不见窦房结激动,故一度窦房传导阻滞在心电图上无法诊断。

二、二度窦房传导阻滞

窦房结激动有部分被阻滞,而未能全部下传至心房,心电图上消失一个或数个 P 波,又可以分为 2 型。

(一)二度窦房传导阻滞Ⅰ型(即莫氏或 Mobitz Ⅰ型)

心电图表现:①PP 间距较长的间歇之前的 PP 间距逐渐缩短,以脱漏前的 PP 间距最短;②较长间距的 PP 间距短于其前的 PP 间距的两倍;③窦房激动脱漏后的 PP 间距长于脱漏前的 PP 间距,PR 间期正常且固定。此型应与窦性心律不齐相鉴别,后者无以上规律并且往往随呼吸而有相应的变化。

(二)二度窦房传导阻滞Ⅱ型(即莫氏或 Mobitz Ⅱ型)

心电图上表现为窦性 P 波脱漏,间歇长度约为正常 PP 间距的两倍或数倍(图 7-5)。

三、三度窦房传导阻滞(完全性窦房传导阻滞)

心电图上无窦性 P 波。若无窦房结电图难以确定诊断。此型在体表心电图上无法和房室交界性心律(P 波与 QRS 波相重叠)或窦性静止相区别。但如果用阿托品后出现Ⅱ度窦房传导阻滞则可考虑该型。

治疗主要针对病因。轻者无须治疗,心动过缓严重者可以用麻黄碱、阿托品或异丙肾上腺素等治疗。顽固而持久并伴有晕厥或阿-斯综合征的患者应安装起搏器。

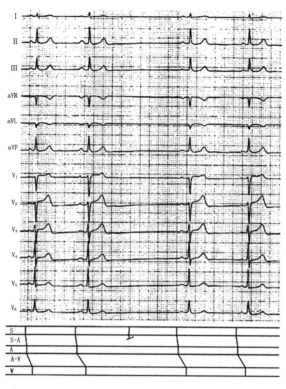

图 7-5　二度Ⅱ型窦房传导阻滞

（梁丽艳）

第五节　室内传导阻滞

　　室内传导阻滞（intraventricular block）是指阻滞发生在希氏束以下的传导系统，简称室内阻滞，其共同特征是 QRS 波时限延长。

　　心室内传导纤维包括希氏束远端的左、右束支及两侧的心室普肯野纤维。希氏束在室间隔上端分出左、右束支。右束支较为纤细，沿室间隔右侧心内膜下走行至右心室心尖部再分支至右心室的乳头肌及游离壁。左束支在主动脉下方穿出室间隔膜部后发出很多分支，在室间隔内膜下呈扇形展开，主要分为两组纤维：①前上部分纤维组称为前分支，分布于室间隔的前、上部分及左心室前壁及侧壁内膜下；②后下部分纤维组称为后分支，分布于室间隔的后下部及左心室下壁、后壁内膜下；③还有一组纤维进入室间隔中部，该组纤维或由左束支分出，或起自前分支或后分支，称为间隔支。

　　室内阻滞可以发生在室内传导纤维的任何部位，可以为一个束支（如左束支或右束支）、一个分支（如左束支的前分支、后分支或间隔支）、数个分支阻滞，或数个分支发生完全性阻滞而其他分支发生不完全性阻滞，也可为完全的室内双束支传导阻滞。正常冲动经房室束及3分支系统几乎同时到达心室肌，室内传导时间为 0.08 秒，不超过 0.10 秒。左、右心室中如果有一侧束支发生阻滞，心脏就先兴奋健侧，然后再通过室间隔传至阻滞侧，需要增加 40～60 毫秒，这就使正常的心室内传导时间由60～80毫秒延长到120毫秒以上,使QRS波明显增宽。正常心脏的不应期右束支比左束支延长约16%,一般右束支的不应期最长,依次为右束支>左束支前分支>左束支后分支>左束支间隔支。在传导速度方面,左右束支相差25毫秒以内,心电图上QRS波范围正常。如相差20～40毫秒,则QRS波稍增宽,呈部分传导阻滞的图形改变,如相差40～60毫秒,则QRS波明显增宽(>120毫秒),QRS波呈完全性束支阻滞的图形。临床上习惯根据QRS波的时限是否大于120毫秒而将束支传导阻滞分为完全性或不完全性。实际上也可以像房室传导阻滞那样分为Ⅰ度、Ⅱ度、Ⅲ度(完全性)。

一、右束支传导阻滞

发生于右束支传导系统内的阻滞性传导延缓或阻滞性传导中断称为右束支传导阻滞(right bundle branch block,RBBB)。右束支传导阻滞远较左束支传导阻滞多见,可见于各年龄组。任何因素使右束支传导变慢或组织损毁使右心室除极在左心室之后,即可出现右束支传导阻滞。最常见的原因有高血压、冠心病、糖尿病、心肌炎、心肌病、先天性心脏病、心脏手术及药物毒性反应等。

(一)心电图特点

右束支传导阻滞后,心室除极的初始向量不受影响,室间隔及左心室仍按正常顺序除极,只是右心室最后通过心肌传导缓慢,所以右束支传导阻滞心电图只是QRS波的后半部有变化。在心向量图上QRS波最后部分出现了一个向右前突出的、缓慢进行的"附加环"。

完全性右束支传导阻滞的心电图表现有:①QRS波时间延长,等于或大于0.12秒。②QRS波形态改变,具有特征性。右侧胸前导联V_1、V_2开始为正常的rs波,继以一个宽大的R'波,形成由rsR'组成的"M"形综合波。V_5、V_6导联R波窄而高,S波甚宽而且粗钝。Ⅰ导联有明显增宽的S波。③继发性ST段、T波改变,在有宽大的R波或R'波的导联如V_1、aVR导联,ST段压低,T波倒置,而在有增宽的S波的导联如V_5、V_6、Ⅰ、aVL等导联ST段轻度升高,T波直立。④QRS波电轴正常(图7-6)。

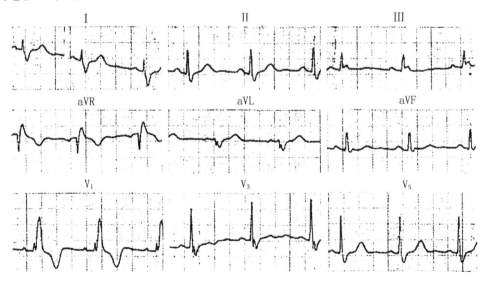

图7-6 完全性右束支传导阻滞

V_1导联呈rsR',其余导联终末波粗钝,QRS时间≥0.12秒

(二)希氏束电图特点

(1)V波的时间大于0.12秒,提示心室除极时间延长。

(2)AH和HV时间正常,提示激动从房室结-希氏束-左束支的传导时间是正常的;如果HV延长,则表示经左束支下传时间延长。

(3)经左心室记录左束支电位,同时经希氏束电极记录右束支电位,可以证实右束支传导阻滞。

(三)诊断

临床诊断困难,可有第二心音分裂,吸气相更为明显,确诊依靠心电图。

(四)临床意义

由于右束支的特殊生理解剖结构,右束支传导阻滞较常见,可见于正常人,而多数完全性右束支传导阻滞是由器质性心脏病所致,见于右心室受累的各种疾病。儿童发生右束支传导阻滞,应结合超声心动图除外先天性心脏病。发生右束支传导阻滞后,原发性ST-T改变被部分或完全掩盖。左、右束支同时发生阻滞可以导致阻滞型心室停搏。各种大手术后突发的右束支传导阻滞应高度警惕急性肺栓塞。应用普罗帕酮等药物以后发生的右束支传导阻滞是药物的毒性反应。

(五)治疗

右束支传导阻滞本身无特殊治疗,主要针对病因治疗。

二、左束支传导阻滞

发生于左束支传导系统内的阻滞性传导延缓或阻滞性传导中断,称为左束支传导阻滞(left bundle branch block,LBBB)。左束支的主干短而粗,由前降支的前穿隔支和后降支的后穿隔支双重供血,这是左束支传导阻滞少见的原因。一旦发生了左束支传导阻滞,就意味着左束支的受损范围广泛,因此其临床意义远较右束支传导阻滞重要。绝大多数左束支传导阻滞是由器质性心脏病引起,常见的病因有急性心肌梗死、原发性高血压、心肌病、原发性传导束退变、低血钾或高血钾等。左束支传导阻滞的好发部位主要在左束支主干与希氏束交界处。

左束支传导阻滞时,心室激动顺序一开始就是异常的,室间隔的除极开始于右侧,穿过室间隔自右前向左后方进行。心室壁传导正常而迅速且两侧协调的除极程序、顺序发生了变化,左心室的除极不再通过左束支及其普肯野纤维传导,而是由右束支的激动经室间隔心肌向左后方的左侧心室壁进行缓慢迂回的除极,整个心室的除极时间明显延长。左束支传导阻滞时,心室除极向量环总的特点是向左后方突出、时间延长。

(一)心电图特点

完全性左束支传导阻滞的心电图表现有:①QRS波时间延长,大于0.12秒。②QRS波形态改变,具有诊断意义。由于正常除极开始的室间隔自左后向右前的向量消失,而横面向量一开始就是由右前向左后方,这就决定了胸前导联的以下变化。右侧胸前导联V_1、V_2呈现宽大而深的QS波或rS波(r波极其微小),V_5、V_6导联中没有q波而表现为一宽阔而顶端粗钝的R波。Ⅰ导联有明显增宽的R波或有切迹,S波常不存在。③继发性ST段、T波改变,有宽大R波的导联中ST段压低,T波倒置;而在QRS波主波向下的导联中,ST段抬高,T波高耸。④QRS波电轴正常或轻度左偏(图7-7)。

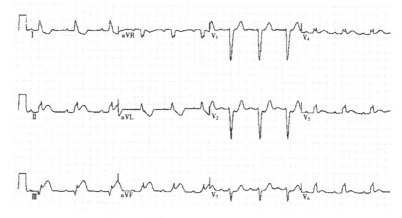

图 7-7　急性心肌梗死伴左束支传导阻滞

患者,男,79 岁,胸痛 5 小时。心电图:Ⅱ、Ⅲ、aVF、V_4～V_6 导联 ST 段抬高,
T 波直立,与 CLBBB 的继发性 ST-T 改变方向相反,提示急性下壁侧壁心梗。
CLBBB 伴前间壁心梗常出现 V_1～V_3 导联 ST 段异常抬高大于 0.5 mV

具有上述图形特点而 QRS 波时间<0.12 秒,则称为不完全性左束支传导阻滞。

(二)希氏束电图特点

(1)V 波的时间大于 0.12 秒,提示心室内除极时间延长。

(2)AH 和 HV 时间正常,提示激动从房室结-希氏束-右束支的传导时间是正常的;如果 HV
延长,则表示经左束支完全阻滞后经右束支的传导也有不完全性阻滞下传。

(3)同时经左心和右心记录左束支电位,可以证实左束支的电位显著晚于右束支(超过 40 毫秒)。

(三)诊断

持续性左束支传导阻滞本身可以没有症状,但是某些间歇性、阵发性左束支传导阻滞可以引
起心悸、胸闷症状。临床可有第二心音的反常分裂(吸气时分裂减轻,呼气时加重)或有收缩期前
奔马律。

(四)临床意义

左束支传导阻滞常代表心脏有弥漫性病变,多见于左心室病变如冠心病、原发性高血压、扩
张型心肌病等,预后较差。完全性左束支传导阻滞可以掩盖心肌梗死、心肌缺血、左心室肥厚的
心电图特征。对于缺血性胸痛患者新发生的左束支传导阻滞,应考虑心肌梗死,迅速评估溶栓禁
忌证,尽快进行抗缺血治疗和再贯注治疗。

(五)治疗

左束支传导阻滞本身无特殊治疗,主要针对病因,预后取决于原有心脏病的程度。

三、左前分支传导阻滞

发生于左束支前分支的阻滞性传导延缓或阻滞性传导中断,称为左前分支阻滞(left anterior
fascicular block,LAFB)。在左束支的左前分支、左后分支和间隔支 3 分支传导系统中,左前分支
阻滞最常见,可能与左前分支的生理解剖特点有关。左前分支细长,走行于左心室流出道,由于
血流压力较大易受损伤,并且仅有单一血管供血易受缺血性损害。左前分支的不应期最长,容易
引起传导延缓。

正常情况下,冲动到达左束支后,同时由两组分支向左心室内膜传出,QRS 综合除极向量指

向左下方。如果两组分支之一受到损伤,则 QRS 向量就偏向该分支支配的区域,因为这一区域最后除极。左前分支阻滞时,左心室开始除极后,冲动首先沿左后分支向下方传导,使室间隔的后下部及隔面内膜除极,然后通过普肯野纤维向左上传导以激动左前分支所支配的室间隔前半部、心室前侧壁及心尖部。因此,QRS 初始向量(一般不超过0.02 秒)向下向右,QRS 综合向量指向左上,额面 QRS 环逆钟向运行,向量轴位于−90°～−30°。

(一)心电图特点

(1)QRS 波电轴显著左偏−90°～−30°(也有学者认为在−90°～−45°),多在−60°。显著电轴左偏既是左前分支阻滞的主要特征,也是诊断左前分支阻滞的主要条件。

(2)QRS 波形态改变:Ⅰ、aVL 导联呈 qR 型,其 q 波不超过 0.02 秒;Ⅱ、Ⅲ、aVF 导联呈 rS 型,aVL 导联的R 波最高,其高度大于Ⅰ和 aVR 导联;V$_1$～V$_3$ 导联的 r 波低小;V$_5$～V$_6$ 导联可以出现较深的 S 波。

(3)QRS 波不增宽或轻度增宽,不超过 0.11 秒(图 7-8,图 7-9)。

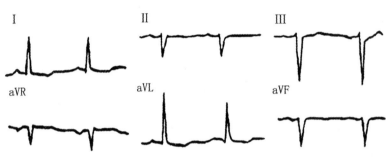

图 7-8　左前分支传导阻滞

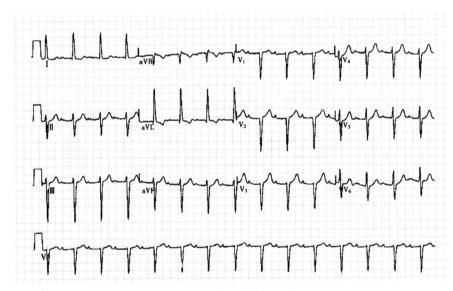

图 7-9　左前分支传导阻滞

患者,女,84 岁,高血压。ECG 显示:①左前分支传导阻滞(left anterior hemiblock),Ⅱ、Ⅲ、aVF 呈 rS,Ⅰ、aVL 呈 qR;电轴左偏>−30°;排除其他可以导致电轴左偏的因素。②一度房室传导阻滞,PR 间期>0.2 秒。③左心房大,P 波时间>0.11 秒,V$_1$ 导联终末电势增大。④左心室高电压(左心房大?),左前分支阻滞时 S$_{\text{Ⅲ}}$≥1.5 mV(15 mm)即可怀疑左心室肥大

（二）希氏束电图特点

单纯左前分支阻滞时，希氏束电图的 AH 和 HV 时间正常，提示激动从房室结-希氏束-右束支和左后分支传导时间是正常的；如果 HV 延长，则表示右束支和左后分支也有不完全性阻滞。

（三）诊断与鉴别诊断

诊断主要依靠心电图。左前分支阻滞应与引起电轴左偏的各种疾病相鉴别，如肺气肿、左心室肥厚、直背综合征、下壁心肌梗死、预激综合征等。左前分支阻滞可以使小范围的下壁心肌梗死受到掩盖，即Ⅱ、Ⅲ、aVF 导联的 QRS 波不出现 q 波。同时，下壁心肌梗死也可使合并存在的左前分支阻滞表现不出来，如Ⅱ、Ⅲ、aVF 导联的 QS 波相当深而Ⅰ、aVL 导联的 R 波很高，须考虑下壁梗死伴有左前分支阻滞。鉴别诊断应结合临床和前后心电图动态改变综合考虑。

（四）临床意义

左前分支与右束支解剖位置较近，并共同接受冠状动脉左前降支供血，因此右束支传导阻滞合并左前分支阻滞常见。常见病因是冠心病，其他还有原发性高血压、先天性心脏病、心肌病等。少数左前分支阻滞无明显器质性心脏病的证据。

四、左后分支传导阻滞

发生于左束支后分支的阻滞性传导延缓或阻滞性传导中断，称为左后分支阻滞（left posterior fascicular block，LPFB）。左后分支阻滞没有左前分支阻滞多见，因为左后分支又短又宽，位于左心室压力较低的流出道，血供较丰富，不易发生损害。

左后分支阻滞时，激动沿左前分支传导到左心室，再通过普肯野纤维传导到左后分支支配的左心室下部。因此，QRS 波的初始向量（0.02 秒）向左并略向上，终末向量指向右后下方，综合 QRS 向量介于 $+90°\sim+120°$，QRS 环顺钟向运行。左后分支阻滞的程度越严重，QRS 波电轴右偏的程度越明显。

（一）心电图特点

（1）QRS 波电轴右偏，在 $+90°\sim+120°$。

（2）QRS 波形态改变：Ⅰ、aVL 导联呈 rS 型；Ⅱ、Ⅲ、aVF 导联呈 qR 型，其 q 波不超过 0.02 秒；V_1、V_2 导联可呈正常的 rS 型，S 波变浅；V_5、V_6 导联 q 波可消失，R 波振幅减少，S 波增宽，呈顺钟向转位图形。

（3）QRS 波不增宽或轻度增宽，不超过 0.11 秒，合并右束支传导阻滞时 QRS 波时间大于 0.12 秒（图 7-10）。

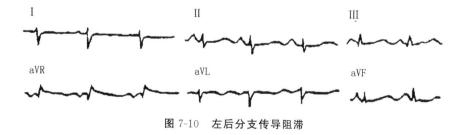

图 7-10　左后分支传导阻滞

（二）希氏束电图特点

单纯左后分支阻滞时，希氏束电图的 AH 和 HV 时间正常，即激动从房室结-希氏束-右束支和左前分支传导到心室的时间是正常的；如果 HV 延长，则表示左后分支阻滞的同时伴有左前分支和右束支不完全性阻滞。

（三）诊断与鉴别诊断

诊断主要依靠以上心电图特征。除上述特征外，尚需除外健康的体型瘦长者，及垂位心、右心室肥厚、广泛前壁心肌梗死、肺气肿、肺心病等患者。右心室肥厚者电轴多显著右偏＞120°，S_1很深，aVR、V_1、V_2 导联 R 波振幅增高，V_5、V_6 导联 S 波增宽，临床上有引起右心室肥厚的疾病，如肺心病、先天性心脏病、肺动脉高压等；广泛前壁心肌梗死也可以引起电轴右偏，但 QRS 波形态改变与左后分支阻滞不同，Ⅰ、aVL 导联呈 QS、Qr、QR 型，Ⅱ、Ⅲ、aVF 导联不一定有小 q 波，冠状动脉造影多阳性。临床上有下列情况方可作出诊断：①同一次或两次心电图记录有电轴左偏与右偏的 QRS 波，电轴右偏时有上述心电图特点；②体型肥胖、高血压、冠心病尤其有左心室肥厚而电轴右偏；③右束支或左束支传导阻滞伴有电轴高度右偏。

（四）临床意义

左后分支的生理解剖结构决定其较少发生缺血性改变，因而如果发生损害，往往表示有较广泛严重的心肌损害，常与不同程度的右束支传导阻滞和左前分支阻滞合并存在，容易发展成为完全性房室传导阻滞。

五、双束支传导阻滞

左束支传导阻滞加右束支传导阻滞，称为双束支传导阻滞。

（一）心电图特点

理论上讲，每侧束支阻滞都可以有Ⅰ、Ⅱ、Ⅲ度之分，两侧阻滞程度不同则可以形成许多组合：①双侧传导延迟程度一致，同为一度，表现为 PR 延长，QRS 波正常。②两侧传导延迟程度不一致，则表现为PR 延长，并有传导慢的一侧束支阻滞的 QRS 波改变。PR 间期延长的程度决定于传导较快的一侧的房室传导时间，QRS 波增宽的程度则取决于两侧束支传导速度的差异。一般来说，如果一侧激动的时间晚于对侧 0.04～0.05 秒以上，将出现本侧的完全性束支阻滞的 QRS 波，时限大于 0.12 秒。如果较对侧延迟时间为 0.02～0.03 秒，则该侧出现不完全性束支阻滞的 QRS 波，时限小于 0.12 秒。③两侧均为Ⅱ度或一侧为Ⅰ度另一侧为Ⅱ度、Ⅲ度，则出现程度不同的房室传导阻滞与束支阻滞。④双侧完全阻滞，房室分离，P 波后无对应的 QRS 波，呈完全性房室传导阻滞图形（图 7-11）。

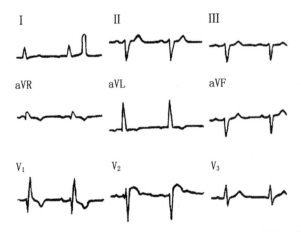

图 7-11　双束支传导阻滞（完全性右束支伴左前分支传导阻滞）

（二）希氏束电图特点

心电图上已呈现一侧束支阻滞，而希氏束电图上显示 HV 延长则说明另一侧束支也有不完全性阻滞。

（三）诊断

当一次心电图或前后对照中能见到同时有完全性左束支传导阻滞合并有完全性右束支传导阻滞的图形，伴或不伴有房室传导阻滞，可以肯定有双侧束支传导阻滞。如仅见到一侧束支阻滞兼有 PR 间期延长或房室传导阻滞，只能作为双侧束支阻滞可疑，因为此时房室传导阻滞可以由房室结、房室束病变引起，若希氏束电图显示仅有 AH 延长而 HV 正常，可以否定双侧束支阻滞。

（四）临床意义

双束支阻滞多由严重的心脏疾病所致，如急性心肌梗死、心肌炎、心肌病等，易发展为完全性房室传导阻滞。

（五）治疗

双侧束支阻滞需考虑安装人工心脏起搏器。

六、三分支传导阻滞

心肌弥漫性病变可以侵犯右束支、左前分支及左后分支，使三者都出现传导障碍，称为 3 分支传导阻滞。

（一）心电图特点

PR 间期延长、右束支传导阻滞加上左束支分支阻滞和 QRS 波漏搏。根据各支阻滞程度及是否同步可以组合成若干种类型，在此不一一详述。

（二）希氏束电图特点

心电图上有两束支阻滞的患者，如果第三支传导功能正常的话，希氏束电图的 HV 正常。如果希氏束电图显示 HV 延长，说明第三支也呈不完全性阻滞。

（三）临床意义

三分支阻滞的预后不良，常伴有晕厥等血流动力学异常的症状，易发展为 Ⅲ 度房室传导阻滞。

（四）治疗

根据情况应及时安装人工心脏起搏器。

（梁丽艳）

第六节 房内传导阻滞

房内传导阻滞（intra-atrial block，IAB）是指窦房结发出的冲动在心房内传导时延迟或中断，可分为完全性传导阻滞和不完全性传导阻滞两种。

一、病因

心房肌群的纤维化、脂肪化、淀粉样变的退行性病变；左心房和（或）右心房的肥大或扩张；心房肌的急性或慢性炎症；心房肌的急慢性缺血或心肌梗死。

二、临床特点

(一)不完全性心房内传导阻滞

多发生于二尖瓣狭窄、某些先天性心脏病和心肌梗死。心电图示 P 波增宽(>0.12 秒),有切迹,P 波的前半部或后半部振幅减低或增高。由于冲动在房内传导延迟,可有 PR 间期延长。因房内传导和不应期的不均匀,可以引起心房内折返性心动过速。

(二)完全性心房内传导阻滞(完全性心房分离)

由于房内传导完全阻滞,出现左、右心房激动完全分离。窦房结冲动仅传到一侧心房,并下传心室产生 QRS 波,而另一侧则由心房异位起搏点控制,形成与窦性 P 波并行的另一组心房波,频率慢且不能下传激动心室。心电图特点是:

(1)同一导联有两种 P 波,一种为窦性,其后有 QRS 波;另一种为心房异位的小 P′波,其频率慢,规律性差,不能下传激动心室。

(2)右心房波是窦性冲动下传引起右心房激动的表现,呈窦性,左心房波为扑动或颤动。

(3)心房波的一部分呈扑动,另一部分呈颤动。

心房分离常发生于危重患者,出现后可于数小时或数天内死亡。但在应用洋地黄等药物过量或中毒时,经过及时纠正治疗心房分离可消失并恢复。

心房分离需要与房性并行心律相鉴别,房性并行心律的 P 波较窦性 P 波稍大或等大,心房分离的 P′波小而不易看清。房性并行心律 PP 间期较恒定,常出现夺获、融合,心房分离则无。迷走神经刺激术可使房性并行心律减慢,而对心房分离无影响。

三、治疗

心房内传导阻滞本身不需治疗,治疗主要针对原发病。完全性心房内传导阻滞极罕见,多见于临终前,预后差。常在记录心电图后短时间内死亡。

(梁丽艳)

第七节　房室传导阻滞

房室间的传导障碍统称房室传导阻滞,是指冲动从心房传到心室的过程中异常延迟,传导被部分阻断或完全阻断。

房室传导过程中(即心房内、房室结、房室束及束支-普肯耶系统),任何部位的传导阻滞都可以引起房室传导阻滞。从解剖生理的角度看,房室结、房室束与束支的近端为传导阻滞的好发部位。房室结的结区传导速度慢而且不均匀,房室束的主干(或称穿入部分)位于两个房室瓣的瓣环间,手术损伤、先天性缺损或瓣环钙化均可累及这个部分,并且房室束的主干、分支、终末部分及左束支前后分支与右束支的近端均呈小束支状,范围不大的病变可以累及全支,甚至同时累及二、三支。

来自心房的冲动经房室束及三分支快速地同时传导至左右心室。三分支的一支或两支传导阻滞并不引起房室传导阻滞,当三分支同时发生同等或不同程度的传导阻滞时,可以形成不同程度的房室传导阻滞合并束支传导阻滞。

房室传导阻滞的分类:①按照阻滞程度分类,分为不全性与完全性房室传导阻滞;②按照阻滞部位分类,分为房室束分支以上与房室束分支以下阻滞两类,其病因、临床表现、发病规律和治疗各不相同;③按照病程分类,分为急性和慢性房室传导阻滞,慢性还可以分为间断发作型与持续发作型;④按照病因分类,分为先天性与后天性房室传导阻滞。从临床角度看,按阻滞程度和阻滞部位分类不但有利于估计阻滞的病因、病变范围和发展规律,还能指导治疗,比较切合临床实际。

一、病因

(一)先天性房室传导阻滞

主要见于孤立性先天性房室传导阻滞、合并其他心脏畸形的先天性心脏传导系统缺损、Kearns-Sayre 综合征。

(二)原发性房室传导阻滞

主要见于特发性双束支纤维化、特发性心脏支架退行性变。

(三)继发性房室传导阻滞

主要见于各种急性心肌炎性病变(如急性风湿热、细菌性和病毒性心肌炎)、急性心肌缺血或坏死性病变(如急性心肌梗死)、迷走神经功能亢进、缺氧、电解质紊乱(如高血钾)、药物作用(如洋地黄、奎尼丁、普鲁卡因胺等)、损伤性病变(心脏外科手术及射频消融术)及传导系统钙化等原因导致的房室传导阻滞。

儿童及青少年房室传导阻滞的主要原因为急性心肌炎和炎症所致的纤维性病变,少数为先天性。老年人持续房室传导阻滞的病因以原因不明的传导系统退行性变较为多见。

二、病理

一度及二度Ⅰ型房室传导阻滞,其阻滞部位多在房室结(或房室束),病理改变多不明显或为暂时性的房室结缺血、缺氧、水肿或轻度炎症;二度Ⅱ型房室传导阻滞阻滞部位多在两侧束支;Ⅲ度房室传导阻滞阻滞部位多在两侧束支,病理改变较广泛而严重,且持久存在,包括传导系统的炎症或局限性纤维化。急性大面积心肌梗死时,累及房室束、左右束支,引起坏死的病理改变。如果病理改变为可逆的,则阻滞可以在短期内恢复,否则呈持续性。此外,先天性房室传导阻滞患者中可见房室结或房室束的传导组织完全中断或缺如。

三、分型

房室传导阻滞可以发生在窦性心律或房性、交界性、室性异位心律中。冲动自心房向心室方向发生传导阻滞(前向传导或下传阻滞)时,心电图表现为 PR 间期延长,或部分甚至全部 P 波后无 QRS 波群。

(一)一度房室传导阻滞

一度房室传导阻滞(A-VB)是指激动从窦房结发出后,可以经心房传导到心室,并产生规则的心室律,仅传导时间延长。心电图上 PR 间期在成人超过 0.20 秒,老年人超过 0.21 秒,儿童超过 0.18 秒。一度房室传导阻滞可以发生于心房、房室结、房室束、左右束支及末梢纤维的传导系统中的任何部位。据统计发生在房室结的阻滞约占 90%,因为房室结的传导纤维呈网状交错,激动在传导中相互干扰,易使传导延迟。在房室束中,由于传导纤维呈纵行排列,所以传导速度较快,正常不易受到阻滞,但在房室束发生病变时,也可使房室传导延迟。发生在束支及末梢部位的阻滞约占 6%，发生机制多为传导系统相对不应期的病理性延长。心房率的加速或颈动脉窦按摩引起的迷走神经张力增高可导致一度房室传导阻滞转化为二度Ⅰ型房室传导阻滞，反之，二度Ⅰ型房室传导阻滞在窦性心率减慢时可以演变为一度房室传导阻滞。

1.心电图特点

PR 间期大于 0.20 秒，每次窦性激动都能传到心室，即每个 P 波后都有一个下传的 QRS 波（图 7-12）。PR 间期显著延长时，P 波可以隐伏在前一个心搏的 T 波内，引起 T 波增高、畸形、切迹，或延长超过 PP 间距，而形成一个 P 波越过另一个 P 波传导。后者多见于快速房性异位心律。显著窦性心律不齐伴二度Ⅰ型房室传导阻滞时，PR 间期可以随着其前面的 RP 间期的长或短而相应地缩短或延长。如果体表心电图显示 QRS 波群的时间与形态正常，则房室传导延迟几乎均发生于房室结，而非希氏束本身；如果 QRS 波群呈现束支阻滞图形，传导延迟可能发生于房室结和（或）希普系统，希氏束电图有助于后一类型的传导阻滞的正确定位。

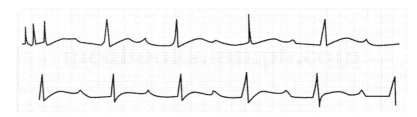

图 7-12　Ⅰ度房室传导阻滞

2.希氏束电图特点

希氏束电图可反映阻滞部位：①心房内阻滞：PA 间期＞60 毫秒，而 AH 和 HV 间期都正常；②房室结传导阻滞（最常见）：AH 间期延长（＞140 毫秒），而 PA、HV 间期正常；③希氏束内阻滞：HH′间期延长（＞20 毫秒）；④束支阻滞：HV 间期延长＞60 毫秒。

3.鉴别希氏束近端阻滞与希氏束远端阻滞的临床意义

绝大多数一度房室传导阻滞系希氏束近端阻滞，见于各种感染性心肌炎、风心病和冠心病患者，或迷走神经张力亢进的正常人，表现为 AH 间期延长而 HV 间期正常，预后良好。而当希氏束电图示 HV 间期延长，则提示希氏束远端阻滞，预后较前者差。

(二)二度房室传导阻滞

二度房室传导阻滞是激动自心房至心室的传导有中断，即一部分室上性激动因阻滞而发生 QRS 波群脱漏，同时也可伴有房室传导的现象，属于不完全性房室传导阻滞中最常见的一种类型。P 波与 QRS 波群可成规则的比例（如 3∶1，5∶4 等）或不规则比例。二度房室传导阻滞的心电图表现可以分为两型，即莫氏Ⅰ型（MobitzⅠ型）和莫氏Ⅱ型（MobitzⅡ型）。

1.莫氏Ⅰ型房室传导阻滞

莫氏Ⅰ型房室传导阻滞又称文氏型阻滞（Wencke bach block）。心电图的基本特点是：PR 间期逐渐延长，以致出现一个 P 波后的 QRS 波脱漏，其后的 PR 间期重新回到最短（可以正常，也可不正常）。从 PR 间期最短的心动周期开始到出现 QRS 波脱漏的心动周期为止，称为一个文氏周期。这种文氏周期反复出现，称为文氏现象（Wenckebach phenomenon）。

(1)心电图特点：P 波和下传的 QRS 波的比例可以用数字表示，如 4∶3 阻滞，表示每 4 个 P 波有 3 个下传，脱漏 1 个。其特征可归纳为：①PR 间期逐渐延长，直至脱漏一次，脱漏前 PR 间期最长,脱漏后的 PR 间期最短;②PR 间期逐渐延长的增加量逐次减少,由此出现 RR 间期逐渐缩短的现象;③含有未下传的 QRS 波的 RR 间期小于最短的 RR 间期的 2 倍(图 7-13)。

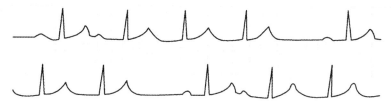

图 7-13 二度Ⅰ型房室传导阻滞

(2)希氏束电图特点:莫氏Ⅰ型房室传导阻滞的部位约 80% 在希氏束的近端,表现为 AH 间期进行性延长,直至完全阻滞,而 HV 间期正常。少数患者也可以在希氏束本身或希氏束远端阻滞,H-H′间期或 HV 逐渐延长直至完全阻滞。

(3)临床意义:注意鉴别不典型的文氏阻滞。对于 PR 间期不是逐渐延长而是相对稳定的文氏阻滞,易误诊为莫氏Ⅱ型房室传导阻滞,此时应仔细测量 QRS 波脱落前的一个 PR 间期与脱落后的一个 PR 间期,如果后者短于前者,应属于莫氏Ⅰ型房室传导阻滞。莫氏Ⅰ型房室传导阻滞一般预后良好,只需针对病因治疗而不需要特殊处理。对于远端阻滞而伴有晕厥等临床症状者,应引起重视,随访观察。

2.莫氏Ⅱ型房室传导阻滞

房、室呈比例的传导中断,多发生于房室结以下的传导系统病变时,其次为房室结,主要由于心脏的传导系统绝对不应期呈病理性延长,少数的相对不应期也有延长,致使 PR 间期延长。如房室呈 3∶1 或 3∶1 以上阻滞,称为高度房室传导阻滞。

(1)心电图特点:PR 间期固定(多数情况下 PR 间期正常,但也可以延长),若干个心动周期后出现一个 QRS 波脱漏,长 RR 间期等于短 RR 间期的 2 倍。房室传导比例可固定,如 3∶1 或 3∶2,也可不定,如 3∶2 到 5∶4 等。下传的 QRS 波可正常或宽大畸形(图 7-14)。

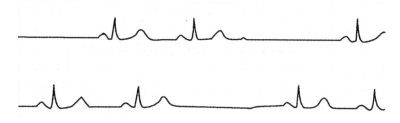

图 7-14 二度Ⅱ型房室传导阻滞

(2)希氏束电图特点:莫氏Ⅱ型阻滞部位大多在希氏束远端,约占 70%。①希氏束近端阻滞的特点:AH 间期延长,但下传的 HV 间期正常,QRS 波也正常,说明冲动可下传,在房室结呈不完全阻滞,而 QRS 波不能下传时 A 波后无 V 波,无 V 波。②希氏束远端阻滞:AH 间期正常,HV 间期延长,冲动不能下传时,心搏的 H 波后无 V 波。

(3)临床意义:莫氏Ⅱ型房室传导阻滞多发生在希氏束远端,常为广泛的不可逆性病变所致,易发展为持续的高度或完全性房室传导阻滞。预后较莫氏Ⅰ型房室传导阻滞差,有晕厥者需安装心脏起搏器治疗。

莫氏Ⅰ型和莫氏Ⅱ型房室传导阻滞需进行鉴别,尽管两者都属于二度房室传导阻滞,但是由于阻滞部位多不相同,前者大部分在房室结,而后者几乎都在希氏束-普肯野系统,因而,两者的治疗和预后显著不同。在心电图中的鉴别关键是有下传的 QRS 波的 PR 间期是否恒定。在 PP 间期恒定的情况下,凡 PR 间期固定不变者,可判断为莫氏Ⅱ型房室传导阻滞。如果 PP 间期不恒定,PR 间期在莫氏Ⅱ型房室传导阻滞中的变化也不会超过 5 毫秒。具体鉴别见表 7-1。

表 7-1　二度房室传导阻滞Ⅰ型和Ⅱ型的比较

	一型	二型
病变性质	多见于功能改变、炎症、水肿	多见于坏死、纤维化、钙化、退行性病变
病因	下壁心肌梗死、心肌炎、药物、迷走神经功能亢进	前间壁心肌梗死、原发性传导系统疾病、心肌病
PR 间期	脱漏前 PR 间期逐渐延长,至少脱漏前 PR 间期比脱漏后的第一次 PR 间期延长	下传搏动的 PR 间期固定
QRS 波群	多正常	长宽大畸形(可呈束支阻滞图形)
对血流动力学影响	较少,症状不明显	较严重,可出现晕厥、黑矇、阿-斯综合征
治疗	病因治疗,一般不需人工起搏器	病因治疗和对症治疗,必要时考虑人工起搏
预后	常为一过性,多能恢复,预后较好	多为永久性并进行性加重,预后较差

(三)近乎完全性房室传导阻滞

绝大多数 P 波后无 QRS 波群,心室基本由房室交界处或心室自主心律控制,QRS 波群形态正常或呈束支传导阻滞型畸形增宽。在少数 P 波后有 QRS 波群,形成一个较交界处或心室自主心律提早的心搏,称为心室夺获。心室夺获的 QRS 波群形态与交界处的自主心律相同,而与心室自主心律不同。

(四)三度房室传导阻滞

三度房室传导阻滞又称完全性房室传导阻滞。心房的冲动完全不能下传到心室,因此心房受窦房结或房颤、房扑、房速控制而独自搏动,心室则受阻滞部位以下的逸搏点控制,形成缓慢而匀齐的搏动,在心电图表现为 P 波与 QRS 波完全无关,各自搏动的现象,即房室分离。

三度房室传导阻滞多发生在房室交界部,房室束分叉以上(高位)约占 28%,房室束分叉以下(低位)约占 72%。三度房室传导阻滞多为严重的传导系统病变,少数为暂时性的完全性房室传导阻滞,多为高位阻滞,即 QRS 波群不增宽,可由传导系统暂时缺血引起。而低位的完全性房室传导阻滞 QRS 波群增宽畸形,且心室频率缓慢,几乎都是持久性的完全性房室传导阻滞。常见于冠心病、心肌炎后心肌病变、心脏手术后或其他器质性心脏病等。

1.心电图特点

心房激动完全不能下传到心室。即全部 P 波不能下传,P 波和 QRS 波没有固定关系,PP 间距和 RR 间距基本规则,心房频率较快,PP 间期较短,而心室由低位起搏点激动,心室频率缓慢,每分钟 30～50 次。心室自主心律的 QRS 波群形态与心室起搏部位有关。如果完全阻滞在房室结内,则起搏点在希氏束附近,心电图特点是 QRS 波不宽,心室率在 40 次/分钟以上。如果完全阻滞在希氏束以下或三束支处,则起搏点低,QRS 波增宽畸形,心室率在 40 次/分钟以下,且易伴发室性心律失常(图 7-15,图 7-16)。如起搏点位于左束支,QRS 波群呈右束支传导阻滞型;如起搏点位于右束支,QRS波群呈左束支传导阻滞型。心室起搏点不稳定时,QRS波形态和RR间距可多变。心室起搏点自律功能暂停则引起心室停搏,心电图上仅表现为一系列P波。在房颤的心电图中,如果出现全部导联中RR间期都相等,则应考虑有Ⅲ度房室传导阻滞的存在。完全性房室传导阻滞时偶有短暂的超常传导表现。心电图表现为一次交界处或心室逸搏后出现一次或数次P波下传至心室的现象,称为韦金斯基现象。发生机制为逸搏作为对房室传导阻滞部位的刺激,可使该处心肌细胞的阈电位降低,应激性增高,传导功能短暂改善。

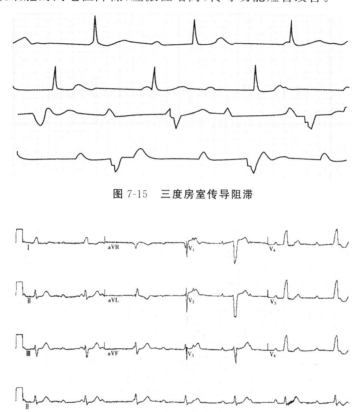

图 7-15 三度房室传导阻滞

图 7-16 心电图诊断

1.窦性心律不齐;2.三度房室传导阻滞,室性逸搏心律

2.希氏束电图特点

完全性房室传导阻滞的希氏束电图可以确定阻滞的具体部位,分为希氏束近端、希氏束内和希氏束远端。

(1)希氏束近端阻滞:少见,多为先天性疾病引起。希氏束电图表现为AH阻滞(房室结内阻滞),A波后无H波,而V波前有H波,HV固定,A波与V波无固定关系。

(2)希氏束内阻滞:A波后有H波,AH固定且正常,A波与V波无关,HH'中断,每个V波前有H'波,V波可以正常。

(3)希氏束远端阻滞:表现为HV阻滞,绝大多数为完全性房室传导阻滞。特征为A波后无V波,AH固定,但H波不能下传,其后无V波,完全阻滞于HV之间。

3.鉴别诊断

希氏束近端阻滞和远端阻滞的鉴别:①临床症状有晕厥或阿-斯综合征者,多为希氏束远端阻滞;长期稳定,症状轻的多为希氏束近端阻滞。②心电图QRS波宽大畸形者多为远端阻滞,而

QRS 波小于0.11秒多为近端阻滞。③室性逸搏心率＞45 次/分钟多为近端阻滞,而心率在 40 次/分钟左右或以下者多为远端阻滞。三度房室传导阻滞还应与干扰性房室分离相鉴别,后者是一种生理性传导阻滞。二者的鉴别要点在于前者的心房率大于心室率,而后者的心房率小于心室率。

四、临床表现

一度房室传导阻滞很少有症状,听诊第一心音可略减弱。二度房室传导阻滞可有心脏停顿或心悸感,听诊可有心音脱漏,脉搏也相应脱漏,心室率缓慢时可有头晕、乏力、易疲倦、活动后气促,甚至短暂晕厥。三度房室传导阻滞时症状较明显,除上述症状外,还可以进一步出现心脑供血不足的表现,如智力减退、心力衰竭等。三度房室传导阻滞造成血流动力学的影响取决于心室逸搏频率的快慢。在希氏束分支以上的三度房室传导阻滞起搏点频率较快,可达 40～60 次/分钟,且心室除极顺序正常,对血流动力学影响较小,患者多不出现晕厥。而在希氏束分支以下的三度房室传导阻滞,逸搏心率缓慢,20～40 次/分钟,甚至更低,且心室收缩协调性差,血流动力学影响显著,患者出现晕厥、阿-斯综合征,甚至猝死,此外尚可有收缩压增高、脉压增宽、颈静脉搏动、心音不一致,及心脏增大等体征,偶可闻及心房音。三度房室传导阻滞的特异性体征是心室率缓慢且规则,并伴有第一心音强弱不等,特别是突然出现的增强的第一心音,即"大炮音",是由于房室收缩不同步造成的,当房室收缩相距较近时(PR 间期 0.04～0.10 秒),第一心音明显增强。

心室率过慢、心室起搏点不稳定或心室停搏时,可有短暂的意识丧失。当心室停搏较长时间,可出现晕厥、抽搐和发绀,即所谓的阿-斯综合征发作。迅速恢复心室自主心率可立即终止发作,神志也可立即恢复,否则将导致死亡。

五、治疗

房室传导阻滞的治疗方法原则上取决于房室传导阻滞发生的原因(病因是否能消除)、病程(急性还是慢性)、阻滞的程度(完全性阻滞还是不完全性阻滞)及伴随症状。房室束分支以上阻滞形成的一至二度房室传导阻滞并不影响血流动力学状态,主要针对病因治疗。房室束分支以下阻滞者,不论是否引起房室传导阻滞,均必须结合临床表现和阻滞的发展情况慎重考虑电起搏治疗。

急性房室传导阻滞的病因常为急性下壁心肌梗死,急性心肌炎或其他心外因素,如药物影响或电解质紊乱等。多数情况传导系统的损伤是可以恢复的。因此,对于无明显血流动力学障碍的一度或二度Ⅰ型房室传导阻滞可以不必处理。二度Ⅱ型和三度房室传导阻滞应根据阻滞部位和心室率采取相应的措施。如果心率能达到 50 次/分钟、QRS 波正常者,可以给予阿托品,每 4 小时口服 0.3 mg,尤其适于迷走神经张力过高引起的阻滞,必要时肌内或静脉注射,每 4～6 小时 0.5～1.0 mg;对于血压偏低的患者可以选用异丙肾上腺素滴注;对于心室率不足 40 次/分钟、QRS 波宽大畸形者,房室传导阻滞部位在希氏束以下的,对药物反应差,应考虑临时起搏器治疗。预防或治疗房室传导阻滞引起的阿-斯综合征发作,宜用异丙肾上腺素溶液静脉滴注,使心率控制在 60～70 次/分钟。

慢性房室传导阻滞的治疗,主要视阻滞部位、阻滞程度及伴随症状而定,无症状的一度或二度Ⅰ型房室传导阻滞一般不需治疗。若下传的 QRS 波宽大,不能排除有双束支阻滞的,应加强观察,定期随访,必要时进行心电生理检查,特别是已经发生晕厥的患者。慢性二度Ⅱ型房室传导阻滞,因阻滞部位多在希氏束分支以下,心室率缓慢,常伴有头晕、乏力等症状,当发展为三度房室传导阻滞时,易发生阿-斯综合征,故应早期植入永久起搏器治疗。慢性三度房室传导阻滞,心室率不超过 60 次/分钟,在希氏束分支以下者心率仅为 20～40 次/分钟,可频繁发生晕厥,应尽快安装永久心脏起搏器治疗。

（梁丽艳）

第八节　期前收缩

期前收缩(premature beats)也称早搏、期外收缩或额外收缩,是指起源于窦房结以外的异位起搏点提前发出的激动。期前收缩是临床上最常见的心律失常。

一、期前收缩的分类

期前收缩可起源于窦房结(包括窦房交界区)、心房、房室交界区和心室,分别称为窦性、房性、房室交界性和室性期前收缩。前 3 种起源于希氏束分叉以上,统称为室上性期前收缩。室性期前收缩起源于希氏束分叉以下部位。在各类期前收缩中,以室性期前收缩最为常见,房性和交界性期前收缩次之,而窦性期前收缩极为罕见,且根据心电图不易作出肯定的诊断。

(1)根据期前收缩发生的频度可分为偶发和频发期前收缩。一般将每分钟发作<5 次称为偶发期前收缩,每分钟发作≥5 次称为频发期前收缩。

(2)根据期前收缩的形态可分为单形性和多形性期前收缩。

(3)依据发生部位分为单源性和多源性期前收缩,单源性期前收缩是指期前收缩的形态和配对间期均相同,而多源性期前收缩的形态和配对间期均不同。

期前收缩与主导心律心搏成组出现称为"联律"。"二联律""三联律"和"四联律"指主导心律搏动和期前收缩交替出现,每个主导心律搏动后出现一个期前收缩称为二联律;每两个主导心律搏动后出现一个期前收缩称为三联律;每 3 个主导心律搏动后出现一个期前收缩称为四联律。两个期前收缩连续出现称为成对的期前收缩,3～5 次期前收缩连续出现称为成串或连发的期前收缩。一般将≥3 次连续出现的期前收缩称为心动过速。

期前收缩按照发生机制可分为自律性增高、触发激动和折返激动。目前认为折返激动是期前收缩发生的主要原因,也是大部分心动过速发生的主要机制。

二、期前收缩的病因

期前收缩可发生于正常的人,但器质性心脏病患者更常见,也可以由心脏以外的因素诱发。期前收缩可以发生于任何年龄,在儿童相对少见,但随着年龄增长发病率升高,在老年人较多见。炎症、缺血、缺氧、麻醉、心导管检查、外科手术和左心室假腱索等均可使心肌受到机械、电、化学性刺激而发生期前收缩。期前收缩常见于冠心病、心肌病、风湿性心脏病、肺心病、高血压左心室肥厚、二尖瓣脱垂患者,尤其是在发生急性心肌梗死和心力衰竭时。洋地黄、酒石酸锑钾、普鲁卡因胺、奎尼丁、三环类抗抑郁药中毒等也可以引起期前收缩。电解质紊乱可诱发期前收缩,特别是低钾。期前收缩也可以因神经功能性因素引起,如激烈运动、精神紧张、长期失眠,过量摄入烟、酒、茶、咖啡等。

三、临床表现

期前收缩患者的主要症状是心悸,表现为短暂心搏停止的漏搏感。偶发期前收缩者可以无任何症状,或仅有心悸、"停跳"感。期前收缩次数过多者可以有头晕、乏力、胸闷甚至晕厥等症状。

心脏体检听诊时,发现节律不齐,有提前出现的心脏搏动,其后有较长的停搏间歇。期前收缩的第一心音可明显增强,也可减弱,主要与期前收缩时房室瓣的位置有关。第二心音大多减弱或消失。室性期前收缩因左、右心室收缩不同步而常引起第一、第二心音的分裂。期前收缩发生越早,心室的充盈量和搏出量越少,桡动脉搏动也相应地减弱,甚至完全不能扪及。

四、心电图检查

(一)窦性期前收缩

窦性期前收缩是窦房结起搏点提前发放激动或在窦房结内折返引起的期前收缩。

心电图特点:①在窦性心律的基础上提前出现 P 波,与窦性 P 波完全相同;②期前收缩的配对间期多相同;③等周期代偿间歇,即代偿间歇与基本窦性周期相同;④期前收缩下传的 QRS 波群多与基本窦性周期的 QRS 波群相同,少数也可伴室内差异性传导而呈宽大畸形。

(二)房性期前收缩

房性期前收缩是起源于心房并提前出现的期前收缩。

心电图特点:①提前出现的房波(P′波),P′波有时与窦性 P 波很相似,但是多数情况下二者有明显差别;当基础窦性节律不断变化时,房性期前收缩较难判断,但房波(P′波与窦性 P 波)之间形态的差异可提示诊断;发生很早的房性期前收缩的 P′波可重叠在前一心搏的 T 波上而不易辨认造成漏诊,仔细比较 T 波形态的差别有助于识别 P′波。②P′R 间期正常或延长。③房性期前收缩发生在舒张早期,如果适逢房室交界区仍处于前次激动过后的不应期,该期前收缩可产生传导的中断(称为未下传的房性期前收缩)或传导延迟(下传的 P′R 间期延长,>120 毫秒);前者表现为 P′波后无 QRS 波群,P′波未能被识别时可误诊为窦性停搏或窦房阻滞。④房性期前收缩多数呈不完全代偿间歇,因 P′波逆传使窦房结提前除极,包括房性期前收缩 P′波在内的前后两个窦性下传 P 波的间距短于窦性 PP 间距的 2 倍,称为不完全代偿间歇;若房性期前收缩发生较晚或窦房结周围组织的不应期较长,P′波未能影响窦房结的节律,期前收缩前后两个窦性下传 P 波的间距等于窦性 PP 间距的两倍,称为完全代偿间歇。⑤房性期前收缩下传的 QRS 波群大多与基本窦性周期的 QRS 波群相同,也可伴室内差异性传导而呈宽大畸形(图 7-17)。

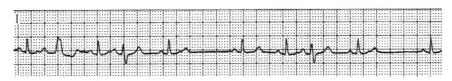

图 7-17　房性期前收缩

提前发生的 P′波,形态不同于窦性 P 波,落在其前的 QRS 波群的 ST 段上,P′R 间期延长,在 T 波后产生 QRS 波群,呈不同程度的心室内差异性传导,有的未下传,无 QRS 波群,均有不完全代偿间歇

(三)房室交界性期前收缩

房室交界性期前收缩是起源于房室交界区并提前出现的期前收缩。提前的异位激动可前传激动心室和逆传激动心房(P′波)。

心电图特点:①提前出现的 QRS 波群,形态与窦性相同,部分可伴室内差异性传导而呈宽大畸形;②逆行 P′波可出现在 QRS 波群之前(P′R 间期<0.12 秒)、之后(RP′间期<0.20 秒),也可埋藏在QRS 波群之中;③完全代偿间歇,因房室交界性期前收缩起源点远离窦房结,逆行激动常与窦性激动在房室交界区或窦房交界区发生干扰,窦房结的节律不受影响,表现为包含房室交界性期前收缩在内的前后两个窦性P 波的间距等于窦性节律 PP 间距的两倍(图 7-18)。

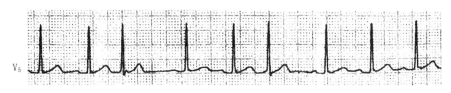

图 7-18　房室交界性期前收缩

第 3 个和第 6 个 QRS 波群提前发生,畸形不明显,前无相关 P 波,后无逆行的 P′波,完全代偿间歇

(四)室性期前收缩

室性期前收缩是由希氏束分叉以下的异位起搏点提前激动产生的期前收缩。

心电图特点:①提前发生的宽大畸形的 QRS 波群,时限通常≥0.12 秒,T 波方向多与QRS 波群的主波方向相反;②提前的 QRS 波群前无 P 波或无相关的 P 波;③完全代偿间歇,因室性期前收缩很少能逆传侵入窦房结,故窦房结的节律不受室性期前收缩的影响,表现为包含室性期前收缩在内的前后 2 个窦性下传搏动的间距等于窦性节律 RR 间距的 2 倍(图 7-19)。

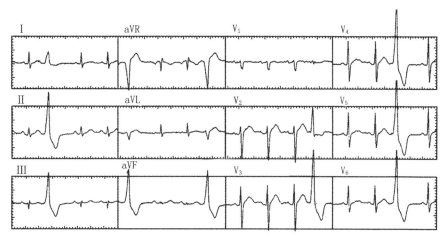

图 7-19　室性期前收缩

各导联均可见提前发生的宽大畸形 QRS 波群及 T 波倒置,前无 P 波,代偿间歇完全

室性期前收缩可表现为多种类型:①插入性室性期前收缩,这种期前收缩发生在两个正常窦性搏动之间,无代偿间歇;②单源性室性期前收缩,起源于同一室性异位起搏点的期前收缩,形态和配对间期完全相同;③多源性室性期前收缩,同一导联出现两种或两种以上形态和配对间期不同的室性期前收缩;④多形性室性期前收缩,在同一导联上配对间期相同但形态不同的室性期前收缩;⑤室性期前收缩二联律,每一个室性期前收缩和一个窦性搏动交替发生,具有固定的配对间期;⑥室性期前收缩三联律,每两个窦性搏动后出现一个室性期前收缩;⑦成对的室性期前收缩,室性期前收缩成对出现;⑧R-on-T 型室性期前收缩,室性期前收缩落在前一个窦性心搏的T 波上;⑨室性反复心搏,少数室性期前收缩的冲动可逆传至心房,产生逆行 P 波(P′波),后者可

再次下传激动心室,形成反复心搏;⑩室性并行心律,室性期前收缩的异位起搏点以固定间期或固定间期的倍数规律的自动发放冲动,并能防止窦房结冲动的入侵,其心电图表现为室性期前收缩的配对间期不固定而 QRS 波群的形态一致,异位搏动的间距有固定的倍数关系,偶有室性融合波。

五、诊断

患者的心悸等不适症状可提示期前收缩的诊断线索。体检时心脏听诊大多容易诊断期前收缩。频发的期前收缩有时不易与心房颤动等相鉴别,但后者心室律更为不整齐;运动后心率增快时部分期前收缩可减少或消失。心搏呈二联律者,大多数由期前收缩引起,此外也可以是房室传导阻滞 3∶2 房室传导。

心电图检查是明确期前收缩诊断的重要步骤,并能进一步确定期前收缩的类型。尤其是某些特殊类型的期前收缩,如未下传的房性期前收缩、插入性期前收缩、多源性期前收缩等,更需要心电图确诊。

六、治疗

(一)窦性期前收缩

通常不需治疗,应针对原发病处理。

(二)房性期前收缩

一般不需治疗,频繁发作伴有明显症状或引发心动过速者,应适当治疗。主要包括去除诱因、消除症状和控制发作。患者应避免劳累、精神过度紧张和情绪激动,戒烟戒酒,不要饮用浓茶和咖啡。有心力衰竭时应适当给予洋地黄制剂。治疗的药物可酌情选用 β 受体阻滞剂、钙通道阻滞剂、普罗帕酮及胺碘酮等。

(三)房室交界性期前收缩

通常不需治疗。由心力衰竭引起的房室交界性期前收缩,适当给予洋地黄制剂即可控制。频繁发作伴有明显症状者,可酌情选用 β 受体阻滞剂、钙通道阻滞剂、普罗帕酮等。起源于房室结远端的期前收缩,有可能由于发生在心动周期的早期而诱发快速性室性心律失常,这种情况下,治疗与室性期前收缩相同。

(四)室性期前收缩

首先应积极消除引起室性期前收缩的诱因、治疗基础疾病。室性期前收缩本身是否需要治疗取决于室性期前收缩的临床意义。

(1)临床上大多数室性期前收缩患者无器质性心脏病,室性期前收缩不增加这类患者心源性猝死的危险,可视为良性室性期前收缩,如果无明显症状则不需要药物治疗。对于这些患者,不应过分强调治疗室性期前收缩,以避免引起过度紧张焦虑。如果患者症状明显,则给予治疗,目的在于消除症状。患者应避免劳累、精神过度紧张和焦虑,戒烟戒酒,不饮用浓茶和咖啡等,鼓励适当的活动,如果无效则应给予药物治疗,包括镇静剂、抗心律失常药物等。β 受体阻滞剂可首先选用,如果室性期前收缩随心率的增加而增多,β 受体阻滞剂特别有效。无效时可改用的其他药物有美西律、普罗帕酮等。

患者无器质性心脏病客观依据,若室性期前收缩起源于右心室流出道,可首选 β 受体阻滞剂,也可选用普罗帕酮;若室性期前收缩起源于左心室间隔,首选维拉帕米。对于室性期前收缩频发、症状明显、药物治疗效果不佳的患者,可考虑射频导管消融治疗,大多数患者能取得良好的效果。

（2）发生于急性心肌梗死早期的室性期前收缩，尤其是频发、成对、多源、R-on-T 型室性期前收缩，应首先静脉使用胺碘酮，也可选用利多卡因。如果急性心肌梗死患者早期出现窦性心动过速伴发室性期前收缩，则早期静脉使用 β 受体阻滞剂等能有效减少心室颤动的发生。室性期前收缩发生于某些暂时性心肌缺血的情况下，如变异型心绞痛、溶栓和冠状动脉介入治疗后的再灌注心律失常等，可静脉使用利多卡因。

器质性心脏病伴轻度心功能不全（EF 40%～50%）时发生的室性期前收缩，如果无症状，原则上积极治疗基础心脏病，并去除诱因，不必针对室性期前收缩采用药物治疗。如果症状明显，可选用 β 受体阻滞剂、美西律、普罗帕酮、莫雷西嗪、胺碘酮。

器质性心脏病合并中重度心力衰竭时发生的室性期前收缩，心源性猝死的危险性增加。β 受体阻滞剂对于减少室性期前收缩的疗效虽不明显，但能降低心肌梗死后猝死的发生率。胺碘酮对于心肌梗死后心力衰竭伴有室性期前收缩的患者能有效抑制室性期前收缩，致心律失常作用发生率低，对心功能抑制轻微，可小剂量维持使用以减少不良反应的发生。CAST 试验结果显示，某些 Ⅰc 类抗心律失常药物用于治疗心肌梗死后室性期前收缩，尽管药物能有效控制室性期前收缩，但是总死亡率反而显著增加，原因是这些药物本身具有致心律失常作用。因此，心肌梗死后室性期前收缩应当避免使用 Ⅰ 类，特别是 Ⅰc 类抗心律失常药物。

二尖瓣脱垂患者常见室性期前收缩，但很少出现预后不良，治疗可依照无器质性心脏病并发室性期前收缩的处理原则。如患者合并二尖瓣反流及心电图异常表现，发生室性期前收缩时有一定的危险，可首先选用 β 受体阻滞剂，无效时再改用 Ⅰ 类或 Ⅲ 类抗心律失常药物。

（梁丽艳）

第九节 心 房 颤 动

心房颤动（atrial fibrillation）简称房颤，是指心房无序除极、电活动丧失，产生快速无序的颤动波，导致心房无有效收缩，是最严重的心房电活动紊乱。有学者研究表明，30 岁以上患者 20 年内发生心房颤动的总几率为 2%，60 岁以后发病率显著增加，平均每 10 年发病率增加 1 倍。目前国内房颤的流行病学资料较少，一项对 14 个自然人群房颤现状的大规模流行病学调查显示，房颤发生率为 0.77%。在所有房颤患者中，房颤发生率按病因分类，非瓣膜性、瓣膜性和孤立性房颤所占比例分别为 65.2%、12.9% 和 21.9%。非瓣膜性房颤发生率明显高于瓣膜性房颤和孤立性房颤，其中 1/3 为阵发性房颤，2/3 为持续或永久性房颤。

一、病因和发病机制

房颤的病因与房扑相似。阵发性房颤可见于无器质性心脏病患者，而持续性房颤则多伴有器质性心脏病，如高血压心脏病、风湿性心脏病、冠心病、心肌病等。其他病因尚有房间隔缺损、肺栓塞，二尖瓣、三尖瓣狭窄或关闭不全，慢性心功能不全使心房扩大，及涉及心脏的中毒性、代谢性疾病，如甲状腺功能亢进性心脏病、心包炎、酒精中毒等。亦可见于胸腔手术后、胸部外伤，甚至子宫内的胎儿亦可发生。少数患者病因不明，称为特发性房颤。

房颤的发生机制主要涉及两个方面。其一是房颤的触发因素，包括交感神经和副交感神经刺激、心动过缓、房性期前收缩或心动过速、房室旁路和急性心房牵拉等。其二是房颤发生和维持的基质，这是房颤发作和维持的必要条件，以心房有效不应期的缩短和心房扩张为特征的电重构和解剖重构是房颤持续的基质，重构变化可能有利于形成多发折返子波。此外，还与心房某些电生理特性变化有关，包括有效不应期离散度增加、局部阻滞、传导减慢和心肌束的分隔等。

随着对局灶驱动机制、心肌袖、电重构的认识，及非药物治疗方法的不断深入，目前认为房颤是多种机制共同作用的结果。①折返机制：包括多发子波折返学说和自旋波折返假说。②触发机制：由于异位局灶自律性增强，通过触发和驱动机制发动和维持房颤，而绝大多数异位兴奋灶（90%以上）在肺静脉内，尤其是左、右上肺静脉。组织学上可看到肺静脉入口处的平滑肌细胞中有横纹肌成分，即心肌细胞呈袖套样延伸到肺静脉内，而且上肺静脉比下肺静脉的袖套样结构更宽、更完善，形成心肌袖（myocardial sleeve）。肺静脉内心肌袖是产生异位兴奋的解剖学基础。腔静脉和冠状静脉窦在胚胎发育过程中也可形成肌袖，并有可以诱发房颤的异位兴奋灶存在。异位兴奋灶也可以存在于心房的其他部位，包括界嵴（crista terminalis）、房室交界区、房间隔、Marshall韧带和心房游离壁等。③自主神经机制：心房肌的电生理特性不同程度地受自主神经系统的调节，自主神经张力改变在房颤中起着重要作用。部分学者称其为神经源性房颤，并根据发生机制的不同将其分为迷走神经性房颤和交感神经性房颤两类。前者多发生在夜间或餐后，尤其多见于无器质性心脏病的男性患者；后者多见于白昼，多由运动、情绪激动和静脉滴注异丙肾上腺素等诱发。迷走神经性房颤与不应期缩短和不应期离散性增高有关；交感神经性房颤则主要是由于心房肌细胞兴奋性增高、触发激动和微折返环形成。而在器质性心脏病中，心脏生理性的迷走神经优势逐渐丧失，交感神经性房颤更为常见。

二、房颤的分类

临床上常根据病因、起病时间、心室率、自主神经作用、发生机制及部位等对房颤进行分类。然而，到目前为止仍没有一种分类方法能满足所有的要求。目前，临床上常将房颤分为初发房颤、阵发性房颤、持续性房颤、永久性房颤。

（1）初发房颤（initial event）：首次发现，不论其有无症状和能否自行复律。

（2）阵发性房颤（paroxysmal AF）：持续时间<7天，一般<48小时，多为自限性。

（3）持续性房颤（persistent AF）：持续时间>7天，常不能自行复律，药物复律的成功率较低，常需电转复。

（4）永久性房颤（permanent AF）：复律失败或复律后24小时内又复发的房颤，可以是房颤的首发表现或由反复发作的房颤发展而来，对于持续时间较长、不适合复律或患者不愿意复律的房颤也归于此类。

有些房颤患者不能获得准确的房颤病史，尤其是无症状或症状轻微者，常采用新近发生的或新近发现的房颤来命名，新近发生的房颤也可指房颤持续时间<24小时。房颤的一次发作事件是指发作持续时间>30秒。

三、临床表现

房颤是临床上最为常见的心律失常之一。充血性心力衰竭、瓣膜性心脏病、卒中病史、左心房扩大、二尖瓣和主动脉瓣功能异常、经治疗的高血压及高龄是房颤发生的独立危险因素。阵发性房颤可见于器质性心脏病患者，尤其在情绪激动时，或急性酒精中毒、运动、手术后，但更多见于器质性心脏病患者。持续性房颤患者多有心血管疾病,最常见于二尖瓣病变、高血压性心脏病、房间隔缺损、冠心病、肺心病等。新近发生的房颤则应考虑甲状腺功能亢进等代谢性疾病。

心房无序的颤动失去了有效的收缩与舒张,心房泵血功能恶化或丧失,加之房室结对快速心房激动的递减传导,引起心室极不规则的反应。因此,心室律(率)紊乱、心功能受损和心房附壁血栓形成是房颤患者的主要病理生理特点。房颤可有症状,也可无症状,即使对于同一患者也是如此。房颤引起的症状由多种因素决定,包括发作时的心室率、心功能、伴随的疾病、房颤持续时间及患者感知症状的敏感性等,其危害主要有三方面:①引起胸闷、心悸、体力下降等症状;②降低心泵功能;③导致系统栓塞等严重并发症。严重时可出现低血压、心绞痛、急性肺水肿、昏厥甚至猝死。

大多数患者有心悸、呼吸困难、胸痛、疲乏、头晕和黑矇等症状,由于心房利钠肽的分泌增多还可引起多尿。部分房颤患者无任何症状,偶然的机会或者出现房颤的严重并发症如卒中、栓塞或心力衰竭时才被发现。有些患者有左心室功能不全的症状,可能继发于房颤时持续的快速心室率。晕厥并不常见,但却是一种严重的并发症,常提示存在窦房结功能障碍及房室传导功能异常、主动脉瓣狭窄、肥厚型心肌病、脑血管疾病或存在房室旁路等。

典型的房颤体征为心律绝对不规则、第一心音强弱不等、脉搏短绌。如果房颤患者心室率突然变得规整,应怀疑它可能转变成窦性心律、房性心动过速、下传比例固定的心房扑动或交界性、室性心动过速。

四、心电图诊断

房颤的心电图特点为:①P波消失,仅见心房电活动呈振幅不等、形态不一的小的不规则的基线波动,称为f波,频率为350~600次/分钟;②QRS波群形态和振幅略有差异,RR间期绝对不等。其原因在于大量心房冲动由于波振面的冲突而相互抵消,或侵入房室结,使房室结对后来的冲动部分地不起反应,阻滞在房室交界区未下传到心室(即隐匿性传导,导致心室律不规则),此时决定心室反应速率的主要因素是房室结的不应期和最大起搏频率(图7-20)。

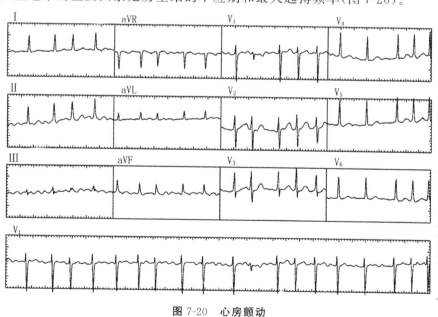

图 7-20　心房颤动

各导联 P 波消失,代之以不规则的 f 波,以 Ⅱ、Ⅲ、aVF 和 V$_1$ 导联为明显,QRS 波群形态正常,RR 间期绝对不等

房颤时的心室率取决于房室结的电生理特性、迷走神经和交感神经的张力水平，及药物的影响等。在未经治疗的房室传导正常的患者，则伴有不规则的快速心室反应，心室率通常在 100～160 次/分钟。当患者伴有预激综合征时，房颤的心室反应有时超过 300 次/分钟，可导致心室颤动。如果房颤合并房室传导阻滞，由于房室传导系统发生不同程度的传导障碍，可以出现长 RR 间期。房颤持续过程中，心室节律若快且规则（超过 100 次/分钟），提示交界性或室性心动过速；若慢且规则（30～60 次/分钟），提示完全性房室传导阻滞。如出现 RR 间期不规则的宽 QRS 波群，常提示存在房室旁路前传或束支阻滞。当 f 波细微、快速而难以辨认时，经食管或心腔内电生理检查将有助诊断。

五、治疗

房颤患者的治疗目标是减少血栓栓塞和控制症状。后者主要是控制房颤时的心室率和（或）恢复及维持窦性心律。其治疗主要包括以下 5 方面。

（一）复律治疗

对阵发性、持续性房颤和经选择的慢性房颤患者，转复为窦性心律是所希望的治疗终点。

初发 48 小时内的房颤多推荐应用药物复律，时间更长的则采用电复律。对于房颤伴较快心室率并且症状重、血流动力学不稳定的患者，包括伴有经房室旁路前传的房颤患者，则应尽早或紧急电复律。伴有潜在病因的患者，如甲亢、感染、电解质紊乱等，在病因未纠正前，一般不予复律。

1.药物复律

新近发生的房颤用药物转复为窦性心律的成功率可达 70% 以上，但持续时间较长的房颤复律成功率较低。静脉注射依布利特复律的速度最快，用 2 mg 可使房颤在 30 分钟内或以后的 30～4 分钟内转复为窦性心律，比静脉注射普鲁卡因胺或索他洛尔的疗效更好。依布利特的主要不良反应是尖端扭转型室性心动过速，对心动过缓、低钾血症、低镁血症、心室肥厚、心力衰竭者及女性患者应慎用。静脉应用普罗帕酮、普鲁卡因胺和胺碘酮也可复律。胺碘酮复律的速度较慢，虽然控制心室率的效果在给予300～400 mg时已达到，但静脉给药剂量≥1 g 约需要 24 小时才能复律。对持续时间较短的房颤，Ic 类抗心律失常药物氟卡尼和普罗帕酮在 2.5 小时复律的效果优于胺碘酮，而氟卡尼和普罗帕酮的复律效果无差异。快速静脉应用艾司洛尔对复律房颤有效，而洋地黄制剂对复律无效。

目前最常用于复律的静脉药物有普罗帕酮、胺碘酮和依布利特。静脉应用抗心律失常药物时应行心电监护。如有心功能不良或器质性心脏病，首选胺碘酮；如心功能正常或无器质性心脏病，可首选普罗帕酮，也可用氟卡尼或索他洛尔。对于症状不明显的房颤患者也可口服抗心律失常药物进行复律。

对新近发生的房颤采用药物复律，需要仔细分析患者的临床情况，对拟用的抗心律失常药物的药理特性要有充分了解。无器质性心脏病的房颤患者静脉应用或口服普罗帕酮是有效和安全的，而对有缺血性心脏病、左心室射血分数降低、心力衰竭或严重传导障碍的患者，应该避免应用 Ic 类药物。胺碘酮、索他洛尔和新Ⅲ类抗心律失常药物如依布利特和多菲利特，复律是有效的，但有少数患者（1%～4%）可能并发尖端扭转型室性心动过速，因此在住院期间进行复律较为妥当。对房颤电复律失败或早期复发的病例，在择期行电复律前应先应用胺碘酮、索他洛尔等药物以提高房颤复律的成功率。对房颤持续时间≥48小时或持续时间不明的患者,在复律前后均应常规应用华法林抗凝治疗。

2.直流电复律

(1)体外直流电复律:体外(经胸)直流电复律对房颤转复为窦性心律十分有效和简便,并且只要操作得当则相对安全。主要的适应证是药物复律失败的阵发性或持续性房颤且必须维持窦性心律者,对于心室率快、症状重且有血流动力学恶化倾向的房颤患者常作为一线治疗。起始能量以150～200 J为宜,如复律失败,可用更高的能量。电复律必须与R波同步。

房颤患者经适当的准备和抗凝治疗,电复律并发症很少,但也可发生包括体循环栓塞、室性期前收缩、非持续性或持续性室性心动过速、窦性心动过缓、低血压、肺水肿及暂时性ST段抬高等症状、体征。体外电复律对左心室功能严重损害的患者要十分谨慎,因为有发生肺水肿的可能。体外直流电复律的禁忌证包括洋地黄毒性反应、低钾血症、急性感染性或炎性疾病、未代偿的心力衰竭及未满意控制的甲状腺功能亢进等。恢复窦性心律后可进一步了解窦房结功能状况或房室传导情况。如果患者疑有房室传导阻滞或窦房结功能低下,电复律前应有预防性心室起搏的准备。

(2)心内直流电复律:自1993年以来,复律的低能量(<20 J)心内电击技术已用于临床。该技术采用两个表面积大的导管电极,分别置于右心房(负极)和冠状静脉窦(正极)。其中一根电极导管也可置于左肺动脉作为正极,或者因冠状静脉窦插管失败作为替代(正极)。对房颤的各种亚组患者,包括体外直流电复律失败的房颤患者,复律的成功率可达70%～89%。该技术也可用于对电生理检查或导管消融过程中发生的房颤进行复律,但放电必须与R波准确同步。

(3)电复律与药物联合应用:对于反复发作的持续性房颤,约25%的患者电复律不能成功,或虽复律成功,但窦性心律仅能维持数个心动周期或数分钟后又转为房颤,另25%的患者复律成功后2周内复发。若电复律失败,可在应用抗心律失常药物后再次体外电复律,必要时考虑心内电复律。与电复律前给予安慰剂或频率控制药物比较,胺碘酮可提高电复律的成功率,复律后房颤复发的比例也降低。给予地尔硫䓬、氟卡尼、普鲁卡因胺、普罗帕酮和维拉帕米并不提高复律的成功率,对电复律成功后预防房颤复发的作用也不明确。有研究提示,在电复律前28天给予胺碘酮或索他洛尔,两者对房颤自发复律和电复律的成功率效益相同($P=0.98$)。对房颤复律失败或早期复发的病例,推荐在择期复律前给予胺碘酮、索他洛尔。

(4)植入型心房除颤器:心内直流电复律的研究已近20年,为了便于重复多次尽早复律,20世纪90年代初已研制出一种类似植入型心律转复除颤器(implantable cardioverter defibrillator,ICD)的植入型心房除颤器(implantable atrial defibrillator,IAD)。IAD发放低能量(<6 J)电击,以尽早有效地终止房颤,恢复窦性心律,尽可能减少患者的不适感觉。尽管动物实验和早期的临床经验表明,低能量心房内除颤对阵发性房颤、新近发生的房颤或慢性房颤患者都有较好的疗效(75%～80%),能减少房颤负荷和住院次数,但由于该技术为创伤性的治疗方法、费用昂贵,且不能预防复发,因此不推荐常规使用。

(二)维持窦性心律

无论是阵发性还是持续性房颤,大多数房颤在转复成功后都会复发,因此,通常需要应用抗心律失常药物预防房颤复发以维持窦性心律。常选用Ⅰa、Ⅰc及Ⅲ类(胺碘酮、索他洛尔)抗心律失常药物及导管消融预防复发。

在使用抗心律失常药物前,应注意检查有无心血管疾病和其他相关因素。首次发现的房颤、偶发房颤或可以耐受的阵发性房颤,很少需要预防性用药。β受体阻滞剂对仅在运动时发生的房颤比较有效。

在选择抗心律失常药物进行窦性心律的长期维持治疗时,首先要评估药物的有效性、安全性及耐受性。有研究提示,现有的抗心律失常药物在维持窦性心律中,虽可改善患者的症状,但有效性差,不良反应较多,且不降低总病死率。

在考虑疗效的同时,药物选择还需密切注意和妥善处理以下问题。

1.对脏器的毒性作用

普罗帕酮、氟卡尼、索他洛尔、多菲利特、丙吡胺对脏器的毒性作用相对较低,如患者应用胺碘酮治疗,则需注意并尽可能防止胺碘酮对脏器的毒性作用。

2.致心律失常作用

一般说来,在结构正常的心脏,Ⅰc类抗心律失常药物很少诱发室性心律失常。在有器质性心脏病的患者,致心律失常作用的发生率较高,其发生率及类型与所用药物和本身心脏病的类型有关。Ⅰ类抗心律失常药物一般应当避免在心肌缺血、心力衰竭和显著心室肥厚的情况下使用。选择药物的原则如下。

(1)若无器质性心脏病,首选Ⅰc类抗心律失常药物;索他洛尔、多菲利特、丙吡胺和阿齐利特可作为第二选择。

(2)若伴高血压,药物的选择与第一条相同。若伴有左心室肥厚,有可能引起尖端扭转型室性心动过速,故胺碘酮可作为第二选择。但对有显著心室肥厚(室间隔厚度≥14 mm)的患者,Ⅰ类抗心律失常药物不适宜使用。

(3)若伴心肌缺血,避免使用Ⅰ类抗心律失常药物。可选择胺碘酮、索他洛尔,也可选择多菲利特与β受体阻滞剂合用。

(4)若伴心力衰竭,应慎用抗心律失常药物,必要时可考虑应用胺碘酮,或多菲利特,并适当加用β受体阻滞剂。

(5)若合并预激综合征(WPW综合征),应首选对房室旁路行射频消融治疗。

(6)对迷走神经性房颤,丙吡胺具有抗胆碱能活性,疗效肯定;不宜使用胺碘酮,因该药具有一定的β受体阻断作用,可加重该类房颤的发作。对交感神经性房颤,β受体阻滞剂可作为一线治疗药物,此外还可选用索他洛尔和胺碘酮。

(7)对孤立性房颤可先试用β受体阻滞剂;普罗帕酮、索他洛尔和氟卡尼的疗效肯定;胺碘酮和多菲利特仅作为替代治疗。

在药物治疗过程中,如出现明显不良反应或患者要求停药,则应该停药;如药物治疗无效或效果不肯定,应及时停药。

鉴于目前已有的抗心律失常药物的局限性和现有导管消融研究的结果,在维持窦性心律方面经导管消融优于药物治疗。

(三)控制过快的心室率

药物维持窦性心律和控制心室率的研究显示,没有发现控制心室率在死亡率和生活质量方面逊于维持窦性心律的治疗。主要原因可能是复律并维持窦性心律治疗过程中的风险,尤其是抗心律失常药物的不良反应,抵消了维持窦性心律所带来的益处,故在降低房颤复发率的同时并没有改善患者的预后。因此,长期用药时应评价抗心律失常药物的益处和风险。对于部分房颤患者而言,心室率控制后可显著减轻或消除症状,改善心功能,提高生活质量。控制心室率在以下情况下可作为一线治疗:①无转复窦性心律指征的持续性房颤;②房颤已持续数年,在没有其他方法干预的情况下(如经导管消融治疗),即使转复为窦性心律也很难维持;③抗心律失常药物复律和维持窦性心律的风险大于房颤本身;④心脏器质性疾病,如左心房内径大于 55 mm、二尖瓣狭窄等,如未纠正,很难长期保持窦性节律。

控制房颤患者过快心室率,使患者静息时心室率维持在 60～80 次/分钟,运动时维持在 90～115 次/分钟,可采用洋地黄制剂、钙通道阻滞剂(地尔硫草、维拉帕米)及 β 受体阻滞剂单独应用或联合应用、某些抗心律失常药物。β 受体阻滞剂是房颤时控制心室率的一线药物,钙拮抗剂如维拉帕米和地尔硫草也是常用的一线药物,对控制运动时快速心室率的效果比地高辛好,β 受体阻滞剂和地高辛合用控制心室率的效果优于单独使用。洋地黄制剂(例如地高辛)对控制静息时的心室率有效,但对控制运动时的心室率无效,仅用于伴有慢性心力衰竭的房颤患者,对其他房颤患者不单独作为一线药物。对伴有房室旁路前传的房颤患者,禁用钙拮抗剂、洋地黄制剂和 β 受体阻滞剂,因房颤时心房激动经房室结前传受到抑制后可使其经房室旁路前传加快,致心室率明显加快,产生严重血流动力学障碍,甚或诱发室性心动过速和(或)心室颤动。对伴有房室旁路前传且血流动力学不稳定的房颤患者,首选直流电复律;血流动力学异常不明显者,静脉注射普罗帕酮、胺碘酮或普鲁卡因胺。为了迅速地控制心室率,可经静脉应用 β 受体阻滞剂或维拉帕米、地尔硫草。

对于发作频繁、药物不能控制的快速心室率患者或不能耐受药物治疗且症状严重的患者,可考虑导管消融改良房室结以减慢心室率、消融房室结阻断房室传导后植入永久性人工心脏起搏器治疗。

(四)抗凝治疗

房颤是卒中的独立危险因素,房颤患者发生卒中的危险是窦性心律者的 5～6 倍。在有血栓栓塞危险因素的房颤患者中,应用华法林进行抗凝治疗是目前唯一可明确改善患者预后的药物治疗手段。任何有血栓栓塞危险因素的房颤患者如无抗凝治疗禁忌证均应给予长期口服华法林治疗,并使其国际标准化比率(INR)维持在 2.0～3.0,而最佳值为 2.5 左右,75 岁以上患者的 INR 宜维持在 2.0～2.5。INR<1.5 不可能有抗凝效果;INR>3.0 出血风险明显增加。对年龄<65 岁无其他危险因素的房颤患者可不予以抗凝剂,65～75 岁无危险因素的持续性房颤患者可给予阿司匹林 300～325 mg/d 预防治疗。

对阵发性或持续性房颤,如行复律治疗,当房颤持续时间在 48 小时以内,复律前不需要抗凝。当房颤持续时间不明或≥48 小时,临床可有两种抗凝方案。一种是先开始华法林抗凝治疗,使 INR 达到 2.0～3.0 三个星期后复律。在 3 周有效抗凝治疗之前,不应开始抗心律失常药物治疗。另一种是行经食管超声心动图检查,且静脉注射肝素,如果没有发现心房血栓,可进行复律。复律后肝素和华法林合用,直到 INR≥2.0 停用肝素,继续应用华法林。在转复为窦性心律后几周,患者仍然有全身性血栓栓塞的可能,不论房颤是自行转复为窦性心律或是经药物或直流电复律,均需再行抗凝治疗至少 4 周,复律后在短时间内心房的收缩功能尚未完全恢复。

华法林抗凝治疗可显著降低缺血性脑卒中的发生率,但应注意其出血性事件的危险,对每例患者应当评估风险/效益比。华法林初始剂量 2.5～3 mg/d,2～4 日起效,5～7 日达治疗高峰。

因此,在开始治疗时应隔天监测 INR,直到 INR 连续 2 次在目标范围内,然后每周监测 2 次,共 1～2 周。稳定后,每月复查 2 次。华法林剂量根据 INR 调整,如果 INR 低于 1.5,则增加华法林的剂量,如高于 3.0,则减少华法林的剂量。华法林剂量每次增减的幅度一般在 0.625 mg/d 以内,剂量调整后需重新监测 INR。由于华法林的药代动力学受多种食物、药物、酒精等的影响,因此,华法林的治疗需长期监测和随访,将 INR 控制在治疗范围内。

阿司匹林有预防血栓栓塞事件的作用,但其效果远比华法林差,仅应用于对华法林有禁忌证或者脑卒中的低危患者。因阿司匹林与华法林联合应用的抗凝作用并不优于单独应用华法林,而出血的危险却明显增加,因此不建议两者联用。氯吡格雷也可用于预防血栓形成,临床多用 75 mg顿服,其优点是不需要监测 INR,出血危险性低,但预防脑卒中的效益远不如华法林,即使氯吡格雷与阿司匹林合用,其预防卒中的作用也不如华法林。

(五)非药物治疗

对一部分反复发作、症状较重而药物治疗效果不理想的患者,可选择进行非药物治疗,包括心房起搏、导管消融及心房除颤器等。

(梁丽艳)

第十节　心房扑动

心房扑动简称房扑,是一种大折返的房性心律失常,因其折返环通常占据了心房的大部分区域,故房扑又称为大折返性房速。依其折返环解剖结构及心电图表现不同分为典型房扑(一型)及非典型房扑(二型)。典型房扑围绕三尖瓣环、终末嵴和欧氏嵴呈逆钟向或顺钟向折返;其他已知的确定的房扑类型还包括围绕心房手术切开瘢痕的、心房特发性纤维化区域的、心房内其他解剖结构或功能性传导屏障的大折返,由于引起这些房扑的屏障多变,因此称为非典型房扑。

一、病因

临床所见房扑较房颤为少。阵发性房扑可见于无器质性心脏病患者,而持续性房扑则多伴有器质性心脏病,如风湿性心脏病、冠心病、心肌病等。其他病因尚有房间隔缺损、肺栓塞,二尖瓣、三尖瓣狭窄或关闭不全,慢性心功能不全使心房扩大,及涉及心脏的中毒性、代谢性疾病,如甲状腺功能亢进性心脏病、心包炎、酒精中毒等,也可见于胸腔手术后、胸部外伤,甚至子宫内的胎儿亦可发生。少数患者病因不明。儿童持续发作心房扑动增加猝死的可能性。

二、临床表现

临床表现为心悸、胸闷、乏力等症状。有些房扑患者症状较为隐匿,仅表现为活动时乏力。房扑可加重或诱发心力衰竭。

房扑可被看作是一种过渡性异常心电活动,常自行转复为窦性心律或进展为房颤,持续数月乃至数年的房扑十分罕见。房扑引发的系统栓塞少于房颤。颈动脉窦按摩一般可使房扑时心室率逐步成倍数减慢,但难以转复为窦性心律。一旦停止按摩,心室率即以相反的方式恢复如初。体力活动、增强交感神经张力或减弱副交感神经张力可成倍加快心室率。

体格检查:在颈静脉波中可见快速扑动波,如果扑动波与下传的 QRS 波群关系不变,则第一心音强度亦恒定不变。有时听诊可闻及心房收缩音。

三、心电图表现

典型房扑的心房率通常在250～350次/分钟,基本心电图特征表现为:①完全相同的规则的锯齿形扑动波(F波)及持续的电活动(扑动波之间无等电位线);②心室律可规则或不规则;③QRS波群形态多正常,当出现室内差异性传导或原先合并有束支传导阻滞时,QRS波群增宽,形态异常。扑动波在Ⅱ、Ⅲ、aVF导联或V$_1$导联中较清楚,按摩颈动脉窦或使用腺苷可暂时减慢心室反应,有助于看清扑动波。逆钟向折返的F波心电图特征为Ⅱ、Ⅲ、aVF导联呈负向,V$_1$导联呈正向,V$_6$导联呈负向(图7-21);顺钟向折返的F波心电图特征则相反,表现为Ⅱ、Ⅲ、aVF导联呈正向,V$_1$导联呈负向,V$_6$导联呈正向。

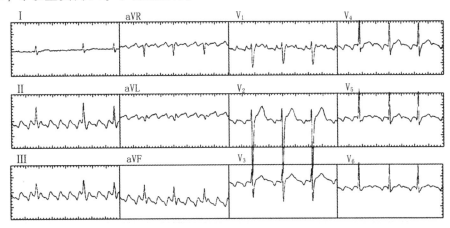

图 7-21　心房扑动

各导联P波消失,代之以规则的F波,以Ⅱ、Ⅲ、aVF和V1导联最为明显,QRS波群形态正常,F波与QRS波群的比为(2～4):1

典型房扑的心室率可以呈以下几种情况。在未经治疗的患者,2:1房室传导多见,心室率快而规则,此时心室率为心房率的一半;F波和QRS波群有固定时间关系,通常以4:1、6:1较为多见,3:1、5:1少见,心室率慢而规则;若房扑持续时心室率明显缓慢(除外药物影响),F波和QRS波群无固定时间关系,心室率慢而规则,表明有完全性房室传导阻滞的存在;F波和QRS波群无固定时间关系,通常以(2～7):1传导,心室率不规则。儿童、预激综合征患者,偶见于甲亢患者,心房扑动可以呈1:1的形式下传心室,造成300次/分钟的心室率,从而产生严重症状。由于隐匿性传导的存在,RR间期可出现长短交替。不纯房扑(或称扑动-颤动)心房率常快于单纯房扑,其F波形态及时限亦变化多样。在某些情况下,此种心电图特点提示心房电活动的不一致。例如,一侧心房为颤动样激动,同时另一侧心房可能被相对缓慢且规整的扑动样激动所控制。现已证实,房内传导时间延长是房扑发生的危险因素之一。

如上所述,由于非典型房扑的折返环(不依赖下腔静脉至三尖瓣环之间的峡部)变异性很大,因此非典型房扑的大折返心电图特征存在很大差异,心房率或F波形态各不相同。然而,非典型房扑的F波频率通常与典型房扑相同,即250～350次/分钟。

四、治疗

(一)直流电复律

如果房扑患者有严重的血流动力学障碍或心力衰竭,应立即给予同步直流电复律,所需能量相对较低(50 J)。若电休克引起房颤,可用较高的能量再次进行电休克以求恢复窦性心律,或根据临床情况不予处理。少数患者在恢复窦性心律即刻有发生血栓栓塞的可能。

(二)心房程序调搏

食管调搏或右心房导管快速心房起搏在大多数患者中可有效终止一型房扑或部分二型房扑,恢复窦性心律或转变为伴有较慢心室率的心房颤动,临床症状改善。

(三)药物治疗

可选用胺碘酮、洋地黄、钙拮抗剂或β受体阻滞剂减慢房扑时的心室率,若心房扑动持续存在,可试用Ⅰa和Ⅰc类抗心律失常药物以恢复窦性心律和预防复发。小剂量(200 mg/d)胺碘酮也可预防复发。除非心房扑动时的心室率已被洋地黄、钙拮抗剂或β受体阻滞剂减慢,否则不应使用Ⅰ类和Ⅲ类抗心律失常药物,因上述药物有抗胆碱作用,且Ⅰ类抗心律失常药物能减慢F波频率,使房室传导加快,引起1:1传导,使心室率加快。

(四)射频消融

通过导管射频消融阻断三尖瓣环和下腔静脉之间的峡部,造成双向阻滞,对于治疗典型房扑十分有效,长期成功率达90%～100%,目前已成为典型房扑首选治疗方法。其他类型的房扑消融治疗也很有效,但成功率略低于典型房扑,且各类型房扑消融治疗的成功率不同。

(梁丽艳)

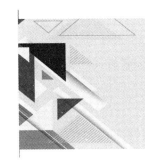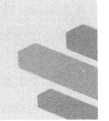

第八章　心力衰竭

第一节　急性左心衰竭

急性心力衰竭(AHF)是临床医师面临的最常见的心脏急症之一。许多国家随着人口老龄化及急性心肌梗死患者存活率的升高,慢性心衰患者的数量快速增长,同时也增加了心功能失代偿的患者的数量。AHF 60%～70%是由冠心病所致,尤其是在老年人。在年轻患者,AHF的原因更多见于扩张型心肌病、心律失常、先天性或瓣膜性心脏病、心肌炎等。

AHF患者预后不良。急性心肌梗死伴有严重心力衰竭患者病死率非常高,12个月的病死率30%。据报道:急性肺水肿院内病死率为12%,1年病死率40%。

2008年欧洲心脏病学会更新了急性和慢性心力衰竭指南。2010年中华医学会心血管病分会公布了我国急性心力衰竭诊断和治疗指南。

一、急性心力衰竭的临床表现

AHF是指由于心脏功能异常而出现的急性临床发作。无论既往有无心脏病病史,均可发生。心功能异常可以是收缩功能异常,亦可为舒张功能异常,还可以是心律失常或心脏前负荷和后负荷失调。它通常是致命的,需要紧急治疗。

急性心力衰竭可以在既往没有心功能异常者首次发病,也可以是慢性心力衰竭(CHF)的急性失代偿。急性心力衰竭的患者的临床表现:

(一)基础心血管疾病的病史和表现

大多数患者有各种心脏病的病史,存在引起急性心衰的各种病因。老年人中的主要病因为冠心病、高血压和老年性退行性心瓣膜病,而在年轻人中多由风湿性心瓣膜病、扩张型心肌病、急性重症心肌炎等所致。

(二)诱发因素

常见的诱因有:①慢性心衰药物治疗缺乏依从性。②心脏容量超负荷。③严重感染,尤其肺炎和败血症。④严重颅脑损害或剧烈的精神心理紧张与波动。⑤大手术后。⑥肾功能减退。⑦急性心律失常如室性心动过速(室速)、心室颤动(室颤)、心房颤动(房颤)或心房扑动(房扑)伴快速心室率、室上性心动过速及严重的心动过缓等。⑧支气管哮喘发作。⑨肺栓塞。⑩高心排血量综合征，如甲状腺功能亢进危象、严重贫血等。⑪应用负性肌力药物如维拉帕米、地尔硫䓬、β受体阻断药等。⑫应用非甾体抗炎药。⑬心肌缺血。⑭老年急性舒张功能减退。⑮吸毒。⑯酗酒。⑰嗜铬细胞瘤。这些诱因使心功能原来尚可代偿的患者骤发心衰，或者使已有心衰的患者病情加重。

(三)早期表现

原来心功能正常的患者出现急性失代偿的心衰(首发或慢性心力衰竭急性失代偿)伴有急性心衰的症状和体征，出现原因不明的疲乏或运动耐力明显降低及心率增加 15～20 次/分钟，可能是左心功能降低的最早期征兆。继续发展可出现劳力性呼吸困难、夜间阵发性呼吸困难、睡觉需用枕头抬高头部等，检查可发现左心室增大、闻及舒张早期或中期奔马律、肺动脉第二音亢进、两肺尤其肺底部有细湿啰音，还可有干性啰音和哮鸣音，提示已有左心功能障碍。

(四)急性肺水肿

起病急骤，病情可迅速发展至危重状态。突发的严重呼吸困难、端坐呼吸、喘息不止、烦躁不安并有恐惧感，呼吸频率可达 30～50 次/分钟；频繁咳嗽并咯出大量粉红色泡沫样血痰；听诊心率快，心尖部常可闻及奔马律；双肺满布湿啰音和哮鸣音。

(五)心源性休克

主要表现为以下。

(1)持续低血压，收缩压降至 12.00 kPa(90 mmHg)以下，或原有高血压的患者收缩压降幅≥8.00 kPa(60 mmHg)，且持续 30 分钟以上。

(2)组织低灌注状态，可有：①皮肤湿冷、苍白和发绀，出现紫色条纹；②心动过速>110 次/分钟；③尿量显著减少(<20 mL/h)，甚至无尿；④意识障碍，常有烦躁不安、激动焦虑、恐惧和濒死感；收缩压低于 9.33 kPa(70 mmHg)，可出现抑制症状如神志恍惚、表情淡漠、反应迟钝，逐渐发展至意识模糊甚至昏迷。

(3)血流动力学障碍：肺毛细血管楔压(PCWP)≥2.40 kPa(18 mmHg)，心排血指数(CI)≤36.7 mL/(s·m²)[≤2.2 L/(min·m²)]。

(4)低氧血症和代谢性酸中毒。

二、急性左心衰竭严重程度分级

主要分级有 Killip 法(表 8-1)、Forrester 法(表 8-2)和临床程度分级(表 8-3)三种。Killip 法主要用于急性心肌梗死患者，分级依据临床表现和胸部 X 线的结果。

表 8-1　急性心肌梗死的 Killip 法分级

分级	症状与体征
Ⅰ级	无心衰
Ⅱ级	有心衰，两肺中下部有湿啰音，占肺野下 1/2，可闻及奔马律。X 线胸片有肺淤血
Ⅲ级	严重心衰，有肺水肿，细湿啰音遍布两肺(超过肺野下 1/2)
Ⅳ级	心源性休克、低血压[收缩压<12.00 kPa(90 mmHg)]、发绀、出汗、少尿

注：1 mmHg＝0.133 kPa

表 8-2　急性左心衰竭的 Forrester 法分级

分级	PCWP(mmHg)	CI[mL/(s·m²)]	组织灌注状态
Ⅰ级	≤18	>36.7	无肺淤血,无组织灌注不良
Ⅱ级	>18	>36.7	有肺淤血
Ⅲ级	<18	≤36.7	无肺淤血,有组织灌注不良
Ⅳ级	>18	≤36.7	有肺淤血,有组织灌注不良

注:PCWP,肺毛细血管楔压;CI,心排血指数,其法定单位[mL/(s·m²)]与旧制单位[L/(min·m²)]的换算因数为16.67。1 mmHg=0.133 kPa

表 8-3　急性左心衰竭的临床程度分级

分级	皮肤	肺部啰音
Ⅰ级	干、暖	无
Ⅱ级	湿、暖	有
Ⅲ级	干、冷	无/有
Ⅳ级	湿、冷	有

　　Forrester 分级依据临床表现和血流动力学指标,可用于急性心肌梗死后 AHF,最适用于首次发作的急性心力衰竭。临床程度的分类法适用于心肌病患者,它主要依据临床发现,最适用于慢性失代偿性心衰。

三、急性心力衰竭的诊断

　　AHF 的诊断主要依据症状和临床表现,同时辅以相应的实验室检查,例如 ECG、胸片、生化标志物、多普勒超声心动图等,诊断的流程见图 8-1。

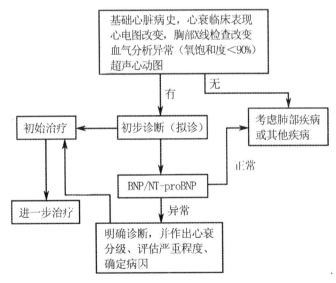

图 8-1　急性左心衰竭的诊断流程

　　在急性心衰患者,需要系统地评估外周循环、静脉充盈、肢端体温。

　　在心衰失代偿时,右心室充盈压通常可通过中心静脉压评估。AHF 时中心静脉压升高应谨慎分析,因为在静脉顺应性下降合并右室顺应性下降时,即便右室充盈压很低也会出现中心静脉压的升高。

左室充盈压可通过肺部听诊评估,肺部存在湿啰音常提示左室充盈压升高。进一步的确诊、严重程度的分级及随后可出现的肺淤血、胸腔积液应进行胸片检查。左室充盈压的临床评估常被迅速变化的临床征象所误导。应进行心脏的触诊和听诊,了解有无室性和房性奔马律(S_3,S_4)。

四、实验室检查及辅助检查

(一)心电图(ECG)检查

急性心衰时 ECG 多有异常改变。ECG 可以辨别节律,可以帮助确定 AHF 的病因及了解心室的负荷情况。这在急性冠脉综合征中尤为重要。ECG 还可了解左右心室/心房的劳损情况、有无心包炎及既往存在的病变如左右心室的肥大。心律失常时应分析 12 导联心电图,同时应进行连续的 ECG 监测。

(二)胸片及影像学检查

对于所有 AHF 的患者,胸片和其他影像学检查宜尽早完成,以便及时评估已经存在的肺部和心脏病变(心脏的大小及形状)及肺淤血的程度。它不但可以用于明确诊断,还可用于了解随后的治疗效果。胸片还可用作左心衰的鉴别诊断,除外肺部炎症或感染性疾病。胸部 CT 或放射性核素扫描可用于判断肺部疾病和诊断大的肺栓塞。CT、经食管超声心动图可用于诊断主动脉夹层。

(三)实验室检查

AHF 时应进行一些实验室检查。动脉血气分析可以评估氧合情况(氧分压 PaO_2)、通气情况(二氧化碳分压 $PaCO_2$)、酸碱平衡(pH)和碱缺失,在所有严重 AHF 患者应进行此项检查。脉搏血氧测定及潮气末 CO_2 测定等无创性检测方法可以替代动脉血气分析,但不适用于低心排血量及血管收缩性休克状态。静脉血氧饱和度(如颈静脉内)的测定对于评价全身的氧供需平衡很有价值。

血浆脑钠尿肽(B 型钠尿肽,BNP)是在心室室壁张力增加和容量负荷过重时由心室释放的,现在已用于急诊室呼吸困难的患者作为排除或确立心力衰竭诊断的指标。BNP 对于排除心衰有着很高的阴性预测价值。如果心衰的诊断已经明确,升高的血浆 BNP 和 N 末端脑钠尿肽前体(NT-proBNP)可以预测预后。

(四)超声心动图检查

超声心动图对于评价基础心脏病变及与 AHF 相关的心脏结构和功能改变是极其重要的,同时对急性冠脉综合征也有重要的评估值。

多普勒超声心动图应用于评估左右心室的局部或全心功能改变、瓣膜结构和功能、心包病变、急性心肌梗死的机械性并发症和比较少见的占位性病变。通过多普勒超声心动图测定主动脉或肺动脉的血流时速曲线可以估测心排血量。多普勒超声心动图还可估计肺动脉压力(三尖瓣反流射速),同时可监测左室前负荷。

(五)其他检查

在涉及与冠状动脉相关的病变,如不稳定性心绞痛或心肌梗死时,血管造影是非常重要的,现已明确血运重建能够改善预后。

五、急性心力衰竭患者的监护

急性心力衰竭患者应在进入急诊室后就尽快地开始监护,同时给予相应的诊断性检查以明确基础病因。

(一)无创性监护

在所有的危重患者,必须监测的项目有血压、体温、心率、呼吸、心电图。有些实验室检查应重复做,例如电解质、肌酐、血糖及有关感染和代谢障碍的指标。必须纠正低钾或高钾血症。如果患者情况恶化,这些指标的监测频率也应增加。

1.心电监测

在急性失代偿阶段 ECG 的监测是必需的(监测心律失常和 ST 段变化),尤其是心肌缺血或心律失常是导致急性心衰的主要原因时。

2.血压监测

开始治疗时维持正常的血压很重要,其后也应定时测量(例如每 5 分钟测量一次),直到血管活性药、利尿药、正性肌力药剂量稳定时。在并无强烈的血管收缩和不伴有极快心率时,无创性自动袖带血压测量是可靠的。

3.血氧饱和度监测

脉搏血氧计是测量动脉氧与血红蛋白结合饱和度的无创性装置(SaO_2)。通常从联合血氧计测得的 SaO_2 的误差在 2% 之内,除非患者处于心源性休克状态。

4.心排血量和前负荷

可应用多普勒超声的方法监测。

(二)有创性监测

1.动脉置管

置入动脉导管的指征是因血流动力学不稳定需要连续监测动脉血压或需进行多次动脉血气分析。

2.中心静脉置管

中心静脉置管联通了中心静脉循环,所以可用于输注液体和药物,也可监测中心静脉压(CVP)及静脉氧饱和度(SvO_2)(上腔静脉或右心房处),后者用以评估氧的运输情况。

在分析右房压力时应谨慎,避免过分注重右房压力,因为右房压力几乎与左房压力无关,因此也与 AHF 时的左室充盈压无关。CVP 也会受到重度三尖瓣关闭不全及呼气末正压通气(PEEP)的影响。

3.肺动脉导管

肺动脉导管(PAC)是一种漂浮导管,用于测量上腔静脉(SVC)、右房、右室、肺动脉压力、肺毛细血管楔压及心排血量。现代导管能够半连续性地测量心排血量及混合静脉血氧饱和度、右室舒张末容积和射血分数。

虽然置入肺动脉导管用于急性左心衰的诊断通常不是必需的,但对于伴发有复杂心肺疾病的患者,它可以用来鉴别是心源性机制还是非心源性机制。对于二尖瓣狭窄、主动脉关闭不全、高气道压或左室僵硬(如左室肥厚、糖尿病、纤维化、使用正性肌力药、肥胖、缺血)的患者,肺毛细血管楔压并不能真实反映左室舒张末压。

建议 PAC 用于对传统治疗未产生预期疗效的血流动力学不稳定的患者,及合并淤血和低灌注的患者。在这些情况下,置入肺动脉导管以保证左室最恰当的液体负荷量,并指导血管活性药物和正性肌力药的使用。

六、急性心力衰竭的治疗

(一)临床评估

对患者均应根据上述各种检查方法及病情变化作出临床评估,包括:①基础心血管疾病;②急性心衰发生的诱因;③病情的严重程度和分级,并估计预后;④治疗的效果。此种评估应多次和动态进行,以调整治疗方案。

(二)治疗目标

(1)控制基础病因和矫治引起心衰的诱因:应用静脉和(或)口服降压药物以控制高血压;选择有效抗生素控制感染;积极治疗各种影响血流动力学的快速性或缓慢性心律失常;应用硝酸酯类药物改善心肌缺血。糖尿病伴血糖升高者应有效控制血糖水平,又要防止出现低血糖。对血红蛋白低于 60 g/L 的严重贫血者,可输注浓缩红细胞悬液或全血。

(2)缓解各种严重症状。①低氧血症和呼吸困难:采用不同方式的吸氧,包括鼻导管吸氧、面罩吸氧及无创或气管插管的呼吸机辅助通气治疗。②胸痛和焦虑:应用吗啡。③呼吸道痉挛:应用支气管解痉药物。④淤血症状:利尿药有助于减轻肺淤血和肺水肿,亦可缓解呼吸困难。

(3)稳定血流动力学状态,维持收缩压≥12.00 kPa(90 mmHg),纠正和防止低血压可应用各种正性肌力药物。血压过高者的降压治疗可选择血管扩张药物。

(4)纠正水、电解质紊乱和维持酸碱平衡。

(5)保护重要脏器如肺、肾、肝和大脑,防止功能损害。

(6)降低死亡危险,改善近期和远期预后。

(三)急性左心衰竭的处理流程

急性左心衰竭确诊后,即按图 8-2 的流程处理。初始治疗后症状未获明显改善或病情严重者应行进一步治疗。

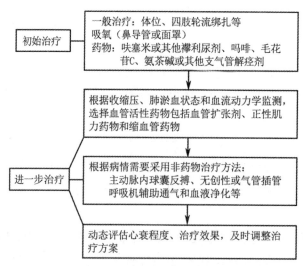

图 8-2　急性左心衰竭的处理流程

1.急性左心衰竭的一般处理

(1)体位:静息时明显呼吸困难者应半卧位或端坐位,双腿下垂以减少回心血量,降低心脏前负荷。

(2)四肢交换加压:四肢轮流绑扎止血带或血压计袖带,通常同一时间只绑扎三肢,每隔15~20分钟轮流放松一肢。血压计袖带的充气压力应较舒张压低1.33 kPa(10 mmHg),使动脉血流仍可顺利通过,而静脉血回流受阻。此法可降低前负荷,减轻肺淤血和肺水肿。

(3)吸氧:适用于低氧血症和呼吸困难明显(尤其指端血氧饱和度<90%)的患者。应尽早采用,使患者SaO_2≥95%(伴COPD者SaO_2>90%)。可采用不同的方式。①鼻导管吸氧:低氧流量(1~2 L/min)开始,如仅为低氧血症,动脉血气分析未见CO_2潴留,可采用高流量给氧6~8 L/min。酒精吸氧可使肺泡内的泡沫表面张力降低而破裂,改善肺泡的通气。方法是在氧气通过的湿化瓶中加50%~70%乙醇或有机硅消泡剂,用于肺水肿患者。②面罩吸氧:适用于伴呼吸性碱中毒患者。必要时还可采用无创性或气管插管呼吸机辅助通气治疗。

(4)做好救治的准备工作:至少开放2条静脉通道,并保持通畅。必要时可采用深静脉穿刺置管,以随时满足用药的需要。血管活性药物一般应用微量泵泵入,以维持稳定的速度和正确的剂量。固定和维护好漂浮导管、深静脉置管、心电监护的电极和导联线、鼻导管或面罩、导尿管及指端无创血氧仪测定电极等。保持室内适宜的温度、湿度,灯光柔和,环境幽静。

(5)饮食:进易消化食物,避免一次大量进食,在总量控制下,可少量多餐(6~8次/天)。应用袢利尿药情况下不要过分限制钠盐摄入量,以避免低钠血症,导致低血压。利尿药应用时间较长的患者要补充多种维生素和微量元素。

(6)出入量管理:肺淤血、体循环淤血及水肿明显者应严格限制饮水量和静脉输液速度,对无明显低血容量因素(大出血、严重脱水、大汗淋漓等)者的每天摄入液体量一般宜在1 500 mL以内,不要超过2 000 mL。保持每天水出入量负平衡约500 mL/d,严重肺水肿者的水负平衡为1 000~2 000 mL/d,甚至可达3 000~5 000 mL/d,以减少水钠潴留和缓解症状。3~5天后,如淤血、水肿明显消退,应减少水负平衡量,逐渐过渡到出入水量大体平衡。在水负平衡下应注意防止发生低血容量、低血钾和低血钠等。

2.药物治疗

(1)AHF时吗啡及其类似物的使用:吗啡一般用于严重AHF的早期阶段,特别是患者不安和呼吸困难时。吗啡能够使静脉扩张,也能使动脉轻度扩张,并降低心率。应密切观察疗效和呼吸抑制的不良反应。伴明显和持续低血压、休克、意识障碍、COPD等患者禁忌使用。老年患者慎用或减量。也可应用哌替啶50~100 mg肌内注射。

(2)AHF治疗中血管扩张药的使用:对大多数AHF患者,血管扩张药常作为一线药,它可以用来开放外周循环,降低前或后负荷。

酸酯类药物:急性心衰时此类药在不减少每搏心排血量和不增加心肌氧耗情况下能减轻肺淤血,特别适用于急性冠状动脉综合征伴心衰的患者。临床研究已证实,硝酸酯类静脉制剂与呋塞米合用治疗急性心衰有效;应用大剂量硝酸酯类药物联合小剂量呋塞米的疗效优于单纯大剂量的利尿药。静脉应用硝酸酯类药物应十分小心滴定剂量,经常测量血压,防止血压过度下降。硝酸甘油静脉滴注起始剂量5~10 μg/min,每5~10分钟递增5~10 μg/min,最大剂量100~200 μg/min;亦可每10~15分钟喷雾一次(400 μg),或舌下含服每次0.3~0.6 mg。硝酸异山梨酯静脉滴注剂量5~10 mg/h,亦可舌下含服每次2.5 mg。

硝普钠(SNP):适用于严重心衰。临床应用宜从小剂量10 μg/min开始,可酌情逐渐增加剂量至50~250 μg/min。由于其强效降压作用,应用过程中要密切监测血压,根据血压调整合适的维持剂量。长期使用时其代谢产物（硫代氟化物和氟化物）会产生毒性反应，特别是在严重肝肾衰竭的患者应避免使用。减量时，硝普钠应该缓慢减量，并加用口服血管扩张药，以避免反跳。AHF 时硝普钠的使用尚缺乏对照试验，而且在 AMI 时使用，病死率增高。在急性冠脉综合征所致的心衰患者，因为 SNP 可引起冠脉窃血，故在此类患者中硝酸酯类的使用优于硝普钠。

奈西立肽：这是一类新的血管扩张药肽类，近期被用以治疗 AHF。它是人脑钠尿肽（BNP）的重组体，是一种内源性激素物质。它能够扩张静脉、动脉、冠状动脉，由此降低前负荷和后负荷，在无直接正性肌力的情况下增加心排血量。慢性心衰患者输注奈西立肽对血流动力学产生有益的作用，可以增加钠排泄，抑制肾素-血管紧张素-醛固酮和交感神经系统。它和静脉使用硝酸甘油相比，能更有效地促进血流动力学改善，并且不良反应更少。该药临床试验的结果尚不一致。近期的两项研究（VMAC 和 PROACTION）表明，该药的应用可以带来临床和血流动力学的改善，推荐应用于急性失代偿性心衰。国内一项Ⅱ期临床研究提示，该药较硝酸甘油静脉制剂能够更显著降低 PCWP，缓解患者的呼吸困难。应用方法：先给予负荷剂量 1.500 $\mu g/kg$，静脉缓慢推注，继以 0.0075～0.0150 $\mu g/(kg \cdot min)$ 静脉滴注；也可不用负荷剂量而直接静脉滴注。疗程一般 3 天，不建议超过 7 天。

乌拉地尔：该药具有外周和中枢双重扩血管作用，可有效降低血管阻力，降低后负荷，增加心排血量，但不影响心率，从而减少心肌耗氧量。适用于高血压心脏病、缺血性心肌病（包括急性心肌梗死）和扩张型心肌病引起的急性左心衰竭；可用于 CO 降低、PCWP＞2.40 kPa（18 mmHg）的患者。通常静脉滴注 100～400 $\mu g/min$，可逐渐增加剂量，并根据血压和临床状况予以调整。伴严重高血压者可缓慢静脉注射12.5～25.0 mg。

应用血管扩张药的注意事项：下列情况下禁用血管扩张药物：①收缩压＜12.00 kPa（90 mmHg），或持续低血压并伴症状尤其有肾功能不全的患者，以避免重要脏器灌注减少；②严重阻塞性心瓣膜疾病患者，例如主动脉瓣狭窄、二尖瓣狭窄患者，有可能出现显著的低血压，应慎用；③梗阻性肥厚型心肌病。

（3）急性心力衰竭时血管紧张素转化酶抑制剂（ACEI）的使用：ACEI 在急性心衰中的应用仍存在诸多争议。急性心衰的急性期、病情尚未稳定的患者不宜应用。急性心肌梗死后的急性心衰可以试用，但须避免静脉应用，口服起始剂量宜小。在急性期病情稳定 48 小时后逐渐加量，疗程至少 6 周，不能耐受 ACEI 者可以应用 ARB。

在心排血量处于边缘状况时，ACE 抑制剂应谨慎使用，因为它可以明显降低肾小球滤过率。当联合使用非甾体抗炎药，及出现双侧肾动脉狭窄时，不能耐受 ACE 抑制剂的风险增加。

（4）利尿药。

适应证：AHF 和失代偿心衰的急性发作，伴有液体潴留的情况是应用利尿药的指征。利尿药缓解症状的益处及其在临床上被广泛认可，无需再进行大规模的随机临床试验来评估。

作用效应：静脉使用袢利尿药也有扩张血管效应，在使用早期（5～30 分钟）它降低肺阻抗的同时也降低右房压和肺毛细血管楔压。如果快速静脉注射大剂量（＞1 mg/kg）时，就有反射性血管收缩的可能。它与慢性心衰时使用利尿药不同，在严重失代偿性心衰使用利尿药能使容量负荷恢复正常，可以在短期内减少神经内分泌系统的激活。特别是在急性冠脉综合征的患者，应使用低剂量的利尿药，最好已给予扩血管治疗。

实际应用：静脉使用袢利尿药（呋塞米、托拉塞米），它有强效快速的利尿效果，在 AHF 患者优先考虑使用。在入院以前就可安全使用,应根据利尿效果和淤血症状的缓解情况来选择剂量。开始使用负荷剂量,然后继续静脉滴注呋塞米或托拉塞米,静脉滴注比一次性静脉注射更有效。噻嗪类和螺内酯可以联合袢利尿药使用,低剂量联合使用比高剂量使用一种药更有效,而且继发反应也更少。将袢利尿药和多巴酚丁胺、多巴胺或硝酸盐联合使用也是一种治疗方法,它比仅仅增加利尿药更有效,不良反应也更少。

不良反应、药物的相互作用:虽然利尿药可安全地用于大多数患者,但它的不良反应也很常见,甚至可威胁生命。它们包括:神经内分泌系统的激活,特别是肾素-血管紧张素-醛固酮系统和交感神经系统的激活;低血钾、低血镁和低氯性碱中毒可能导致严重的心律失常;可以产生肾毒性及加剧肾衰竭。过度利尿可过分降低静脉压、肺毛细血管楔压及舒张期灌注,由此导致每搏输出量和心排血量下降,特别见于严重心衰和以舒张功能不全为主的心衰或缺血所致的右室功能障碍。

(5)β受体阻断药。

适应证和基本原理:目前尚无应用β受体阻断药治疗 AHF,改善症状的研究。相反,在 AHF 时是禁止使用β受体阻断药的。急性心肌梗死后早期肺部啰音超过基底部的患者,及低血压患者均被排除在应用β受体阻断药的临床试验之外。急性心肌梗死患者没有明显心衰或低血压,使用β受体阻断药能限制心肌梗死范围,减少致命性心律失常,并缓解疼痛。

当患者出现缺血性胸痛对阿片制剂无效、反复发生缺血、高血压、心动过速或心律失常时,可考虑静脉使用β受体阻断药。在 Gothenburg 美托洛尔研究中,急性心肌梗死后早期静脉使用美托洛尔或安慰剂,接着口服治疗 3 个月。美托洛尔组发展为心衰的患者明显减少。如果患者有肺底部啰音的肺淤血征象,联合使用呋塞米,美托洛尔治疗可产生更好的疗效,降低病死率和并发症。

实际应用:当患者伴有明显急性心衰,肺部啰音超过基底部时,应慎用β受体阻断药。对出现进行性心肌缺血和心动过速的患者,可以考虑静脉使用美托洛尔。

但是,对急性心肌梗死伴发急性心衰患者,病情稳定后,应早期使用β受体阻断药。对于慢性心衰患者,在急性发作稳定后(通常 4 天后),应早期使用β受体阻断药。

在大规模临床试验中,比索洛尔、卡维地洛或美托洛尔的初始剂量很小,然后逐渐缓慢增加到目标剂量。应个体化增加剂量。β受体阻断药可能过度降低血压,减慢心率。一般原则是,在服用β受体阻断药的患者由于心衰加重而住院,除非必须用正性肌力药物维持,否则应继续服用β受体阻断药。但如果疑为β受体阻断药剂量过大(如有心动过缓和低血压)时,可减量继续用药。

(6)正性肌力药:此类药物适用于低心排血量综合征,如伴症状性低血压或 CO 降低伴有循环淤血的患者,可缓解组织低灌注所致的症状,保证重要脏器的血液供应。血压较低和对血管扩张药物及利尿药不耐受或反应不佳的患者尤其有效。使用正性肌力药有潜在的危害性,因为它能增加耗氧量、增加钙负荷,所以应谨慎使用。

对于失代偿的慢性心衰患者,其症状、临床过程和预后很大程度上取决于血流动力学。所以,改善血流动力学参数成为治疗的目的。在这种情况下,正性肌力药可能有效,甚至挽救生命。但它改善血流动力学参数的益处,部分被它增加心律失常的危险抵消了。而且在某些病例,由于过度增加能量消耗引起心肌缺血和心衰的慢性进展。但正性肌力药的利弊比率,不同的药并不相同。对于那些兴奋 β_1 受体的药物,可以增加心肌细胞胞内钙的浓度,可能有更高的危险性。有关正性肌力药用于急性心衰治疗的对照试验研究较少,特别对预后的远期效应的评估更少。

洋地黄类:此类药物能轻度增加 CO 和降低左心室充盈压;对急性左心衰竭患者的治疗有一定帮助。一般应用毛花苷 C $0.2\sim0.4$ mg 缓慢静脉注射,$2\sim4$ 小时后可以再用 0.2 mg,伴快速心室率的房颤患者可酌情适当增加剂量。

多巴胺:小剂量 <2 $\mu g/(kg \cdot min)$ 的多巴胺仅作用于外周多巴胺受体,直接或间接降低外周阻力。在此剂量下,对于肾脏低灌注和肾衰竭的患者,它能增加肾血流量、肾小球滤过率、利尿和增加钠的排泄,并增强对利尿药的反应。大剂量 >2 $\mu g/(kg \cdot min)$ 的多巴胺直接或间接刺激 β 受体,增加心肌的收缩力和心排血量。当剂量 >5 $\mu g/(kg \cdot min)$ 时,它作用于 α 受体,增加外周血管阻力。此时,虽然它对低血压患者很有效,但它对 AHF 患者可能有害,因为它增加左室后负荷,增加肺动脉压和肺阻力。

多巴胺可以作为正性肌力药 $[>2$ $\mu g/(kg \cdot min)]$ 用于 AHF 伴有低血压的患者。当静脉滴注低剂量 $\leqslant2$ $\mu g/(kg \cdot min)$ 时,它可以使失代偿性心衰伴有低血压和尿量减少的患者增加肾血流量,增加尿量。但如果无反应,则应停止使用。

多巴酚丁胺:多巴酚丁胺的主要作用在于,通过刺激 β_1 受体和 β_2-受体产生剂量依赖性的正性变时、正性变力作用,并反射性地降低交感张力和血管阻力,其最终结果依个体而不同。小剂量时,多巴酚丁胺能产生轻度的血管扩张反应,通过降低后负荷而增加射血量。大剂量时,它可以引起血管收缩。心率通常呈剂量依赖性增加,但增加的程度弱于其他儿茶酚胺类药物。但在房颤的患者,心率可能增加到难以预料的水平,因为它可以加速房室传导。全身收缩压通常轻度增加,但也可能不变或降低。心衰患者静脉滴注多巴酚丁胺后,观察到尿量增多,这可能是它提高心排血量而增加肾血流量的结果。

多巴酚丁胺用于外周低灌注(低血压,肾功能下降)伴或不伴有淤血或肺水肿、使用最佳剂量的利尿药和扩血管剂无效时。

多巴酚丁胺常用来增加心排血量。它的起始静脉滴注速度为 $2\sim3$ $\mu g/(kg \cdot min)$,可以逐渐增加到 20 $\mu g/(kg \cdot min)$。无须负荷量。静脉滴注速度根据症状、尿量反应或血流动力学监测结果来调整。它的血流动力学作用和剂量成正比,在静脉滴注停止后,它的清除也很快。

在接受 β 受体阻断药治疗的患者,需要增加多巴酚丁胺的剂量,才能恢复它的正性肌力作用。

单从血流动力学看,多巴酚丁胺的正性肌力作用增加了磷酸二酯酶抑制剂(PDEI)作用。PDEI 和多巴酚丁胺的联合使用能产生比单一用药更强的正性肌力作用。

长时间地持续静脉滴注多巴酚丁胺($24\sim48$ 小时以上)会出现耐药,部分血流动力学效应消失。长时间应用应逐渐减量。

静脉滴注多巴酚丁胺常伴有心律失常发生率的增加,可来源于心室和心房。这种影响呈剂量依赖性,可能比使用 PDEI 时更明显。在使用利尿药时应及时补钾。心动过速时使用多巴酚丁胺要慎重,多巴酚丁胺静脉滴注可以促发冠心病患者的胸痛。现在还没有关于 AHF 患者使用多巴酚丁胺的对照试验,一些试验显示它增加不利的心血管事件。

磷酸二酯酶抑制剂:米力农和依诺昔酮是两种临床上使用的 Ⅲ 型磷酸二酶酶抑制剂(PDEI)。在 AHF 时,它们能产生明显的正性肌力、松弛性及外周扩血管效应,由此增加心排血量和搏出量,同时伴随有肺动脉压、肺毛细血管楔压的下降,全身和肺血管阻力下降。它在血流动力学方面,介于纯粹的扩血管剂(如硝普钠)和正性肌力药(如多巴酚丁胺)之间。因为它们的作用部位远离β受体,所以在使用β受体阻断药的同时,PDEI仍能够保留其效应。

Ⅲ型PDEI用于低灌注伴或不伴有淤血,使用最佳剂量的利尿药和扩血管剂无效时应用。

当患者在使用β受体阻断药时,和(或)对多巴酚丁胺没有足够的反应时,Ⅲ型PDEIs可能优于多巴酚丁胺。

由于其过度的外周扩血管效应可引起的低血压,静脉推注较静脉滴注时更常见。有关PDEI治疗对AHF患者的远期疗效目前数据尚不充分,但人们已提高了对其安全性的重视,特别是在缺血性心脏病心衰患者。

左西孟旦:这是一种钙增敏剂,通过结合于心肌细胞上的肌钙蛋白C促进心肌收缩,还通过介导ATP敏感的钾通道而发挥血管舒张作用和轻度抑制磷酸二酯酶的效应。其正性肌力作用独立于β肾上腺素能刺激,可用于正接受β受体阻断药治疗的患者。左西孟旦的乙酰化代谢产物,仍然具有药理活性,半衰期约80小时,停药后作用可持续48小时。

临床研究表明,急性心衰患者应用本药静脉滴注可明显增加CO和每搏输出量,降低PCWP、全身血管阻力和肺血管阻力;冠心病患者不会增加病死率。用法:首剂12~24 μg/kg静脉注射(大于10分钟),继以0.1 μg/(kg·min)静脉滴注,可酌情减半或加倍。对于收缩压<13.33 kPa(100 mmHg)的患者,不需要负荷剂量,可直接用维持剂量,以防止发生低血压。

在比较左西孟旦和多巴酚丁胺的随机对照试验中,已显示左西孟旦能改善呼吸困难和疲劳等症状,并产生很好的结果。不同于多巴酚丁胺的是,当联合使用β受体阻断药时,左西孟旦的血流动力学效应不会减弱,甚至会更强。

在大剂量使用左西孟旦静脉滴注时,可能会出现心动过速、低血压,对收缩压低于1.33 kPa(85 mmHg)的患者不推荐使用。在与其他安慰剂或多巴酚丁胺比较的对照试验中显示,左西孟旦并没有增加恶性心律失常的发生率。

3.非药物治疗

(1)IABP:临床研究表明,这是一种有效改善心肌灌注同时又降低心肌耗氧量和增加CO的治疗手段。

IABP的适应证:①急性心肌梗死或严重心肌缺血并发心源性休克,且不能由药物治疗纠正;②伴血流动力学障碍的严重冠心病(如急性心肌梗死伴机械并发症);③心肌缺血伴顽固性肺水肿。

IABP的禁忌证:①存在严重的外周血管疾病;②主动脉瘤;③主动脉瓣关闭不全;④活动性出血或其他抗凝禁忌证;⑤严重血小板缺乏。

(2)机械通气。急性心衰者行机械通气的指征:①出现心跳呼吸骤停而进行心肺复苏时;②合并Ⅰ型或Ⅱ型呼吸衰竭。机械通气的方式有下列两种。

无创呼吸机辅助通气:这是一种无需气管插管、经口/鼻面罩给患者供氧、由患者自主呼吸触发的机械通气治疗。分为持续气道正压通气(CPAP)和双相间歇气道正压通气(BiPAP)两种模式。

作用机制:通过气道正压通气可改善患者的通气状况,减轻肺水肿,纠正缺氧和CO_2潴留,从而缓解Ⅰ型或Ⅱ型呼吸衰竭。

适用对象：Ⅰ型或Ⅱ型呼吸衰竭患者经常规吸氧和药物治疗仍不能纠正时应及早应用。主要用于呼吸频率≤25次/分钟、能配合呼吸机通气的早期呼吸衰竭患者。在下列情况下应用受限：不能耐受和合作的患者、有严重认知障碍和焦虑的患者、呼吸急促（频率＞25次/分钟）、呼吸微弱和呼吸道分泌物多的患者。

气道插管和人工机械通气：应用指征为心肺复苏时、严重呼吸衰竭经常规治疗不能改善者，尤其是出现明显的呼吸性和代谢性酸中毒并影响到意识状态的患者。

（3）血液净化治疗。

机制：此法不仅可维持水、电解质和酸碱平衡，稳定内环境，还可清除尿毒症毒素（肌酐、尿素、尿酸等）、细胞因子、炎症介质及心脏抑制因子等。治疗中的物质交换可通过血液滤过（超滤）、血液透析、连续血液净化和血液灌流等来完成。

适应证：本法对急性心衰有益，但并非常规应用的手段。出现下列情况之一时可以考虑采用：①高容量负荷如肺水肿或严重的外周组织水肿，且对袢利尿药和噻嗪类利尿药抵抗；②低钠血症（血钠＜110 mmol/L）且有相应的临床症状，如神志障碍、肌张力减退、腱反射减弱或消失、呕吐及肺水肿等，在上述两种情况应用单纯血液滤过即可；③肾功能进行性减退，血肌酐＞500 μmol/L或符合急性血液透析指征的其他情况。

不良反应和处理：建立体外循环的血液净化均存在与体外循环相关的不良反应，如生物不相容、出血、凝血、血管通路相关并发症、感染、机器相关并发症等。应避免出现新的内环境紊乱，连续血液净化治疗时应注意热量及蛋白的丢失。

（4）心室机械辅助装置：急性心衰经常规药物治疗无明显改善时，有条件的可应用此种技术。此类装置有体外膜式氧合（ECMO）、心室辅助泵（如可置入式电动左心辅助泵、全人工心脏）。根据急性心衰的不同类型，可选择应用心室辅助装置，在积极纠治基础心脏病的前提下，短期辅助心脏功能，可作为心脏移植或心肺移植的过渡。ECMO可以部分或全部代替心肺功能。临床研究表明，短期循环呼吸支持（如应用ECMO）可以明显改善预后。

（张　芹）

第二节　急性右心衰竭

急性右心功能不全又称急性右心衰竭，它是由于某些原因使患者的心脏在短时间内发生急性功能障碍，同时其代偿功能不能满足实际需要而导致的以急性右心排血量减低和体循环淤血为主要表现的临床综合征。该病很少单独出现，多见于急性大面积肺栓塞、急性右室心肌梗死等，或继发于急性左心衰竭及慢性右心功能不全者由于各种诱因病情加重所致。因临床较为多见，若处理不及时也可威胁生命，故需引起临床医师特别是心血管病专科医师的足够重视。

一、病因

（一）急性肺栓塞

在急性右心功能不全的病因中，急性肺栓塞占有十分重要的地位。患者由于下肢静脉曲张、长时间卧床、机体高凝状态及手术、创伤、肿瘤甚至矛盾性栓塞等原因，使右心或周围静脉系统内栓子(矛盾性栓塞除外)脱落,回心后突然阻塞主肺动脉或左右肺动脉主干,造成肺循环阻力急剧升高,心排血量显著降低,引起右心室迅速扩张,一般认为栓塞造成肺血流减少>50%时临床上即可发生急性右心衰竭。

(二)急性右室心肌梗死

在急性心肌梗死累及右室时,可造成右心排血量下降,右室充盈压升高,容量负荷增大。上述变化发生迅速,右心室尚无代偿能力,易出现急性右心衰竭。

(三)特发性肺动脉高压

特发性肺动脉高压的基本病变是致丛性肺动脉病,即由动脉中层肥厚、细胞性内膜增生、向心性板层性内膜纤维化、扩张性病变、类纤维素坏死和丛样病变形成等构成的疾病,迄今其病因不明。该病存在广泛的肺肌型动脉和细动脉管腔狭窄和阻塞,导致肺循环阻力明显增加,可超过正常的12~18倍,由于右心室后负荷增加,右室肥厚和扩张,当心室代偿功能低下时,右心室舒张末期压和右房压明显升高,心排血量逐渐下降,病情加重时即可出现急性右心功能不全。

(四)慢性肺源性心脏病急性加重

慢性阻塞性肺疾病(COPD)由于低氧性肺血管收缩、继发性红细胞增多、肺血管慢性炎症重构及血管床的破坏等原因可造成肺动脉高压,加重右室后负荷,造成右室肥大及扩张,形成肺源性心脏病。当存在感染、右室容量负荷过重等诱因时,即可出现急性右心功能不全。

(五)瓣膜性心脏病

肺动脉瓣狭窄等造成右室流出道受阻的疾病可增加右室收缩阻力;三尖瓣大量反流增加右室前负荷并造成体循环淤血;二尖瓣或主动脉病变使肺静脉压增高,间接增加肺血管阻力,加重右心后负荷。上述原因均可导致右心功能不全,严重时出现急性右心衰竭。

(六)继发于左心系统疾病

如冠心病急性心肌梗死、扩张型心肌病、急性心肌炎等这些疾病由于左室收缩功能障碍,造成不同程度的肺淤血,使肺静脉压升高,晚期可引起不同程度的肺动脉高压,形成急性右心功能不全。

(七)心脏移植术后急性右心衰竭

急性右心衰是当前困扰心脏移植手术的一大难题。据报道,移植术前肺动脉高压是移植的高危因素,因此术前需常规经 Swan-Ganz 导管测定血流动力学参数。肺血管阻力大于 4 wu(32×10^3 Pa·s/L),肺血管阻力指数大于 6 wu/m²[48×10^3 Pa·s/(L·m²)],肺动脉峰压值大于 8.00 kPa(60 mmHg)(1 mmHg=0.1333 kPa)或跨肺压力差大于 2.00 kPa(15 mmHg)均是肯定的高危人群,而有不可逆肺血管阻力升高者其术后病死率较可逆者高 4 倍。术前正常的肺血管阻力并不绝对预示术后不发生右心衰。因为离体心脏的损伤,体外循环对心肌、肺血管的影响等,也可引起植入心脏不适应绝对或相对的肺动脉高压、肺血管高阻力而发生右心衰。右心衰所致心腔扩大、心肌缺血、肺循环血量减少及向左偏移的室间隔等又能干扰左心回血,从而诱发全心衰竭。

二、病理生理

正常肺循环包括右心室、肺动脉、毛细血管及肺静脉,其主要功能是进行气体交换,血流动力学有以下 4 个特点:第一,压力低,肺动脉压力为正常主动脉压力的 1/7~1/10;第二,阻力小,正常人肺血管阻力为体循环阻力的 1/5～1/10；第三，流速快，肺脏接受心脏搏出的全部血液，但其流程远较体循环为短，故流速快；第四，容量大，肺血管床面积大，可容纳 900 mL 血液，约占全血量的 9%。由于肺血管有适应其生理需要的不同于体循环的自身特点，所以其血管的组织结构功能也与体循环血管不同。此外，右心室室壁较薄，心腔较小，心室顺应性良好，其解剖结构特点有利于右室射血，适应高容量及低压力的肺循环系统，却不耐受高压力。同时右心室与左心室拥有共同的室间隔和心包，其过度扩张会改变室间隔的位置及心腔构形，影响左心室的容积和压力，从而使左心室回心血量及射血能力发生变化，因此左、右心室在功能上是相互依赖的。

当各种原因造成体循环重度淤血，右心室前/后负荷迅速增加，或原有的异常负荷在某种诱因下突然加重，及右心室急性缺血功能障碍时，均可出现急性右心功能不全。临床常见如前负荷增加的急性钠水潴留、三尖瓣大量反流，后负荷增加的急性肺栓塞、慢性肺动脉高压急性加重，急性左心衰致肺循环阻力明显升高，及右心功能受损的急性右室心肌梗死等。急性右心衰竭发生时肺毛细血管楔压和左房压可正常或升高，多数出现右室肥厚和扩张，当超出心室代偿功能时（右室心肌梗死则为右室本身功能下降），右室舒张末期压和右房压明显升高，表现为体循环淤血的体征，扩大的右室还可压迫左室造成心排血量逐渐下降，重症患者常低于正常的 50% 以下，同时体循环血压下降，收缩压常降至 12.00～13.33 kPa(90～100 mmHg) 或更低，脉压变窄，组织灌注不良，甚至会出现周围性发绀。对于心脏移植的患者，术前均存在严重的心衰，肺动脉压力可有一定程度的升高，受体心脏（尤其是右心室）已对其产生了部分代偿能力，而供体是一个完全正常的心脏，当开始工作时右心室对增加的后负荷无任何适应性，加之离体心脏的损伤，体外循环对心肌、肺血管的影响等，也可引起植入心脏不适应绝对或相对的肺动脉高压、肺血管高阻力而发生右心衰。

三、临床表现

(一)症状

1.胸闷气短，活动耐量下降

可由于肺通气/血流比例失调，低氧血症造成，多见于急性肺栓塞、肺心病等。

2.上腹部胀痛

上腹部胀痛是右心衰竭较早的症状。常伴有食欲缺乏、恶心、呕吐，此多由于肝、脾及胃肠道淤血所引起，腹痛严重时可被误诊为急腹症。

3.周围性水肿

右心衰竭早期，由于体内先有钠、水潴留，故在水肿出现前先有体重的增加，随后可出现双下肢、会阴及腰骶部等下垂部位的凹陷性水肿，重症者可波及全身。

4.胸腔积液

急性右心衰竭时，由于静脉压的急剧升高，常出现胸腔积液及腹水，一般为漏出液。胸腔积液可同时见于左、右两侧胸腔，但以右侧较多，其原因不甚明了。由于壁层胸膜静脉回流至腔静脉，脏层胸膜静脉回流至肺静脉，因而胸腔积液多见于全心衰竭者。腹水大多发生于晚期，由于心源性肝硬化所致。

5.发绀

右心衰竭者可有不同程度的发绀，最早见于指端、口唇和耳郭，较左心衰竭者为明显。其原因除血液中血红蛋白在肺部氧合不全外,常因血流缓慢,组织从毛细血管中摄取较多的氧而使血液中还原血红蛋白增加有关(周围型发绀)。严重贫血者发绀可不明显。

6.神经系统症状

可有神经过敏、失眠、嗜睡等症状,重者可发生精神错乱。此可能由于脑淤血、缺氧或电解质紊乱等原因引起。

7.不同原发病各自的症状

如急性肺栓塞可有呼吸困难、胸痛、咯血、血压下降;右室心肌梗死可有胸痛;慢性肺心病可有咳嗽、咳痰、发热;瓣膜病可有活动耐力下降等。

(二)体征

1.皮肤及巩膜黄染

长期慢性肝淤血缺氧,可引起肝细胞变性、坏死、最终发展为心源性肝硬化,肝功能呈现不正常,胆红素异常升高并出现黄疸。

2.颈静脉怒张

颈静脉怒张是右心衰竭的一个较明显征象。其出现常较皮下水肿或肝肿大为早,同时可见舌下、手臂等浅表静脉异常充盈,压迫充血肿大的肝脏时,颈静脉怒张更加明显,此称肝-颈静脉回流征阳性。

3.心脏体征

主要为原有心脏病表现,由于右心衰竭常继发于左心衰竭,因而左、右心均可扩大。右心室扩大引起三尖瓣关闭不全时,在三尖瓣听诊可听到吹风性收缩期杂音,剑突下可有收缩期抬举性搏动。在肺动脉压升高时可出现肺动脉瓣区第二心音增强及分裂,有响亮收缩期喷射性杂音伴震颤,可有舒张期杂音,心前区可有奔马律,可有阵发性心动过速,心房扑动或颤动等心律失常。由左心衰竭引起的肺淤血症状和肺动脉瓣区第二心音亢进,可因右心衰竭的出现而减轻。

4.胸、腹水

可有单侧或双侧下肺呼吸音减低,叩诊呈浊音;腹水征可为阳性。

5.肝脾大

肝大、质硬并有压痛。若有三尖瓣关闭不全并存,触诊肝脏可感到有扩张性搏动。

6.外周水肿

由于体内钠、水潴留,可于下垂部位如双下肢、会阴及腰骶部等出现凹陷性水肿。

7.发绀

慢性右心功能不全急性加重时常因基础病的不同存在发绀,甚至可有杵状指。

四、实验室检查

(一)血常规

缺乏特异性。长期缺氧者可有红细胞、血红蛋白的升高,白细胞计数可正常或增高。

(二)血生化

血清丙氨酸氨基转移酶及胆红素常升高,乳酸脱氢酶、肌酸激酶亦可增高,常伴有低蛋白血症、电解质紊乱等。

(三)凝血指标

血液多处于高凝状态,国际标准化比值(INR)可正常或缩短,急性肺栓塞时 D-二聚体明显升高。

（四）血气分析

动脉血氧分压、氧饱和度多降低,二氧化碳分压在急性肺栓塞时降低,在肺心病、先天性心脏病时可升高。

五、辅助检查

（一）心电图检查

多显示右心房、室的增大或肥厚。此外还可见肺型 P 波、电轴右偏、右束支传导阻滞和 Ⅱ、Ⅲ、aVF 及右胸前导联 ST-T 改变。急性肺栓塞时心电图变化由急性右心室扩张所致,常示电轴显著右偏,极度顺钟向转位。Ⅰ导联 S 波深、ST 段呈 J 点压低,Ⅲ导联 Q 波显著和 T 波倒置,呈 $S_I Q_{III} T_{III}$ 波形。aVF 和 Ⅲ 导联相似,aVR 导联 R 波常增高,右胸导联 R 波增高、T 波倒置。可出现房性或室性心律失常。急性右室心肌梗死时右胸导联可有 ST 段抬高。

（二）胸部 X 线检查

急性右心功能不全 X 线表现的特异性不强,可具有各自基础病的特征。肺动脉高压时可有肺动脉段突出（>3 mm）,右下肺动脉横径增宽（>15 mm）,肺门动脉扩张与外围纹理纤细形成鲜明的对比或呈"残根状";右心房、室扩大,心胸比率增加,右心回流障碍致奇静脉和上腔静脉扩张。肺栓塞在起病 12～36 小时后肺部可出现肺下叶卵圆形或三角形浸润阴影,底部常与胸膜相连;也可有肋膈角模糊或胸腔积液阴影;膈肌提升及呼吸幅度减弱。

（三）超声心动图检查

急性右心功能不全时,UCG 检查可发现右心室收缩期和舒张期超负荷,表现为右室壁增厚及运动异常,右心排血量减少,右心室增大（右室舒张末面积/左室舒张末面积比值>0.6）,室间隔运动障碍,三尖瓣反流和肺动脉高压。常见的肺动脉高压征象有:右室肥厚和扩大,中心肺动脉扩张,肺动脉壁顺应性随压力的增加而下降,三尖瓣和肺动脉瓣反流。右室心肌梗死除右心室腔增大外,常出现左心室后壁或下壁运动异常。心脏瓣膜病或扩张型心肌病引起慢性左心室扩张时,不能通过测定心室舒张面积比率评价右心室扩张程度。某些基础心脏病,如先心病、瓣膜病等心脏结构的异常,也可经超声心动图明确诊断。

（四）其他检查

肺部放射性核素通气/灌注扫描显示不匹配及肺血管增强 CT 对肺栓塞的诊断有指导意义。CT 检查亦可帮助鉴别心肌炎、心肌病、COPD 等疾病,是临床常用的检查方法。做选择性肺动脉造影可准确地了解栓塞所在的部位和范围,但此检查属有创伤性,存在一定的危险,只宜在有条件的医院及考虑手术治疗的患者中做术前检查。

六、鉴别诊断

急性右心功能不全是一组较为常见的临床综合征,包括腹胀、肝脾肿大、胸腹水、下肢水肿等。由于病因的不同,其主要表现存在一定的差异。除急性右心衰竭表现外,如突然发病、呼吸困难、窒息、心悸、发绀、剧烈胸痛、晕厥和休克,尤其是发生于长期卧床或手术后的患者,应考虑大块肺动脉栓塞引起急性肺源性心脏病的可能;如胸骨后呈压榨性或窒息性疼痛并放射至左肩、臂,一般无咯血,心电图有右心导联 ST-T 特征性改变,伴心肌酶学或特异性标志物的升高,应考虑急性右室心肌梗死;如既往有慢性支气管炎、肺气肿病史,此次为各种诱因病情加重,应考虑慢性肺心病急性发作;如结合体格检查及超声心动图资料,发现有先天性心脏病或瓣膜病证据,应考虑为原有基础心脏病所致。限制型心肌病或缩窄性心包炎等疾病由于心室舒张功能下降或心室充盈受限,使得静脉回流障碍,在肺静脉压升高的同时体循环重度淤血,某些诱因下(如入量过多或出量不足)即出现肝脾肿大、下肢水肿等症状,也应与急性右心功能不全相鉴别。

七、治疗

(一)一般治疗

应卧床休息及吸氧,并严格限制入液量。若急性心肌梗死或肺栓塞剧烈胸痛时,可给予吗啡3~5 mg静脉推注或罂粟碱30~60 mg皮下或肌内注射以止痛及解痉。存在低蛋白血症时应静脉输入清蛋白治疗,同时注意纠正电解质及酸碱平衡紊乱。

(二)强心治疗

心力衰竭时应使用直接加强心肌收缩力的洋地黄类药物,如快速作用的去乙酰毛花苷注射液0.4 mg加入5%的葡萄糖溶液20 mL中,缓慢静脉注射,必要时2~4小时再给0.2~0.4 mg;同时可给予地高辛0.125~0.25 mg,每天1次治疗。

(三)抗休克治疗

出现心源性休克症状时可应用直接兴奋心脏β-肾上腺素受体,增强心肌收缩力和心搏量的药物,如多巴胺20~40 mg加入200 mL 5%葡萄糖溶液中静脉滴注,或2~10 μg/(kg·min)以微量泵静脉维持输入,依血压情况逐渐调整剂量;也可用多巴酚丁胺2.5~15 μg/(kg·min)微量泵静脉输入或滴注。

(四)利尿治疗

急性期多应用袢利尿药,如呋塞米(速尿)20~80 mg、布美他尼(丁尿胺)1~3 mg、托拉塞米(特苏尼)20~60 mg等静脉推注以减轻前负荷,并每天口服上述药物辅助利尿。同时可服用有醛固酮拮抗作用的保钾利尿药,如螺内酯(安体舒通)20 mg,每天3次,以加强利尿效果,减少电解质紊乱。症状稳定后可应用噻嗪类利尿药,如氢氯噻嗪50~100 mg与上述袢利尿药隔天交替口服,减少耐药性。

(五)扩血管治疗

应从小剂量起谨慎应用,以免引起低血压。若合并左心衰竭可应用硝普钠6.25 μg/min起微量泵静脉维持输入,依病情及血压数值逐渐调整剂量,起到同时扩张小动脉和静脉的作用,有效地减低心室前、后负荷;合并急性心肌梗死可应用硝酸甘油5~10 μg/min或硝酸异山梨酯50~100 μg/min静脉滴注或微量泵维持输入,以扩张静脉系统,降低心脏前负荷。口服硝酸酯类或ACEI类等药物也可根据病情适当加用,剂量依个体调整。

(六)保肝治疗

对于肝脏淤血肿大,肝功能异常伴黄疸或腹水的患者,可应用还原型谷胱甘肽600 mg加入250 mL 5%葡萄糖溶液中每天2次静脉滴注,或多烯磷脂酰胆碱(易善复)465 mg(10 mL)加入250 mL 5%葡萄糖溶液中每天1~2次静脉滴注,可同时静脉注射维生素C 5~10 g,每天1次,并辅以口服葡醛内酯(肝太乐)、肌苷等药物,加强肝脏保护作用,逆传肝细胞损害。

(七)针对原发病的治疗

由于引起急性右心功能不全的原发疾病各不相同,治疗时需有一定的针对性。如急性肺栓塞应考虑rt-PA或尿激酶溶栓及抗凝治疗,必要时行急诊介入或外科手术;特发性肺动脉高压应考虑前列环素、内皮素-1 受体阻滞剂、磷酸二酯酶抑制剂、一氧化氮吸入等针对性降低肺动脉压及扩血管治疗；急性右室心肌梗死应考虑急诊介入或 rt-PA、尿激酶溶栓治疗；慢性肺源性心脏病急性发作应考虑抗感染及改善通气、稀释痰液等治疗；先心病、瓣膜性心脏病应考虑在心衰症状改善后进一步外科手术治疗；心脏移植患者，术前应严格评价血流的动力学参数，判断肺血管阻力及经扩血管治疗的可逆性，并要求术前肺血管处于最大限度的舒张状态，术后长时间应用血管活性药物，如前列环素等。

总之，随着诊断及治疗水平的提高，急性右心功能不全已在临床工作中得到广泛认识，且治疗效果明显改善，对患者整体病情的控制起到了一定的帮助。

（张　芹）

第三节　慢性收缩性心力衰竭

慢性收缩性心力衰竭传统称之为充血性心力衰竭，是指心脏由于收缩和舒张功能严重低下或负荷过重，使泵血明显减少，不能满足全身代谢需要而产生的临床综合征，出现动脉系统供血不足和静脉系统淤血甚至水肿，伴有神经内分泌系统激活的表现。心力衰竭根据其产生机制可分为收缩功能（心室泵血功能）衰竭和舒张功能（心室充盈功能）衰竭两大类；根据病变的解剖部位可分为左心衰竭、右心衰竭和全心衰竭；根据心排血量（CO）高低可分为低心排血量心力衰竭和高心排血量心力衰竭；根据发病情况可分为急性心力衰竭和慢性心力衰竭。临床上为了评价心力衰竭的程度和疗效，将心功能分为 4 级，即纽约心脏病协会（NYHA）心功能分级。

Ⅰ级：体力活动不受限制。日常活动不引起过度乏力、呼吸困难和心悸。

Ⅱ级：体力活动轻度受限。休息时无症状，日常活动即引起乏力、心悸、呼吸困难。

Ⅲ级：体力活动明显受限。休息时无症状，轻于日常活动即可引起上述症状。

Ⅳ级：体力活动完全受限。不能从事任何体力活动，休息时亦有症状，稍有体力活动即加重。

其中，心功能Ⅱ、Ⅲ、Ⅳ级临床上分别代表轻、中、重度心力衰竭，而心功能Ⅰ级可见于心脏疾病所致左心室收缩功能低下（LVEF≤40%）而临床无症状者，也可以是心功能完全正常的健康人。

一、左心衰竭

左心衰竭是指由于左心室心肌病变或负荷增加引起的心力衰竭。通常是由于大面积心肌急慢性损伤、缺血和（或）梗死产生心室重塑致左心室进行性扩张伴收缩功能进行性（或急性）降低所致，临床以动脉系统供血不足和肺淤血甚至肺水肿为主要表现。心功能代偿时，症状较轻，可慢性起病，急性失代偿时症状明显加重，通常起病急骤，在有（或无）慢性心力衰竭基础上突发急性左心衰竭肺水肿。病理生理和血流动力学特点为每搏输出量（SV）和心排血量（CO）明显降低，肺毛细血管楔压（PCWP）或左心室舒张末压（LVEDP）异常升高[≥3.33 kPa（25 mmHg）]，伴交感神经系统和肾素-血管紧张素-醛固酮系统（RAAS）为代表的神经内分泌系统的激活。高心排血量心力衰竭时 SV、CO 不降低。

(一)病因

(1)冠状动脉粥样硬化性心脏病(简称冠心病),大面积心肌缺血、梗死或顿抑,或反复多次小面积缺血、梗死或顿抑,或慢性心肌缺血冬眠时。

(2)高血压心脏病。

(3)中、晚期心肌病。

(4)重症心肌炎。

(5)中、重度心脏瓣膜病如主动脉瓣或(和)二尖瓣的狭窄或(和)关闭不全。

(6)中、大量心室或大动脉水平分流的先天性或后天性心脏病如室间隔缺损、破裂、穿孔、主肺动脉间隔缺损、动脉导管未闭(PDA)和主动脉窦瘤破裂。

(7)高动力性心脏病,如甲亢、贫血、脚气病和动静脉瘘。

(8)急性肾小球肾炎和输液过量等。

(9)大量心包积液心脏压塞时(属"极度"的舒张性心衰范畴)。

(10)严重肺动脉高压或合并急性肺栓塞,右室压迫左室致左室充盈受阻时(也属"极度"舒张性心衰范畴)。

(二)临床表现

1.症状

呼吸困难是左心衰竭的主要症状,是由于肺淤血或肺水肿所致。程度由轻至重表现为:轻度时活动中气短乏力、不能平卧或平卧后咳嗽,咳白色泡沫痰,坐起可减轻或缓解;重度时夜间阵发性呼吸困难、端坐呼吸、心源性哮喘和急性肺水肿。急性肺水肿时多伴咳粉红色泡沫痰或咯血(二尖瓣狭窄时),易致低氧血症和CO_2潴留而并发呼衰,同时伴随心悸、头晕、嗜睡(CO_2潴留时)或烦躁等体循环动脉供血不足的症状,严重时可发生休克、晕厥甚至猝死。

2.体征

轻中度时,高枕卧位。出汗多、面色苍白、呼吸增快、血压升高、心率增快(≥100 次/分钟)、心脏扩大、第一心音减弱、心尖部可闻及 S_3 奔马律,肺动脉瓣区第二心音亢进,若有瓣膜病变可闻及二尖瓣、主动脉瓣和三尖瓣区的收缩期或舒张期杂音。两肺底或满肺野可闻及细湿啰音或水泡音;吸气时明显,呼气时可伴哮鸣音(心源性哮喘时)。慢性左心衰竭患者可伴有单侧或双侧胸腔积液和双下肢水肿。脉细速,可有交替脉,严重缺氧时肢端可有发绀。严重急性失代偿左心衰竭时端坐呼吸、大汗淋漓、焦虑不安、呼吸急促(>30 次/分钟);两肺满布粗湿啰音或水泡音(肺水肿时)伴口吐鼻喷粉红色泡沫痰,初起时常伴有哮鸣音,甚至有哮喘(心源性哮喘时)存在。血压升高或降低甚至休克,此时病情非常危重,只有紧急抢救才有望成功。稍有耽搁,患者就可能随时死亡。

(三)实验室检查

1.心电图(ECG)检查

窦性心动过速,可见二尖瓣 P 波、V_1 导联 P 波终末电势增大和左室肥大劳损等反映左心房、室肥厚,扩大及与所患心脏病相应的变化;可有左、右束支阻滞和室内阻滞;急性、陈旧性梗死或心肌大面积严重缺血,及多种室性或室上性心律失常等表现。少数情况下,上述 ECG 表现可不特异。

2.X 线胸片检查

心影增大,心胸比例增加,左心房、室或全心扩大,尤其是肺淤血、间质性肺水肿(Kerley B 线、叶间裂积液)和肺泡性肺水肿,是诊断左心衰竭的重要依据。慢性心衰时可有上、下腔静脉影增宽,及胸腔积液等表现。

3.超声多普勒心动图检查

可见左心房、室扩大或全心扩大,或有左心室室壁瘤存在;左心室整体或节段性收缩运动严重低下,左室射血分数(LVEF)严重降低($\leqslant 40\%$);左心室壁厚度可变薄或增厚。有病因诊断价值;重度心衰时,反映 SV 的主动脉瓣区的血流频谱也降低;也可发现二尖瓣或主动脉瓣严重狭窄或反流,或在心室或大动脉水平的心内分流,或大量心包积液,或严重肺动脉高压巨大右室压迫左室等左心衰竭时的解剖和病理生理基础,对左心衰竭有重要的诊断和鉴别诊断价值。

4.血气分析

早期可有低氧血症伴呼吸性碱中毒(过度通气),后期可伴呼吸性酸中毒(CO_2 潴留)。血常规、生化全套和心肌酶学可有明显异常,或正常范围。

(四)诊断和鉴别诊断

依据临床症状、体征、结合 X 线胸片有典型肺淤血和肺水肿的征象伴心影增大,及超声心动图左室扩大(内径$\geqslant 55$ mm)和 LVEF 降低($<40\%$)典型改变,诊断慢性左心衰竭和急性左心衰肺水肿并不难;难的是对慢性左心衰竭的病因诊断,特别是对"扩张型"心肌病的病因诊断,需确定原发性、缺血性、高血压性、酒精性、围生期、心动过速性、药物性、应激性、心肌致密化不全和右室致心律失常性心肌病等病因。通过结合病史、ECG、超声心动图、核素心肌显像、心脏 CT 和磁共振成像(MRI)等影像检查综合分析和判断,多能够鉴别。心内膜心肌活检对此帮助不大。同时,也可确定或除外"肥厚型"和"限制型"心肌病的诊断。

心源性哮喘与肺源性哮喘的鉴别十分重要,不可回避。根据肺内"水"与"气"的差别,可在肺部叩诊、X 线胸片和湿啰音"有或无"上充分显现,加上病史不同,可得以鉴别。

(五)治疗

急性左心衰竭通常起病急骤,病情危重而变化迅速,需给予紧急处理。治疗目标是迅速纠正低氧和异常血流动力学状态;消除肺淤血、肺水肿;增加 SV、CO,从而增加动脉系统供血。治疗原则为加压给纯氧、静脉给予吗啡、利尿、扩血管(包括连续舌下含服硝酸甘油 2～3 次)和强心。

经过急救处理,多数患者病情能迅速有效控制,并在半小时左右渐渐平稳,呼吸困难减轻,增快心率渐减慢,升高的血压缓缓降至正常范围,两肺湿啰音渐减少或消失,血气分析恢复正常范围,直到 30 分钟左右可排尿 500～1 000 mL。病情平稳后,治疗诱因,防止反弹,继续维持上述治疗并调整口服药,继续心电、血压和血氧饱和度监测,必要时选用抗生素预防肺部感染。最终应治疗基础心脏病。

慢性左心衰竭的治疗参见全心衰竭治疗。

二、右心衰竭

右心衰竭是由于右心室病变或负荷增加引起的心力衰竭。以肺动脉血流减少和体循环淤血或水肿为表现。大多数右心衰竭是由左侧心力衰竭发展而来,两者共同形成全心衰竭。其病理生理和血流动力学特点为右室心排血量降低,右室舒张末压或右房压异常升高。

(一)病因

(1)各种原因的左心衰竭。

(2)急、慢性肺动脉栓塞。

(3)慢性支气管炎、肺气肿并发慢性肺源性心脏病。

(4)原发性肺动脉高压。

(5)先天性心脏病包括肺动脉狭窄(PS)、法洛四联症、三尖瓣下移畸形、房室间隔缺损和艾森门格综合征。

(6)右心室扩张型、肥厚型和限制型或闭塞型心肌病。

(7)右心室心肌梗死。

(8)三尖瓣狭窄或关闭不全。

(9)大量心包积液。

(10)缩窄性心包炎。

(二)临床表现

1.症状

主要是由于体循环和腹部脏器淤血引起的症状,如食欲缺乏、恶心、呕吐、腹胀、腹泻、右上腹痛等,伴有心悸、气短、乏力等心脏病和原发病的症状。

2.体检

颈静脉充盈、怒张,肝脏肿大伴压痛、肝颈静脉反流征(+),双下肢或腰骶部水肿、腹水或胸腔积液,可有周围性发绀和黄疸。心率快、可闻及与原发病有关的心脏杂音,P_2可亢进或降低(如肺动脉狭窄或法洛四联症),若不伴左心衰竭和慢性阻塞性肺疾病合并肺部感染时,通常两肺呼吸音清晰或无干、湿啰音。

(三)实验室检查

1.ECG 检查

显示 P 波高尖、电轴右偏、aVR 导联 R 波为主、V_1 导联 R/S>1、右束支阻滞等右心房、室肥厚扩大及与所患心脏病相应的变化,可有多种形式的房、室性心律失常,传导阻滞和室内阻滞,可有 QRS 波群低电压。有肺气肿时可出现顺钟向转位。

2.胸部 X 线检查

显示右心房、室扩大和肺动脉段凸(有肺动脉高压时)或凹(如肺动脉狭窄或法洛四联症)等与所患心脏病相关的形态变化;可见上、下腔静脉增宽和胸腔积液征;若无左心衰竭存在,则无肺淤血或肺水肿征象。

3.超声多普勒心动图检查

可见右心房、室扩大或增厚,肺动脉增宽和高压,心内解剖异常,三尖瓣和肺动脉瓣狭窄或关闭不全及心包积液等与所患心脏病有关的解剖和病理生理的变化。

4.心导管检查

必要时做心导管检查,显示中心静脉压增高(>15 cmH$_2$O)。

(四)诊断与鉴别诊断

依据体循环淤血的临床表现,结合胸片肺血正常或减少伴右心房室影增大和超声心动图右心房室扩张或右室肥厚伴或不伴肺动脉压升高的典型征象,诊断不难。病因诊断的鉴别需要结合临床和多种影像学检查综合判断而定。

(五)治疗

(1)右心衰竭的治疗关键是原发病和基础心脏病的治疗。

(2)抗心衰的治疗参见全心衰竭部分。

三、全心衰竭

全心衰竭是指左、右心衰同时存在的心力衰竭,传统被称之为充血性心力衰竭。全心衰竭几乎都是由左心衰缓慢发展而来,即先有左心衰竭,然后出现右心衰竭;也不除外极少数情况下是由于左、右心室病变同时或先后导致左、右心衰并存之可能。一般来说,全心衰竭的病程多属慢性。其病理生理和血流动力学特点为左、右室心排血量均降低、体、肺循环均淤血或水肿伴神经内分泌系统激活。

(一)病因

(1)同左心衰竭(参见左心衰竭)。

(2)不除外极少数情况下有右心衰竭的病因(参见右心衰竭)并存。

(二)临床表现

1.症状

先有左心衰竭的症状(见左心衰竭),随后逐渐出现右心衰竭的症状(见右心衰竭);由于右心衰竭时,右心排血量下降能减轻肺淤血或肺水肿,故左心衰竭症状可随右心衰竭症状的出现而减轻。

2.体检

既有左心衰竭的体征(见左心衰竭),又有右心衰竭的体征(见右心衰)。全心衰竭时,由于右心衰竭存在,左心衰竭的体征可因肺淤血或水肿的减轻而减轻。

(三)检查

1.ECG 检查

显示反映左心房、室肥厚扩大为主或左右房室均肥厚扩大(见左、右心衰)和所患心脏病的相应变化,及多种形式的房、室性心律失常,房室传导阻滞、束支阻滞和室内阻滞图形。可有 QRS 波群低电压。

2.胸部 X 线检查

心影普大或以左心房、室增大为主,及与所患心脏病相关的形态变化;可见肺淤血、肺水肿(左心衰竭),上、下腔静脉增宽和胸腔积液(右心衰竭)。

3.超声多普勒心动图检查

可见左、右心房、室均增大或以左心房、室扩大为主,左室整体和节段收缩功能低下,LVEF 降低(<40%),并可显示与所患心肌、瓣膜和心包疾病相关的解剖和病理生理的特征性改变。

4.心导管检查(必要时)

肺毛细血管楔压(左心衰竭时)和中心静脉压(右心衰竭)均增高,分别大于 2.40 kPa(18 mmHg) 和 15 cmH$_2$O。

(四)诊断和鉴别诊断

同左、右心衰竭。

（五）治疗

和左心衰竭一样,全心衰竭治疗的基本目标是减轻或消除体、肺循环淤血或水肿,增加 SV 和 CO,改善心功能;最终目标不仅要改善症状,提高生活质量,而且要阻止心室重塑和心衰进展,提高生存率。这不仅需要改善心衰的血流动力学,而且也要阻断神经内分泌异常激活不良效应。治疗原则为利尿、扩血管、强心并使用神经内分泌阻滞药。治疗措施如下。

（1）去除心衰诱因。

（2）体力和精神休息。

（3）严格控制静脉和口服液体入量,适当(无需严格)限制钠盐摄入(应用利尿药者可放宽限制),低钠患者还应给予适量咸菜或直接补充氯化钠治疗纠正。

（4）急性失代偿时,给予呼吸机加压吸纯氧和静脉缓慢推注吗啡 3 mg(必要时可重复 1～2 次)。

（5）利尿药:能减轻或消除体、肺循环淤血或水肿,同时可降低心脏前负荷,改善心功能。可选用噻嗪类如氢氯噻嗪 25～50 mg,每天 1 次;祥利尿药,如呋塞米 20～40 mg,每天 1 次;利尿效果不好者可选用布美他尼(丁尿胺)1～2 mg,每天 1 次;或托拉塞米(伊迈格)20～40 mg,每天 1 次;也可选择以上两种利尿药,每两天交替使用,待心力衰竭完全纠正后,可酌情减量并维持。利尿必须补钾,可给缓释钾 1.0 g,每天 2～3 次,与传统保钾利尿药合用,如螺内酯 20～40 mg,每天 1 次;或氨苯蝶啶 25～50 mg,每天 1 次;也应注意低钠低氯血症的预防(不必过分严格限盐),利尿期间仍应严格控制入量直至心衰得到纠正时。螺内酯 20～40 mg,每天 1 次,作为醛固酮拮抗剂,除有上述保钾作用外,更有拮抗肾素-血管紧张素-醛固酮系统(RAS)的心脏毒性和间质增生作用,能作为神经内分泌拮抗剂阻滞心室重塑,延缓心衰进展。RALES 研究显示,螺内酯能使中重度心衰患者的病死率在血管紧张素转化酶抑制剂(ACEI)和 β 受体阻断药基础上再降低 27%,因此,已成为心衰治疗的必用药。需特别注意的是,螺内酯若与 ACEI 合用时,潴钾作用较强,为预防高钾血症发生,口服补钾量应酌减或减半,并监测血钾水平和肾功能。螺内酯特有的不良反应是男性乳房发育症,伴有疼痛感,停药后可消失。

（6）血管扩张药:首选血管紧张素转化酶抑制剂(ACEI),除扩血管作用外,还能拮抗心衰时肾素-血管紧张素-醛固酮系统(RAS)激活的心脏毒性作用,从而延缓心室重塑和心衰的进展,降低了心衰患者的病死率 27%,是慢性心力衰竭患者的首选用药,可选用卡托普利、依那普利、贝那普利、赖那普利和雷米普利等,从小剂量开始渐加至目标剂量,如:卡托普利 6.25～50 mg,每天 3 次;依那普利 2.5～10 mg,每天 2 次。不良反应除降低血压外,还有剧烈咳嗽。若因咳嗽不能耐受时,可换用血管紧张素 Ⅱ-受体(AT-1)拮抗剂,如氯沙坦 12.5～50 mg,每天 2 次,或缬沙坦 40～160 mg,每天 1 次。若缺血性心衰有心肌缺血发作时,可加用硝酸酯类如亚硝酸异山梨酯 10～20 mg,6 小时 1 次,或单硝酸异山梨醇 10～20 mg,每天 2～3 次;若合并高血压和脑卒中史可加用钙通道阻滞药如氨氯地平 2.5～10 mg,每天 1 次。历史上使用的小动脉扩张剂,如肼屈嗪,$α_1$-受体阻断药,如哌唑嗪不再用于治疗心衰。服药期间,应密切观察血压变化,并根据血压水平来调整用药剂量。

中、重度心力衰竭时可同时应用硝普钠或酚妥拉明或乌拉地尔静脉滴注(见左心衰竭),心衰好转后停用并酌情增加口服血管扩张药的用量。

（7）正性肌力药:轻度心力衰竭患者,可给予地高辛 0.125～0.25 mg,每天 1 次,口服维持,对中、重度心力衰竭患者,可短期加用正性肌力药物,如静脉内给去乙酰毛花苷注射液、多巴酚丁胺、多巴胺和磷酸二酯酶抑制剂,如氨力农或米力农(见左心衰竭)等。

(8)β受体阻断药:能拮抗和阻断心衰时的交感神经系统异常激活的心脏毒性作用,从而延缓心室重塑和心衰的进展。大规模临床试验显示,β受体阻断药能使心衰患者的病死率降低 35%～65%,故也是治疗心衰之必选,只是应在心力衰竭血流动力学异常得到纠正并稳定后使用,应从小剂量开始,渐渐(每周或每 2 周加量 1 次)加量至所能耐受的最大剂量,即目标剂量。可选用卡维地洛 3.125～25 mg,每天 2 次,或美托洛尔 6.25～50 mg,每天 2 次,或比索洛尔 1.25～10 mg,每天 1 次。不良反应有低血压、窦性心动过缓、房室传导阻滞和心功能恶化,故用药期间应密切观察血压、心率、节律和病情变化。

(9)支气管解痉:对伴有支气管痉挛或喘鸣的患者,应用酚间羟异丙肾上腺素(喘啶)或氨茶碱 0.1 g,每天 3 次。

(10)经过上述治疗一段时间(1～2 周)后,临床效果不明显甚至出现恶化者,应按难治性心力衰竭处理。

四、难治性心力衰竭

严重的慢性心力衰竭患者,经上述常规利尿药、血管扩张药、血管紧张素转化酶抑制剂和正性肌力药物积极治疗后,心力衰竭症状和体征无明显改善甚至恶化,称为难治性心力衰竭。其血流动力学特征是严重的肺和体循环的淤血、水肿和 SV、CO 的降低。难治性心力衰竭的处理重点如下。

(一)纠治引起难治性心力衰竭的原因

(1)重新评价并确定引起心力衰竭的心脏病病因,给予纠治。如甲状腺功能亢进或减退、贫血、脚气病、先天性心脏病、瓣膜病、心内膜炎、风湿热等。可通过特殊的内科或外科治疗而得以纠治。

(2)重新评价并确定引起心力衰竭的病理生理机制,有针对性地治疗。如确定以收缩性心力衰竭抑或舒张性心力衰竭为主,前负荷过重抑或后负荷过重为主,有无严重心律失常等。

(3)寻找使心力衰竭加重或恶化的诱因,并加以纠治。如肺部感染、肺栓塞、泌尿道感染、电解质平衡失调、药物的不良反应等。

(4)重新评价已用的治疗措施到位与否,给予加强治疗。如洋地黄剂量是否不足或过量;积极利尿和过分限盐引起了低血钾、低血钠和低血氯使利尿更加困难;是否应用了抑制心肌的或使液体潴留的药物;是否患者饮水或入量过多或未按医嘱服药等。极个别患者出现高血钠高血氯,机制不明,可能还是摄入或补充氯化钠过多所导致。

(二)加强治疗措施

1.严格控制液体入量,并加强利尿

24 小时总入量宜控制在＜1 500 mL,尿量＞1 500 mL,并使 24 小时出、入量呈负平衡(出＞入)并维持 3～5 天,将体内潴留的钠和水充分排出体外,以逐渐消除严重的肺水肿和组织水肿。每天出、入量负平衡的程度应依据临床和床旁 X 线胸片所示肺水肿的程度而定,间质性肺水肿应负 500～1 000 mL,肺泡性肺水肿应负 1 000～1 500 mL,极重度肺泡性肺水肿(大白肺)时 24 小时负平衡 1 500～2 000 mL 也不为过。经过 3～5 天的加强利尿治疗,临床上肺水肿或组织水肿均能明显地减轻或消失,以床旁 X 线胸片显示肺水肿渐渐减轻或消退的影像为治疗目标和评价标准。加强利尿期间,尿量多时应补钾,可给缓释钾 1.0 g,每天 3 次,也可以 0.3% 左右浓度静脉补钾;尤其特别注意低钠和低氯的预防(不必过分限盐)。若出现低钠(<130 mmol/L)和低氯(<90 mmol/L)血症,则利尿效果不好,可使心衰加重,故必须先给予纠正(3%NaCl 100 mL 静脉内缓慢输注),再同时加强利尿,既要纠正低氯和低钠血症,又要排出体内潴留的水和钠。需要强调的是,严格控制液体总入量,比出>入量的负平衡对于难治性心衰患者的心功能保护更重要。因为患者保持负 500 mL 液体平衡不变,若入量严格控制在 24 小时内<1 500 mL(出量>2 000 mL)和控制入量>3 000 mL(出量>3 500 mL)对心功能的容量负荷完全不同,前者可使心脏去前负荷减轻,而后者则会大大加重心脏前负荷。

2.给予合理足量的血管扩张药治疗

以静脉扩张剂(硝酸酯类)和动脉扩张剂(硝普钠、基因重组脑钠尿肽(BNP)、ACEI 和 α 受体阻断药,如酚妥拉明和乌拉地尔)联合应用并给予足量治疗[将血压控制在 13.33/14.67 kPa～8.00/9.33 kPa(100～110/60～70 mmHg)],才能充分降低心室前、后负荷,既能大大降低 PCWP 和 LVEDP,又能明显增加 SV 和 CO,达到最佳血流动力学效果。多数患者的心力衰竭会明显好转。

3.加用正性肌力药物

正性肌力药物适用于左室功能严重低下,上述治疗效果差的严重的心力衰竭患者。可使用多巴酚丁胺[5～10 μg/(kg·min)]+硝普钠(10～50 μg/min)或 α 受体阻断药酚妥拉明或乌拉地尔持续静脉滴注,通过正性肌力和降低外周阻力的作用能显著增加 SV 和 CO,同时降低 PCWP 和 LVEDP,明显改善心功能,使心力衰竭明显好转。对于尿量偏少(非低钠和低氯血症所致)或血压偏低[≤12.00～8.00 kPa(90/60 mmHg)]的重症心力衰竭伴心源性休克患者,应改用多巴胺[3～15 μg/(kg·min)]+小剂量硝普钠(5～30 μg/min)或α-受体阻断药联合持续静脉滴注,除能改善心功能外,还可升压、增加肾血流量并改善组织灌注。

4.血流动力学监测指导治疗

适用上述积极治疗依然反应差的重症心力衰竭患者。依据 PCWP、CO 和外周阻力等重要血流动力学指标调整用药方案。若 PCWP 高[>2.40 kPa(18 mmHg)],应加强利尿并使用静脉扩张剂如硝酸酯类,降低左室充盈压,减轻肺水肿;若 CO 低(<5.0 L/min)且外周阻力高(>1400 dyn·s/cm⁵)应用动脉扩张剂,如硝普钠、重组 BNP 或 α 受体阻断药(酚妥拉明或乌拉地尔),降低外周阻力,增加 CO,改善心功能;若 CO 低(<5.0 L/min),而外周阻力正常(1 000～1200 dyn·s/cm⁵),则应使用正性肌力药物,如多巴酚丁胺或多巴胺,增加心肌收缩力,增加 CO;若 PCWP 高,CO 低,外周阻力高和动脉血压低 10.67 kPa(80 mmHg),已是心源性休克时,则应在多巴胺升压和正性肌力作用的基础上,联合应用动、静脉血管扩张药和利尿药。必要时应考虑插入主动脉内球囊泵(IABP)给予循环支持。

5.纠正低钠、低氯血症

对于严重肺水肿或外周组织水肿而利尿效果不佳者,若是由于严重稀释性低钠血症(<130 mmol/L)和低氯血症(<90 mmol/L)所致,则应在补充氯化钠(每天 3 g 口服或严重时静脉内给予)的基础上应用大剂量的袢利尿药(呋塞米 100～200 mg,布美他尼 1～3 mg)静脉注射或静脉滴注,边纠正稀释性低钠、低氯血症,边加强利尿效果,可望排出过量水潴留,使心

力衰竭改善。对出现少尿或无尿伴有急性肾衰竭,药物治疗难以见效者,可考虑用血液超滤或血液透析或腹膜透析治疗。

6.气管插管和呼吸机辅助呼吸

对严重肺水肿伴严重低氧血症[吸氧状态下 PO_2＜6.67 kPa(50 mmHg)]和(或)CO_2 潴留[PCO_2＞6.67 kPa(50 mmHg)],药物治疗不能纠正者,应尽早使用,既可纠正呼吸衰竭,又有利于肺水肿的治疗与消退。

7.纠正快速心律失常

对伴有快速心律失常如心房颤动、心房扑动心室率快者,可用胺碘酮治疗。

8.左心辅助治疗

对左室心功能严重低下,心力衰竭反复发作,药物治疗难以好转的患者,有条件可考虑行体外膜式氧合(ECMO)、左心辅助治疗,为心脏移植术做准备。

(张　芹)

第四节　舒张性心力衰竭

心力衰竭是一个包括多种病因和发病机制的临床综合征。其中,舒张性心力衰竭(diastolic heart failure,DHF)是近 20 年才得到研究和认识的一类心力衰竭。其主要特点是,有典型的心力衰竭的临床症状、体征和实验室检查证据(如胸部 X 线检查肺淤血表现),而超声心动图等影像检查显示左心室射血分数(LVEF)正常,并除外了瓣膜病和单纯右心衰。研究发现,DHF 患者约占所有心衰患者的 50％。与收缩性心力衰竭(SHF)比较,DHF 有更长的生存期,而且两者的治疗措施不尽相同。

一、舒张性心力衰竭的临床特点

(一)病因特点

DHF 通常发生于年龄较大的患者,女性比男性发病率和患病率更高。最常发生于高血压患者,特别是有严重心肌肥厚的患者。冠心病也是常见病因,特别是由一过性缺血发作造成的可逆性损伤及急性心肌梗死早期,心肌顺应性急剧下降,左室舒张功能损害。DHF 还见于肥厚型心肌病、糖尿病性心肌病、心内膜弹力纤维增生症、浸润型心肌病(如心肌淀粉样变性)等。DHF 急性发生常由血压短期内急性升高和快速心率的心房颤动发作引起。DHF 与 SHF 可以合并存在,这种情况见于冠心病心衰,既可以因心肌梗死造成的心肌丧失或急性缺血发作导致心肌收缩力急剧下降而致 SHF,也可以由非扩张性的纤维瘢痕替代了正常的可舒张心肌组织,心室的顺应性下降而引起 DHF。长期慢性 DHF 的患者,如同 SHF 患者一样,逐渐出现劳动耐力、生活质量下降。瓣膜性心脏病同样会引起左心室舒张功能异常,特别是在瓣膜病的早期,表现为舒张时间延长,心肌僵硬度增加,甚至换瓣术后的部分患者,舒张功能不全也会持续数年之久,即使此刻患者的收缩功能正常。通常所说的 DHF 是不包括瓣膜性心脏病等的单纯 DHF。

(二)病理生理特点

心脏的舒张功能取决于心室肌的主动松弛和被动舒张的特性。被动舒张特性的异常通常是由心脏的质量增加和心肌内的胶原网络变化共同导致的,心肌主动松弛性的异常与各种原因造成的细胞内钙离子调节异常有关。其结果是心肌的顺应性下降,左心室充盈时间变化,左心室舒张末压增加,表现为左心室舒张末压力与容量的关系曲线变得更加陡直。在这种情况下,中心血容量、静脉张力或心房僵硬度的轻度增加,或它们共同增加即可导致左心房或肺静脉压力骤然增加,甚至引起急性肺水肿。

心率对舒张功能有明显影响,心率增快时心肌耗氧量增加,同时使冠状动脉灌注时间缩短,即使在没有冠心病的情况下,也可引起缺血性舒张功能不全。心率过快时舒张期缩短,使心肌松弛不完全,心室充盈压升高,产生舒张功能不全。

舒张功能不全时的血流动力学改变和代偿机制:舒张功能不全时舒张中晚期左心室内压力升高,左室充盈受限,虽然射血分数正常,但每搏输出量降低,心排血量减少。左心房代偿性收缩增强,以增加左室充盈。长期代偿结果是左房内压力增加,左心房逐渐扩大,到一定程度时发生心房颤动。在前、后负荷突然增加,急性应激,快速房颤等使左室充盈压突然升高时,发生急性失代偿心力衰竭,出现急性肺淤血、水肿,表现出急性心力衰竭的症状和体征。

舒张功能不全的患者,不论有无严重的心力衰竭临床表现,其劳动耐力均是下降的,主要有两个原因:一是左心室舒张压和肺静脉压升高,导致肺的顺应性下降,这可引起呼吸做功增加或呼吸困难的症状;二是运动时心排血量不能充分代偿性增加,结果导致下肢和辅助呼吸肌的显著乏力。这一机制解释了较低的运动耐力和肺毛细血管楔压(PCWP)变化之间的关系。

(三)临床表现

舒张性心力衰竭的临床表现与收缩性心力衰竭近似,主要为肺循环淤血和体循环淤血的症状和体征,如劳动耐力下降,劳力性呼吸困难,夜间阵发性呼吸困难,颈静脉怒张,淤血性肝肿大和下肢水肿等。X线胸片可显示肺淤血,甚至肺水肿的改变。超声心动图显示LVEF大于50%和左心室舒张功能减低的证据。

(四)诊断

对于有典型的心力衰竭的临床表现,而超声心动图显示左心室射血分数正常(LVEF>50%)或近乎正常(LVEF 40%~50%)的患者,在除外了瓣膜性心脏病、各种先天性心脏病、各种原因的肺心病、高动力状态的心力衰竭(严重贫血、甲状腺功能亢进、动静脉瘘等)、心脏肿瘤、心包缩窄或压塞等疾病后,可初步诊断为舒张性心力衰竭,并在进一步检查获得左室舒张功能不全的证据后,确定舒张性心力衰竭的诊断。

超声心动图在心力衰竭的诊断中起着重要的作用,因为物理检查、心电图、X线胸片等都不能够提供用于鉴别收缩或舒张功能不全的证据。超声心动图所测的左心室射血分数正常(LVEF>50%)或近乎正常(LVEF 40%~50%)是诊断DHF的必需条件。超声心动图能够简便、快速地用于鉴别诊断,如明确是否有急性二尖瓣、主动脉瓣反流或缩窄性心包炎等。

多普勒超声能够测量心内的血流速度,这有助于评价心脏的舒张功能。在正常窦性心律条件下,穿过二尖瓣的血流频谱从左心房到左心室有两个波形,E波:反映左心室舒张早期充盈;A波:反映舒张晚期心房的收缩。因为跨二尖瓣的血流速度有赖于二尖瓣的跨瓣压差,E波的速率受到左心室早期舒张和左心房压力的影响。而且,研究发现,仅在轻度舒张功能不全时可以看出 E/A<1,一旦患者的舒张功能达到中度或严重损害,则由于左心房压的显著升高,其超声的表现仍为 E/A>1,近似于正常的图像。由此也可以看出,二尖瓣标准的血流模式对容量状态(特别是左心房压)极度敏感,但是这一速率的变化图像还是能够部分反映左心室的舒张功能(特别是在轻度左心室舒张功能减低时)。其他评价舒张功能的无创检测方法有:多普勒超声评价由肺静脉到左心房的血流状态,组织多普勒显像能够直接测定心肌长度的变化速率。而对于缺血性心脏病患者,心导管技术则可以反映左心室充盈压的增高,在实际应用中,更适合于由心绞痛发作诱发的心力衰竭患者的评价。

　　DHF的诊断标准目前还不完全统一。美国心脏病学会和美国心脏病协会(ACC/AHA)建议的诊断标准是:有典型的心力衰竭症状和体征,同时超声心动图显示患者没有心脏瓣膜异常,左心室射血分数正常。欧洲心脏病学会建议DHF的诊断应当符合下面3个条件:①有心力衰竭的证据;②左心室收缩功能正常或轻度异常;③左心室松弛、充盈、舒张性或舒张僵硬度异常的证据。欧洲心力衰竭工作组和ACC/AHA使用的术语"舒张性心力衰竭"有别于广义的"有正常射血分数的心力衰竭",后者包括了急性二尖瓣反流和其他原因的循环充血状态。

　　在实际工作中,临床医师诊断DHF时常常面临挑战。主要是要取得心力衰竭的临床证据,其中,胸片在肺水肿的诊断中有很高的价值。血浆BNP和NT-proBNP的检测也有重要诊断价值,心源性呼吸困难患者的血浆BNP水平升高,尽管有资料显示,DHF患者的BNP水平增加不如SHF患者的增加显著。

二、舒张性心力衰竭的治疗

　　DHF的治疗目的同其他各种心力衰竭,即缓解心力衰竭的症状,减少住院次数,增加运动耐量,改善生活质量和预后。治疗措施也同其他心力衰竭,包括三方面的内容:①对症治疗,缓解肺循环和体循环淤血的症状和体征。②针对病因和诱因的治疗,即积极治疗导致DHF的危险因素或原发病,如高血压、左心室肥厚、冠心病、心肌缺血、糖尿病等,及心动过速等,对阻止或延缓DHF的进展至关重要。③针对病理生理机制的治疗。在具体的治疗方法上DHF有其自己的特点。

(一)急性期治疗的特点

　　在急性肺水肿时,可以给予氧疗(鼻导管或面罩吸氧)、吗啡、静脉用利尿药和硝酸甘油。需要注意的是,对于DHF患者过度利尿可能会导致严重的低血压,因为DHF时左心室舒张压与容量的关系呈一个陡直的曲线。如果有严重的高血压,则有必要使用硝普钠等血管活性药物。如果有缺血发作,则使用硝酸甘油和相关的药物治疗。心动过速能够导致心肌耗氧量增加和降低冠状动脉的灌注时间,容易导致心肌缺血,即使在非冠心病患者;还可因缩短了舒张时间而使左心室的充盈受损,所以,在舒张功能不全的患者,快心室率的心房颤动常常会导致肺水肿和低血压,在一些病例中需要进行紧急心脏电复律。预防心动过速的发生或降低患者的心率,可以积极应用β受体阻断药(如比索洛尔、美托洛尔和卡维地洛)或非二氢吡啶类钙通道阻滞药(如地尔硫䓬),剂量依据患者的心率和血压调整,这点与SHF时不同,因为SHF时β受体阻断药要谨慎应用、逐渐加量,并禁用非二氢吡啶类钙通道阻滞药。对大多数DHF患者,无论在急性期与慢性期都不能从正性肌力药物治疗中获益。重组人脑钠尿肽(rh-BNP)是近年来用于治疗急性心力衰竭疗效显著的药物,它具有排钠利尿和扩展血管的作用,对那些急性发作或加重的SHF的临床应用收到了肯定的疗效。但对DHF的临床研究尚不多。从药理作用上看,它有促进心肌早期舒张的作用,加上排钠利尿、减轻肺淤血的作用,对DHF的急性发作可收到显著效果。

(二)长期药物治疗的特点

1.血管紧张素转化酶抑制剂(ACEI)和血管紧张素Ⅱ受体阻断药(ARB)

不但可降低血压,而且对心肌局部的 RAAS 也有直接的作用,可减轻左心室肥厚,改善心肌松弛性。非常适合用于治疗高血压合并的 DHF,在血压降低程度相同时,ACEI 和 ARB 减轻心肌肥厚的程度优于其他抗高血压药物。

2.β受体阻断药

具有降低心率和负性肌力作用。对左心室舒张功能障碍有益的机制可能是:①降低心率可使舒张期延长,改善左心室充盈,增加舒张期末容积。②负性肌力作用可降低耗氧量,改善心肌缺血及心肌活动的异常非均一性。③抑制交感神经的血管收缩作用,降低心脏后负荷,也可改善冠状动脉的灌注。④能阻止通过儿茶酚胺引起的心肌损害和灶性坏死。已有研究证明,此类药物可使左心室容积-压力曲线下移,具有改善左心室舒张功能的作用。

目前认为,β受体阻断药对改善舒张功能最主要的作用来自减慢心率和延长舒张期。在具体应用时可以根据患者的具体情况选择较大的初始剂量和较快地增加剂量。这与 SHF 有明显的不同。在 SHF 患者,β-受体阻断药的机制是长期应用后上调β受体,改善心肌重塑,应从小剂量开始,剂量调整常需要 2～4 周。应用β受体阻断药时一般将基础心率维持在 60～70 次/分钟。

3.钙通道阻滞药

可减低细胞质内钙浓度,改善心肌的舒张和舒张期充盈,并能减轻后负荷和心肌肥厚,在扩张血管降低血压的同时可改善心肌缺血,维拉帕米和地尔硫草等还可通过减慢心率而改善心肌的舒张功能。因此在 DHF 的治疗中,钙通道阻滞药发挥着重要的作用。这与 SHF 不同,由于钙通道阻滞药有一定程度的负性肌力作用而不宜应用于 SHF 的治疗。

4.利尿药

通过利尿能减轻水钠潴留,减少循环血量,降低肺及体循环静脉压力,改善心力衰竭症状。当舒张性心力衰竭为代偿期时,左心房及肺静脉压增高虽为舒张功能障碍的结果,但同时也是其重要的代偿机制,可以缓解因心室舒张期充盈不足所致的舒张期末容积不足和心排血量的减少,从而保证全身各组织的基本血液供应。如此时过量使用利尿药,可能加重已存在的舒张功能不全,使其由代偿转为失代偿。当 DHF 患者出现明显充血性心力衰竭的临床表现并发生肺水肿时,利尿药则可通过减少部分血容量使症状得以缓解。

5.血管扩张药

由于静脉血管扩张药能扩张静脉,使回心血量及左室舒张期末容积减小,故对代偿期 DHF 可能进一步降低心排血量;而对容量负荷显著增加的失代偿期患者,可减轻肺循环、体循环压力,缓解充血症状。动脉血管扩张药能有效地降低心脏后负荷,对周围血管阻力增加的患者(如高血压心脏病)可能有效改善心室舒张功能,但对左心室流出道梗阻的肥厚型心肌病患者可能加重梗阻,使心排血量进一步减少。因此,扩张剂的应用应结合实际病情并慎重应用。

6.正性肌力药物

由于单纯 DHF 患者的左心室射血分数通常正常,因而正性肌力药物没有应用的指征,而且有使舒张性心功能不全恶化的危险,尤其是在老年急性失代偿 DHF 患者中。例如,洋地黄类药物通过抑制 Na^+-K^+-ATP 酶,并通过 Na^+-Ca^{2+} 交换的机制增加细胞内钙离子浓度,在心脏收缩期增加能量需求,而在心脏舒张期增加钙负荷,可能会促进舒张功能不全的恶化。DIG 研究的数据也显示,在使用地高辛过程中,与心肌缺血及室性心律失常相关的终点事件增加。对于那些伴有快室率房颤的DHF患者,应用洋地黄是有指征也有益处的。因为可以通过控制心室率改善肺充血及心排血量。

7.抗心律失常药物

心律失常,特别是快速性心律失常对DHF患者的血流动力学常产生很大影响,故预防心律失常的发生对DHF患者有重要意义:①快速心律失常增加心肌氧耗,减少冠状动脉供血时间,从而可诱发心肌缺血,加重DHF,在左心室肥厚者尤为重要;②舒张期缩短使心肌舒张不完全,导致舒张期心室内容量相对增加;③DHF患者,左心室舒张速度和心率呈相对平坦甚至负性关系,当心率增加时,舒张速度不增加甚至减慢,从而引起舒张末期压力增加。因此当DHF患者伴有心律失常时,应根据其不同的病因和病情特点来选用抗心律失常药物。

8.其他药物

抑制心肌收缩的药物如丙吡胺,具有较强的负性肌力作用,可用于左室流出道梗阻的肥厚型心肌病。此药缩短射血时间,增加心排血量,降低左室舒张期末压。多数患者长期服用此药有效。丙吡胺的另一个作用是抗心律失常,而严重肥厚型心肌病患者,尤其是静息时有流出道梗阻者,常有心律失常,此时用丙吡胺可达到一举两得的效果。

目前,我们尚无充分的随机临床试验来评价不同药物对CHF或其他心血管事件的疗效,也没有充分的证据说明某一单药或某一组药物比其他的优越。已经建议,将那些有生物学效应的药物用于DHF的治疗,治疗心动过速和心肌缺血,如β受体阻断药或非二氢吡啶类钙通道阻滞药;逆转左心室重塑,如利尿药和血管紧张素转化酶抑制剂;减轻心肌纤维化,如螺内酯;阻断肾素-血管紧张素-醛固酮系统的药物能够产生这样一些生物学效应,还需要更多的资料来说明这些生物学效应能够降低心力衰竭的危险。

总之,在现阶段,对于DHF的发病机制、病理生理、直到诊断和治疗还需要有更多的临床试验和实验证据来不断完善。

（张　芹）

第五节　高输出量性心力衰竭

高输出量性心力衰竭是一种较常见的临床综合征。正常心脏对运动的反应为增加输血量4～6倍而不表现肺静脉淤血症状,然而,受严重心肌、瓣膜和心包疾病影响的心脏,不能代偿心排血量增加的需要。在其他方面无症状的患者中,持续超过正常心排血量需要的情况可引起充血性心力衰竭的症状。有充血性心力衰竭症状,血流动力学检查时心排血量正常或升高的患者,可能出现高输出量性心力衰竭。

引起高输出量性心力衰竭常见的原因有体循环动静脉瘘、贫血性心脏病、脚气性心脏病、甲状腺功能亢进性心脏病等。

一、临床表现

(一)症状

高输出量性心力衰竭常表现为乏力、水肿、活动时气短和心悸。因为这些症状在其他类型的心力衰竭中也很常见,单独出现上述症状不足于鉴别为何种心脏综合征。高输出量性心力衰竭的具有鉴别意义的是导致其发生的病因特征,如甲亢的症状和维生素 B_1 缺乏导致的神经病变等。

(二)体征

高输出量的各种病因都有其独特的体检发现。但下列表现在所有高输出量性心力衰竭中均较常见。心率加快、脉压增大或正常;心脏体检时可以发现心尖的高动力冲动,短促、清脆的第一心音,主动脉瓣和肺动脉瓣区可闻及收缩中期血流杂音;在心尖和胸骨左下缘部可闻及舒张期杂音,提示通过房室瓣的血流增加;四肢温暖和潮红。

二、诊断

高输出量性心力衰竭的确诊需右心导管检查,可发现静息状态下右心压力正常或轻度升高,肺毛细血管楔压升高,高心排血量,低体循环阻力及静息状态下心动过速等。

三、治疗

针对导致高输出量性心力衰竭的病因,治疗方法也不同。下面将引起高输出量性心力衰竭的常见原因分别介绍如下。

(一)体循环动静脉瘘

动静脉瘘是指动静脉之间出现不经过毛细血管网的异常通道,血液由高压力动脉流向低压力静脉,常伴有动脉瘤的形成,因此也有动静脉瘤之称。它是引起高输出量性心力衰竭的重要病因之一。

1.病因与病理解剖

动静脉瘘是指无毛细血管床介于其间的动静脉间的连接。体循环动静脉瘘有先天性和后天性之分,先天性动静脉瘘是由于血管发育畸形,导致动静脉之间有异常交通;后天性动静脉瘘大多由外伤或有创性操作造成,比较常见,早期容易漏诊。梅毒性主动脉瘤破裂时,如穿破上腔静脉、肺动脉、右心房或右心室,其所产生的血流动力学改变与动静脉瘘相同。先天性动脉导管未闭实际上也是动静脉瘘的一种。病理解剖显示动静脉瘘近端的动脉发生扩张,动脉壁变薄,有时可形成动脉瘤。动静脉瘘的静脉也因压力的升高而发生扩张,静脉壁有增厚现象。

2.病理生理

由于较大的动静脉间(体循环)有直接通道,所以部分动脉血流(20%~50%)就从动脉通过此短路直接进入静脉而不经过毛细血管,使周围血管阻力下降,静脉回流增加,心排血量增加,循环血容量多有增加,循环时间正常或缩短,继发心脏扩大,心力衰竭。病理生理改变明显与否取决于体循环动静脉瘘管口径的大小和瘘口离心脏的距离;瘘口越大、离近心脏,则其病理生理改变越为明显。心脏扩大和心力衰竭出现与否也与上述两个因素有关,但可能也与动静脉瘘存在的时期有关。

3.临床表现

在动静脉瘘处可闻及连续性、机器样杂音,在收缩期更为明显,多伴有震颤。动静脉瘘处可发生动脉瘤。

收缩压正常或略为升高,舒张压降低,脉压增宽。此外,水冲脉、毛细血管搏动等周围循环体征也多有出现,脉搏多明显增速。因此,临床上如发现明显的脉压增宽现象而无主动脉瓣关闭不全或其他病因可找,应仔细寻找体循环动静脉瘘的存在,特别是在有创伤或外科手术的时候。如用手压瘘使瘘管关闭,则舒张压可立即升高 1.33～1.99 kPa,脉搏立即缓慢,减慢 10～30 次/分钟,心排血量也立即降低(心动过缓反射)。这个反应只持续几分钟,血压升高是因为瘘管被阻塞,血液不能通过瘘管而必须通过微血管,因而周围阻力增加。脉搏频率降低是由于主动脉压的升高刺激了主动脉壁的神经(阿托品可使心动过缓反射消失)。

心脏增大是一种普遍性发现,增大的程度与动脉的大小、瘘孔的口径及瘘的存在时期有关。心脏增大主要是心脏扩张所致,心脏肥厚因素所占地位并不重要,因为瘘管结扎后,增大的心脏可在短期内有明显的缩小。心脏增大的原理是由于静脉回流量增加使心脏的舒张期容积增加,从而引起心脏扩张和肥厚。长期及较大的动静脉瘘患者,可以发生高输出量性心力衰竭。

瘘的近段静脉的压力多不升高,其血液的含氧量可较一般静脉为高。瘘的远段肢体往往有缺血表现,如局部溃疡,甚至局部组织坏死。但因侧支循环的形成与心排血量的增加,肢体的血液供给可以恢复正常,有时可较对侧肢体的血液供应为多,以致有瘘管的肢体的皮肤温度可比对侧为高。

先天性动静脉瘘,也称为蔓状血管瘤,可累及全身各个部位,以下肢最为常见,而且大都是多发性的。

4.诊断

动静脉瘘的诊断除了上述典型的临床表现以外,主要依赖于各种影像学检查。它的影像学诊断手段主要包括以下几类。①胸部 X 线平片:是最常用的初筛本病的检查方法;②超声心动图:其敏感性高于胸部 X 线平片;③胸部 CT:它对小病灶的检出能力较高,增强 CT 是诊断本病最方便、有效的方法,有助于确诊;④磁共振血管造影;⑤择性数字减影血管造影:它是诊断的"金标准",但为有创性检查,并受一定的条件限制。以上这些诊断技术相结合,可以更为准确地判断病变的大小、部位、数量、形态,血管壁及管腔内血流的情况,及血流动力学特点。

5.治疗

介入放射学、栓塞技术及材料的发展,进一步提高了本病治疗的技术成功率和临床远期疗效。目前,治疗动静脉瘘的方法有:经导管动脉介入栓塞术、经皮穿刺瘤腔内药物硬化治疗、手术切除。其中,经导管动脉介入栓塞术是治疗该病的主要方法,常用的栓塞材料有固体和液体之分,如吸收性明胶海绵、聚乙烯醇泡沫微粒、微弹簧圈及球囊、二氰基丙烯酸正丁酯、无水乙醇、平阳霉素碘油乳剂等;对于局限型先天性动静脉瘘患者应首选手术切除,但手术时必须尽可能保持动脉的完整(静脉部分可以结扎之);而对于病变无法彻底清除或难以手术的患者,可首选经皮穿刺瘤腔内药物硬化治疗。另外,体循环动静脉瘘管易于发生细菌性动脉内膜炎,因此在必要时应采取预防细菌性动脉炎的措施。

(二)贫血性心脏病

贫血性心脏病是由于长期中度以上(血红蛋白低于 70 g/L)贫血引起心脏扩大和(或)心力衰竭等一系列心血管系统的病变。

1.病理生理

贫血患者会出现血液载氧量的减少,当血液的载氧量降低到一定的限度(血红蛋白低于 70 g/L)并持续一定的时间,可以引起血液循环系统明显的改变。长期严重的慢性贫血可导致贫血性心脏病。严重贫血可以从下列三方面影响心脏:①可引起心排血量增加,外周血管阻力下降,即高输出量型血液循环,从而增加心脏负荷,导致心脏扩大和心肌肥厚,最终进展为充血性心力衰竭;②可诱发心绞痛或导致其他冠状动脉血液供应不足;③可因心肌长期缺血而引起心肌脂肪变性等改变,以致心肌异常松弛,心肌收缩力下降。

2.临床表现

当血红蛋白为65~75 g/L时,患者除了一般贫血的症状之外,常伴有循环系统的表现,可有气急、疲倦、心悸等症状,有时可出现心绞痛。体格检查可发现窦性心动过速,心尖搏动强烈,周围血管扩张,皮肤温暖,水冲脉,脉压增大及周围血管征。心尖区可闻及收缩期吹风样杂音,是循环血量增加、心脏扩大导致二尖瓣相对性关闭不全所致;心尖区轻度低音调舒张中期杂音,是通过二尖瓣口血流的速度增加所致;或胸骨左缘有轻度高音调、吹风样舒张期杂音,是由于主动脉瓣环扩张所产生。

当血红蛋白低于30 g/L时,心脏明显增大,并可出现充血性心力衰竭,特别在心脏有额外负荷时,如体力劳动、发热、妊娠等,表现为体循环淤血的征象,包括颈静脉怒张、肝脏肿大(偶尔可达脐水平)和压痛、腹水、肺底啰音等。

但必须指出,当贫血患者有充血性心力衰竭表现时,首先应考虑到其他器质性心脏病的合并存在,如风湿性心脏病、脚气性心脏病等,因单纯贫血所引起的充血性心力衰竭甚为少见。

3.实验室检查

中度以上的慢性贫血患者X线检查大多有心脏轻至中度增大。当血红蛋白低于30 g/L时,心脏可明显扩大,且可以出现肺淤血、肺水肿等征象。心电图可显示低电压、ST段压低、窦性心动过速、左心前区导联上T波平坦或倒置。血常规和外周血涂片检查可用于确定是否存在贫血及贫血的程度。骨髓检查有助于明确病因。

以上所述的心血管方面改变均是可逆性现象,贫血纠正后,心脏改变可有不同程度的恢复。

4.治疗

无心衰的贫血性心脏病,心功能处于代偿期,主要是针对贫血进行病因治疗,根据情况补充铁剂、叶酸或维生素 B_{12} 等。

重度贫血性心脏病发生心力衰竭时,除了一般治疗心衰的措施外,还要积极治疗贫血。输血是最主要的治疗手段,应少量多次输血或输入浓缩红细胞混悬液,同时配合使用利尿药,以减少血容量,预防肺水肿。由于属于高输出量型心力衰竭,因此治疗心衰时以利尿和扩血管为主。应用洋地黄类和非洋地黄类正性肌力药物可促进或加重心衰,所以只有当利尿药、血管扩张药及输血治疗无效时才小剂量应用,一般使用快速起效制剂。

(三)脚气性心脏病

维生素 B_1(硫胺)缺乏症也称脚气病,常累及神经系统和心血管系统。脚气性心脏病是由于严重的维生素 B_1 缺乏持续3个月以上,出现以心血管系统病变为主,及充血性心力衰竭的心脏病,又称湿型脚气病。

1.病理解剖

病理改变可因脚气病的严重程度而有差异。可表现为:心肌细胞水肿、变性、坏死;心肌间质水肿;心脏明显增大,尤以右心室的扩张肥大突出。

2.病理生理

维生素 B_1 是碳水化合物代谢过程中所必需的酶系统的主要成分,是丙酮酸氧化所必需的酶。维生素 B_1 缺乏时,碳水化合物的氧化作用即在丙酮酸阶段停顿,血液内积聚过多的酸性物质,如丙酮酸和乳酸,发生代谢性酸中毒,影响心肌的能量代谢,造成心肌能量供应不足。

维生素 B_1 的缺乏对机体产生以下两种影响:①血液中丙酮酸和乳酸浓度的增加使周围小动脉扩张,周围阻力降低,静脉回流量增多,因而心排血量及心脏工作量都有增加;②心脏的代谢功能衰竭,主要是由于心肌对乳酸盐、丙酮酸盐与氧的利用率降低。因此维生素 B_1 的缺乏影响了心脏本身及周围循环。脚气性心脏病属于高动力循环性心脏病。

3.临床表现

先驱症状有活动后的心悸、气促,端坐呼吸,心前区疼痛,心动过速与水肿。病情较重时可突然发生急性心力衰竭,出现烦躁不安、恶心、呕吐、上腹闷胀、发绀、阵发性呼吸困难或急性肺水肿、胸腔积液、皮下水肿、颈静脉怒张、肝脏肿胀、休克等。体检发现心脏向两侧增大、心前区可闻及收缩期吹风样杂音、第一心音减弱(第一心音减弱加上心动过速可引起胎样心音),右心室性舒张期奔马律及肺动脉瓣区第二心音亢进,脉压因舒张压降低而增大、大动脉上有枪击音、水冲脉与毛细血管搏动等体征。静脉压显著升高。

心电图检查除窦性心动过速外,常显示 T 波平坦或倒置、低电压、QT 间期延长等。心功能测定显示高输出量性心力衰竭。

4.诊断

本病的主要诊断依据是:有 3 个月以上的维生素 B_1 缺乏史,伴或不伴有周围神经炎征象;急骤出现的高输出量性心衰;心脏增大,心律规律,无其他原因可查;维生素 B_1 治疗后症状明显改善。

5.治疗

主要是补充足量的维生素 B_1,轻症者可口服(每次 5～10 mg,每天 3 次)或肌内注射(每次 50～100 mg,每天 1 次),重症者应给予缓慢静脉注射(50～100 mg 加入 50％葡萄糖中)。有心衰的患者要积极治疗心衰,同时还要纠正导致本病的饮食因素。

(四)甲状腺功能亢进性心脏病

甲状腺功能亢进(甲亢)性心脏病是指由于多种原因导致甲状腺激素分泌过多,引起以心血管系统为主要表现的临床综合征。甲亢大多发生于 20～40 岁的女性,男女之比约为 1：5。甲亢性心脏病的患者则多在 40 岁以上,男女比例约为 1：2。

1.发病机制

甲亢性心脏病的发病机制尚未完全明确。主要是由于甲状腺激素对心肌蛋白的合成、心肌代谢、心肌酶、心肌收缩性、血流动力学和心脏电生理等均有直接作用,及交感神经系统兴奋性增加和迷走神经兴奋能力障碍,使得甲亢患者的心脏,特别是有基础心脏病的患者,不能承受甲亢时高动力状态的额外负担,也不能满足机体代谢增加的需要,最终导致了甲亢性心脏病的发生。

2.病理解剖

甲亢中的心脏一般没有明显的病理变化。有甲亢性心脏病者一般皆有心脏肥厚及扩张,在心力衰竭的病例中尤为显著。

3.病理生理

甲状腺激素增加心肌细胞的蛋白合成,使心肌肥厚,但心肌含水量和胶原都没有增加。甲状腺激素对心肌收缩性的作用是增加心肌收缩率,同时也使每搏输出量增高,故心排血量可有明显的增加。一般认为,甲状腺激素使心肌收缩力增加的主要原因是由于钙离子-磷酸蛋白质复合物形成增多,使肌凝蛋白钙离子激活 ATP 酶活性增高,从而导致肌质网钙离子转运增加而引起的。同时,也与甲状腺激素能增加心肌细胞膜上的肾上腺素能 β 受体的数量有关。以上变化均使左、右心室做功增加,心肌氧耗量增多。较长时间的甲状腺激素分泌过多可导致心脏储备能力下降。

甲亢时,外周血管阻力下降。心排血量增加的原因至少部分与此有关。外周血管扩张是继发于甲亢所致的组织代谢率增高及热量产生和代谢产物的增加。心排血量增加和外周血管阻力下降使患者的收缩压增大,舒张压下降,因而脉压增大。同时循环时间缩短,血容量增加。

甲状腺激素增加心率,造成心动过速。剂量-效应试验表明,过多的甲状腺激素并不能改变心血管系统组织对儿茶酚胺的敏感性。甲亢患者的心率增快可能是甲状腺激素的毒性作用和交感神经系统兴奋性增高共同作用的结果。为此,普萘洛尔等 β 受体阻断药可以降低甲亢患者的心率,但不能使之恢复正常。此外,有证据表明,甲亢中的心动过速也与迷走神经兴奋性受损有关。

过多的甲状腺激素分泌所引起的上述变化使心脏功能下降。心脏每次收缩所消耗的能量较正常为多,而效率却极低,逐渐不胜负担,终于导致心力衰竭。甲亢患者出现心力衰竭时,心排血量下降,但其绝对值仍较正常为高,故属高输出量性心力衰竭。有时,病情很严重时,心排血量可降至正常范围之内或低于正常。

心房颤动的发生机制可能是甲状腺激素直接作用于心肌,使心房肌兴奋性增加,不应期缩短而造成。动物实验中,甲状腺激素可以增加心房率,舒张期去极化率并缩短窦房结细胞动作电位时间。

4.临床表现

甲亢的心脏方面的症状有心悸、呼吸困难和心前区疼痛。心悸常伴有心动过速。有时在颈部也有冲击感。心悸的程度有轻有重,轻的可仅为患者自觉心脏在搏动,重的可为剧烈的心脏冲撞,一般是在情绪激动或进食后出现,但也有一些患者在静息状态下出现。据研究,和正常人相比,甲亢患者的氧耗量较大而肺活量较低,所以在轻度或中度活动后可出现呼吸困难,这与因心力衰竭而发生者不同。心前区疼痛常甚轻微,一般是一种沉重的痛感,但有时可出现典型的心绞痛,常是发作性心律失常所引起,也可以是甲亢增加了原来已有冠状动脉粥样硬化的心脏的负荷所致。这两种疼痛皆常在甲亢治愈后消失。以上几种症状中,以心悸为最多,呼吸困难次之,心前区疼痛远较少见。

心房颤动是甲亢的心血管方面的一个重要表现,为产生心力衰竭的重要因素。发作性房颤常提示甲亢的存在,尤以年轻的患者中更是如此。房颤在毒性结节性甲状腺肿中远较为多见。它在 45 岁以下的患者中较少发生,30 岁以下中更少,在男性中比较多见。甲亢病程越长,房颤的发病率越高,而与甲亢的严重程度无一定的关系。如不治疗甲亢,对发作性及持久性房颤使用洋地黄或奎尼丁皆不利于控制心室率或消除房颤。满意地控制甲亢后,一般不会再发生阵发性房颤。其他不常见的心律失常有期前收缩、心房扑动、阵发性房性心动过速,甚或阵发性室性心动过速等。

甲亢的心脏体征有:心尖搏动强烈,故极易查得。有时搏动的震动极为强烈,扩散于胸壁,扪之有如收缩期震颤。单纯的甲亢心脏不增大,但心音响亮且具有冲击性。第一心音常明显亢进,易与二尖瓣狭窄的第一心音的特征相混淆。心底部的心音也增强。整个心前区常可闻及Ⅱ～Ⅲ

级收缩期杂音,在肺动脉瓣区最为显著。收缩期血压升高,舒张压则略降低,以致脉压增大。少数患者的脉压极大,故可见明显的颈动脉搏动、水冲脉、枪击声、毛细血管搏动等周围血管征。心率通常每分钟 100～120 次,有时可达120～140 次,但当达到 180～200 次时易发生甲状腺危象。心率在活动或情绪激动时显著加快,睡眠和休息时虽有所降低,但仍高于正常。在颈部肿大的甲状腺上,常可听到连续性的血管杂音,提示有动静脉沟通。

单纯的甲亢很少引起心力衰竭,尤以在 40 岁以下的患者中更为少见;伴有其他病因性心脏病者的心力衰竭发生率大为增加,可高达 25%。发生房颤后心力衰竭的发生率显著增加。甲亢治愈前,通常的心力衰竭的治疗常不见效。心力衰竭的发生率随着甲亢病程的加长而增高,而与后者的严重程度无明显相关。因甲亢时肺动脉及右心室压力均有增高,故甲亢患者的心力衰竭主要表现为右心衰竭。

除心血管方面外,甲亢的主要表现如典型的突眼、凝视姿态、皮肤湿热、甲状腺增大、肌肉震颤等,对诊断皆甚为重要,但在甲亢性心脏病中有时可不甚明显,甚至无甲状腺肿大或眼部体征。这种隐匿性甲亢如有心力衰竭,可因未能发现甲亢而仅对心力衰竭进行治疗,以致收效不大。

X 线检查常示心脏的大小正常,心脏搏动有力。本病导致血流加速致使肺动脉明显扩张。如有长期的房颤或心力衰竭,则可见心影增大。严重心力衰竭时,心影向两侧增大。

心电图常无特殊改变,可见窦性心动过速、心房颤动或其他较为少见的心律失常。有时可见 P 波振幅增加及顶高而圆的 T 波,这是交感神经张力增加的表现。有心脏病变时,可出现 ST 段压低与 T 波平坦或倒置。

5.诊断

甲亢性心脏病的诊断依据,除有甲亢的佐证外,同时有:①阵发性或持久性心房颤动、心房扑动、心脏增大或心力衰竭者;②排除其他原因的心脏病;③甲亢治愈后,心脏病表现随之消失。

不典型甲状腺功能亢进者,可能仅有心血管疾病方面的表现。因此,凡遇到以下情况应考虑甲亢的可能:①原因不明的阵发性或持久性心房颤动,心室率快而不易被洋地黄类药物控制;②非克山病流行区发生的原因不明的右心衰竭;或有循环时间不延长的心力衰竭,但患者没有贫血、发热或脚气病等,洋地黄疗效不佳;③无法解释的心动过速;④血压波动而脉压增大者;⑤患有器质性心脏病患者发生心力衰竭,常规治疗疗效不佳者,也应想到甲亢。

因心力衰竭本身有时可增加基础代谢率,甚至可高达 40% 以上,故要证实有无甲亢,除仔细搜寻临床表现外,尚需进行血清游离 T_4 和 T_3、促甲状腺激素(TSH)等的测定。

6.治疗

甲亢性心脏病的治疗基础是控制甲亢本身。不然,心脏病的一般处理对它难以获得满意的疗效。对甲亢合并心力衰竭者,应该是在用洋地黄和利尿药等处理心力衰竭的同时,使用抗甲状腺药物积极治疗甲亢。有心房颤动者,在甲亢未控制前,用电击复律和奎尼丁治疗甚难恢复窦性心律。如药物治疗甲亢已有 1 个月左右或甲状腺切除后已有 2 周,甲亢已满意控制而心房颤动未自动复律,则可试行电击复律或奎尼丁治疗来恢复窦性心律。甲状腺手术前患者有心脏病表现并不是手术禁忌证,对心房颤动也是如此。如有心力衰竭,它在被控制后经过 1 个月左右,即可进行手术。

对甲亢本身的治疗可分为一般支持疗法和减少甲状腺激素分泌治疗。前者包括精神因素的去除、对患者的关怀和安慰、足够的休息、适量的镇静剂、高热量饮食和足够维生素。后者包括抗甲状腺药物、甲状腺次全切除术和放射性碘治疗。

7.病程及预后

甲亢性心脏病可治愈。即使已发生心力衰竭,在获得确实诊断后及时处理也能使患者恢复健康。如未能及时发现,因而治疗未能针对病因,则可使心力衰竭恶化。伴有其他病因心脏病的甲亢,及时治疗甲亢甚为重要,因如将后者治愈即可避免或延缓心力衰竭的发生,如已有心力衰竭,则也可使对心力衰竭的治疗收效。

(张　芹)

第九章 心脏瓣膜疾病

第一节 二尖瓣关闭不全

一、病因

二尖瓣关闭不全(mitral incompetence,MI)严格来说不是一种原发病而是一种临床综合征。任何引起二尖瓣复合装置包括二尖瓣环、瓣膜、腱索、乳头肌病变的因素都可导致二尖瓣关闭不全,其诊断容易但确定病因难。按病程进展的速度和病程的长短可分为急性和慢性。

(一)慢性病变

慢性二尖瓣关闭不全进展缓慢、病程较长,病因包括以下几点。

(1)风湿性心脏病,在不发达国家风湿性心脏病引起者占首位,其中半数以上合并二尖瓣狭窄。

(2)退行性病变,在发达国家,二尖瓣脱垂为最多见原因;二尖瓣黏液样退行性变、二尖瓣环及环下区钙化等退行性病变也是常见原因。

(3)冠心病,常见于心肌梗死致乳头肌功能不全。

(4)其他少见原因,先天性畸形、系统性红斑狼疮、风湿性关节炎、心内膜心肌纤维化等。

(二)急性病变

急性二尖瓣关闭不全进展快、病情严重、病程短,病因包括以下几点。

(1)腱索断裂,可由感染性心内膜炎、二尖瓣脱垂、急性风湿热及外伤等原因引起。

(2)乳头肌坏死或断裂,常见于急性心肌梗死致乳头肌缺血坏死而牵拉作用减弱。

(3)瓣膜毁损或破裂,多见于感染性心内膜炎。

(4)心瓣膜替换术后人工瓣膜裂开。

二、病理生理

由于风湿性炎症使二尖瓣瓣膜纤维化、增厚、萎缩、僵硬、畸形,甚至累及腱索和乳头肌使之变粗、粘连、融合缩短,致使瓣膜在心室收缩期不能正常关闭,血液由左心室向左心房反流,病程长者尚可见钙质沉着。

(一)慢性病变

慢性二尖瓣关闭不全者,依病程进展可分为左心室代偿期、左心室失代偿期和右心力衰竭期3 个阶段(图 9-1)。

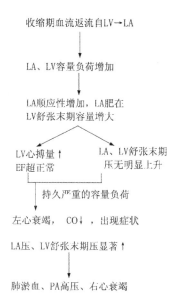

图 9-1 慢性二尖瓣关闭不全血流动力学图解

二尖瓣关闭不全时,在心室收缩期左心室内的血流存在两条去路,即通过主动脉瓣流向主动脉和通过关闭不全的二尖瓣流向左心房。这样,在左心房舒张期,左心房血液来源除通过四条肺静脉回流外,还包括左心室反流的血液而使其容量和压力负荷增加。由于左心房顺应性好,在反流血液的冲击下,左心房肥大,缓解了左心房压力的增加,且在心室舒张期,左心房血液迅速注入左心室而使容量负荷迅速下降,延缓了左心房压力的上升,这实际上是左心房的一种代偿机制,体积增大而压力正常(图 9-2),可使肺静脉与肺毛细血管压长期维持正常。与急性二尖瓣关闭不全相比,肺淤血发生晚、较轻,患者主述乏力而呼吸困难。

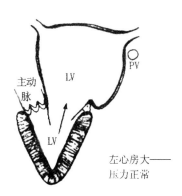

图 9-2 慢性二尖瓣关闭不全

对于左心室,在心室收缩期由于反流,使得在舒张期时由左心房流入左心室的血液除了正常肺循环回流外还包括反流的部分,从而增加了左心室的容量负荷。早期左心室顺应性好,代偿性扩大而使左心室舒张末期压力上升不明显,且收缩时左心室压力迅速下降,减轻了室壁紧张度和能耗而有利于代偿。左心室这种完善的代偿机制,可在相当长时间(大于 20 年)无明显左心房肥大和肺淤血,左心排血量维持正常而无临床症状。但一旦出现临床症状说明病程已到一定阶段,心排血量迅速下降而致头昏、困倦、乏力,迅速出现左心力衰竭、肺水肿、肺动脉高压和右心力衰竭,心功能达Ⅳ级,成为难治性心力衰竭,病死率高,患者出现呼吸困难、体循环淤血症状。

(二)急性病变

急性二尖瓣关闭不全早期反流量大,进展迅速,左心房、左心室容量和压力负荷迅速增加,没有经过充分的代偿即出现急性左心力衰竭,使得心排血量迅速下降,心室压力上升,左心房及肺静脉压迅速上升,导致肺淤血和肺间质水肿。患者早期即出现呼吸困难、咯血等左心力衰竭和肺淤血症状,病程进展迅速,多较快死于急性左心力衰竭。由于来不及代偿,左心房、左心室肥大不明显(图 9-3、图 9-4),X 线检查示左心房、左心室大小正常,反流严重者可见肺淤血和肺间质水肿征象。

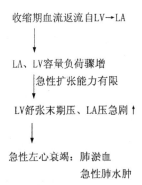

图 9-3　急性二尖瓣关闭不全血流动力学图解

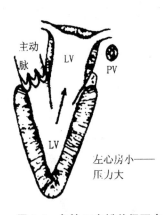

图 9-4　急性二尖瓣关闭不全

三、临床表现

(一)症状

1.慢性病变

患者由于左心良好的代偿功能而使病情有无症状期长,有症状期短的特点。

(1)代偿期:左心代偿功能良好,心排血量维持正常,左心房压力及肺静脉压也无明显上升,患者可多年没有明显症状,偶有因左心室舒张末期容量增加而引起的心悸。

(2)失代偿期:患者无症状期长,通常情况下,从初次感染风湿热到出现明显二尖瓣关闭不全的症状,时间可长达 20 年之久。但一旦出现临床症状即说明已进入失代偿期。随着左心功能的失代偿,心排血量迅速下降,患者出现疲劳、头昏、乏力等症状。左心室舒张末期压力迅速上升,左心房、肺静脉及肺毛细血管压上升,引起肺淤血及间质水肿,出现劳力性呼吸困难,开始为重体力劳动或剧烈运动时出现,随着左心力衰竭的加重,出现夜间阵发性呼吸困难及端坐呼吸等。

(3)右心力衰竭期:肺淤血及肺水肿使肺小动脉痉挛硬化而出现肺动脉高压,继而引起右心力衰竭,患者出现体循环淤血症状,如肝大、上腹胀痛、下肢浮肿等。

2.急性病变

轻度二尖瓣反流仅有轻度劳力性呼吸困难。严重反流,病情常短期内迅速加重,患者出现呼吸困难,不能平卧,咯粉红色泡沫痰等急性肺水肿症状,随后可出现肺动脉高压及右心力衰竭征象。处理不及时,则心排血量迅速下降出现休克,患者常迅速死亡。

(二)体征

1.慢性病变

(1)代偿期。

1)心尖搏动:呈高动力型,左心室肥大时向左下移位。

2)心音:①瓣叶缩短所致的重度关闭不全(如风湿性心脏病),第一心音常减弱。②第二心音分裂,代偿期无肺动脉高压时,由于左心室射血时间缩短,主动脉提前关闭,产生第二心音分裂,吸气时明显;失代偿产生肺动脉高压后,肺动脉瓣延迟关闭可加重第二心音分裂。③心尖区可闻及第三心音,大约出现在第二心音后 0.10~0.18 秒,是中重度二尖瓣关闭不全的特征性体征,卧位时明显,其产生是由于血液大量快速流入左心室使之充盈过度,引起肥大的左心室壁振动所致。

3)心脏杂音:心尖区全收缩期吹风样杂音,是二尖瓣关闭不全的典型体征。其强度取决于瓣膜损害程度、反流量及左心房、室压差,可以是整个收缩期强度均等,也可以是收缩中期最强,然后减弱。杂音在左心力衰竭致反流量小时可减弱,在吸气时由于膈下降,心脏顺时针转位,回左心血流量减少,杂音相应减弱,呼气时相反。

杂音一般音调高、粗糙、呈吹风样、时限长,累及腱索或乳头肌时呈乐音样。其传导与前后瓣的解剖位置结构和血液反流方向有关,在前交界和前瓣损害时,血液反流至左心房的左后方,杂音可向左腋下和左肩胛间区传导;后交界区和后瓣损害时,血液冲击左心房的右前方,杂音可传导至肺动脉瓣区和主动脉瓣区;前后瓣均损害时,血液反流至左心房前方和左右侧,杂音向整个心前区和左肩胛间部传导。

心尖区舒张中期杂音,系由于发生相对性二尖瓣狭窄所致。通过变形的二尖瓣口血液的速度和流量增加,产生一短促、低调的舒张中期杂音,多在第三心音之后,无舒张晚期增强,第三心音和它的出现提示二尖瓣关闭不全为中至重度。

(2)失代偿期(左心力衰竭期)。

心前区可触及弥散性搏动,心尖区可闻及舒张期奔马律,全收缩期杂音减弱。

(3)右心力衰竭期。

三尖瓣区可闻及收缩期吹风样杂音。由于右心力衰竭,体静脉血回流障碍产生体循环淤血,患者可有颈静脉怒张、搏动,肝肿大,肝颈静脉回流征阳性,腹水及下垂性水肿等。

2.急性病变

患者迅速出现左心力衰竭,甚至出现肺水肿或心源性休克,常迅速死亡。

四、辅助检查

(一)心电图检查

病情轻者无明显异常,重者P波延长,可有双峰,同时左心室肥大、电轴左偏,病程长者心房颤动较常见。急性者,心电图可正常,窦性心动过速常见。

(二)X 线检查

慢性二尖瓣关闭不全早期,左心房、左心室形态正常,晚期左心房、左心室显著增大且与病变严重程度成比例,有不同程度肺淤血及间质水肿,严重者有巨大左心房,肺动脉高压和右心力衰竭征象。偶可见瓣膜瓣环钙化,随心脏上下运动,透视可见收缩时左心房膨胀性扩大。

急性者心脏大小正常,反流严重者可有肺淤血及间质水肿征象,1～2周内左心房、左心室开始扩大,一年还存活者,其左心房、左心室扩大已达慢性患者程度。

(三)超声心动图检查

(1)M型UCC检查:急性者心脏大小正常,慢性者可见左心房、左心室肥大,左心房后壁与室间隔运动幅度增强。

(2)二维UCG检查:可确定左心室容量负荷,评价左心室功能和确定大多数病因,可见瓣膜关闭不全,有裂隙,瓣膜增厚变形、回声增强,左心房、左心室肥厚,肺动脉增宽。

(3)多普勒UCG检查:可见收缩期血液反流,并可测定反流速度,估计反流量。

(四)心导管检查

一般没有必要,但可评估心功能和二尖瓣关闭不全的程度,确定大多数病因。

五、并发症

急性者较快出现急性左心力衰竭,慢性者与二尖瓣狭窄相似,以左心力衰竭为主,但出现晚,一旦出现则进展迅速。感染性心内膜炎较常发生(>20%),体循环栓塞少见,常由感染性心内膜炎引起,心房颤动发生率高达75%,此时栓塞较常见。

六、诊断与鉴别诊断

(一)诊断

根据典型的心尖区全收缩期吹风样杂音伴有左心房、左心室肥大,诊断应不困难。但应结合起病急缓、患者年龄、病情严重程度、房室肥大情况及相应辅助检查来确定诊断及明确病因。

(二)鉴别诊断

1.相对性二尖瓣关闭不全

由扩大的左心室及二尖瓣环所致,但瓣叶本身活动度好,无增厚、粘连等。杂音柔和,多出现在收缩中晚期。常有高血压、各种原因的主动脉关闭不全或扩张型心肌病、心肌炎、贫血等病因。

2.二尖瓣脱垂

可出现收缩中期喀喇音-收缩晚期杂音综合征。喀喇音是由于收缩中期,拉长的腱索在二尖瓣脱垂到极点时骤然拉紧,瓣膜活动突然停止所致。杂音是由于收缩晚期,瓣叶明显突向左心房,不能正常闭合所致。轻度脱垂时可仅有喀喇音,较重时喀喇音和杂音均有,严重时可只有杂音而无喀喇音。

3.生理性杂音

杂音一般为1～2级,柔和,短促,位于心尖和胸骨左缘。二尖瓣关闭不全的临床表现及实验室检查与血流动力学变化密切相关,血流动力学发展的每一阶段,均可引起相应的临床表现及实验室检查结果。

七、治疗

(一)内科治疗

急性者一旦确诊,经药物改善症状后应立即采取人工瓣膜置换术,以防止变为慢性而影响预后,积极的内科治疗仅为手术争取时间。

慢性患者由于长期无症状,一般仅需定期随访,避免过度的体力劳动及剧烈运动,限制钠盐摄入,保护心功能,对风心病患者积极预防链球菌感染与风湿活动及感染性心内膜炎。如出现心功能不全的症状,应合理应用利尿剂、ACE 抑制剂、洋地黄、β 受体阻滞剂和醛固酮受体拮抗剂。血管扩张剂,特别是减轻后负荷的血管扩张剂,通过降低左心室射血阻力,可减少反流量,增加前向心排血量,从而产生有益的血流动力学作用。慢性患者可用 ACE 抑制剂,急性者可用硝普钠、硝酸甘油或酚妥拉明静脉滴注。洋地黄类药物宜用于心功能 Ⅱ、Ⅲ、Ⅳ 级的患者,对伴有快心室率心房颤动者更有效。晚期的心力衰竭患者可用抗凝药物防止血栓栓塞。

(二)外科治疗

人工瓣膜替换术是几乎所有二尖瓣关闭不全病例的首选治疗。对慢性患者,应在左心室功能尚未严重损害和不可逆改变之前考虑手术,过分推迟可增加手术死亡率和并发症。手术指征为:①心功能 Ⅲ～Ⅳ 级,Ⅲ 级为理想指征,Ⅳ 级死亡率高,预后差,内科疗法准备后应行手术。②心功能 Ⅱ 级或以下,缺乏症状者,若心脏进行性肥大,左心功能下降,应行手术。③EF>50%,左心室舒张末期直径<8.0 cm,收缩末期直径<5.0 cm,心排指数>2.0 L/(min·m²),左心室舒张末压<1.6 kPa(12 mmHg),收缩末容积指数<50 mL/m² 患者,适于手术,效果好。④中度以上二尖瓣反流。

八、预后

慢性二尖瓣关闭不全患者代偿期较长,可达 20 年。一旦失代偿,病情进展迅速,心功能恶化,成为难治性心力衰竭。

内科治疗后 5 年生存率为 80%,10 年生存率近 60%,而心功能 Ⅳ 级患者,内科治疗 5 年生存率仅 45%。

急性二尖瓣关闭不全患者多较快死于急性左心力衰竭。

(李荣军)

第二节 二尖瓣狭窄

一、病因与病理

(一)风湿热

虽然近几十年来风湿性心脏瓣膜病的发生率逐年降低,但仍是临床上二尖瓣狭窄(mitral stenosis,MS)的常见病因。风湿性心脏病患者中约 25% 为单纯二尖瓣狭窄,40% 为二尖瓣狭窄并二尖瓣关闭不全。其中女性患者占 2/3。一般而言,从急性风湿热发作到形成重度二尖瓣狭窄,至少需 2 年,在温带气候大多数患者能保持十年以上的无症状期。风湿热反复多次发作者易罹患二尖瓣狭窄。

风湿性二尖瓣损害,早期病理变化为瓣膜交界处和基底部发生水肿、炎症及赘生物形成,随后由于纤维蛋白的沉积和纤维性变,发生瓣叶交界处粘连、融合,瓣膜增粗、硬化、钙化,腱索缩短并相互粘连,限制瓣膜的活动与开放,致使瓣口狭窄,与鱼嘴或钮孔相似。一般后瓣病变程度较前瓣重,后瓣显著增厚、变硬、钙化、缩短,甚至完全丧失活动能力,而前瓣仍能上下活动者并不罕见。

(二)二尖瓣环及环下区钙化

常见于老年人退行性变。尸检发现,50 岁以上人群中约 10% 有二尖瓣环钙化,其中糖尿病患者尤为多见,女性比男性多 2～3 倍,超过 90 岁的女性患者二尖瓣环钙化率高达 40% 以上。偶见于年轻人,可能与合并 Maffan 氏综合征或钙代谢异常有关。

瓣环钙化可影响二尖瓣的正常启闭,引起狭窄和(或)关闭不全。钙化通常局限于二尖瓣的瓣环处,多累及后瓣。然而,最近研究表明,老年人二尖瓣环钙化,其钙质沉着主要发生于二尖瓣环的前方及后方,而非真正的瓣环处,钙化延伸至膜部室间隔或希氏束及束支时,可引起心脏传导功能障碍。

(三)先天性发育异常

单纯先天性二尖瓣狭窄甚为少见。

(四)其他罕见病因

如结缔组织疾病、恶性类癌瘤、多发性骨髓瘤等。

二、病理生理

正常人二尖瓣开放时瓣口面积为 4～6 cm²,当瓣口面积小于 2.5 cm² 时,才会出现不同程度的临床症状。临床上根据瓣口面积缩小程度不同,将二尖瓣狭窄分为轻度(2.5～1.5 cm²)、中度(1.5～1.0 cm²)、重度(<1.0 cm²)狭窄。根据二尖瓣狭窄程度和代偿状态分为如下 3 期(图 9-5)。

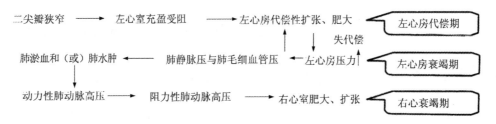

图 9-5　二尖瓣狭窄血流动力学图解

(一)左心房代偿期

轻度二尖瓣狭窄时,只需在心室快速充盈期、心房收缩期存在压力梯度,血液便可由左心房充盈左心室。因此左心房发生代偿性扩张及肥大以增强收缩力,延缓左心房压力的升高。此期内,临床上可在心尖区闻及典型的舒张中、晚期递减型杂音,收缩期前增强(左心房收缩引起)。患者无症状,心功能完全代偿,但有二尖瓣狭窄的体征(心尖区舒张期杂音)和超声心动图改变。

(二)左心房衰竭期

随着二尖瓣狭窄程度的加重,左心房代偿性扩张、肥大及收缩力增强难以克服瓣口狭窄所致血流动力学障碍时,房室压力梯度必须存在于整个心室舒张期,房室压力阶差在 2.7 kPa (20 mmHg)以上,才能维持安静时心排血量,因此左心房压力升高。由于左心房与肺静脉之间无瓣膜存在,当左心房压力升至3.3~4.0 kPa(25~30 mmHg)时,肺静脉与肺毛细血管压力亦升至3.3~4.0 kPa(25~30 mmHg),超过血液胶体渗透压水平,引起肺毛细血管渗出。若肺毛细血管渗出速度超过肺淋巴管引流速度,可引起肺顺应性下降,发生呼吸功能障碍和低氧血症,同时,血浆及血细胞渗入肺泡内,可引起急性肺水肿,出现急性左心房衰竭表现。本期患者可出现劳力性呼吸困难,甚至端坐呼吸、夜间阵发性呼吸困难,听诊肺底可有湿啰音,胸部 X 线检查常有肺淤血和(或)肺水肿征象。

(三)右心力衰竭期

长期肺淤血可使肺顺应性下降。早期,由于肺静脉压力升高,可反射性引起肺小动脉痉挛、收缩,肺动脉被动性充血而致动力性肺动脉高压,尚可逆转。晚期,因肺小动脉长期收缩、缺氧,致内膜增生、中层肥厚,肺血管阻力进一步增高,加重肺动脉高压。肺动脉高压虽然对肺毛细血管起着保护作用,但明显增加了右心负荷,使右心室壁肥大、右心腔扩大,最终引起右心力衰竭。此时,肺淤血和左心房衰竭的症状反而减轻。

三、临床表现

(一)症状

1.呼吸困难和乏力

当二尖瓣狭窄进入左心房衰竭期时,可产生不同程度的呼吸困难和乏力,是二尖瓣狭窄的主要症状。前者为肺淤血所引起,后者是心排血量减少所致。早期仅在劳动、剧烈运动或用力时出现呼吸困难,休息即可缓解,常不引起患者注意。随狭窄程度的加重,日常生活甚至静息时也感气促,夜间喜高枕,甚至不能平卧,须采取半卧位或端坐呼吸,上述症状常因感染(尤其是呼吸道感染)、心动过速、情绪激动、心房颤动诱发或加剧。

2.心悸

心慌和心前区不适是二尖瓣狭窄的常见早期症状。早期与偶发的房性早搏有关,后期发生心房颤动时心慌常是患者就诊的主要原因。自律性或折返活动引起的房性早搏,可刺激左心房易损期而引起心房颤动,由阵发性逐渐发展为持续性。而心房颤动又可引起心房肌的弥漫性萎缩。导致心房增大及不应期、传导速度的更加不一致,最终导致不可逆心房颤动。快心室率心房颤动时,心室舒张期缩短,左心室充盈减少,左心房压力升高,可诱发急性肺水肿的发生。

3.胸痛

15%的患者主诉胸痛,其产生原因有:①心排血量下降,引起冠状动脉供血不足,或伴冠状动脉粥样硬化和(或)冠状动脉栓塞。②右心室压力升高,冠状动脉灌注受阻,致右心室缺血。③肺动脉栓塞,常见于右心力衰竭患者。

4.咯血

咯血发生于10%患者。二尖瓣狭窄并发的咯血有如下几种。

(1)突然出血,出血量大,有时称为肺卒中,却很少危及生命。因为大出血后,静脉压下降,出血可自动停止。此种咯血是由于突然升高的左心房和肺静脉压,传至薄而扩张的支气管静脉壁使其破裂所致,一般发生于病程早期。晚期,因肺动脉压力升高,肺循环血流量有所减少,该出血情况反而少见。

(2)痰中带血。二尖瓣狭窄患者,因支气管水肿罹患支气管炎的机会增多,若支气管黏膜下层微血管破裂,则痰中带有血丝。

(3)粉红色泡沫痰。急性肺水肿的特征性表现,是肺泡毛细血管破裂,血液、血浆与空气互相混合的缘故。

(4)暗红色血液痰。病程晚期,周围静脉血栓脱落引起肺栓塞时的表现。

5.血栓栓塞

左心房附壁血栓脱落引起动脉栓塞,是二尖瓣狭窄常见的并发症。在抗凝治疗和手术治疗时代前,二尖瓣病变患者中,约 1/4 死亡继发于栓塞,其中 80% 见于心房颤动患者。若为窦性心律,则应考虑一过性心房颤动及潜在感染性心内膜炎的可能。35 岁以上的患者合并心房颤动,尤其伴有心排血量减少和左心耳扩大时是形成栓子的最危险时期,主张接受预防性抗凝治疗。

6.吞咽困难、声嘶

增大的左心房压迫食管,扩张的左肺动脉压迫左喉返神经所致。

7.感染性心内膜炎

增厚、钙化的瓣膜少发。

8.其他

肝肿大、体静脉压增高、水肿、腹水,均为重度二尖瓣狭窄伴肺血管阻力增高及右心力衰竭的症状。

(二)体征

重度二尖瓣狭窄患者常有"二尖瓣面容"——双颧呈绀红色。右心室肥大时,心前区可扪及抬举性搏动。

1.二尖瓣狭窄的心脏体征

(1)心尖搏动正常或不明显。

(2)心尖区第一心音亢进是二尖瓣狭窄的重要特点之一。二尖瓣狭窄时,左心房压力升高,舒张末期左心房室压力阶差仍较大,且左心室舒张期充盈量减少,二尖瓣前叶处于心室腔较低位置,心室收缩时,瓣叶突然快速关闭,可产生亢进的拍击样第一心音。第一心音亢进且脆,说明二尖瓣前叶活动尚好,若第一心音亢进且闷,则提示前叶活动受限。

(3)开瓣音,亦称二尖瓣开放拍击音,由二尖瓣瓣尖完成开放动作后瓣叶突然绷紧而引起,发生在二尖瓣穹隆进入左心室的运动突然停止之际。

(4)心尖部舒张中、晚期递减型隆隆样杂音,收缩期前增强,是诊断二尖瓣狭窄的重要体征。心室舒张二尖瓣开放的瞬间,左心房室压力梯度最大,产生杂音最响,随着左心房血液充盈到左心室,房室压力梯度逐渐变小,杂音响度亦逐渐减轻,最后左心房收缩将 15%～25% 的血液灌注于左心室,产生杂音的收缩期前增强部分。心房颤动患者,杂音收缩期前增强部分消失。但据 Criley 氏报道,此时若左心房压力超过左心室压力 1.3 kPa(10 mmHg) 或更高,则可有收缩期前增强部分。

二尖瓣狭窄的舒张期杂音于左侧卧位最易听到,对于杂音较轻者,可嘱运动、咳嗽、用力呼气或吸入亚硝酸异戊酯等方法使杂音增强。拟诊二尖瓣狭窄而又听不到舒张期杂音时,可嘱患者轻微运动(仰卧起坐 10 次)后左侧卧位,或左侧卧位后再深呼吸或干咳数声,杂音可于最初 10 个心动周期内出现。杂音响度还与瓣口狭窄程度及通过瓣口的血流量和血流速度有关。在一定限度内,狭窄愈重,杂音愈响,但若狭窄超过某一范围,以致在左心室形成漩涡不明显或不引起漩涡,反而使杂音减轻或消失,后者即所谓的"无声性二尖瓣狭窄"。

2.肺动脉高压和右心室肥大的体征

(1)胸骨左缘扪及抬举性搏动。

(2)P₂亢进、第二心音分裂,肺动脉高压可引起第二心音的肺动脉瓣成分亢进,肺动脉压进一步升高时,右心室排血时间延长,第二心音分裂。

(3)肺动脉扩张,于胸骨左上缘可闻及短的收缩期喷射性杂音和递减型高调哈气性舒张早期杂音(Graham Steell 杂音)。

(4)右心室肥大伴三尖瓣关闭不全时,胸骨左缘四五肋间有全收缩期吹风样杂音,吸气时增强。

四、辅助检查

(一)心电图检查

中、重度二尖瓣狭窄,可显示特征性改变。左心房肥大(P 波时限大于 0.12 秒,并呈双峰波形,即所谓"二尖瓣型 P 波",见图 9-6),是二尖瓣狭窄的主要心电图特征,可见于 90% 的显著二尖瓣狭窄伴窦性心律者。心房颤动时,V₁ 导联颤动波幅超过 0.1 mV,也提示存在心房肥大。

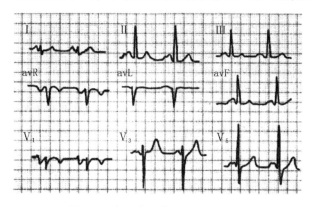

图 9-6 左心房肥大:二尖瓣型 P 波

右心室收缩压低于 9.3 kPa(70 mmHg)时右心室肥大少见;介于 9.3～13.3 kPa(70～100 mmHg)之间时,约 50% 患者可有右心室肥大的心电图表现;超过 13.3 kPa(100 mmHg)时,右心室肥大的心电图表现一定出现(图 9-7)。

心律失常在二尖瓣狭窄患者早期可表现为房性早搏,频发和多源房性早搏往往是心房颤动的先兆,左心房肥大的患者容易出现心房颤动。

(二)X 线检查

轻度二尖瓣狭窄心影可正常。

左心房肥大时,正位片可见增大的左心房在右心室影后面形成一密度增高的圆形阴影,使右心室心影内有双重影。食管吞钡检查,在正位和侧位分别可见食管向右向后移位。

肺动脉高压和右心室肥大时,正位片示心影呈"梨形",即"二尖瓣型"心,尚可见左主支气管上抬。肺部表现主要为肺淤血,肺门阴影加深。由于肺静脉血流重新分布,常呈肺上部血管阴影增多而下部减少。肺淋巴管扩张,在正位及左前斜位可见右肺外下野及肋膈角附近有水平走向的纹状影,即 Kerley B 线,偶见 Kerley A 线(肺上叶向肺门斜行走行的纹状影)。此外,长期肺淤血尚可引起肺野内含铁血黄素沉积点状影。

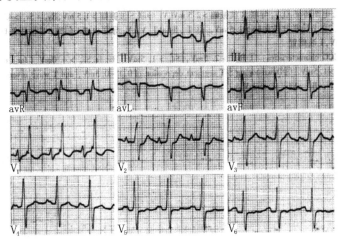

图 9-7　左心房肥大,右心室肥大

严重二尖瓣狭窄和老年性瓣环及环下区钙化者,胸片相应部位可见钙化影。

(三)超声心动图(UCG)检查

UCG 是诊断二尖瓣狭窄较有价值的无创伤性检查方法,有助于了解二尖瓣的解剖和功能情况。

(1)M 型 UCG:①直接征象,二尖瓣前叶活动曲线和 EF 斜率减慢,双峰消失,前后叶同向运动,形成所谓"城墙样"图形。②间接征象,左心房肥大,肺动脉增宽,右心房、右心室肥大。

(2)二维 UCG:①直接征象:二尖瓣叶增厚,回声增强,活动僵硬,甚至钙化,二尖瓣舒张期开放受限,瓣口狭窄,交界处粘连。②间接征象:瓣下结构钙化,左心房附壁血栓。

(3)多普勒 UCG:二尖瓣口可测及舒张期高速射流频谱,左心室内可有湍流频谱,测定跨二尖瓣压力阶差可判定狭窄的严重程度。彩色多普勒检查可显示舒张期二尖瓣口高速射流束及多色镶嵌的反流束。

经食管 UCG:采用高频探头,直接在左心房后方探查,此法在探查左心房血栓方面更敏感,可达 90%以上。

(四)心导管检查

仅在决定是否行二尖瓣球囊扩张术或外科手术治疗前,需要精确测量二尖瓣口面积及跨瓣压差时才做心导管检查。

(五)其他检查

抗链球菌溶血素 O(ASO)滴度 1:400 以上、血沉加快、C 反应蛋白阳性等,尤见于风湿活动患者。长期肝淤血患者可有肝功能指标异常。

二尖瓣狭窄的临床表现及实验室检查与血流动力学变化密切相关,血流动力学发展的每一阶段,均可引起相应的临床表现及实验室检查结果。

五、并发症

(一)心房颤动

见于晚期患者,左心房肥大是心房颤动持续存在的解剖学基础。出现心房颤动后,心尖区舒张期隆隆样杂音可减轻,且收缩期前增强消失。心房颤动早期可能是阵发性的,随着病程发展多转为持续性心房颤动。

(二)栓塞

多见于心房颤动患者,以脑梗死多见,栓子也可到达全身其他部位。

(三)急性肺水肿

这是重度二尖瓣狭窄严重而紧急的并发症,病死率高。往往由于剧烈体育活动、情绪激动、感染、妊娠或分娩、快心室率心房颤动等诱发,可导致左心室舒张充盈期缩短,左心房压升高,进一步引起肺毛细血管压升高,致使血浆渗透到组织间隙或肺泡,引起急性肺水肿。患者突发呼吸困难、不能平卧、发绀、大汗、咳嗽及咯粉红色泡沫样浆液痰,双肺布满湿啰音,严重者可昏迷或死亡。

(四)充血性心力衰竭

晚期 $50\% \sim 75\%$ 患者发生右心充血性心力衰竭,是此病常见的并发症及主要致死原因。呼吸道感染为心力衰竭常见诱因,年轻女性妊娠、分娩常为主要诱因。临床上主要表现为肝区疼痛、食欲缺乏、黄疸、浮肿、尿少等症状,体检有颈静脉怒张、肝大、腹水及下肢浮肿等。

(五)呼吸道感染

二尖瓣狭窄患者,常有肺静脉高压、肺淤血,因此易合并支气管炎、肺炎。

(六)感染性心内膜炎

单纯二尖瓣狭窄较少发生。风湿性瓣膜病患者在行牙科手术或其他能引起菌血症的手术时,应行抗生素预防治疗。

六、诊断与鉴别诊断

根据临床表现,结合有关实验室检查,尤其是超声心动图检查多能做出诊断。但应与其他引起心尖部舒张期杂音的疾病相鉴别(表 9-1)。

表 9-1 其他疾病引起的心尖部舒张期杂音特点

相对性二尖瓣狭窄	严重的二尖瓣关闭不全左向右分流的先天性心脏病,如 VSD,PDA 等此杂音的产生是由于血容量增加,致二尖瓣相对狭窄所致
Carey-Coombs 杂音	急性风湿热时活动性二尖瓣瓣膜炎征象该杂音柔和,发生于舒张早期,变化较大,比器质性二尖瓣狭窄的音调高可能由严重的二尖瓣反流通过非狭窄的二尖瓣口所致,也可能是一短的紧随 S_3 的杂音
Austin-Flint 杂音	见于主动脉瓣关闭不全等疾病该杂音历时短,性质柔和,吸入亚硝酸异戊酯后杂音减轻应用升压药后杂音可增强
三尖瓣狭窄	慢性肺心病患者,由于右心室肥大,心脏顺时针转位可在心尖部听到三尖瓣相对性狭窄所致的杂音
左心房黏液瘤	左心房黏液瘤部分堵塞二尖瓣口所致,与体位有关

七、治疗

狭窄程度轻无明显临床症状者,无须治疗,应适当避免剧烈运动,风湿热后遗症者应预防风湿热复发。有症状的二尖瓣患者,应予以积极治疗。

(一)内科治疗

1.一般治疗

适当休息,限制钠盐入量(2 g/d),使用利尿剂,通过减轻心脏前负荷改善肺淤血症状。

急性肺水肿的处理(详见心力衰竭):洋地黄的应用需谨慎,因洋地黄可增强右心室收缩力,有可能使右心室射入肺动脉内的血量增多,导致肺水肿的加重,但可应用常规负荷量的$1/2\sim2/3$,其目的是减慢心率而非增加心肌收缩力,以延长舒张期,改善左心室充盈,提高左心室搏出量。适合于合并快心室率心房颤动和室上性心动过速者。

栓塞性并发症的处理:有体循环栓塞而不能手术治疗的患者,可口服抗凝剂,如华法林等。对于有栓塞危险的患者,包括心房颤动、40岁以上伴巨大左心房者,也应接受口服抗凝药治疗。

心律失常的处理:快心室率心房颤动应尽快设法减慢心室率,可使用洋地黄类药物,若疗效不满意,可联合应用地尔硫䓬、维拉帕米或β受体阻滞剂。对于轻度二尖瓣狭窄患者不伴巨大左心房,心房颤动<6个月,可考虑药物复律或电复律治疗。

2.介入治疗

经皮球囊二尖瓣成形术(PBMV)是治疗二尖瓣狭窄划时代的进展,患者无须开胸手术,痛苦小,康复快,且具有成功率高、疗效好的特点。

(1)PBMV的适应证:①中、重度单纯二尖瓣狭窄,瓣叶柔软,无明显钙化,心功能Ⅱ、Ⅲ级是PBMV最理想的适应证;轻度二尖瓣狭窄有症状者亦可考虑;心功能Ⅳ级者需待病情改善,能平卧时才考虑。②瓣叶轻、中度钙化并非禁忌,但若严重钙化且与腱索、乳头肌融合者,易并发二尖瓣关闭不全,因此宜做瓣膜置换手术。③合并慢性心房颤动患者,心腔内必须无血栓。④合并重度肺动脉高压,不宜外科手术者。⑤合并轻度二尖瓣关闭不全,左心室无明显肥大者。⑥合并轻度主动脉瓣狭窄或关闭不全,左心室无明显肥大者。

(2)PBMV禁忌证:①合并中度以上二尖瓣关闭不全。②心腔内有血栓形成。③严重钙化,尤其瓣下装置病变者。④风湿活动。⑤合并感染性心内膜炎。⑥妊娠期,因放射线可影响胎儿,除非心功能Ⅳ级危及母子生命安全。⑦全身情况差或合并其他严重疾病。⑧合并中度以上的主动脉狭窄和(或)关闭不全。

(二)外科治疗

目的在于解除瓣口狭窄,增加左心搏出量,改善肺血循环。

(1)手术指征:凡诊断明确,心功能Ⅱ级以上,瓣口面积小于$1.2~cm^2$而无明显禁忌证者,均适合手术治疗。严重二尖瓣狭窄并发急性肺水肿患者,如内科治疗效果不佳,可行急诊二尖瓣扩张术。

(2)手术方式:包括闭式二尖瓣分离术、直视二尖瓣分离术、瓣膜修补术或人工瓣膜替换术。

八、预后

疾病的进程差异很大,从数年至数十年不等。预后主要取决于狭窄程度及心脏肥大程度,是否多瓣膜损害及介入、手术治疗的可能性等。

一般而言,首次急性风湿热发作后,患者可保持10~20年无症状。然而,出现症状后如不积极进行治疗,其后5年内病情进展非常迅速。研究表明,有症状的二尖瓣狭窄患者5年死亡率为20%,10年死亡率为40%。

(董晓楠)

第三节 三尖瓣关闭不全

一、病因

三尖瓣关闭不全多为功能性,常继发于左心瓣膜病变致肺动脉高压和右心室扩张,器质性病变者多见于风湿性心脏病,常为联合瓣膜病变。单纯性三尖瓣关闭不全非常少见,见于先天性三尖瓣发育不良、外伤、右心感染性心内膜炎等。

二、病理生理

先天性三尖瓣关闭不全可有以下病变:①瓣叶发育不全或阙如。②腱索、乳头肌发育不全、阙如或延长。③瓣叶、腱索发育尚可,瓣环过大。

后天性单独的三尖瓣关闭不全可发生于类癌综合征。

三尖瓣关闭不全引起的病理变化与二尖瓣关闭不全相似,但代偿期较长;病情若逐渐进展,最终可导致右心室、右房肥大,右心室衰竭。如肺动脉高压显著,则病情发展较快。

三、临床表现

(一)症状

二尖瓣关闭不全合并肺动脉高压时,才出现心排血量减少和体循环淤血的症状。三尖瓣关闭不全合并二尖瓣疾患者,肺淤血的症状可由于三尖瓣关闭不全的发展而减轻,但乏力和其他心排血量减少的症状可更为加重。

(二)体征

主要体征为胸骨左下缘全收缩期杂音,吸气及压肝后可增强;如不伴肺动脉高压,杂音难以闻及。反流量很大时,有第三心音及三尖瓣区低调舒张中期杂音。颈静脉脉波图 V 波(又称回流波,为右心室收缩时,血液回到右房及大静脉所致)增大;可扪及肝脏搏动。瓣膜脱垂时,在三尖瓣区可闻及非喷射性喀喇音。其淤血体征与右心力衰竭相同。

四、辅助检查

(一)X 线检查

可见右心室、右房增大。右房压升高者,可见奇静脉扩张和胸腔积液;有腹水者,横膈上抬。透视时可看到右房收缩期搏动。

(二)心电图检查

无特征性改变。可示右心室肥厚、劳损右房肥大;并常有右束支阻滞。

(三)超声心动图检查

可见右心室、右房增大,上下腔静脉增宽及搏动;二维超声心动图声学造影可证实反流,多普勒可判断反流程度。

五、诊断及鉴别诊断

根据典型杂音,右心室右房增大及体循环淤血的症状及体征,一般不难做出诊断。应与二尖瓣关闭不全、低位室间隔缺损相鉴别。超声心动图声学造影及多普勒可确诊,并可帮助做出病因诊断。

六、治疗

(1)针对病因的治疗。

(2)由于右心压力低,三尖瓣口血流缓慢,易产生血栓,且三尖瓣置换有较高的手术病死率并且远期存活率低,一般尽量采用三尖瓣成形术来纠正三尖瓣关闭不全。如单纯瓣环扩大、瓣叶病变轻、外伤性乳头肌断裂等可行三尖瓣成形术治疗。成形方法包括瓣环成形术和瓣膜成形术。

（彭经纬）

第四节　三尖瓣狭窄

一、病因

三尖瓣狭窄病变较少见,几乎均由风湿病所致,小部分病因有三尖瓣闭锁、右房肿瘤。临床特征为症状进展迅速,类癌综合征常同时伴有三尖瓣反流;偶尔,右心室流出道梗阻可由心包缩窄、心外肿瘤及赘生物引起。

风湿性三尖瓣狭窄几乎均同时伴有二尖瓣病变,在多数患者中主动脉瓣亦可受累。

二、病理生理

风湿性二尖瓣狭窄的病理变化与二尖瓣狭窄相似,腱索有融合和缩短,瓣叶尖端融合,形成一隔膜样孔隙。

当运动或吸气使三尖瓣血流量增加时及当呼气使三尖瓣血流减少时,右房和右心室的舒张期压力阶差即增大。若平均舒张期压力阶差超过 0.7 kPa(5 mmHg)时,即足以使平均右房压升高而引起体静脉淤血,表现为颈静脉充盈、肝肿大、腹水和水肿等体征。

三、临床表现

(一)症状

三尖瓣狭窄致低心排血量可引起疲乏,体静脉淤血可引起恶心呕吐、食欲缺乏等消化道症状及全身不适感,由于颈静脉搏动的巨大"a"波,使患者感到颈部有搏动感。

(二)体征

主要体征为胸骨左下缘低调隆隆样舒张中晚期杂音,也可伴舒张期震颤,可有开瓣拍击音。增加体静脉回流方法可使之更明显,呼气及 Valsalva 动作使之减弱。

四、辅助检查

(一)X 线检查

主要表现为右房明显扩大,下腔静脉和奇静脉扩张,但无肺动脉扩张。

(二)心电图检查

示 II、V_1 导电压增高;由于多数二尖瓣狭窄患者同时合并有二尖瓣狭窄,故心电图亦常提示双侧心房肥大。

(三)超声心动图检查

其变化与二尖瓣狭窄时观察到的相似,M 型超声心动图常显示瓣叶增厚,前叶的 EF 斜率减慢,舒张期与隔瓣示矛盾运动、三尖瓣钙化和增厚;二维超声心动图对诊断三尖瓣狭窄较有帮助,其特征为舒张期瓣叶呈圆顶状,增厚、瓣叶活动受限。

五、诊断及鉴别诊断

根据典型杂音、心房扩大及体循环淤血的症状和体征,一般即可做出诊断,对诊断有困难者可行右心导管检查,若三尖瓣平均跨瓣舒张压差低于 0.3 kPa(2 mmHg),即可诊断为三尖瓣狭窄。应注意与右房黏液瘤、缩窄性心包炎等疾病相鉴别。

六、治疗

限制钠盐摄入及应用利尿剂,可改善体循环淤血的症状和体征;如狭窄显著,可行三尖瓣分离术或经皮球囊扩张瓣膜成形术。

（彭经纬）

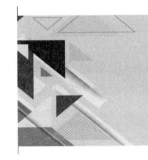
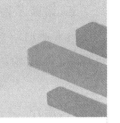

第十章 心包疾病

第一节 心包积液

一、急性心包炎所致心包积液

(一)病因

急性心包炎是由心包脏层和壁层急性炎症引起的综合征。临床特征包括胸痛、心包摩擦音和一系列异常心电图变化。急性心包炎临床表现具有隐袭性,极易漏诊。急性心包炎的病因较多,可来自心包本身疾病,也可为全身性疾病的一部分,临床上以结核性、非特异性、肿瘤性者为多见,全身性疾病如系统性红斑狼疮、尿毒症等病变易累及心包引起心包炎。

(二)病理

急性心包炎根据病理变化,可分为纤维蛋白性亦即干性心包炎和渗液性心包炎。后者可为浆液纤维蛋白性、浆液血性、化脓性等不同类型,急性纤维蛋白性心包炎时,心包的壁层和脏层有纤维蛋白、白细胞和少量内皮细胞构成的渗出物,渗出物可局限于一处,或布满整个心脏表面,但渗出物量一般不很大,若其中液体量增加,则转变为浆液纤维蛋白性渗液,其量可增至 2～3 L。其外观通常为黄而清的液体,有时因有白细胞及脱落的内皮细胞而变混浊,若红细胞含量多则呈血色,为浆液血性渗液。渗液性质可随不同的病因而各具特色,结核心包炎,为纤维蛋白性或浆液血性,量较大,存在时间长,可达数月或更久,渗液吸收后心包脏层和壁层可增厚、粘连而形成缩窄性心包炎;化脓性心包炎渗液含有大量多形核白细胞,成为稠厚的脓液;肿瘤引起的渗液多为血性,红细胞较多伴肿瘤细胞。急性心包炎时心外膜下心肌亦可受累,如范围较广可称之为心肌心包炎。若心包炎的病变严重,炎症可波及纵隔、横膈及胸膜。心包积液一般在数周至数月内吸收,但可伴随发生壁层与脏层的粘连、增厚及缩窄,也可在较短时间内大量聚集产生心脏压塞。

(三)病理生理

急性纤维蛋白性心包炎不会影响血流动力学,若渗出性心包炎渗液量大,可使心包腔内压力升高,导致血流动力学发生相应变化。当心包腔内压力高至一定程度,心室舒张充盈受限,引起体循环静脉压、肺静脉压增高,心排血量减少等心脏受压症状,称为心脏压塞。心脏填塞的发生与心包积液量的大小,积液的性质,积液蓄积的速度,心包的柔韧性及心肌功能等多种因素有关。大量渗液固然可使心包内压大幅上升,引起心脏填塞症状和体征,然而短期内快速增长的少量浆液,即使仅有 200～300 mL 也可造成心脏舒张功能障碍,产生心脏压塞。

(四)临床表现

1.症状

可出现全身症状,如发热、出汗、乏力、焦虑等。最主要的症状为胸痛,尤以急性非特异性心包炎和感染性心包炎时多见;缓慢发展的结核性心包炎或肿瘤性心包炎则不明显。心包炎时胸痛轻重不等,有的疼痛性质较尖锐,位于心前区,可放射至颈部、左肩、左臂、左肩胛骨,有时也可下达上腹部,这类疼痛除心包受累外,胸膜也被波及,所以是胸膜性疼痛,和呼吸运动有关,常因咳嗽或深呼吸而加重。有的是一种沉重的压榨样胸骨后疼痛,与心绞痛或心肌梗死相似,可能与冠状动脉内心神经输入纤维受刺激有关。也有少数患者胸痛可随着每次心脏跳动而发生,以心脏左缘及左肩部明显。上述不同类型的胸痛有时可同时存在。

2.体征

急性纤维蛋白性心包炎的典型体征是心包摩擦音,在心前区可听到心脏收缩期和舒张期都有的双相声音(它不出现在心音之后),往往盖过心音,较表浅,是因心包表面有纤维蛋白渗出,在心脏搏动时不光滑的心包与心脏间的摩擦所致。双相来回粗糙的摩擦音有时需与主动脉瓣的收缩期、舒张期杂音相区别。有时摩擦音很轻而多被漏诊。它持续时间长短不等,有的持续数小时,但可重新出现,也有持续数天或数周之久,结核性心包炎持续时间较长,尿毒症心包炎持续时间较短。如出现渗液,心包摩擦音可消失。

3.辅助检查

(1)实验室检查:结果取决于致病因素。一般都有白细胞计数增加,红细胞沉降率加速等炎症性反应。心包穿刺液的实验室检查,有助于病因学诊断。结核性心包炎渗液,常为血性,比重高,蛋白阳性,可找到结核杆菌;肿瘤心包积液除为血性外尚可找到肿瘤细胞。因此心包渗液都应行穿刺液的常规化验。

(2)心电图检查:急性心包炎因累及心包脏层下的心肌和心包渗液的影响,可出现一系列心电图变化。①ST 段和 T 波改变:与心外膜下心肌缺血、损伤和复极延迟有关;急性心包炎的 ST-T 呈现动态变化,可分 4 个阶段:ST 段呈弓背向下抬高,T 波振幅增高,急性心包炎一般为弥漫性病变,上述改变可出现于除 aVR 和 V_1 外的所有导联,持续 2 天～2 周,V_6 的 J/T≥0.25;几天后 ST 段回复到等电位线,T 波低平;T 波呈对称型倒置并达最大深度,无对应导联相反的改变(除 aVR 和 V_1 直立外),可持续数周、数月或长期存在;T 波恢复直立,一般在 3 月内;病变较轻或局限时可有不典型改变,出现部分导联的 ST 段、T 波的改变和仅有 ST 段或 T 波改变。②PR 段移位:除 aVR 和 V_1 导联外,PR 段压低,提示心包膜下心房肌受损。③QRS 波低电压和电交替。④心律失常:窦性心动过速多见,部分发生房性心律失常,如房性期前收缩、房性心动过速、心房扑动或心房纤颤,在风湿性心包炎时可出现不同程度的房室传导阻滞。

(3)其他:X 线、超声心动图、磁共振成像等检查对渗出性心包炎有重要价值。

(五)诊断和鉴别诊断

急性心包炎的诊断可依据症状、体征、X 线和超声心动图做出诊断,有明显胸痛伴全身反应如发热等症状时要考虑到本病的可能,若听到心包摩擦音则诊断可肯定,但心包摩擦音延续时间长短不一,故应反复观察以免漏诊。患者有呼吸困难、心动过速、心浊音界扩大及静脉瘀血征象时,应想到心包渗液的可能,经 X 线和超声心动图检查一般都能确立诊断。如怀疑急性心包炎,检查发现心电图异常表现者,应注意和早期复极综合征、急性心肌缺血相鉴别。不同病因的心包炎临床表现有所不同,治疗也不同,因此,急性心包炎诊断确立后,尚需进一步明确病因,为治疗提供方向,至于不同病因所致心包炎的临床特点详后。

（六）治疗

急性心包炎的治疗包括病因治疗和对症治疗。患者应卧床休息,胸痛者可给予吲哚美辛,阿司匹林,必要时可用吗啡类药物和糖皮质类激素;有急性心脏填塞时,行心包穿刺术以解除压迫症状。化脓性心包炎除用抗生素外,一般需行心包引流术。全身性疾病引起者则根据原发病进行治疗。少数病例反复发生心包渗液可考虑心包切除术。

二、慢性和复发性心包炎所致心包积液

慢性心包炎（病史 3 月以上）包括渗出性、粘连性和缩窄性心包炎,重要的是对炎性渗出和非炎性心包积液（心力衰竭时）的鉴别,其临床表现与慢性心脏压塞及残余心包炎症的程度有关,通常仅有胸痛、心悸和疲乏等轻微症状。

慢性心包炎的临床诊断类似于急性心包炎,对病因明确者治疗成功率高,如结核、弓形体病、黏液水肿、自身免疫病和全身性疾病,对症治疗方面同急性心包炎,同样,心包穿刺可用于诊断和治疗目的,对自身反应性心包炎,心包内滴注非吸收性皮质激素晶体非常有效。慢性心包炎若频繁复发,心包胸膜穿通术和经皮球囊心包切开术可能适用,一旦出现大量心包积液,应考虑行心包切除术。

复发性心包炎包括如下:①间断型。未经治疗,存在无症状期,后者可长可短。②持续型。抗炎药治疗中断导致复发。

导致复发的机制有:①自身免疫性心包炎患者抗炎药或皮质激素的剂量和（或）疗程不足;②早期皮质激素治疗使心包组织病毒 DNA/RNA 复制增多,导致病毒抗原暴露增加;③再感染;④结缔组织病恶化。复发性心包炎的特征性表现为心前区疼痛,其他临床表现包括发热、心包摩擦音、呼吸困难及血沉增快,亦可出现心电图的异常变化,很少出现心脏压塞或心包缩窄。

复发性心包炎患者应限制剧烈运动,饮食治疗同急性心包炎。老年患者应避免使用吲哚美辛,因其可减少冠状动脉血流。秋水仙碱与微管蛋白结合,抑制细胞核有丝分裂及多形核细胞功能,干扰细胞间胶原移动,因而对复发性心包炎有效,尤其在非类固醇消炎药（NSAID）和皮质激素无效时,推荐剂量为 2 mg,1～2 天,随后 1 mg/d。用皮质激素时,应避免剂量不足和撤药太快,推荐方案为泼尼松（强的松）1.0～1.5 mg/kg,至少用 1 月,撤药时间不少于 3 月,如撤药期间症状复发,返回前次剂量 2～3 周后,再开始逐渐减量,撤药行将结束时,建议加用消炎药秋水仙碱或 NSAID,皮质激素疗效不佳时,可加用硫唑嘌呤或环磷酰胺。药物疗效不佳、症状严重且复发率高者,在停用激素数周后方可考虑心包切除术,心包切除术后再复发者可能系心包切除不完全所致。

三、不伴心脏压塞的心包积液

（一）病因

正常心包腔有 20～50 mL 液体,为血浆的超滤液,大于 50 mL 称为心包积液,分为漏出液和渗出液。渗出液包括浆液纤维蛋白性(蛋白浓度 2～5 g/dL)、化脓性、浆液血性(血细胞比容约 10%)、血性(血细胞比容＞10%)。另外还有胆固醇及乳糜性积液。渗出性心包积液常见于急性非特异性心包炎、结核、肿瘤、放射治疗及创伤等。药物和结缔组织病、心包切开术后综合征和 Dressler 综合征等也占一定比例。艾滋病是新出现的心包积液的原因。

(二)诊断

1.临床表现

心包积液的症状和体征与积液增长速度、积液量和心包伸展特性有关。少量心包积液,增长速度慢,心包腔内压力升高不显著,可无任何症状。大量心包积液压迫周围组织和器官可产生各种症状,如呼吸困难、咳嗽、吞咽困难、声音嘶哑、呃逆等。心包积液少于 150 mL 可无阳性体征。积液量多时,心浊音界向两侧扩大;心底部浊音界卧位时增宽,坐位时缩小,呈三角形;心尖搏动消失;听诊心音低而遥远或有心包摩擦音;左肩胛角下触觉语颤增强、叩诊呈浊音、可闻及支气管呼吸音,称为 Ewart 征,为心包积液压迫左下肺叶所致。

2.超声心动图检查

超声心动图检查对心包积液诊断极有价值,积液超过 50 mL 即可发现,小量心包积液以 M 型超声心动图像较清晰。由于心脏形状很不规则,心包积液分布也不均匀很难精确计算,为临床需要分为小、中和大量心包积液。二维超声心动图检查,少量积液的液性暗区在左室后外侧壁及心尖;中量积液扩展到后壁,暗区大于 1 cm,特别在收缩期;大量心包积液右心室前壁见暗区,右房受压,在心动周期中暗区围绕心脏。超声心动图检查可提示心包有无粘连,有无分隔性积液,还能观察到心包厚度及心内结构,心脏大小,确定心包穿刺位置。

3.胸部 X 线检查

心包积液在 250～300 mL 时,心影可在正常范围,中至大量心包积液时心影普遍向两侧扩大,心脏正常弧度消失,上腔静脉影增宽,主动脉影变短,呈烧瓶状,心脏搏动明显减弱,肺野清晰。

4.实验室检查

心包液实验室检查包括生物化学、细菌学、细胞学和免疫学等。

5.CT 和 MR 检查

CT 扫描很容易发现心包积液,少于 50 mL 液体均可检出。正常心包厚度在 CT 上测量上限为 4 mm,大于 4 mm 为异常。仰卧位 CT 扫描时,少量的心包积液位于左室与右房之后外侧。心上隐窝扩张是心包积液的一个重要征象,较大量积液形成带状水样密度影包围心脏,积液约在 200 mL 以上。渗出液与血性积液密度较高,似软组织密度。CT 不能区分良性还是恶性病变积液。

MR 和 CT 一样对少量心包积液和局限性心包积液的检出很有价值。右室前壁液体厚度大于 5 mm 示中等量积液。非出血性的心包积液在 T1 加权像大多为均匀低信号,而慢性肾功能不全、外伤、结核性心包炎,在心包腔某些区域呈中信号或不均匀高信号,提示含高蛋白及细胞成分液体。信号强度增加区域表示炎性渗出物伴大量纤维物质。血性积液或心包积血,视含血液成分的多少,呈中或高信号。恶性肿瘤所致心包积液为不均匀中或高混杂信号。

四、心脏填塞

心脏填塞系指心包腔内心包积液量增加到压迫心脏使心脏舒张期充盈障碍,心室舒张压升高和舒张顺应性降低,心排血量和全身有效循环血量减少。临床表现取决于心包积液增长的速度、心包顺应性和心肌功能。增长速度快,心包来不及适应性伸展,即使积液量为 100 mL,足使心包腔内压力突然上升至 26.66 kPa(200 mmHg)以上,引起急性心脏填塞。急性心脏填塞可在几分钟或 1~2 小时内发生,此时静脉压不能代偿性升高来维持有效血循环,而是通过增加射血分数至 70%~80%(正常 50%),增加心率及周围小动脉收缩 3 种代偿机制,保证心、脑、肾脏的灌注。如心包积液增长速度缓慢,心包逐渐扩张适应积液量的增加,超过 2 000 mL 时才出现心脏填塞,表现为亚急性或慢性心脏填塞。结核性或肿瘤性心包炎伴严重脱水血容量不足的患者,当心包腔和右房压均衡上升至 0.67~2.00 kPa(5~15 mmHg)就可引起心室充盈受限,心搏量下降,而出现所谓的低压性心脏填塞。

(一)症状

呼吸困难,端坐呼吸或前倾坐位,口唇青紫,全身冷汗,严重者出现烦躁不安,精神恍惚。

(二)体征

(1)血压下降,心率增快及脉压差变小:心包积液使心排血量降低,心率代偿性增快以维持心排血量和动脉压,保证心、脑、肾脏灌注,同时,外围小动脉阻力增加,结果脉压差缩小。

(2)颈静脉怒张,呈现 Kussmaul 征象,即吸气时颈静脉充盈更明显,其产生机制为右房不能接纳吸气时静脉回心血量。急性心脏填塞、颈部过短、循环血容量不足时可无颈静脉怒张或 Kussmaul 征象。

(3)奇脉:吸气时桡动脉搏动减弱或消失。因吸气时心包腔内压力下降,回心血量增多,但心脏受束缚,不能相应扩张,导致室间隔左移使左室充盈减少,收缩期血压下降。用袖带测血压检查奇脉,吸气时收缩压下降大于 1.33 kPa(10 mmHg)[正常人吸气收缩压下降小于 1.33 kPa(10 mmHg)],同时肱动脉处听诊,吸气时动脉音比呼气时减弱或消失。检查奇脉不应令患者深呼吸,深呼吸如同 Valsalva 动作,可使脉搏减弱而做出错误的判断。奇脉也见于其他疾病,如阻塞性呼吸道疾病、心源性休克、限制型心肌病、肥胖、高度腹水或妊娠者。

(4)心尖搏动不明显,心音遥远,50% 可闻及心包摩擦音。

(5)肝大、腹水,体循环瘀血征象:见于亚急性或慢性心脏压塞。通过代偿机制使肾脏对水钠的重吸收增多,以增加有效循环血量,而血液大部分滞留在体循环的静脉系统,再加之不同程度的静脉收缩,导致静脉压进一步升高。

(三)辅助检查检查

(1)心电图:QRS 波振幅降低,P、QRS、T 波出现电交替时应考虑心脏填塞。若呼吸频率过快,而影响 QRS 电轴变化,常出现假性 QRS 电交替现象。

(2)心导管检查:心包腔内压力升高,使心脏在整个心动周期过程中持续受压,心房、心室及肺动脉压升高,舒张充盈不足,心搏量降低。血流动力学特征为肺毛细血管楔压、肺动脉舒张压、右室舒张末压与右房压相等;心搏量降低;同时记录心包内、右心、左心压力显示心包内、右房、右室和左心室舒张末压几乎相等,压力升高一般 2.00 kPa(15 mmHg)。但需注意下列情况:①当心脏填塞时伴有严重低血容量的患者中,心包内压和右房压力相等但只有轻升高;②若在心脏填塞前左心室舒张压已经升高,此时心包内压力和右心压力升高仍相等,但低于左心室舒张末压;③肺动脉和右心室收缩压一般低于 6.67 kPa(50 mmHg),并伴有脉压差变小,反映了每搏量的降低;④重度心脏填塞,右室收缩压只稍高于右室舒张压。

（3）超声心动图：右房舒张期塌陷，右室舒张早期塌陷，左房塌陷。吸气时通过三尖瓣血流速度增加，而二尖瓣血流速度降低＞15％。吸气时右室内径增大而左室内径缩小。二尖瓣 EF 斜率下降。下腔静脉瘀血，内径随呼吸的正常变化消失。左室假性肥厚。心脏摆动。心包腔见大量液性暗区。

（四）治疗

心包穿刺或心外科手术排出心包积液，解除心脏填塞是最主要的治疗方法。在紧急情况下某些支持疗法也有一定的治疗作用。静脉输液有助于中心静脉压升高，促进心室充盈，维持心排血量。此外，静脉滴注异丙基肾上腺素和多巴酚丁胺是维持心脏填塞时血循环的有效药物，它可增强心肌收缩力、扩张周围小动脉、缩小心脏体积以减轻心脏填塞，增加心排血量。心脏填塞时避免使用 β-受体阻滞剂，也不宜单独使用血管扩张剂。

心包穿刺：20 世纪 70 年代前，心包穿刺是在没有超声心动图检查和血流动力学监测下进行的盲目的床边穿刺，危及生命的并发症和死亡的发生率高达 20％。目前依据二维超声心动图检查选择穿刺部位，心电监护下心包穿刺，可降低并发症发生率。有人推荐联合进行右心导管检查、动脉压监测和心包穿刺引流和测压，可以评价压塞解除是否充分，可以彻底引流无分隔的心包液体；可以了解存在右房压高的其他原因，在血流动力学监测和透视下行心包穿刺，增加了操作的安全性。心包穿刺时最好使用三通接头，接于 18 号穿刺针上。三通接头侧管与压力传感器相连，后端连接含有 1％利多卡因的注射器，之后可用于抽吸心包积液。穿刺针针座或近端可以经一金属夹与心电图胸导联相连，观察穿刺是否太深损伤心外膜。但必须保证心电图机或心电图监护仪接地以免漏电引起心室纤颤。

心包穿刺部位以剑突下最常用，患者取半卧位 20°～30°，背部可垫枕使剑突隆起，穿刺点定在剑突下约 5 cm 和中线左旁 1 cm 处。穿刺针与皮肤成锐角，进针后针头向上略向后沿胸骨后推进。此处穿刺优点为肺脏、胸膜不遮盖心脏，穿刺针不穿过胸腔；不会损伤乳内动脉；心包后下方的积液易抽取，但穿刺针需穿过致密组织，如用力较大可能进针过深而撕裂右室、右房或冠状动脉。左第 5 肋间也是常用的穿刺部位。取坐位于心浊音界内 1～2 cm，二维超声心动图定位。穿刺向内、后，按定位方向进针。因左侧心肌较厚，穿通心肌机会少，但针头需经胸腔可使心包积液流入胸腔。若同时伴有左胸腔积液，心包穿刺抽取液体不易辨别液体来源于何处。少量心包积液选此点行心包穿刺不易成功，且有刺伤心肌危险。

五、不同病因所致的急性心包积液

（一）感染性心包积液

1.特发性（非特异性或病毒性）心包炎

急性特发性心包炎在国外占心包炎的首位，国内近年有渐增趋向。病因尚不十分清楚，可能是病毒直接侵入感染或感染后自身免疫反应。在这类心包炎患者中，曾有学者分离出柯萨奇 B、埃可 8 型病毒。目前即使在医疗技术先进的国家，对心包液、血液、咽部分泌物和粪便等进行病毒分离和培养，提供病原诊断的可能性仍不大。推测临床上许多特发性心包炎就是病毒性心包炎，因此急性特发性心包炎亦有称之为急性非特异性心包炎或病毒性心包炎。另因此病预后良好，又有学者将其称为急性心包炎。

（1）病理：早期表现呈急性炎症反应，中性粒细胞浸润，纤维蛋白沉积是急性纤维蛋白性或干性心包炎。心包脏层与壁层表面出现含有灰黄色的纤维蛋白、白细胞及内皮细胞组成的渗出物，呈条团块及微细颗粒状，毛绒绒的样子。炎症反应可累及心外膜下心肌，或心包与心外膜之间、心包与邻近的胸骨和胸膜之间发生炎症性反应至纤维粘连。心包炎症进一步发展，液体渗出增加呈渗出性心包炎。

（2）临床表现。

症状：本病多见于男性青壮年，儿童与老年人也有发生。半数以上病例在发病前1～8周曾有上呼吸道感染。前驱症状有发热和肌痛。典型"心包痛"的症状是突然剧烈心前区疼痛，部位和性质多变，常局限于胸骨后和左心前区，可放射至斜方肌、颈部及上肢。咳嗽、深呼吸、吞咽动作、躯体转动时疼痛加剧，前倾坐位疼痛缓解。偶有疼痛局限于上腹部，酷似"急腹症"。若疼痛性质呈压榨感并放射至左上肢又酷似"急性心肌梗死"。有时又与胸膜炎疼痛相似。一般症状持续数天至数周。呼吸与体位变化疼痛加重易与急性肺梗死胸痛相混淆，然而急性肺动脉栓塞后数天，4%患者会并发急性心包炎，应予注意。

心包的痛觉神经经膈神经入胸椎第4、5节的脊髓。心包只有壁层前壁，相当于左侧第5、6肋间处对痛敏感。疼痛除心包壁层反应外，心包周围组织和胸膜炎症反应及心包积液心包膜伸展等原因，均可引起胸痛。

呼吸困难表现为呼吸浅速，以减轻心包和胸膜疼痛。发热或大量心包积液压迫邻近支气管和肺实质或并发肺炎，呼吸困难加重。

体征：心包摩擦音是急性心包炎特有的体征。由于心包膜壁层与心外膜炎症性纤维蛋白渗出，表面粗糙在心脏跳动时两者相互摩擦而产生。听诊时有似搔抓、刮擦高频声音，似近在耳旁，心前区胸骨左缘和心尖部摩擦音最清楚，最好取呼吸暂停或前俯坐位，采用膜式听诊器加压听诊。大多数心包摩擦音与呼吸周期无关，但有时吸气状态下声音较响。心包摩擦音由3个时相成分组成，包括心房收缩（收缩期前）、心室舒张快速充盈期和心室收缩。心室收缩期成分，是心包摩擦音最响的成分。心包摩擦音由三相成分组成占58%～60%，双相24%，单相仅有心室收缩成分者占10%～15%，且多在心包炎早期和消退期听到。单相和双相心包摩擦音，需排除器质性心脏病、纵隔嘎吱音和听诊器接触皮肤的人工摩擦音。

（3）辅助检查。

心电图检查：典型心电图变化分4个阶段。第1阶段，在起病几小时或数天之内，除对应的 aVR、V_1 导联 ST 段常压低外，其他所有导联 ST 段抬高呈凹形，一般<0.5 mV，部分病例可见 P-R 段压低，约1 w内消失；第2阶段，ST 和 P-R 段回到正常基线，T 波低平；第3阶段，在原有 ST 抬高导联中 T 波倒置，不伴有 R 波降低和病理性 Q 波；第4阶段，可能在发病后数周、数月，T 波恢复正常或因发展至慢性心包炎使 T 波持久倒置。当心包炎心外膜下心肌受损或心包膜不同部位的炎症恢复过程不一致，心电图呈不典型变化，如只有 ST 段抬高或 T 波变化；局限性 ST 和 T 波改变；一份心电图可同时出现心包炎演变过程中不同阶段的 ST 和 T 波变化。如心电图见有一度房室传导阻滞或束支传导阻滞，则提示合并广泛性心肌炎症。第1阶段 ST 抬高需与以下疾病鉴别：①急性心肌梗死，心包炎不出现病理性 Q 波，ST 段抬高时无 T 波倒置，演变过程中在 T 波倒置之前表现为正常心电图；②变异性心绞痛，ST 段抬高多为暂时性；③早期复极综合征，ST 段抬高常见于青年人，特别是黑种人、运动员和精神科患者，ST 段没有动态演变，P-R 段不偏移。

胸部 X 线检查:急性纤维蛋白性心包炎阶段或心包积液在 250 mL 以下,心影不增大,即使有血流动力学异常,胸部 X 线检查亦可正常。

血白细胞正常或增多:分类以淋巴细胞为主。血沉增快,心肌酶谱正常,但当炎症扩展到心外膜下心肌时酶谱水平可升高。

(4)鉴别诊断。

急性心肌梗死:急性心包炎早期易与之混淆。发病后 24~36 小时,依临床经过,一系列特征性心电图改变和心肌酶升高可鉴别。

急性主动脉夹层:主动脉夹层发生心包积血,呈血性心包炎时可误诊为急性特发性心包炎,通过超声心动图、CT 或 MRI 检查可获得正确诊断。

(5)治疗:本病自然病程一般为 2~6 周,多数患者可自愈,急性期卧床休息,密切观察心包积液的增长情况,出现心脏压塞即行心包穿刺。胸痛给予止痛药,阿司匹林 0.9 mg,每天 4 次或非类固醇消炎药,如吲哚美辛 75 mg/d、布洛芬 600~1200 mg/d。经上述治疗数天后仍有剧烈胸痛,心包积液量增多或出现血性心包积液倾向,在排除合并感染后采用激素治疗,泼尼松 40~60 mg/d。症状一旦缓解即迅速逐渐减量和停用。急性特发性心包炎治疗后,头数周或数月内可复发,复发率达 25%。少数慢性复发性心包炎需用小剂量泼尼松 5~10 mg/d,维持治疗数周甚至半年。病情进展至心包缩窄时,可行心包切除术。

2.结核性心包炎

研究表明,结核病患者中约 4% 引起急性心包炎,其中 7% 发生心脏压塞,6% 发展成心包缩窄,在我国结核病是心包炎的主要原因。患者多通过肺门、纵隔、支气管、胸骨等处直接蔓延,也可通过血行途径将病菌播散至心包,常是急性起病,亚急性发展。急性期心包纤维蛋白沉积伴有浆液血性渗出主要含有白细胞,1~2 周后以淋巴细胞为主,蛋白浓度超过 2.5 g/dL。结核性心包积液的产生可能由于对结核杆菌蛋白的高敏反应。亚急性期心包炎呈现肉芽肿性炎症并有内皮组织细胞,朗格罕斯细胞及干酪样坏死。心包渗液或心包组织中也可出现极低浓度的结核杆菌,与脏、壁层心包增厚伴成纤维细胞增生使两层粘连,若同时伴有渗出,即成慢性或粘连期,此种渗出缩窄性心包炎不常见。其后心包腔内无渗液而心包钙化,部分发展为缩窄性心包炎。

(1)临床表现:有全身性疾病的一般症状及心包炎表现,常有发热、胸痛、心悸、咳嗽、呼吸困难、食欲缺乏、消瘦乏力及盗汗等,心界扩大、心音遥远、心动过速,偶有心包摩擦音。40%~50% 并胸腔积液,大量者可致心脏填塞,出现颈静脉怒张、奇脉、端坐呼吸、肝大、下肢水肿。

(2)诊断:绝对证据应是心包渗液或心包膜病检证实有结核杆菌,但阳性率极低(包括培养),活检系创伤性难以接受。其他如体内任何部位查结核杆菌或干酪性坏死肉芽肿组织学证据,即可高度提示为结核性心包炎。结核菌素皮试强阳性或抗结核治疗有效,仅是间接依据。聚合酶联反应(PCR)技术检测结核菌 DNA 的方法尚待进一步完善。

(3)治疗:确诊或怀疑结核性心包炎患者,能排除病因(如病毒、恶性肿瘤、结缔组织病等者)可予抗结核治疗。三联抗结核化疗:异烟肼 300 mg/d,利福平 600 mg/d 与链霉素 1 g/d 或乙胺丁醇 15 mg/(kg·d),治疗 9 月可以达满意疗效。

抗结核治疗中仍有心包渗出或心包炎复发,可加用肾上腺皮质激素如泼尼松 40~60 mg/d。可减少心包穿刺次数、降低死亡率,但不能减少缩窄性心包炎的发生。

外科治疗:心包缩窄、心脏填塞或渗出缩窄心包炎均是手术切除心包的指征、争取及早进行。

3.细菌性(化脓性)心包炎

化脓性心包炎自抗感染药物使用后,较以往减少,主要致病菌由肺炎球菌、溶血性链球转为葡萄球菌及革兰氏阴性杆菌、沙门杆菌属、流感嗜血杆菌和其他少见病原体。通常感染由邻近胸、膈下疾病直接蔓延或血行传播。当前成年人化脓性心包炎与胸外科术后或创伤后感染、感染性心内膜炎有关。

(1)临床表现:化脓性心包炎发病开始为感染所致的高烧、寒战、盗汗和呼吸困难。多数无"心包痛"。心包摩擦音占半数以下,心动过速几乎都有,易被漏诊,颈静脉怒张和奇脉是主要的心包受累依据,且预示将发生心脏填塞。

(2)诊断:根据病史、体检再结合辅助检查白细胞升高、胸部 X 线示心影扩大,纵隔增宽。ECG 示 ST-T 呈心包炎特征改变,交替电压示有心脏填塞可能。P-R 延长、房室分离或束支传导阻滞。

心包液检查多核白细胞增多、可有脓球,葡萄糖定量水平降低,蛋白含量增加,乳酸脱氢酶(LDH)明显增高。

对高度怀疑患者应迅速作超声心动图检查确定是否心包积液或判断有无产气菌感染所形成的粘连所致的小腔积液。

(3)治疗:使用足量抗生素外,应行心包切开引流,必须彻底引流,大剂量抗生素控制感染后维持 2 周。

4.真菌性心包炎

(1)病因:组织孢浆菌是真菌性心包炎最常见的病因,多见于美国。年青者和健康人由于吸入鸟或蝙蝠粪便中的孢子而患病。在城市则与挖掘或建筑物爆破有关。

球孢子菌性心包炎与吸入来自土壤与灰尘的衣原体孢子有关。

其他真菌感染引起心包炎包括曲菌、酵母菌、白色念珠菌等。引起真菌感染传播的危险因素,包括毒瘾者、免疫功能低下、接受广谱抗生素治疗或心脏手术恢复期。

(2)病理解剖:组织孢浆菌性心包炎,心包液增长迅速、量大,可为浆液性或血性,蛋白量增加,多形核白细胞增加。其他病原真菌性心包炎,渗液增长较慢。组织孢浆菌和其他真菌性心包炎,心包渗出液偶尔可机化,心包增厚,心包缩窄和钙化。

(3)临床表现:几乎所有组织孢浆菌心包炎患者都有呼吸道疾病、明显的"心包痛"及典型心电图改变。胸片异常,95%心影增大,胸腔积液和 2/3 患者胸腔内淋巴结肿大。组织孢浆菌心包炎典型表现为急性自限性播散感染,40%以上患者有血流动力学变化或心脏填塞症状,罕见发生严重长期播散感染,如发热、贫血、白细胞计数下降、肺炎-胸腔综合征、肝大、脑膜炎、心肌炎或心内膜炎等症状不常见。严重播散感染多半在婴幼儿、老年男性和应用免疫抑制剂者。

(4)诊断:组织孢浆菌心包炎诊断依据:①永久居住或旅行至流行病区;②青年人或健康成年人,疑心包炎时,补体结合滴定度升高至少 1:32;③免疫扩散试验阳性。多数患者滴定度并不进行性升高,因为心包炎通常发生在轻或无症状肺炎后,则第 1 次测定时滴度已升高。组织孢浆菌素皮试对诊断没有帮助。组织孢浆菌心包炎多发生在严重播散性感染情况下,必须与结节病、结核、霍奇金病及布氏菌病鉴别。组织孢浆菌进行性播散时,组织学检查和培养是重要的,可从肝、骨髓、溃疡渗出液或痰接种于萨布罗骨髓、溃疡渗出液或痰接种于萨布罗琼脂培养基或荷兰猪,随后传代培养。

球孢子菌感染是一局限性或播散性疾病。一般为良性,有时少数发展为急性的播散性致死性的真菌病。此病常发生在美国圣华金山谷,后又在南美、非洲发现。本病不经人传染,多因吸入孢子后感染。本病不易由流行区带至其他非流行区,因非流行区不具备流行区的条件。

诊断球孢子菌性心包炎依据:①有接触流行病区尘土的病史;②有球孢子菌播散至肺和其他器官的特征性临床表现;③感染早期血清学检查沉淀反应、补体结合试验阳性;④活体组织病理检查见特征性的小体。球孢子菌素皮试往往阴性。明确诊断要根据萨布罗琼脂培养鉴定。

其他真菌性心包炎如怀疑由其他真菌引起的心包炎,应做相应的补体结合试验。念珠菌性心包炎对血清学检查和沉淀试验不敏感,也不具有特异性,心包膜活检见真菌感染的特征和心包渗液培养有真菌生长,对诊断念珠菌心包炎有重要意义。

(5)治疗:组织孢浆菌心包炎一般属良性,在 2 周内缓解,不需要两性霉素 B 治疗,可用非固醇类消炎药治疗胸痛、发热、心包摩擦音和渗出。大量心包积液至心脏填塞,则需紧急心包穿刺或心包切开引流。心包钙化缩窄不常见。若同时伴有全身严重感染播散可静脉注射两性霉素 B。

非组织孢浆菌心包炎生产诊断较罕见,不会自然缓解,多死于原发病或真菌性心包炎及心肌受累。心包炎伴有球孢子菌播散,曲菌病、芽生菌病时的药物治疗可用两性霉素 B 静脉注射。南美型芽生菌病尚需用氨苯磺胺。伴有真菌败血症和播散感染的念珠菌性心包炎用二性霉素 B 治疗并心包切开引流。许多非组织孢浆菌的真菌性心包炎,慢性心包炎真菌感染能发展为严重性心包炎,慢性心包炎真菌感染能发展为严重的心包缩窄,而心脏填塞并不常见,因此,心包切开引流是常用的治疗方法。心包内注射抗真菌药不一定有帮助。

长时间应用两性霉素 B 常伴随严重毒性反应,故强调组织学检查或培养后获得正确诊断的重要性。

伊氏放线菌病和星形诺卡菌属真菌与细菌中间类型,这类病原体可引起无痛性感染,也可由胸腔、腹腔或颜面脓肿侵入心包,发展至心脏填塞和慢性缩窄性心包。

5.寄生虫性心包炎

寄生虫性心包炎极为少见。肠溶组织阿米巴可通过血源性播散或肝脓肿破入心包而引起心包炎。文献已报告 100 例棘球蚴引起的心包炎,它常由入侵部位蔓延至心包或在心肌形成的囊肿破入心包腔而引起心包炎。

(二)非感染性心包积液

1.急性心肌梗死后综合征(Dressler 综合征)

急性心肌梗死后综合征(Dresslersyn drome)多发生于急性心肌梗死后数周至数月,最常见是2~3 周。急性起病伴发热、心包炎和胸膜炎。估计 Dressler 综合征发生率约 40%。近年发生率有显著下降。急性心肌梗死溶栓治疗成功再灌注者中,Dressler 综合征极罕见。其发生机制尚不完全清楚,可能是机体对坏死心肌组织的一种自身免疫反应,因 Dressler 综合征患者血中可测到抗心肌抗体;抑或是心肌梗死处血液渗入心包腔引起心外膜迟发免疫反应;也可能由于心肌梗死创伤激活心脏内静止或潜在的病毒。临床表现需与急性心肌梗死、早期心包炎、梗死延展和梗死后心绞痛相鉴别。

(1)病理解剖:心包膜呈非特异性炎症改变、纤维蛋白沉着。与梗死早期心包炎不同,早期心包炎,心包膜炎症改变仅覆盖在梗死灶局部范围,Dressler 综合征病理改变呈弥漫性。

(2)临床表现:急性心肌梗死后数周至数月内偶见于 1 年后发病,可反复发作。急性起病,常见症状为发热、全身不适、心前区疼痛和胸痛。疼痛性质与程度有时易误诊再梗或梗死后心绞痛。查体可闻及心包摩擦音,有时可听到胸膜摩擦音,持续 2 周。心包积液少至中等量,大量心包积液心脏填塞少见。心包积液为浆液性或浆液血性,偶为血性积液。血化验检查白细胞增多,血沉增快,X 线胸片心影扩大,单侧(常为左侧)或双侧胸腔积液,有时可见肺内渗出阴影。超声心动图检查示心包积液。而心肌梗死后可有 1/4 患者出现少量心包积液,且临床无症状,但并非是 Dressler 综合征。心电图表现除原有的心肌梗死,ST-T 改变外,部分患者有急性心包炎典型 ST-T 改变。

(3)鉴别诊断。

急性心肌梗死早期心包炎:多于梗死后 1 周内发生,常为前壁和广泛前壁心肌梗死,扩展到心外膜引起局限性心包炎。急性心肌梗死头 48 小时即可听到心包摩擦音,持续 2～3 天,超过 3 天提示预后不良。

心肌梗死延展或再梗死(Dressler 综合征):①具有特征性"心包痛",与呼吸,体位有关,对硝酸甘油治疗无反应。②心电图无新 Q 波出现。③CK-MB 无明显上升,有时心包炎症浸润心外膜下心肌,使 CK-MB 轻度升高。

心肌梗死后长期抗凝治疗继发血性心包积液:X 线胸片发现心包积液,肺部浸润性阴影,少数有咯血症状者,还需与肺炎和肺梗死相鉴别。

(4)治疗:Dressler 综合征是自限性疾病,易复发,预后良好。突发的严重心包炎应住院观察,以防发生心脏压塞。发热、胸痛应予卧床休息,常用阿司匹林或非类固醇消炎药治疗。Dressler 综合征为中等或大量心包积液或复发者,可短期内用肾上腺皮质激素治疗,如泼尼松 40 mg/d,3～5 天后快速减量至 5～10 mg/d,维持治疗至症状消失,血沉恢复正常为止。有报道秋水仙碱可治愈 Dressler 综合征复发性激素依赖性心包炎,其效果有待进一步证实。患 Dressler 综合征后停用抗凝剂,以免发生心包腔内出血。心脏填塞即行心包穿刺。Dressler 综合征引起缩窄性心包炎则行心包切除术。

2.肿瘤性心包积液

(1)病理解剖:尸解资料肿瘤性心包炎占心包病的 5％～10％。肺癌、乳腺癌、白血病、霍奇金病和非霍奇金淋巴瘤占恶性心包炎的 80％,除此之外还包括胃肠道癌肿、卵巢癌、宫颈癌、肉瘤、平滑肌肉瘤、多发性骨髓瘤、纵隔畸胎瘤、胸腺瘤和黑色素瘤。

原发性心包肿瘤:原发性心包恶性肿瘤罕见,以间皮瘤占优势,其次为良性局限性纤维间皮瘤、恶性纤维肉瘤、血管肉瘤、脂肪瘤和脂肪肉瘤、良性和原发性恶性畸胎瘤。原发性心包肿瘤罕见,偶有与先天性疾病,如结节性硬化症并存报告。分泌儿茶酚胺嗜铬细胞瘤,也是罕见的原发性心包肿瘤。在一些艾滋病患者中,由于卡波济肉瘤和心脏淋巴瘤,引起心包膜和心脏恶性肿瘤病例数增多。感染艾滋病病毒早期可出现心脏填塞,必须与化脓性心包炎及心包恶性肿瘤鉴别,以排除这些疾病。

心包转移肿瘤:癌肿转移途径有:①纵隔恶性肿瘤扩散和附着到心包;②肿瘤小结由血行或淋巴播散沉积于心包;③肿瘤弥漫性浸润心包;④原发性心包肿瘤,心包膜局部浸润。大多数病例,心外膜和心肌不受累。

肿瘤性心包积液:肿瘤性心包炎渗液呈现浆液血性,发展迅速,可致急性或亚急性心脏压塞。心包肿瘤如肉瘤、间皮瘤和黑色素瘤,能侵蚀心室腔和心包腔内血管,引起急性心包扩张和意外的致死性心脏压塞。心包增厚和心包腔内渗液(渗出-缩窄性心包炎)或肿瘤生长把整个心脏包裹,形成缩窄性心包炎。

纵隔肿瘤并发心包积液:并非均为恶性,纵隔淋巴瘤和霍奇金病常出现无症状心包渗液,这些暂时性心包渗液,推测可能是淋巴回流障碍的结果。纵隔胸腺瘤和原发性心脏肿瘤也可并发暂时性心包积液。

(2)临床表现:肿瘤心包炎可无症状仅在尸解时发现。在不明原因的急性心包炎中,估计肿瘤病因占5%。心脏填塞有时是某些癌肿、白血病,或原发性心包肿瘤的首发症状。

呼吸困难是恶性心包炎常见症状,其次包括胸痛、咳嗽、胸廓畸形和咯血。心音遥远和偶闻心包摩擦音。大多数患者是在心脏填塞、颈静脉怒张、奇脉及低血压时而被确诊。

(3)辅助检查:胸部 X 线90%以上有胸腔积液、心脏扩大、纵隔增宽、肺门肿块或偶见心脏阴影轮廓呈不规则结节状。

(4)心电图检查:心电图呈非特异性改变。心动过速、ST-T 改变、QRS 低电压和偶见心房纤颤。有些患者的心电图呈持续心动过速、心包炎早期心电图表现。心电图出现房室传导障碍,暗示肿瘤已浸润心肌和心脏传导系统。

(5)诊断和鉴别诊断:癌肿患者并发心包炎并非均是癌肿疾病本身所引起,如放射治疗后心包炎,免疫抑制剂治疗诱发结核性或真菌性心包炎。有少数报告,静脉注射化疗药物多柔比星(阿霉素)、柔红霉素时发生急性心包炎。

肿瘤性心包炎心脏压塞,必须与癌肿患者因其他原因出现的颈静脉怒张、肝大、周围水肿相鉴别。引起这些症状重要原因包括:①多柔比星的心肌毒性或原有心脏病者,左右心功能不全进行性加重;②上腔静脉阻塞;③肝肿瘤门脉高压;④肿瘤播散至肺微血管继发性肺动脉高压。

超声心动图检查可帮助探测心包腔中不规则肿块。CT 和 MRI 检查除可显示心包积液外,还能了解肿瘤位置与心包膜、纵隔和肺之间关系。

心包穿刺和心导管:超声心动图检查发现大量心包积液疑有心脏填塞的癌肿患者,采用心包穿刺留置导管同时联用,可以鉴别:①上腔静脉阻塞,可能同时并存肿瘤性心包炎,心脏填塞,致面部水肿,颈静脉扩张。心导管还能协助区分;②发绀、低氧血症和肺血管阻力升高,不一定是心脏填塞特征。当心包穿刺后,患者的低氧血症和持续性呼吸困难仍存在,强有力支持肺微血管肿瘤(肿瘤性淋巴炎肺播散)。在右心导管肺毛细血管嵌顿处取血样标本,进行细胞学检查能获得诊断的证据。

由于心包积液外观不能区别心包炎的原因是肿瘤性、放射性抑或是特异性病因,需要精细的心包积液细胞学检查鉴别。细胞学检查结果对85%的恶性肿瘤心包炎可提供诊断依据。癌肿性心包炎,假阴性细胞学是不常见,但不包含淋巴瘤和间皮瘤。对怀疑肿瘤性心包炎者,心包积液检查应包括癌胚抗原以提高诊断的阳性率。假如细胞学检查结果阴性,可能要求切开心包进行活检。心包活检的标本要够大,能对90%以上病例提供组织学诊断,如标本太小可有假阴性诊断。对危急患者切开心活检有一定危险,值得注意。经皮光导心包腔镜活检是一种新的介入检查方法,可用于怀疑心包腔肿瘤者。

(6)预后:肺癌和乳腺癌是肿瘤性心包炎心脏压塞最常见原因。肿瘤性心包炎自然史根据原发恶性肿瘤疾病类型而决定。两组统计分析,恶性肿瘤心脏压塞经治疗患者的自然史,平均生存4月,25%生存1年。乳腺癌致肿瘤性心包炎预后明显好于肺癌或其他转移癌性心包炎。有学者报告肺癌患者的心包炎心脏压塞外科治疗,平均生存期仅 3.5 月,相反乳腺癌平均生存 9 月,有幸者最长生存 5 年以上。

(7)治疗:肿瘤性心包积液根据患者具体情况而定,如有无心脏压塞的临床表现,有无特异性有效的治疗和恶性肿瘤病程的阶段。终末期衰竭患者,通过治疗改变预后是无希望的,在这种情况下,诊断顺序要简化,治疗目的是减轻症状,改善最后数天或数周的生活质量。90%～100%肿瘤性心包炎心脏压塞者,采用心包穿刺留置导管方法抽取心包积液,能有效地缓解相关症状,出现并发症风险低(<2%)。若心脏压塞复发,可在局麻下行剑突下心包切开术,缓解症状成功率高,并发症发生率低。左侧开胸部分心包切开术(开窗术)与剑突下心包切开术相比,无更多的优点,现已少用。

一种经皮球囊心包切开术,对恶性肿瘤心包积液处理是一种有前途的新技术。有用此种方法治疗50 例大量心包积液和心脏压塞的经验。并发症包括 2%冠状动脉撕裂,12%发热,胸腔积液需行胸腔穿刺或放置引流者占 16%。虽然,早期并发症发生率高,但对恶性心包积液的处理,尚无循证医学证据证实经皮球囊心包切开术的效果优于导管心包穿刺术或剑突下心包切开术。

已接受有效的化疗和激素治疗的恶性肿瘤患者,其无症状性心包积液可用超声心动图动态观察心包积液进展情况。大量心包积液和心脏填塞,除心包穿刺抽液外可并用药物治疗如四环素和其他化学制剂注入心包腔内,目的是使心包膜硬化和心包腔闭合。与导管心包腔穿刺和剑突下心包切开抽液比较,至今没有使人信服的证据证实心包腔内滴注药物能改善预后。心包腔内滴入药物的不良反应包括胸痛、恶心、高烧,房性心律失常和迅速发展成心包缩窄。

对放射治疗敏感的肿瘤,放射治疗是一个重要的选择。大约一半恶性心包炎是对放射治疗敏感的肿瘤引发,对这种治疗有反应。一组 16 例乳腺癌患者并恶性心包积液,11 例放射治疗后明显改善。7 例白血病或淋巴瘤继发性恶性心包积液,放射治疗 6 例改善。

1/4 恶性心包积液患者很可能生存时间少于 1 年。在癌肿者伴有复发性心包积液和心包缩窄,如对系统性抗癌治疗有潜在反应或期望生存时间延长 1 年以上,可考虑外科广泛心包切除术。

3.尿毒症性心包炎

尿毒症性心包炎可分为尿毒症心包炎和透析后心包炎,由于透析疗法的进展,发生率较前明显降低。其发病多为综合因素:尿素氮等毒性物质所致包膜化学性炎症;营养不良免疫功能低下,频发细菌、病毒感染极易波及心包;患者血小板功能和凝血功能障碍、纤溶活性降低,导致出血性心包炎或出血纤维性心包炎,增加心脏压塞的危险;免疫功能异常;容量超负荷;患者甲状旁腺功能亢进,钙盐增加,沉积心包;伴有高尿酸血症、低蛋白血症,也增加其发生。

(1)临床表现:持续心前区疼痛,随体位变化而加剧、发热等。心包摩擦音、血压下降。心界扩大、肝大、奇脉等心脏压塞症状。如临床无典型心前区疼痛及心包摩擦音、仅靠超声心动图检查难以诊断尿毒症心包炎。

(2)治疗:血液透析是有效的治疗措施,应尽早进行。尽量减少肝素用量、避免出血致心脏填塞,必要时行无肝素透析或作体外肝素化法。积液量大者可行心包穿刺或心导管心包腔内引流术,放液后心包腔内注入甲泼尼龙 60～100 mg 可助炎症吸收。若心脏填塞持续存在或反复出现心包积液,上述治疗无效或已发展至心包缩窄可行心包切除术。

4.放射性心包炎

(1)病因:放射性心包炎是乳腺癌、霍奇金病和非霍奇金淋巴瘤放射治疗的严重并发症。放射治疗对心肌和心包的损伤取决于:①放射治疗的剂量;②治疗次数和治疗时间;③放疗照射区所包括心脏的容积;④^{60}Co与直线加速器比较,^{60}Co照射量分布不均匀。

霍奇金病放射治疗过程中60%心影在照射野内,经4周剂量小于4 000 rad治疗,放射性心包炎发生率5%～7%,超过此剂量放射性心包炎发生率急速上升。当整个心包膜暴露在照射野内,心包炎发生率为20%。若隆突下用防护垫保护心脏,发生率可降至2.5%。

乳腺癌放射治疗,在照射野内心脏容积少于30%,可耐受6周以上,6 000rad治疗,放射性心包炎发生率小于5%。

目前认为放射性心包炎多发生在放射治疗后数年,临床表现呈慢性心包积液或缩窄性心包炎。

(2)病理解剖:放射性心包炎表现为纤维蛋白沉积和心包膜纤维化。急性炎症阶段心包积液可以是浆液性、浆液血性或血性,蛋白和淋巴细胞成分增多。初期炎症反应性渗液可以自然消退,若浓稠的纤维蛋白渗液继续增多,使心包粘连、心包膜增厚和心包小血管增殖则形成慢性渗出性心包积液、缩窄性心包炎及放射治疗常引起的渗出-缩窄性心包炎。

放射治疗有时可损伤心肌,致心肌间质纤维化、瓣膜增厚、主动脉瓣关闭不全、主动脉炎、不同程度房室传导阻滞,心肌内小动脉纤维变性增厚,可伴有心内膜纤维化或弹力纤维增生、心肌纤维化,亦可发展成限制型心肌病,与放射治疗后缩窄性心包炎并存。

(3)临床表现:少数表现为急性心包炎症状,发热、心前区痛、食欲减退、全身不适,心包摩擦音和心电图异常。迟发性心包炎常在放射治疗后4个月至20年,最常见在12个月内,出现急性非特异性心包炎或无症状性心包积液和胸腔积液,在数月或数年内逐渐消退。约50%患者呈慢性大量心包积液,伴有不同程度心脏压塞,病程长者可出现心包缩窄的临床表现。

(4)诊断及鉴别诊断:放射性心包炎常与原有的恶性肿瘤所引起的心包炎相混淆。肿瘤转移或浸润的心包炎常为大量心包积液、心脏填塞。心包积液细胞学检查,85%病例能确定原发灶。若霍奇金病临床治愈数年后心包炎、心包积液症状仍存在,则放射损害比恶性肿瘤转移的可能性更大。放射治疗可诱发甲状腺功能低下,而发生心包积液,发生率约25%。病毒感染所致而发生心包炎均需与放射性心包炎相鉴别。

(5)治疗:放射治疗后无症状心包积液,定期随访,不需特殊治疗。大量心包积液、心脏填塞或为明确诊断进行组织学检查需做心包穿刺术。严重顽固疼痛和威胁生命的心包积液可用激素治疗。反复大量心包积液,严重渗出-缩窄性心包炎行心包切除术,手术死亡率21%,而非特异性缩窄性心包炎手术死亡率则为8%,明显低于放射性心包炎。术后随访5年生存率5%,而其他病因心包切除术,5年随访生存率83%。

5.风湿性心包炎

在19世纪心包炎最常见病因是急性风湿热,它与严重的风湿性心内膜炎多并存。目前,风湿性心包炎不常见,发生率约5%～10%。风湿性心包炎为自限性心包炎,可自然消退,发展为慢性钙化缩窄性心包炎极罕见。

(1)病理解剖:风湿性心包炎特点为浆液纤维蛋白或脓性渗液。急性活动期IgG、IgM和补体沉着在心包膜表面,但心包炎发病机制是免疫机制或是单纯的非特异性炎症反应尚不清楚。

（2）临床表现及诊断：风湿性心包炎常发生在急性风湿热初期，无临床症状或有典型心前区痛和急性风湿热的其他症状，如发热、全身不适和关节痛。出现心包炎常表示有弥漫性全心炎。风湿性心包炎诊断依据包括胸痛、心包摩擦音或超声心动图显示出心包积液，结合 Jones 修正的急性风湿热临床诊断标准和 A 族溶血性链球菌感染证据。儿童风湿性心包炎并不少见，所以对心包炎患儿应迅速查找急性风湿热的相关证据。

儿童或青年人出现心包炎、发热、关节痛和皮疹等，应与病毒疹、莱姆病、感染性心内膜炎、青年型类风湿性关节炎、系统性红斑狼疮、克罗恩病、Henoch-Schonlein 紫癜或镰状细胞危象相鉴别。

（3）治疗：按急性风湿热治疗，包括卧床休息，注射青霉素，若发生心力衰竭时加用地高辛。胸痛者可给予阿司匹林 600 mg，每天 3 次或 4 次，也可用激素治疗。少量或中等量心包积液常可自然退，不需要进行心包穿刺抽液，除非为了明确急性风湿热的诊断。

6.系统性红斑狼疮性心包炎

系统性红斑狼疮性心包炎多发生在疾病活动期，是该病最常见的心血管系统表现。临床发生率为 20%～45%。超声心动图检查发现异常的百分率更高。尸解检出率为 43%～100%，平均62%，心包炎多为纤维蛋白性或渗出性。心包液可能是血浆性或肉眼血性。蛋白含量高，葡萄糖量正常或减少，白细胞计数小于 $10×10^9/L$，补体水平低、偶可发现红斑狼疮细胞。

心脏填塞发生率小于 10%，发展为缩窄性心包炎者罕见。有时心脏填塞是红斑狼疮首发症状。红斑狼疮心包炎可伴有心肌炎、心内膜炎，传导系统炎症和冠状动脉炎，偶可引起心肌梗死。

（1）临床表现：红斑狼疮患者出现胸痛，心包摩擦音或 X 线检查心影增大，心电图呈急性心包炎的特点。因心包炎常发生在疾病活动期，常与肾炎同时并存，其血清补体明显升高，抗核抗体阳性和血沉增加，可查到红斑狼疮细胞。

红斑狼疮患者，用免疫抑制药物、激素和细胞毒性制剂治疗过程中，若超声心动图发现新近心包积液，胸部 X 线检查心影增大，胸腔积液和肺实质性浸润，需细心的体格检查、血培养、结核菌素皮试以排除并发化脓性、真菌性或结核性心包炎。

（2）治疗：针对原发病治疗，如激素和免疫抑制剂。可采用中到大剂量糖皮质激素类药物。如泼尼松 $1.0～1.5$ mg/(kg·d)，1～5 天内不见症状好转，可考虑在原剂量上增加 10% 剂量，待病情缓解，减少用量，泼尼松 15 mg/d 或隔天 30 mg 维持治疗，一般为 6～12 个月不等。大量心包积液心脏压塞时行心包穿刺术，反复出现心包积液和发展成缩窄性心包炎，可选择心包切除术。

7.类风湿心包炎

尸检发现，50% 类风湿关节炎患者合并陈旧性纤维蛋白粘连性心包炎。生前诊断约 10%～25%，表现为一过性或大量心包积液心包炎征象。50% 慢性类风湿关节炎者，超声心动图检查可显示有心包积液。心包炎多见于严重类风湿关节炎，包括关节强直、畸形、皮下类风湿结节、肺炎和类风湿因子阳性。偶尔，血清类风湿因子阴性患者亦可发生类风湿性全心炎。

成人类风湿性心包炎能引致心脏填塞和渗出性缩窄心包炎及缩窄性心包炎。成人 Still 病、约 6% 青年型类风湿关节炎，可出现心包炎心脏填塞。心包炎同时伴有心肌炎的发生率以男性为主。

（1）病理解剖：心包膜典型病理改变为心包血管炎，非特异性纤维素性增厚粘连，偶见类风湿结节。心包渗液呈浆液性或血性，蛋白超过 5 g/dL，葡萄糖小于 45 mg/dL，胆固醇水平升高，白

细胞计数在 $20 \times 10^9/L \sim 90 \times 10^9/L$ 之间,类风湿因子阳性,补体活性减低、心包膜见 $CD8^+$ T 细胞浸润。当类风湿结节侵犯心肌、心瓣膜时,能引致主动脉瓣、二尖瓣关闭不全。

(2)临床表现:关节肿胀僵痛、发热、心前区痛和心包摩擦音、胸膜炎。胸部 X 线检查心影扩大,65%患者出现单侧或双侧胸腔积液。心电图表现为非特异性 ST-T 改变、房室传导阻滞。超声心动图检查几乎一半患者有心包增厚和积液。虽然类风湿性心包炎是自限性和良性的,但 3%～25%患者突然出现心脏填塞或因免疫复合物沉着在心包膜上而发展为渗出-缩窄性或缩窄性心包炎,且男性多于女性。

(3)治疗:有症状的心包炎者可用阿司匹林 0.6～1.0,每天 3～4 次,或非类固醇消炎药如吲哚美辛25 mg,每天 2 次～3 次。大量心包积液、心脏填塞行心包穿刺术,4%～20%患者需心包切除术,使血流动力学得到最大的改善。

8.心包切开术后综合征

心包切开术后综合征是指心脏手术一周后出现发热、心包炎、胸膜炎。此综合征首先发生在风湿性心脏病二尖瓣手术患者,认为是风湿热的复发,随后,在非风湿性心脏病的患者进行心脏手术后也会出现这一综合征。在埋藏式心脏起搏器起搏导管引起心脏穿孔、胸部钝挫伤、心外膜植入心脏起搏器及冠状动脉成形术导致冠状动脉穿孔时,可同样出现心包切开术后综合征的临床特征。

心包切开术后综合征发病率在 10%～40%之间,儿童发病率高于成人。有报道预激综合征心脏外科手术治疗导致本综合征的发生率为 31%。

同 Dressler 综合征类似,心包切开术后综合征被假设为心肌自身的免疫反应,可能同一种新的或再活化的病毒感染有关。Engle 及其同事曾用实验证明,进行过心包切开术的某些患者其血浆中出现抗心肌抗体,效价水平同综合征发病率呈正比关系。约 70%心包切开术后综合征患者血浆抗心肌病毒抗体效价升高,而无此综合征患者仅 8%升高,抗心肌抗体阴性,这暗示,病毒感染可能是个触发或随意因素。在 2 岁以下进行心脏手术的儿童中,患心包切开术后综合征甚为罕见。这一发现,说明同各种病毒暴露的时间有关,或是对经由胎盘的保护性抗体有关。

(1)病理解剖:心包切开术后综合征,心包组织无特异性改变,心包操作和积血可能引起心包粘连,心包膜增厚,偶有纤维化心包腔闭合,导致缩窄性心包炎。心包膜产生的组织型纤维蛋白溶酶原激活素,在心脏手术拖长时间,伴随心包间皮损伤和炎症时,分泌激活素减少影响心包纤维蛋白的溶解,导致术后心包炎和心包粘连。心包积液呈稻草黄色、粉红色或血性,其蛋白含量大于 4.5 g/dL,白细胞计数 $0.3 \times 10^9/L \sim 8.0 \times 10^9/L$。

(2)临床表现:通常在心脏手术后 2～3 周急性起病,其特征为发热、乏力和胸痛。有些病例手术后一周内即持续发热。胸痛是急性心包炎的特征,胸痛性质类似胸膜炎。其他非特异性的炎症表现包括血沉加快,多形核白细胞升高。

几乎所有患者在心脏手术后头几天可闻及心包摩擦音,大多数于 1 周内消失而不发生此综合征。X 线检查约 1/3 的患者左侧或双侧胸腔积液,1/10 患者有肺浸润,半数患者有短暂性的心影扩大。心电图表现为非特异性 ST-T 改变和阵发性房性心动过速。超声心动图可提示心包积液存在和心脏填塞的证据。心脏手术后心包渗血极为普遍,术后 10 天内有 56%～84%患者有心包积液。诊断心包切开术后综合征需与术后其他原因,包括感染引起发热相鉴别。

(3)治疗:心包切开术后综合征有自限性,但长期迁延可致残。发热和胸痛可用阿司匹林或非类固醇消炎药加以缓解。用药后48小时内无效可使用激素治疗。手术后头6月此综合征多有复发。约1%成年人心脏手术后平均49天发生心脏填塞,同时伴有发热、心包摩擦音及典型"心包痛"。抗凝治疗与心包切开术后综合征伴发心脏压塞无关。心脏填塞行心包穿刺处理,反复的心脏压塞需要进行心包切除术。发生缩窄性心包炎罕见,多出现在心包切除术后综合征后的数月至数年。

9.创伤性心包炎

创伤性心包炎除贯通伤和非贯通伤,其他外伤性心包炎的重要原因,包括食管癌、食管腐蚀或Boerhaave综合征突发食管破裂,食管内容物流入心包腔或为食管胃切除术后的并发症。意外事件,吞咽牙签或鱼骨致食管穿孔而发生心脏填塞和迟发缩窄性心包炎。食管破裂外伤性心包炎,常伴随严重糜烂性心包炎症和感染。食管破裂或穿孔可发展成食管心包瘘。上述病情,虽有内科治疗瘘管可以自然闭合报道,也常需外科立即手术,但死亡率高。心包炎也可继发于胰腺炎,此时心包积液淀粉酶含量高,而心脏填塞或胰腺心包瘘罕见。急性酒精性胰腺炎,心包积液发生率明显高于对照组(47%比11%)。恶性疾病或胃、胆管、大肠和气管外科手术并发溃疡形成,可致心包瘘管。

心包外伤也可出现不常见的外伤性症状,包括心脏通过心包裂口形成心脏疝或心脏半脱位所引发心血管虚脱和心包内膈疝。心脏疝能被CT和MRI所诊断。左肺根部切除术和部分心包切除术可发生在胸心脏疝。脐疝手法复位引起肠襻心包内疝罕见,超声心动图可提供诊断。

10.心脏手术及心导管术后心包积血

心脏外科术后或心导管检查、安装起搏器过程中或术后并发心包积血,可导致急性心脏填塞和慢性缩窄性心包炎。一组报道510例进行心脏外科手术后连续发病者,其中2%在术后1～30天内(平均8天)发生心脏压塞。心脏外科手术后至少有一半患者,可用超声心动探测出小量心包积液,大量心包积液心脏压塞常见于服抗凝药者,且比服用阿司匹林患者多10倍。术后心脏填塞占心脏外科术后不明原因低血压病例的10%,会与血容量不足或心力衰竭相混淆,右室压缩继发肝充血可能误诊术后肝炎等。

床旁作食管超声检查是鉴别术后完全性或局限性心脏填塞的必不可少的诊断工具。两者在临床和超声心动图上的心脏填塞表现是有区别的。对心脏周围或大面积局限性心包积液的处理可用二维超声心动图引导下作经皮导管心包穿刺术。对心脏后壁局部心包积液或局部血栓的患者,应在手术室内作外科心包切开清除处理。Friedrich等在6年中连续观察11 845例,心导管操作时心脏穿孔和急性心脏填塞发生率,二尖瓣球囊成形术时心脏穿孔占4.2%,主动脉瓣球囊成形术占0.01%,对这类患者实施心包穿刺术半数有效,而其余患者则要外科手术修补穿孔。经静脉的右心室内膜心肌活检,心脏穿孔和(或)心脏填塞发生占1.5%,冠状动脉成形术0.02%,冠状动脉内支架植入较少见。引起心包积血和心脏填塞其他原因,包括胸骨骨穿,食管镜,和纵隔镜检查。近年报道,食管静脉曲张用内镜硬化治疗亦是引起急性心包积血和随后发展为心包炎和心脏填塞的原因。植入螺旋固定心房电极的起搏器约5%发生急性心包炎并伴有心包积液,需要抗感染治疗。

11.黏液水肿性心包炎

黏液水肿患者常并发心肌病,1/3并心包积液、胸腔积液和腹水。心包积液机制可能是水钠潴留,淋巴液引流缓慢和毛细血管外渗蛋白增加。心包积液常呈清或淡黄色,偶尔像黏液胶状物。积液所含蛋白和胆固醇浓度升高,少量白细胞或红细胞。黏液水肿患者心包积液增长速度很缓慢,容量可达 5～6 L,虽已压迫心脏,但仍无代偿性心动过速和其他心脏压塞症状,胸部透视时意外发现心脏明显扩大。曾有报道巨舌可作为甲状腺功能低下和心包积液静脉压升高的特征。大量心包积液患者,常是甲状腺功能低下特征,尤其是婴儿和老年患者,往往心包积液是唯一的体征。纵隔放射治疗后,患者出现心包积液应考虑为甲状腺功能低下的表现,有报道 25% 妇女在放射治疗中可诱发甲状腺功能紊乱。甲状腺替代治疗,已恢复具有正常甲状腺功能数月后,黏液水肿心包积液会缓慢减少最终消失。

12.胆固醇性心包炎

胆固醇性心包炎是由于心包损伤伴胆固醇结晶沉积和对炎症反应的单核细胞,包括泡沫细胞、巨噬细胞浸润而形成。心包腔内出现胆固醇结晶是慢性炎症表现。心包积液典型特征,包括微小胆固醇结晶,像闪闪发光的“金子”。心包积液中胆固醇增多机制不清,可能原因:①心包表面细胞坏死放出细胞的胆固醇;②红细胞溶解释放出胆固醇;③心包炎减少了淋巴引流,减少胆固醇的吸收,产生胆固醇结晶;④一些胆固醇心包炎患者,心包积液的胆固醇量与血浆胆固醇含量相似,心包腔内高胆固醇可能是单纯渗出物。

大多数胆固醇心包炎常缺乏明确的基础疾病。治疗包括确定伴有的任何因素如结核病、风湿病或黏液性水肿高胆固醇血症。胆固醇心包炎心包积液容量大,发展缓慢,心脏压塞并发症少见。当大量心包积液引起呼吸困难和胸痛,或发展成缩窄性心包炎的可进行心包切除术。

13.乳糜性心包积液

特发性乳糜性心包积液(chylopericardium)罕见,常是由于胸导管阻塞,其原因可以为外科手术或外伤致胸导管破裂或因肿瘤阻塞淋巴管。胸导管阻塞,使正常的淋巴回流系统受阻,结果乳糜通过淋巴引流反流心包。多数患者无症状,心包积液缓慢增加,多在胸部 X 线和超声心动图检查时发现。损伤的胸导管和心包腔之间的淋巴引流,可凭借 ^{99m}Tc 硫黄锑胶体放射核素淋巴管造影发现。心包积液常似乳白色牛奶,含有高胆固醇及甘油三酯,蛋白含量高于 35 g/L,用苏丹Ⅲ号脂肪染剂染色,显微镜下见到细微脂肪滴。

乳糜性心包积液发生心脏填塞和缩窄性心包炎罕见。有报道心脏手术后并发乳糜性心包积液可致心脏压塞。对有症状的乳糜性心包积液患者的处理,尽可能减少复发,包括限制摄入含丰富甘油三酯的食物,如不成功可考虑胸导管手术,切开心包壁排出乳糜液和防止再蓄积。

14.妊娠与心包积液

没有证据表明妊娠会影响心包疾病的易感性,但是,许多孕妇在妊娠后 3 月出现小至中量心包积液,罕见心脏填塞,由于妊娠期血容量增加,可使原来隐伏的心包缩窄表现出来。妊娠期的急性心包炎心电图须与正常妊娠状态下心电图上轻微的 ST-T 改变相鉴别。妊娠期大多数心包疾病的处理与非妊娠者类似,值得注意的是,大剂量阿司匹林可使胎儿动脉导管提早闭合,秋水仙碱也应禁用。心包切开术或心包切除术并不增加随后妊娠的风险,必要时可以进行。妊娠 20 周后,可通过超声心动图检出胎儿心包液,深度在 2 mm 以内为正常,如心包液过多,应考虑到胎儿水肿、溶血、低蛋白血症、免疫系统疾病、母婴传播的支原体或其他感染和肿瘤形成的可能。

(成少永)

第二节　心包缩窄

心包缩窄是多种心包疾病的最终结果,表现为心包纤维化、钙化、粘连和增厚,导致各房室充盈障碍,类似于右心衰竭的临床表现,其实质是心包缩窄。

由于心包缩窄,心脏舒张期充盈受限,舒张终末期压力升高,容量减少,尽管收缩功能正常,但每搏量降低,心排血量减少,然而,由于代偿性心率增快,心排血量降低不明显,因此,与心力衰竭比较右房压升高明显,而心排血量降低较少,右房压可高达 $0.13 \sim 0.26$ kPa $(0.98 \sim 1.96$ mmHg$)(10 \sim 20$ cmH$_2$O$)$。由于右房压力升高,体循环淤血,静脉压升高。

在欧美和日本,心包缩窄的主要病因为特发性心包炎,在南非和一些热带国家,结核性仍是最常见的病因,我国结核性缩窄性心包炎,约占缩窄性心包炎病因的40%。心包缩窄的其他病因主要包括心脏手术后、接受血液透析的慢性肾衰竭、结缔组织病和肿瘤浸润。化脓性心包炎引流不畅可发展为缩窄性心包炎,亦可是真菌感染和寄生虫感染的并发症。偶可见于心肌梗死、心包切开术后综合征及石棉沉着病引起的心包炎后。

一、心包缩窄的病理生理

增厚致密的心包较坚硬并固缩压迫心脏,限止了两侧心脏于舒张期充分扩张,使舒张期回心血量减少,心搏量因之而下降。心搏量减少必然造成输血量减少,故血压一般偏低,机体为了维持一定的输血量,必须增加心室率而达代偿目的。心排血量减少也导致肾血流量不足,使肾脏水钠潴留增多,循环血容量增加。另一方面静脉血液回流障碍,因此出现静脉压力升高,其升高的程度常较心力衰竭时更为明显,故临床上出现颈静脉怒张、肝大、腹水、胸腔积液、下肢水肿等体征。因左心室受缩窄心包的影响可出现肺循环瘀血,临床上有呼吸困难等症状。

心包缩窄时,血流动力学改变主要来自于大静脉和心房受压抑或来自于心室受缩窄的结果,在过去曾有不同意见,目前认为是心室受压的结果,实验动物心脏全部受缩窄后,仅解除心房的瘢痕组织,血流动力学并无改善,而将心室部分疤痕解除后,则有明显改善;另外右心室受压后即可产生体循环静脉高压的表现。因此临床上行心包剥脱术时,应剥除心室部位的增厚心包。

二、心包缩窄的临床特征

心包缩窄形成的时间长短不一,通常将急性心包炎发生后1年内演变为心包缩窄者称急性缩窄,1年以上者称为慢性缩窄。演变过程有3种形式:①持续型,急性心包炎经治疗后在数天内其全身反应和症状,如发热胸痛等可逐渐缓解,甚至完全消失,但肝大、颈静脉怒张等静脉瘀血体征不减反而加重,故在这类患者中很难确定急性期和缩窄期的界限,这与渗液在吸收的同时,心包增厚和缩窄形成几乎同时存在有关,因此难以区分两期的界限。②间歇型,心包炎急性期的症状和体征可在一定时间完全消退,患者以为病变完全痊愈,但数月后重新出现心包缩窄的症状和体征,这与心包的反应较慢,在较长时间内形成缩窄有关。③缓起型,这类患者急性心包炎的临床表现较轻甚至无病史,但有渐进性疲乏无力、腹胀、下肢水肿等症状,在1~2年内出现心包缩窄。

(一)症状

心包缩窄的主要症状为腹胀、下肢水肿,这与静脉压增高有关,虽有呼吸困难或端坐呼吸,其并非由于心功能不全所致,而是由于腹水或胸腔积液压迫所致。此外患者常诉疲乏、食欲缺乏、上腹部胀痛等。

(二)体征

(1)血压低,脉搏快,1/3 出现奇脉,30%并心房颤动。

(2)静脉压明显升高,即使利尿后静脉压仍保持较高水平。颈静脉怒张,吸气时更明显(Kussmaul 征),扩张的颈静脉舒张早期突然塌陷(Freidreich 征)。Kussmaul 征和 Freidreich 征均属非特异性体征,心脏压塞和任何原因的严重右心衰竭,皆可见到。

(3)心脏视诊见收缩期心尖回缩,舒张早期心尖搏动。触诊有舒张期搏动撞击感。叩诊心浊音界正常或稍扩大。胸骨左缘 3、4 肋间听到心包叩击音,无杂音。

(4)其他体征,如黄疸、肺底湿啰音、肝大、腹水比下肢水肿更明显,与肝硬化相似。

(三)辅助检查

1.颈静脉搏动图检查

见 X(心房主动扩张)和 Y(右房血向右室排空,相当于右室突发而短促的充盈期)波槽明显加深,以 Y 降支变化最明显。

2.心电图检查

胸导联 QRS 波呈低电压,P 波双峰,T 波浅倒,如倒置较深表示心包受累严重,缩窄累及右室流出道致使右室肥厚,心房颤动通常见于重症者。广泛心包钙化可见宽 Q 波。

3.胸部 X 线检查

心影正常或稍扩大,心脏边缘不规则、僵硬。透视下见心脏搏动减弱或消失。上腔静脉充血使上纵隔影增宽,心房扩大,心包钙化者占 40%,在心脏侧位观察房室沟、右心前缘和纵隔有钙化阴影,但心包钙化不一定有缩窄。肺无明显充血,如有充血征示左心受累。50%患者见胸腔积液。

4.超声心动图检查

M 型和二维超声心动图表现均属非特异性变化。M 型超声心动图表现为左室壁舒张中晚期回声运动平坦;二尖瓣舒张早期快速开放(DE 速加快);舒张期关闭斜率(EF 斜率)加快;室间隔在心房充盈期过渡向前运动,肺动脉瓣过早开放。

二维超声心动图表现心室腔受限变小,心房正常或稍大,心包膜回声增强,下腔静脉扩张,心脏外形固定,房室瓣活动度大,当快速到缓慢充盈过渡期,见到心室充盈突然停止。吸气时回心血量增加,因右室舒张受限使房、室间隔被推向左侧。

5.CT 或 MRI 检查

心包膜增厚比超声心动图更清晰,厚度可达 5 mm,右室畸形。左室后壁纤维化增厚,上下腔静脉和肝静脉也见特征性改变。

6.心导管检查

通过左、右心导管同时记录到上腔静脉压、右房平均压、肺毛细血管楔压、肺动脉舒张压,左、右室压力升高,升高水平大致相等。左、右室升高,升高水平大致相等。左、右室升高的舒张压相差不超过 0.66～0.79 kPa(5～6 mmHg)。右房压力曲线 a、v 波振幅增高,x、y 波加深形成"M"型

"W"型。右室压力曲线,舒张早期迅速下陷接近基线,随后上升维持高平原波呈"平方根"样符号,高平原波时压力常超过右室收缩压的 25％,约等于右房平均压。肺动脉收缩压小于 6.66 kPa (50 mmHg)。

三、心包缩窄的诊断与鉴别诊断

(一)心包缩窄的诊断依据

心包疾病病史,结合颈静脉怒胀、肝大、腹水,但心界不大、心音遥远伴有心包叩击音,可初步建立心包缩窄的诊断。再经胸部 X 线检查发现心包钙化,心电图表现为低电压和 T 波改变则可确定诊断。对不典型病例行心导管检查,可获得心腔内压力曲线以协助诊断。

(二)心包缩窄的鉴别诊断

1.肝硬化门静脉高压伴腹水

患者虽有肝大、腹水和水肿,与缩窄性心包炎表现相似,但无颈静脉怒张和周围静脉压升高现象,无奇脉,心尖搏动正常;食管钡透显示食管静脉曲张;肝功能损害及低蛋白血症。

2.肺心病

右心衰竭时颈静脉怒张、肝大、腹水、水肿,与缩窄性心包炎鉴别。肺心病有慢性呼吸道疾病史;休息状态下仍有呼吸困难;两肺湿啰音;吸气时颈静脉下陷,Kussmaul 征阴性;血气分析低氧血症及代偿或非代偿性呼吸性酸中毒;心电图右室肥厚;胸部 X 线片见肺纹理粗乱或肺淤血,右下肺动脉段增宽,心影往往扩大等,可与缩窄性心包炎鉴别。

3.心脏瓣膜疾病

局限性心包缩窄由于缩窄部位局限于房室沟和大血管出入口可产生与瓣膜病及腔静脉阻塞病相似的体征。如缩窄局限于左房室沟,形成外压性房室口通道狭窄,体征及血流动力学变化酷似二尖瓣狭窄。风湿性心脏病二尖瓣狭窄可有风湿热史而无心包炎病史。心脏杂音存在时间较久。超声心动图示二尖瓣增厚或城墙样改变,瓣膜活动受限与左室后壁呈同向运动。胸部 X 线检查,心脏搏动正常无心包钙化。心导管检查,缩窄性心包炎有特征性的压力曲线,再结合心血管造影有助于与先天性或后天获得性瓣膜病鉴别。

4.心力衰竭

患者往往有心脏瓣膜病或其他类型心脏病,虽有颈静脉怒张和静脉压升高,但 Kussmaul 征阴性;心脏扩大或伴有心脏瓣膜病变的杂音;且下肢水肿较腹水明显均可帮助鉴别。

5.限制型心肌病

原发性或继发性限制型心肌病由于心内膜和心肌受浸润或纤维瘢痕化,心肌顺应性丧失引起心室舒张期充盈受限。血流动力学和临床表现与缩窄性心包炎相似,鉴别诊断极为困难。因两者治疗方法,预后截然不同,故鉴别诊断很重要,确实难以鉴别时可采用开胸探查明确诊断。

四、心包缩窄的治疗

心包剥离术是治疗缩窄性心包炎的有效方法,术后存活者 90％症状明显改善,恢复劳动力。故目前主张早期手术,即在临床上心包感染基本上已控制时就可施行手术,过迟手术患者心肌常有萎缩及纤维变性,手术虽成功但因心肌病变致术后情况改善不多,甚至因变性的心肌不能适应进入心脏血流的增多而发生心力衰竭,此外过迟手术也因一般情况不佳会增加患者手术的危险性。内科疗法主要是减轻患者症状及手术前准备。患者术前数周应休息,进低盐饮食,有贫血或低蛋白血症者可小量输血或给予清蛋白。腹水较多者可适量放水和给予利尿剂,除非有快速心房颤动一般不给予洋地黄制剂。术前1~2天开始用青霉素,结核病例术前数天就应开始用抗结核药。

(成少永)

第三节 心 包 炎

一、急性心包炎

急性心包炎是一种以心包膜急性炎症病变为特点的临床综合征。

(一)病因

(1)急性非特异性。

(2)感染:细菌(包括结核杆菌)、病毒、真菌、寄生虫、立克次体。

(3)肿瘤:原发性、继发性。

(4)自身免疫和结缔组织病:风湿热及其他胶原性疾病如系统性红斑狼疮、结节性动脉炎、类风湿关节炎等;心脏损伤后(心肌梗死后综合征、心包切开后综合征)、血清病。

(5)内分泌、代谢异常:尿毒症、黏液性水肿、胆固醇性、痛风。

(6)邻近器官疾病:急性心肌梗死、胸膜炎。

(7)先天性异常:心包缺损、心包囊肿。

(8)其他:外伤、放射治疗、药物等。

(二)病理

急性心包炎根据病理变化可分为纤维蛋白性和渗液性心包炎。心包渗出液体无明显增加时为急性纤维蛋白性心包炎,渗出液增多时称渗液性心包炎。渗液可分为浆液纤维蛋白性、浆液血性、化脓性和出血性几种,多为浆液纤维蛋白性。液体量100~500 mL,也可多达2~3 L。心包渗液一般在数周至数月内吸收,但也可发生脏层和壁层的粘连。增厚而逐渐形成慢性心包炎。

(三)诊断

1.症状

(1)胸痛:心前区呈锐痛或钝痛,随体位改变、深呼吸、吞咽而加剧,常放射到左肩、背部或上腹部。病毒性者多伴胸膜炎,心前区疼痛剧烈。

(2)呼吸困难:是心包渗液时最突出的症状。在心脏压塞时,可有端坐呼吸、呼吸浅而快、身躯前倾、发绀等。

(3)全身症状:随病变而异。结核性者起病缓慢,低热、乏力、食欲缺乏等。化脓性者起病急,高热及中毒症状严重。病毒性者常有上呼吸道感染及其他病毒感染的表现。

2.体征

(1)心包摩擦音:是纤维蛋白性心包炎的重要体征,呈抓刮样音调,粗糙,以胸骨左缘3、4肋间及剑突下最显著,前倾坐位较易听到。心包摩擦音是一种由心房、心室收缩和心室舒张早期3个成分所组成的三相摩擦音,也可仅有心室收缩早期所组成的双相摩擦音。心包渗液增多时消失,但如心包两层之间仍有摩擦,则仍可听到摩擦音。

（2）心包积液引起的相应体征:心包积液在 300 mL 以上者心浊音界向两侧扩大,且随体位而改变。平卧时心底浊音区增宽,坐位时下界增宽,心尖搏动减弱或消失,或位于心浊音界左缘之内侧,心音遥远,心率快。大量心包积液可压迫左肺引起左下肺不张,于左肩胛下叩诊浊音,并可听到支气管呼吸音,即左肺受压征（Ewart 征）。如积液迅速积聚,可发生急性心脏填塞。患者气促加剧、面色苍白、发绀、心排血量显著下降,产生休克。若不及时解除心脏填塞,可迅速致死;如积液较慢,可形成慢性心脏填塞,表现为发绀、颈静脉怒张、肝肿大、腹腔积水、皮下水肿、脉压小,常有奇脉。

（四）辅助检查

1.化验检查

感染性者常有白细胞计数增加及血沉增快等炎性反应。

2.X 线检查

一般渗液>200 mL 时可出现心影;向两侧扩大,积液多时心影呈烧瓶状,心脏搏动减弱或消失,肺野清晰。

3.心电图检查

主要由心外膜下心肌受累而引起。

（1）常规 12 导联（除 aVR 及 V_1 外）皆出现 ST 抬高,呈弓背向下。

（2）一至数天后 ST 段回到基线,出现 T 波低平以至倒置。

（3）T 波改变持续数周至数月,逐渐恢复正常,有时保留轻度异常。

（4）心包积液时可有 QRS 波群低电压。

（5）心脏填塞或大量渗液时可见电交替。

（6）无病理性 Q 波。

4.超声心动图检查

M 型超声心动图中,右室前壁与胸壁之间或左室后壁之后与肺组织之间均可见液性暗区。二维超声心动图中很容易见有液性暗区,且还有助于观察心包积液量的演变。

5.放射性核素心腔扫描

用^{99m}Tc肌内注射后进行心脏血池扫描,正常人心血池扫描图示心影大小与 X 线心影基本相符,心包积液时心血池扫描心影正常而 X 线心影明显增大。两者心影横径的比值小于 0.75。

6.心包穿刺

（1）证实心包积液的存在,检查其外观和进行有关的实验室检查,如细菌培养,寻找肿瘤细胞,渗液的细胞分类,解除心脏压塞症状等。

（2）心包腔内注入抗生素,化疗药物。心包穿刺主要指征是心脏填塞和未能明确病因的渗液性心包炎。

7.心包活检

心包活检主要指征为病因不明确而持续时间较长的心包积液,可以通过心包组织学、细菌学等检查以明确病因。

(五)鉴别诊断

1.心脏扩大

心包积液与心脏扩大的鉴别见表 10-1。

表 10-1 心包积液与心脏扩大的鉴别

项目	心包积液	心脏扩大
心尖搏动	不明显或于心浊音内侧	与心浊音界一致
奇脉	常有	无
心音及杂音	第一心音远,一般无杂音(风湿性例外)	心音较清晰,常有杂音或奔马律
X 线检查	心影呈三角形,肺野清晰	心影呈球形,肺野淤血
心电图	Q-T 间期多正常或缩短或有电交替	Q-T 间期延长,心肌病变者常伴有室内阻滞,左室肥大,心律失常多见
超声心动图	有心包积液征象,心腔大小正常	无心包积液征象,心腔多扩大
放射性核素扫描	心腔扫描大小正常,而 X 线片心影大	心腔大小与 X 线片心影大体一致
心包穿刺	见心包积液	不宜心包穿刺

2.急性心肌梗死

心包炎者年龄较轻,胸痛之同时体温、白细胞即升高、血沉加快;而急性心肌梗死常在发病后期 48～72 小时出现体温、白细胞计数升高、血沉加快。此外,心包炎时多数导联 ST 段抬高,且弓背向下,无对应导联 ST 段压低,ST 段恢复等电位线后 T 波才开始倒置,亦无 Q 波。心肌酶谱仅轻度升高且持续时间较长。

3.早期复极综合征

本综合征心电图中抬高的 ST 段与急性心包炎早期的心电图改变易混淆,前者属正常变异。以下有助于鉴别,早期复极时 ST 段抬高很少超过 2 mm,在 aVR 及 V$_1$ 导联中 ST 段常不压低,运动后抬高的 ST 段可转为正常,在观察过程中不伴有 T 波演变。

(六)治疗

1.一般对症治疗

患者卧床休息,直至疼痛及发热等症状消退;解除心脏压迫和对症处理,疼痛剧烈时可给予镇痛剂如阿司匹林 325 mg,每 4 小时一次,吲哚美辛(消炎痛)25 mg,每 4 小时一次等。心包积液量多时,行心包穿刺抽液以解除压迫症状。

2.心包穿刺

心包穿刺以解除心脏填塞症状和减轻大量渗液引起的压迫症状,并向心脏内注入治疗药物。

3.心包切开引流

心包切开引流用于心包穿刺引流不畅的化脓性心包炎。

4.心包切除术

心包切除术主要指征为急性非特异性心包炎有反复发作,以致长期致残。

(七)常见几种不同病因的急性心包炎

1.急性非特异性心包炎

急性非特异性心包炎是一种浆液纤维蛋白性心包炎,病因尚未完全肯定。病毒感染和感染后发生变态反应可能是主要病因,起病前 1～8 周常有呼吸道感染史。

(1)临床表现:起病多急骤,表现为心前区或胸骨后疼痛,为剧烈的刀割样痛,也可有压榨痛或闷痛。有发热,体温在于4小时内达39 ℃或更高,为稽留热或弛张热。其他症状有呼吸困难、咳嗽、无力、食欲缺乏等。心包摩擦音是最重要的体征。心包渗液少量至中等量,很少发生心脏填塞。部分患者合并肺炎或胸膜炎。

(2)实验室检查:白细胞计数正常或中度升高,心包积液呈草黄色或血性,以淋巴细胞居多,心包液细菌培养阴性。X线检查示有心影增大或伴有肺浸润或胸膜炎改变。心电图有急性心包炎表现。病毒所致者,血清或心包积液的补体结合实验效价常增高。

(3)治疗:本病能自愈,但可多次反复发作。无特异性治疗方法,以对症治疗为主,如休息,止痛剂给予水杨酸钠制剂或吲哚美辛,肾上腺皮质激素可抑制本病急性期,如有反复发作,应考虑心包切除。

2.结核性心包炎

5%～10%的结核患者发生结核性心包炎,占所有急性心包炎的7%～10%,在缩窄性心包炎的比例更大。结核性心包炎常由纵隔淋巴结结核、肺或胸膜结核直接蔓延而来,或经淋巴、血行播散而侵入心包。

(1)临床表现:①起病缓慢,不规则发热。②胸痛不明显,心包摩擦音较少见,心包积液量较多,易致心脏压塞。③病程长,易演变为慢性缩窄性心包炎。

(2)实验室检查:①心包积液多呈血性,积液内淋巴细胞占多数。②涂片、培养及动物接种有时可发现结核杆菌。③结核菌素试验阳性对本病诊断有一定帮助。

(3)治疗:①急性期卧床,增加营养。②抗结核治疗一般用链霉素、异烟肼及对氨基水杨酸钠联合治疗,疗程1.5～2年,亦可用异烟肼5 mg/(kg·d)、乙胺丁醇25 mg/(kg·d)及利福平10 mg/(kg·d)联合治疗。③常用肾上腺皮质激素4～6周,逐渐停药,减少渗出或粘连。④有心包填塞征象者,应进行心包穿刺,抽液后可向心包腔内注入链霉素及激素。⑤若出现亚急性渗液缩窄性心包炎表现或有心包缩窄趋势者,应尽早做心包切除。

3.化脓性心包炎

化脓性心包炎主要致病菌为葡萄球菌、革兰氏阳性杆菌、肺炎球菌等。多为邻近的胸内感染直接蔓延如肺炎、脓胸、纵隔炎等,也可由血行细菌播散,如败血症等,或心包穿刺性损伤带入细菌。偶可因膈下脓肿或肝脓肿蔓延而来。

(1)临床表现:为高热伴严重毒血症,胸痛,心包摩擦音,部分患者可出现心脏填塞。发病后2～12周易发展为缩窄性心包炎。

(2)实验室检查:白细胞总数明显升高,血和心包液细菌培养阳性,心包液呈脓性,中性粒细胞占多数。

(3)治疗:①针对病原菌选择抗生素,抗生素用量要足,并在感染被控制后维持2周。②应及早做心包切开引流。

4.肿瘤性心包炎

心包的原发性肿瘤主要为间皮瘤,且较少见。转移性肿瘤较多见,主要来自支气管和乳房的肿瘤,淋巴瘤和白血病也可侵犯心包。

(1)临床表现:为心包摩擦音、心包渗液的体征,渗液为血性,渗液抽走后又迅速产生,可引起心脏压塞。预后极差。

(2)实验室检查:心包渗液中寻找肿瘤细胞可以确诊。

(3)治疗:包括用心包穿刺术、心包切开术,甚至心包切除术以解除心脏填塞及心包内滴注抗癌药。

5.急性心肌梗死并发心包炎

透壁性心肌梗死累及心包时可引起心包炎,多呈纤维蛋白性,偶有少量渗液。临床发生率7%~16%,常在梗死后2~4小时发生,出现胸痛及短暂而局限的心包摩擦音,心电图示 ST 段再度升高,但无与心肌梗死部位方向相反的导联 ST 段压低。治疗以对症处理为主,予以吲哚美辛、阿司匹林等,偶需要用肾上腺皮质激素。

6.心脏损伤后综合征

心脏损伤后综合征包括心包切开术后综合征、心脏创伤后综合征及心肌梗死后综合征,一般症状于心脏损伤后2~3周或数月出现,反复发作,每次发作1~4周,可能为自身免疫性疾病,也可能与病毒感染有关。

(1)临床表现:有发热、胸痛、心包炎、胸膜炎渗液和肺炎等。白细胞计数总数增高,血沉加快,半数患者有心包摩擦音,也可有心包渗液。症状有自限性,预后良好,但易复发,每次1周至数周。心包压塞常见。

(2)治疗:并有心包积液或胸腔积液者,需穿刺抽液。发热胸痛者可用吲哚美辛,重症患者可予以肾上腺皮质激素,有较好效果。

7.风湿性心包炎

风湿性心包炎为风湿性全心炎的一部分,常伴有其他风湿病的临床表现,胸痛及心包摩擦音多见,心脏可有杂音,心包积液量少,多呈草绿色。抗链"O"滴定度及血清黏蛋白增高,血沉增快,抗风湿治疗有效。愈后可有心包粘连,一般不发展为缩窄性心包炎。

8.尿毒症性心包炎

尿毒症性心包炎是急、慢性肾功能不全的晚期并发症,发生率为40%~50%,通常为纤维蛋白性,少数为浆液纤维蛋白性或血性,机制不明。

(1)临床表现:一般无症状,或有发热、胸痛。心包摩擦音多见,如心包积液量多也可导致心脏填塞。

(2)治疗:除按肾衰竭处理外,对无症状且未充分透析者应加强血液透析,对疑出血性心包炎者应采用局部肝素化或改行腹膜透析,以防心包填塞。如经充分透析,心包积液反见增多者应暂停透析。对心包炎可给予吲哚美辛 25 mg,一日 3 次,部分患者可奏效。对大量心包积液者应予心包穿刺引流,或留置导管作持续引流24~72小时,并向心包注入不易吸收的肾上腺皮质激素——羟氟烯索 50 mg 也有效。若上述治疗仍不能解除心脏填塞,应考虑做心包胸膜开窗术。已发展成为亚急性或慢窄性心包炎者,在尿毒症基本控制以后,应考虑心包切除术。

9.放射性心包炎

约5%接受 4 000 rad 照射的胸部或纵隔肿瘤患者,数月或数年后可患放射性心包炎,尤以霍奇金病中发病率为高。通常表现为急性纤维蛋白性心包炎、心包积液、亚急性渗出缩窄性心包炎或慢性缩窄性心包炎。心肌、心内膜也可受损,发展为纤维化,也可伴发肺炎及胸膜炎。放疗所致心包积液可予激素治疗,有心脏填塞者应做心包穿刺。若出现反复心包填塞或缩窄性心包炎,应施行心包切除。

10.胆固醇性心包炎

胆固醇性心包炎常见于甲状腺功能减退、类风湿关节炎、结核病或其他原因所致高胆固醇血症,也可发生于特发性(非特异性)心包炎。发生机制未明,可能是心包表面细胞坏死,释放出细胞内胆固醇;或心包积血,红细胞溶解,释放出胆固醇;也可能因心包炎影响,减少了心包淋巴引流,使胆固醇的回吸收减少所致。心包渗液中胆固醇含量高,可有胆固醇结晶析出,胆固醇可刺激心包,使渗液增加,心包增厚。临床上表现为缓慢发展的非缩窄性大量积液(除非是血性积液),心包积液混浊而闪光,但也可澄清。胆固醇结晶使渗液呈金黄色。治疗应针对病因,多数患者需做心包切除。由黏液水肿所致者给予甲状腺片,从小剂量始,每天15 mg,以后每1~2周增加15~30 mg,平均每天量为120~180 mg,待症状改善,基础代谢正常后减量维持之。

二、慢性心包炎

急性心包炎以后,可在心包上留下瘢痕粘连和钙质沉着。多数患者只有轻微的疤痕形成和疏松的或局部的粘连,心包无明显的增厚,不影响心脏的功能,称为慢性粘连性心包炎。部分患者心包渗液长期存在,形成慢性渗出性心包炎,主要表现为心包积液,预后良好。少数患者由于形成坚厚的瘢痕组织,心包失去伸缩性,明显地影响心脏的收缩和舒张功能,称为缩窄性心包炎,它包括典型的慢性缩窄性心包炎和在心包渗液的同时已发生心包缩窄的亚急性渗液性缩窄性心包炎,后者在临床上既有心包堵塞又有心包缩窄的表现,并最终演变为典型的慢性缩窄性心包炎。

(一)病因

部分由结核性、化脓性和非特异性心包炎引起,也见于心包外伤后或类风湿关节炎的患者。有许多缩窄性心包炎患者虽经心包病理组织检查也不能确定其病因。心包肿瘤和放射治疗也偶可引起本病。

(二)发病机制及病理改变

在慢性缩窄性心包炎中,心包脏层和壁层广泛粘连增厚和钙化,心包腔闭塞成为一个纤维瘢痕组织外壳,紧紧包住和压迫整个心脏和大血管根部,也可以局限在心脏表面的某些部位,如在房室沟或主动脉根部形成环状缩窄。在心室尤其在右心室表面,疤痕往往更坚厚,常为0.2~2 cm或更厚。在多数患者中,瘢痕组织主要由致密的胶原纤维构成,呈斑点状或片状玻璃样变性,因此不能找到提示原发病变的特征性变化。有些患者则心包内尚可找到结核性或化脓性的肉芽组织。

由于时常发现外有纤维层包裹、内为浓缩血液成分和体液存在,提示心包内出血是形成心包缩窄的重要因素。心脏外形正常或较小,心包病变常累及贴近其下的心肌。缩窄的心包影响心脏的活动和代谢,有时导致心肌萎缩、纤维变性、脂肪浸润和钙化。

(三)临床表现

缩窄性心包炎的起病常隐袭。心包缩窄的表现出现于急性心包炎后数月至数十年,一般为2~4年。在缩窄发展的早期,体征常比症状显著,即使在后期,已有明显的循环功能不全的患者也可能仅有轻微的症状。

1.症状

劳累后呼吸困难常为缩窄性心包炎的最早期症状,是由于心排血量相对固定,在活动时不能相应增加所致。后期可因大量的胸腔积液、腹水将膈抬高和肺部充血,以致休息时也发生呼吸困难,甚至出现端坐呼吸。大量腹水和肿大的肝脏压迫腹内脏器,产生腹部膨胀感。此外可有乏力、食欲缺乏、眩晕、衰弱、心悸、咳嗽、上腹疼痛、水肿等。

2.体征

(1)心脏本身的表现:心浊音界正常或稍增大。心尖冲动减弱或消失,心音轻而远,这些表现与心脏活动受限制和心排血量减少有关。第二心音的肺动脉瓣成分可增强。部分患者在胸骨左缘第三四肋间可听到一个在第二心音后 0.1 秒左右的舒张早期额外音(心包叩击音),性质与急性心包炎有心脏填塞时相似。心率常较快。心律一般是窦性,可出现过早搏动、心房颤动、心房扑动等异位心律。

(2)心脏受压的表现:颈静脉怒张、肝大、腹水、胸腔积液、下肢水肿等与心脏舒张受阻,使心排血量减少,导致水、钠潴留,从而使血容量增加,及静脉回流受阻使静脉压升高有关。缩窄性心包炎常有大量腹水,而且较皮下水肿出现得早,与一般心力衰竭有所不同。一些患者可发生胸腔积量,有时出现奇脉,心排血量减少使动脉收缩压降低,静脉淤血,反射性引起周围小动脉痉挛使舒张压升高,因此脉压变小。

(四)影像、心电图及导管检查

1.X 线检查

心脏阴影大小正常或稍大,心影增大可能由于心包增厚或伴有心包积液,左右心缘正常弧弓消失,呈平直僵硬,心脏搏动减弱,上腔静脉明显增宽,部分患者心包有钙化呈蛋壳状,此外,可见心房增大。

2.心电图检查

多数有低电压,窦性心动过速,少数可有房颤,多个导联 T 波平坦或倒置。有时 P 波增宽或增高呈"二尖瓣型 P 波"或"肺型 P 波"表现,左、右心房扩大,也可有右心室肥厚。

3.超声心动图检查

可见右心室前壁或左心室后壁振幅变小,如同时有心包积液,则可发现心包壁层增厚程度。

4.心导管检查

右心房平均压升高,压力曲线呈"M"形或"W"形,右心室压力升高,压力曲线呈舒张早期低垂及舒张晚期高原、的图形,肺毛细楔嵌压也升高。

(五)诊断

有急性心包炎病史,伴有体、肺循环淤血的症状和体征,而无明显心脏增大,脉压小,有奇脉,X 线显示心包钙化,诊断并不困难。

(六)鉴别诊断

本病应与肝硬化门静脉高压症及充血性心力衰竭相鉴别。肝硬化有腹水及下肢水肿,但无静脉压增高及颈静脉怒张等。充血性心力衰竭者多有心瓣膜病的特征性杂音及明显心脏扩大而无奇脉,超声心动图及 X 线检查有助鉴别。

限制型心肌病的血流动力学改变与缩窄性心包炎相似,故其临床表现与钙化的缩窄性心包炎极为相似,很难鉴别,其鉴别要点可参见表10-2。

表 10-2　缩窄性心包炎和限制性心肌病的鉴别

鉴别项目	缩窄性心包炎	限制型心肌病
疲劳和呼吸困难	逐渐发生,后来明显	一开始就明显
吸气时颈静脉扩张	有	无
心尖搏动	常不明显	常扪及
奇脉	常有	无
二尖瓣与三尖瓣关闭不全杂音	无	常有
舒张期杂音	在第二心音之后较早出现,较响,为舒张早期额外音(心包叩击音)	在第二心音之后较迟出现,较轻,为第三心音,常可听到第四六心音
X 线	心脏轻度增大,常见心包钙化	心脏常明显增大,无心包钙化,可有心内膜钙化
心电图	QRS 波群低电压和广泛性 T 波改变,可有心房颤动或提示左房肥大的 P 波改变	可有波群低电压和广泛性 T 波改变,有时出现异常 Q 波,常有房室和心室内传导阻滞(特别是左束支传到阻滞)和心室肥大劳损,也有心房颤动
收缩时间间期测定	正常	异常(PEP 延长,LVET 缩短,PEP/LVET 比值增大)
超声心电图		
心房显著扩大	不常见	常见
舒张早期二尖瓣血流速率	有明显的呼吸变化	随呼吸变化极小
彼此相反的心室充盈	有	无
血流动力学检查		
左、右室舒张末期压	相等,相差≤0.67 kPa(5 mmHg)	>0.67 kPa(5 mmHg)
右室收缩压	≤0.67 kPa(5 mmHg)	>6.67 kPa(50 mmHg)
右室舒张末期压	大于 1/3 右室收缩压	<1/3 右室收缩压
计算机化断层显像	心包增厚	心包正常
心内膜心肌活组织检查	正常	异常
洋地黄治疗反应	静脉压不变	静脉压下降

(七)治疗

应及早施行心包剥离术。如病程过久,心肌常有萎缩和纤维变性,影响手术的效果。因此,只要临床表现为心脏进行性受压,用单纯心包渗液不能解释,或在心包渗液吸收过程中心脏受压重征象越来越明显,或在进行心包腔注气术时发现壁层心包显著增厚,或磁共振显像显示心包增厚和缩窄,如心包感染已基本控制,就应及早争取手术。结核性心包炎患者应在结核活动已静止后考虑手术,以免过早手术造成结核的播散。如结核尚未稳定,但心脏受压症状明显加剧时,可在积极抗结核治疗下进行手术。手术中心包应尽量剥离,尤其两心室的心包必须彻底剥离。因心脏长期受到束缚,心肌常有萎缩和纤维变性,所以,手术后心脏负担不应立即过重,应逐渐增加活动量。静脉补液必须谨慎,否则会导致急性肺水肿。由于萎缩的心肌恢复较慢,因此,手术成功的患者常在术后 4～6 月才逐渐出现疗效。

手术前应改善患者一般情况,严格休息,低盐饮食,使用利尿剂或抽除胸腔积液和腹水,必要时给以少量多次输血。有心力衰竭或心房颤动的患者可适应应用洋地黄类药物。

(八)预后

如能及早进行心包的彻底剥离手术,大部分患者可获满意的效果。少数患者因病程较久,有明显心肌萎缩和心源性肝硬化等严重病变,则预后较差。　　　　　　　　　　　**(成少永)**

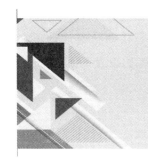
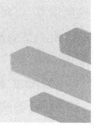

第十一章　心肌疾病

第一节　原发性心肌疾病

一、扩张型心肌病

扩张型心肌病(dilated cardiomyopathy,DCM)是一种以左心室或双心室心腔扩大,心肌收缩功能受损为特征的心肌病,主要表现为进行性心力衰竭,也可发生心律失常、血栓栓塞及猝死。本病是原发性心肌病的常见类型,死亡率高,5年病死率为5%～50%。近年来,DCM的发病呈明显上升趋势,我国新近调查的患病率约为19/10万。

(一)病因

病因尚未完全明确,可能的主要原因包括遗传因素、感染因素、自身免疫。

1.遗传因素

家系研究表明,大约有1/3的DCM患者有阳性家族史,说明遗传性基因缺陷是DCM发病的重要原因之一,其中以常染色体显性遗传最为常见,也可表现为常染色体隐性遗传或X-连锁遗传。DCM的致病基因主要编码细胞骨架蛋白和肌节蛋白。已经证实与DCM发病相关的细胞骨架蛋白有抗肌萎缩蛋白、结蛋白、laminA/C、δ-肌聚糖、β-肌聚糖等,肌节蛋白包括β-肌球蛋白重链、肌球蛋白结合蛋白C、肌动蛋白、α-原肌球蛋白及心肌肌钙蛋白T和心肌肌钙蛋白C。

2.感染因素

越来越多的证据表明,病毒感染可能是DCM发生的另一重要原因。运用聚合酶链式反应(PCR)可在部分DCM患者的心肌标本中检测到病毒颗粒。病毒感染可通过直接损伤组织和引起自身免疫反应损伤心肌细胞,持续性的心肌细胞损伤可导致心脏重构而最终演变为DCM,但机制尚未完全阐明。

3.自身免疫

DCM患者存在体液及细胞免疫的异常,提示自身免疫反应可能与DCM的发病相关。可能的机制包括病毒组分进入心肌细胞,导致出现抗原刺激反应及各种原因所致的心肌损伤导致产生抗心肌抗体。

(二)病理

DCM 患者心脏大体标本可见心腔增大,以左心室或双心室扩张为主,心室壁厚度可以正常或稍增厚,可见瘢痕形成。附壁血栓常见,多位于心尖部。心脏瓣膜结构及冠状动脉通常是正常的。组织学表现为不同程度的心肌细胞肥大、变性、肌原纤维稀疏、排列紊乱以及心肌间质纤维化。

(三)临床表现

DCM 起病缓慢,表现为进行性左心功能衰竭,疲劳、乏力常见,也可出现心悸、气促、不能平卧等症状。右心衰竭的症状出现较迟,其发生提示预后不佳。有的患者可出现胸痛,可能系冠状动脉微循环障碍导致心内膜下心肌缺血所致。其他临床表现包括室性和室上性心律失常、血栓栓塞及心源性猝死。

体格检查常发现不同程度心脏扩大及充血性心力衰竭的体征。体循环动脉压一般正常或偏低,脉压减小。右心衰竭时出现颈静脉怒张、外周水肿及腹水。

心前区视诊可有左心室搏动,偶尔也可有右心室搏动。心尖搏动的位置常向外侧移位且范围弥散。心尖部第一心音减弱,常可听到第三或第四心音,心率快时呈奔马律。收缩中期杂音常见,多由于二尖瓣反流、三尖瓣反流引起。

(四)辅助检查

1.心电图

DCM 患者无特异的心电图表现。常见的心电图改变有:非特异性的 ST 段和 T 波异常,心室内传导延迟,以及左束支传导阻滞等。宽 QRS 波群预示提后较差。有严重左室纤维化的患者可能会出现前壁 Q 波。24 小时动态心电图可见多种心律失常包括非持续性室性心动过速、持续性的室上性或室性心律失常等。

2.X 线检查

心影增大,以左室增大为主,可有肺淤血的表现。

3.超声心动图

左右心房、心室均有不同程度增大,以左室增大较显著,呈球形。左室流出道增宽,室间隔右室侧膨出。由于左室明显扩大及心脏收缩力减弱,舒张期二尖瓣口血流量减少,活动幅度减低,可显示"大心腔、小开口"征象。主动脉瓣开放幅度亦减小。左室壁普遍性运动幅度降低,收缩期增厚率下降,左室收缩功能明显减低。室间隔与左室后壁厚度正常或稍增厚。附壁血栓多见于左室心尖部,表现为单发或多发的形态各异回声团。因心腔扩大,可出现多个瓣膜口反流,包括二、三尖瓣及主动脉瓣。

4.心脏磁共振(cardiac magnetic resonance,CMR)

CMR 显示心肌壁厚度一般正常,心腔内见慢血流信号,电影序列见心肌收缩运动弥漫性减弱,心肌首过灌注成像示心肌灌注正常,延迟增强可见心肌中间条状强化灶。

5.心导管检查

右心导管检查可反映患者的容量状态,有心力衰竭时,心室舒张末压、左房压和肺毛细血管楔压增高,心搏量、心脏指数减低。心室造影可见心腔扩大,室壁运动减弱,心室射血分数降低。冠状动脉造影多无明显异常,有助于与冠状动脉粥样硬化性心脏病鉴别。

6.心内膜活检

心内膜心肌活检可见心肌细胞肥大、变性、间质纤维化等,有助于与部分继发性心肌疾病及急性心肌炎相鉴别,但对扩张型心肌病诊断无特异性。

7.心肌灌注显像

表现为左室扩大,呈球形,左室壁节段状放射性稀疏,左室收缩及舒张功能降低,室壁运动异常及室壁增厚率异常。部分患者伴右心室扩大,右室功能降低。

8.免疫学检查

许多循环抗心肌抗体已经在DCM患者中检测到,包括抗肌球蛋白重链、β肾上腺素能受体、毒蕈碱受体、细胞膜钠钾腺苷三磷酸酶、层粘连蛋白和线粒体蛋白抗体等。但尚未用于临床诊断。

9.基因检测

目前DCM的基因检测多用于科学研究,尚未在临床推广使用。但在有较为明确的基因型-表型相关性的特定的患者中,可考虑进行基因检测,例如,在患有DCM和传导系统疾病的家庭中进行心肌病核纤层蛋白A(LaminA)基因(LMNA)检测。

(五)诊断和鉴别诊断

根据典型的临床症状、体征及辅助检查,排除可引起心肌损害的其他疾病,如高血压、冠心病、心脏瓣膜病、先天性心脏病、酒精性心肌病、心动过速性心肌病、系统性疾病、肺心病和神经肌肉性疾病等,可考虑诊断扩张型心肌病。临床多采用超声心动图作为诊断依据,以左室舒张期末内径(LVEDd)>5.0 cm(女性)和>5.5 cm(男性)及 LVEF<45% 和(或)左室缩短速率(FS)<25%作为DCM的诊断标准。超声心动图可作为重要的诊断依据,表现为左心室或双心室扩大及收缩功能减低。X线检查、心脏磁共振、心肌灌注显像等检查有助于诊断。若一个家系中有两个或两个以上患者,或在患者的一级亲属中有不明原因的35岁以下猝死者,则考虑诊断家族性 DCM。

(六)治疗

DCM的治疗主要是改善症状,预防并发症和延缓病情进展,包括心力衰竭、心律失常的治疗以及猝死和栓塞的预防等。

1.心力衰竭及心律失常的治疗

使用神经激素拮抗剂(ACEI/ARB、β受体阻断剂、醛固酮受体拮抗剂)防止心衰进展及减少猝死发生以及使用利尿剂维持容量平衡是扩张型心肌病患者治疗的基石,详见心力衰竭章节。现有的抗心力衰竭药物能在一定程度上提高患者的生存率,但至今仍无有效的治疗措施可从根本上逆转心肌细胞损害、改善心脏功能。在心力衰竭治疗基础上,可针对性使用抗心律失常药物,如快速室性心律失常给予胺碘酮,快心室率房颤使用洋地黄制剂等,但需密切监测不良反应且剂量不宜过大。

2.猝死的预防

对于猝死风险显著增高的DCM患者,可考虑植入埋藏式心脏复律除颤器(implantable cardioverter defibrillator,ICD)。

3.栓塞的预防

对于有心房颤动或深静脉血栓形成等发生栓塞性疾病风险转高的患者及已有附壁血栓形成

和曾发生血栓栓塞的患者,无禁忌证时须长期进行抗凝治疗。

4.改善心肌代谢

改善能量代谢的药物如辅酶 Q_{10} 和曲美他嗪可能对 DCM 患者心功能及预后的改善有一定效果,但没有确切的证据。

5.中医药疗法

黄芪具有抗病毒、调节免疫和正性肌力的功效,生脉饮、真武汤等中药对心功能的改善可能起到一定的辅助作用。

6.干细胞移植、基因治疗和靶向治疗

近年来,采用自体骨髓源性干细胞移植、基因治疗和靶向疗法治疗严重的 DCM 已成为研究的热点。这是治疗心力衰竭很有前途的新方法,但广泛应用于临床尚有许多问题需要解决。

7.心脏移植

目前心脏移植技术日益成熟,是晚期 DCM 患者的有效治疗方法,但存在供体缺乏、费用高及术后排斥反应等问题尚有待解决。

二、肥厚型心肌病

肥厚型心肌病(hypertrophic cardiomyopathy,HCM)是一种以心肌显著肥厚不伴心室腔扩张,左室舒张期充盈受限、室壁顺应性下降为特征的心肌病。以室间隔基底段肥厚最为常见,可导致左室流出道梗阻,称肥厚型梗阻性心肌病。心尖部肥厚型心肌病(apical hypertrophic cardiomyopathy,AHCM)是肥厚型心肌病中的特殊类型,其肥厚的心肌主要位于室间隔和左室近心尖部。

本病是临床较常见的原发性心肌疾病,是青少年及运动员猝死最常见的原因。通过超声心动图检出的人群患病率为 1∶500。

(一)病因和发病机制

HCM 是一种常染色体显性遗传疾病,主要由编码心脏肌节蛋白的基因突变引起,包括编码粗肌丝和细肌丝组分的基因突变,编码 Z 盘的基因突变以及一些线粒体基因突变也可导致 HCM 的发生。HCM 最常见的致病基因为 β 肌球蛋白重链基因(MYH7)、肌球蛋白结合蛋白 C 基因(MYBPC3)及心脏肌钙蛋白 T 基因(TnT)。这些基因突变可改变肌动-肌球交联桥的构成,影响粗肌丝和细肌丝的运动和动力的生成,使肌小节功能不全而导致"代偿性"心肌肥厚,最终导致肥厚型心肌病的发生。但引起肥厚的精确驱动因素尚不明确。

但是,携带相同致病基因突变的 HCM 患者,其表型并不完全相同,可能是由于修饰基因的异质性及环境因素的影响不同所致。

(二)病理

HCM 的典型改变是心肌显著肥厚不伴心室腔扩张。肥厚多不均匀,多数肥厚发生于室间隔前部,表现为非对称性室间隔肥厚,肥厚还可发生于心尖部、室间隔后部及侧部和心室中部。少部分患者也可表现为均匀性左室肥厚。通常情况下,二尖瓣本身正常,但有二尖瓣腱索的延长肥厚和乳头肌的前向移位。心房常扩大伴肥厚。

心肌肥厚主要是由心肌细胞肥厚引起,而非心肌细胞数目增多。显微镜下 HCM 表现为心肌细胞肥大,肌束排列紊乱,构成独特的旋涡状。单个细胞的直径、长度和细胞核大小呈现多样性;

纤维化广泛而显著,能产生肉眼可见的瘢痕;壁内冠状动脉血管壁增厚、血管腔面积减少。

(三)病理生理

HCM的病理生理学改变包括:左室流出道梗阻、舒张功能不全、心肌缺血、二尖瓣反流和自主调节功能异常。

1.左室流出道梗阻

HCM患者有产生左室流出道梗阻的结构基础:室间隔基底段肥厚,在心脏收缩期可侵入左室流出道,对二尖瓣前叶产生文氏管效应,将二尖瓣前叶"吮吸"向左室流出道,造成梗阻;二尖瓣瓣叶和腱索冗长及乳头肌位置异常,导致在心室的收缩期,朝向异常位置二尖瓣装置的血流对部分二尖瓣瓣叶产生拉力,将二尖瓣瓣叶"推向"左室流出道,也可造成左室流出道梗阻。另外,肥厚的乳头肌贴向室间隔也可导致心室腔中部出现梗阻。

左室流出道梗阻是动力性的,随心室负荷状态和收缩力的变化而变化。心肌收缩力增加,心室容量减少,或后负荷减低均可增加梗阻的程度。部分在静息状态下有轻微或没有左室流出道梗阻的患者,在例如Valsalva动作的应力状态或药物诱发等情况时,左室流出道压力阶差可能会增高。

2.舒张功能不全

左室舒张功能不全可见于绝大多数HCM患者,其病理生理机制包括左室流出道梗阻导致的收缩期高负荷,心室收缩和舒张的不均匀以及细胞内钙的重吸收异常导致钙的灭活延迟。心肌重度肥厚导致心室壁僵硬度增加也是舒张功能不全的重要原因。另外,弥漫性心肌缺血可进一步影响心室的舒张功能和室壁的僵硬度。运动或任何类型的儿茶酚胺刺激,均可导致舒张期充盈时间缩短,使心脏舒张期充盈障碍进一步加重,肺静脉压力增高,引起呼吸困难。

3.心肌缺血

HCM患者可出现严重的心肌缺血甚至心肌梗死。心肌缺血常与冠状动脉粥样硬化无关,是由于重度肥厚心肌的需氧量超过了冠状动脉循环的容量,使心肌氧的供需失衡所致。冠脉造影可予鉴别。心肌室壁张力增加和左室压力阶差增高也可导致心肌缺血。

4.二尖瓣反流

二尖瓣反流常见于左室流出道梗阻的HCM患者,是引起呼吸困难的主要原因之一。通常情况下,二尖瓣反流是由于继发于左室流出道梗阻的二尖瓣收缩期前向运动(systolicanteriormotion,SAM)引起的二尖瓣装置变形所致。二尖瓣反流喷射向侧后方,且在收缩中期和后期明显。二尖瓣反流的严重程度与左室流出道梗阻的程度成比例关系。对左室流出道梗阻程度有影响的左室负荷和收缩力的改变同样可以影响二尖瓣反流的程度,即后负荷增加或前负荷增加都将使二尖瓣反流减少,反之则增加。

5.自主调节功能异常

运动时,接近25%的HCM患者会出现异常的血压反应,即收缩压的增加不超过2.67 kPa(20 mmHg)或收缩压下降,系由于动力性左室流出道梗阻或运动时全身血管舒张所致,推测HCM患者存在自主调节功能异常。若血压降低同时伴随心动过缓,可能是机体对梗阻的异常反射。

(四)临床表现

1.症状

HCM 患者的临床表现各异。大多数 HCM 患者并无症状,临床常见的症状包括呼吸困难、胸痛和晕厥三联症。

呼吸困难是 HCM 最常见的症状,主要表现为劳力性呼吸困难,夜间阵发性呼吸困难较少见。除左室流出道梗阻或并存二尖瓣反流的患者外,重度的舒张功能不全者,即使无流出道梗阻或二尖瓣反流也可出现呼吸困难。1/3 的 HCM 患者合并劳力性胸痛,但冠状动脉造影正常。胸痛可持续较长时间或间断发作,或进食过程引起。接近 20％的 HCM 患者出现晕厥,其中一半以上可出现晕厥先兆。心律失常是晕厥最可能的原因,左室压力感受器激活导致的血管扩张反应可能是另一个原因。

除上诉三联征外,HCM 患者还易发生多种形态的快速心律失常,包括室性心动过速、心室颤动、心房颤动、心房扑动等。另外,HCM 也是青少年和运动员猝死的主要原因:心脏骤停(心室颤动)存活者;自发性持续性室性心动过速;未成年猝死的家族史;晕厥史;运动后血压反应异常,收缩压不升高或反而降低;左室壁或室间隔厚度超过或等于 30 mm;流出道压力阶差超过 6.67 kPa(50 mmHg)等是猝死的主要危险因素。

2.体格检查

HCM 体格检查的典型异常见于存在左室流出道压力阶差的患者。左室流出道梗阻的经典杂音是位于胸骨左缘中下段的收缩期增强-减弱型杂音。杂音通常在第二心音前结束,可以放射至心底部和心尖部。但是与主动脉瓣狭窄的杂音不同,它很少放射至颈根部。该杂音受心肌收缩力、左室容量和外周阻力影响明显。凡能增加心肌收缩力、减少左室容量和外周阻力的因素均可使杂音加强,反之则减弱。如含服硝酸甘油片、体力活动、Valsava 动作、静脉滴注异丙肾上腺素使左室容量减少或增加心肌收缩力,均可使杂音增强;使用 β 受体阻滞剂、下蹲位使心肌收缩力减弱或左室容量增加,则均可使杂音减弱。

二尖瓣反流时可以在心尖部听到单独的杂音,时限为全收缩期。重度二尖瓣反流的患者在心尖部,或左室流出道梗阻的患者在胸骨左下缘,可触及收缩期震颤。

(五)辅助检查

1.心电图

绝大多数 HCM 患者都存在心电图的异常,表现为 ST 段和 T 波改变、左室肥厚、病理性 Q 波等,异常 Q 波常出现在下壁导联(Ⅱ、Ⅲ、avF)和(或)胸导联(V2~V6)。室上性心动过速、室性期前收缩、非持续性室性心动过速及房颤也较为常见,有时可见束支传导阻滞和房室传异阻滞。心尖部肥厚型心肌病患者的心电图显示心前导联普遍对称性 T 波倒置。

2.X 线检查

心影增大多不明显,左心缘心室段向左凸出圆隆,提示心肌肥厚。

3.超声心动图

超声心动图是最常用的影像学检查手段。可显示左室壁或(和)室间隔的肥厚。肥厚梗阻性心肌病患者可见室间隔流出道部分向左室内突出、并于 M 型超声心动图见二尖瓣前叶活动曲线上出现一个向上突起的异常波型(SAM 征)。运用彩色多普勒法可计算左室流出道的压力阶差,对鉴别梗阻与非梗阻提供帮助,当压力阶差>4 kPa(30 mmHg)时提示有梗阻。心尖肥厚型心肌病患者心肌肥厚限于心尖部,以前侧壁心尖部尤为明显,如不仔细检查,很容易漏诊。

4.心脏磁共振

CMR 可直观反映心室壁肥厚及心室腔的改变,能清晰显示特殊部位的肥厚(如心尖肥厚),特别是当超声心动图的图像质量不佳时。目前已成为诊断 HCM 的重要手段。较为特异的表现为,心肌首过灌注见肥厚心肌灌注低于正常心肌,延迟增强成像见心肌内斑片状强化灶。

5.心肌灌注显像

表现为局限性左室壁肥厚,放射性核素异常浓聚。

6.心导管检查

心导管检查在判断流出道梗阻程度、血流动力学状态以及左室解剖结构,尤其是冠状动脉解剖结构方面具有重要意义,是有创治疗前重要的评估手段。可表现为左室舒张末压上升;有梗阻者在左室腔与流出道间有收缩期压差;心室造影显示左室腔变形,呈香蕉状、犬舌状、纺锤状(心尖部肥厚时)等。冠状动脉造影多无异常,可确定间隔支的数量、分布和大小,为酒精化学消融术做准备。

7.基因诊断

HCM 的基因检测目前已较为成熟,可用于对常见致病基因突变的筛查。

(六)诊断和鉴别诊断

非梗阻性 HCM 患者的症状及体征多无特异性,诊断主要依靠影像学,任意一种影像学检查发现左室壁或(和)室间隔厚度超过 15 mm 可考虑诊断该病,但需排除可导致心脏肥厚的其他疾病如高血压、瓣膜病、先天性心脏病、运动员心脏等,尤其是左室对称性肥厚时。另外,还需要警惕高血压性心脏病与 HCM 并存的现象。若彩色多普勒测定左室与主动脉流出道压差超过 4 kPa(30 mmHg),则诊断梗阻性 HCM。该类患者常表现呼吸困难、胸痛和晕厥三联征及典型心脏杂音的特点。

若肥厚病变集中在室间隔和左室近心尖部,心电图 I、aVL、V_4、V_5、V_6 导联深度、对称、倒置 T 波,则考虑诊断心尖 HCM,确定诊断依靠超声心动图、心脏核磁共振等影像检查。

除发病就诊的先证者以外,三代直系亲属中有两个或以上成员诊断 HCM 或存在相同 DNA 位点变异,可诊断家族性 HCM。

(七)治疗

需要根据患者有无症状进行个体化治疗,还应预防高危患者猝死的发生。

1.无症状的 HCM 患者治疗

大部分的 HCM 患者无症状,可以生存至正常寿命。对于此类患者需进行定期复查及相关专业知识的教育。日常可以进行低强度的有氧运动。

2.症状明显的 HCM 患者治疗

(1)药物治疗:对于有症状的 HCM 患者的治疗目标为缓解劳力性呼吸困难、心悸和胸部不适等症状。常用的药物有 β 受体阻滞剂及非二氢吡啶类钙拮抗剂。①β 受体阻滞剂:β 受体阻滞剂可改善 HCM 患者胸痛和劳力性呼吸困难的症状,是主要的一线用药。其机制包括抑制心脏交感神经兴奋性,减慢心率,降低左室收缩力和室壁张力,降低心肌需氧量,减轻流出道梗阻等。此外,β 阻滞剂可能有助于降低肥厚型心肌病患者猝死的风险,且应将其剂量滴定至静息心率 60～65 次/分钟。有窦性心动过缓或严重传导阻滞的患者慎用。②非二氢吡啶类钙拮抗剂:非二氢吡啶类钙拮抗剂选择性抑制细胞膜 Ca^{2+} 内流,降低细胞内 Ca^{2+} 利用度和细胞膜 Ca^{2+} 结合力,减少心肌细胞内 ATP 的消耗,干扰兴奋-收缩耦联过程,从而降低左室收缩力和左室流出道梗阻,改善左室顺应性。若 β 受体阻滞剂无效或存在禁忌证,则推荐维拉帕米或地尔硫䓬,但对压力梯度高、严重心力衰竭或窦性心动过缓者,应慎用。若临床必须以 β 受体阻断剂与维拉帕米或地尔硫䓬二者之一联合治疗时,应注意观察心率和心功能。二氢吡啶类 CCB 具扩张血管效应,可加剧流出道梗阻,故肥厚型梗阻性心肌病患者慎用。③其他:若对以上两种药物都无效的患者,可联合应用丙吡胺来改善心绞痛或呼吸困难症状。伴心房颤动时,心房对心室充盈的促进作用丧失,通常应及时行药物复律或电复律。胺碘酮可减少成功转律以后房颤再发。慢性心房颤动者若无禁忌证,应给予抗凝治疗。

(2)侵入性治疗:室间隔减容术包括化学消融或室间隔切除,适应证:①应用最佳药物治疗后,仍存在严重的呼吸困难或胸痛(通常达 NYHA 心功能Ⅲ或Ⅳ级),或出现影响日常活动和生活质量的其他劳力性症状(如晕厥或晕厥前兆);②室间隔肥厚伴收缩期前向运动(systolic anterior motion,SAM),静息或运动激发左室流出道动态压力阶差 $\geqslant 6.67\ kPa(50\ mmHg)$;③根据有经验术者的判断,目标室间隔的厚度足以安全有效地完成减容术。化学消融即通过冠状动脉导管给前降支分支间隔支内注入无水酒精,造成间隔心肌局灶性坏死,以达到降低流出道压差的目的。室间隔切除系通过手术切除最肥厚部分心肌,以解除机械梗阻,可同时修复二尖瓣,减少反流。对于不适宜行室间隔减容术的患者,若药物治疗无效,可考虑植入双腔永久起搏器(DDD)改善症状。

3.预防猝死

HCM 患者是猝死高危人群,尤其青少年和竞赛运动员,主要原因为恶性室性心律失常。植入 ICD,能有效终止致命性室性心律失常,恢复窦性心律,降低 HCM 高危患者的猝死风险。

植入 ICD 的适应证:心脏骤停存活者,有家族成员猝死记录,恶性基因型患者,不能解释的晕厥,反复发作的多形性持续性室性心动过速,运动时低血压,最大左室壁厚度 $\geqslant 30\ mm$。

三、限制型心肌病

限制型心肌病(restrictive cardiomyopathy,RCM)是一种以心室壁僵硬度增加,心室舒张充盈受损为主要特征的心肌病。患者的心脏收缩功能大多正常或仅有轻度受损,而舒张功能多表现为限制性舒张功能障碍。

(一)病因

根据病因不同,限制型心肌病可分为特发性、家族性和继发性。特发性限制型心肌病在临床上较为少见,最近的研究表明,编码心脏肌节蛋白(包括肌钙蛋白 I 和肌钙蛋白 T)的基因突变可能是特发性限制型心肌病的重要原因。家族性限制型心肌病多为常染色体显性遗传,与肌钙蛋白 I 基因及结蛋白基因突变有关,也可与一些常染色体隐性遗传(如血色病、糖原储积病)或 X-连锁遗传(如 Anderson,Fabry 病)疾病有关。继发性限制型心肌病可为淀粉样变、血色病、肿瘤、结节病、硬皮病累及心脏以及药物和放射线引起的心脏损害所致。其中心肌淀粉样变性(见后述)是成人最常见的继发性限制型心肌病。根据病变部位不同,限制型心肌病可分为心肌性及心内膜心肌性。心肌性包括非浸润性(特发性、家族性、硬皮病等)、浸润性(淀粉样变性、类肉瘤等)和贮积性疾病(血色病、糖原累积症等);心内膜心肌性包括心内膜心肌纤维化、嗜酸性粒细胞增多综合征、类癌心脏病等。

(二)临床表现

主要表现为心脏舒张功能不全的症状。病变以左室为主者有左心衰竭和肺淤血的表现,如呼吸困难、咳嗽、咯血、肺部湿啰音等;病变以右室为主者有右心功能不全的表现,如颈静脉怒张、肝大、下肢水肿、腹水等。心脏搏动常减弱,浊音界轻度增大,心音低,心率快,可有舒张期奔马律及心律失常。心包积液也可存在。血栓栓塞事件较为常见,也可发生猝死。

(三)辅助检查

1.心电图

最具特征性的心电图表现是电压普遍减低,还可出现 ST-T 改变、巨大P波、病理性 Q 波以及各种类型快速性心律失常,以心房颤动较多见。当心脏传导系统受累时,可出现病态窦房结综合征、房室传导阻滞、束支传导阻滞等。

2.X 线检查

双心房增大为主,心影可呈球形增大。

3.超声心动图

超声心动图显示室间隔和左室后壁对称性增厚,左右心房增大,心室腔通常不大或缩小。M 型超声心动图可见室间隔和左室后壁活动幅度减低,舒张期活动受限且有僵硬感。脉冲多普勒显示二尖瓣舒张期血流频谱 E 峰高尖,减速时间缩短,A 峰减低,$E/A \geqslant 2$,并不随呼吸而变化。

4.心导管检查

心导管检查示心室舒张末压逐渐上升,造成下陷后平台波形,左室为主者肺动脉压升高,右室为主者右心房压力升高。

5.心脏磁共振

CMR 显示心室大小一般正常,心房明显扩大,伴不等量心包积液。电影序列可观察到心肌舒张运动减弱,心肌灌注见心内膜下低信号灶,延迟增强成像可见心内膜多种形态的强化灶。

6.心内膜活检

心内膜心肌活检对鉴别限制型心肌病的病因具有一定价值。

(四)诊断和鉴别诊断

目前缺乏公认的诊断标准,需要结合临床表现和影像学检查综合诊断。对于出现左心或右心衰竭的症状,影像学检查显示心室没有明显扩大而心房扩大的患者,应考虑本病。心内膜心肌活检有助于确定病因。

主要与缩窄性心包炎鉴别,二者在症状上很相似,心内膜心肌活检正常可支持心包炎的诊断。

(五)治疗

限制型心肌病预后较差,尚缺乏有效的药物治疗手段。对于继发性限制型心肌病患者,首先应积极治疗其原发病。对于限制型心肌病本身,主要针对舒张性心力衰竭进行治疗。利尿治疗是缓解患者心力衰竭症状的重要手段,适当使用利尿剂可改善患者的生活质量和活动耐量。但加强利尿后患者会出现血压下降,故应严密观察使用。β受体阻滞剂尽管在其他心肌病中的使用越来越多,但是在限制型心肌病治疗中的作用并不肯定,可能有助于减少患者出现恶性心律失常的风险。地高辛具有潜在的致心律失常风险,应慎用,且剂量不宜过大。心房颤动会潜在地恶化心室充盈功能,应尽可能维持窦性心律。另外,在伴有房颤和附壁血栓的患者,可使用华法林等抗凝。

四、致心律失常性右室心肌病

致心律失常性右室心肌病(arrhythmogenc right ventricular cardiomyopathy,ARVC)又称为右室心肌病、致心律失常性右室发育不良,以右室心肌,特别是右室游离壁心肌逐渐被脂肪及纤维组织替代为特征。部分患者左室亦可受累。临床主要表现为室性心律失常、心力衰竭及猝死,多见于青少年男性。

(一)病因和发病机制

ARVC 是一种常染色体显性遗传性疾病,目前已经发现有 12 个基因与 ARVC 发病相关,如 plakoglobin(JUP)、desmoplakin(DSP)、plakophilin-2(PKP2)、desmoglein-2(DSG2)、desmocollin-2(DSC2)、转化生长因子-133(TGF-133)、TMEM-43、RYR2 等,其中大多数是编码桥粒的基因。推测 ARVC 可能是由细胞桥粒病变所致。桥粒的功能异常导致细胞连接受损,在机械负荷下,突变细胞黏着蛋白作用减弱,导致肌细胞的分离和死亡,引起细胞局部纤维化。除遗传外,炎症反应在 ARVC 的发病中也可能起到一定作用。ARVC 发生室性心律失常可能涉及多种机制,通常认为常见的持续单形性室性心动过速是由于纤维脂肪组织替代了心肌细胞,产生了折返所致。

(二)病理改变

典型的病理改变为透壁的脂肪或纤维脂肪组织替代了右室心肌细胞。脂肪或纤维脂肪组织主要位于右室流出道、流入道和右室心尖部即所谓的"发育不良三角"区。也可以发现右室瘤样扩张或膨胀,瘢痕及室壁变薄等病理改变。

(三)临床表现

ARVC 最常见的症状为心悸、晕厥和猝死,部分患者可发生心力衰竭。在疾病早期,右室结构改变较轻微,可以发生或不发生室性心律失常。随着疾病的进展,可出现症状性的心律失常,范围从孤立的左束支传导阻滞形态的室性早搏到持续性室性心动过速,严重时甚至可表现为心室颤动导致的心脏骤停,同时伴有明显的右室结构、功能异常。到后期,由于右室进行性的病变可导致右心衰竭的症状进一步加重,左室功能相对正常。最后,病变可能会累及左室导致双心室功能衰竭。终末期患者较易与双室扩张的 DCM 混淆。

本病的主要体征为右室增大,部分患者出现肺动脉瓣听诊区 S_2 固定分裂、相对性三尖瓣关闭不全收缩期杂音、右室 S_3 等。

(四)辅助检查

1.常规及 24 小时动态心电图

常见的心电图表现有:①不完全性右束支传导阻滞或完全性右束支传导阻滞;②无右束支传导阻滞患者右胸导联(V_1、V_2、V_3)QRS 波增宽,超过 110 毫秒;③部分患者可在右胸导联(V_1、V_2、V_3)的 QRS 波群终末部分出现 epsilon 波,是由部分右室纤维延迟激活形成,使用高倍放大及校正技术心电图可以在 75% 的患者中记录到 epsilon 波;④右胸导联(V_1、V_2、V_3)可出现倒置的 T 波,与右束支传导阻滞无关;⑤24 小时动态心电图检查可见频发室性早搏,伴有非持续性和(或)持续性室性心动过速,多呈左束支传导阻滞形态。室性心律失常可由儿茶酚胺刺激引起,半数患者运动试验可诱发室性心动过速,应用异丙肾上腺素后诱发率增加到85%。

2.影像学检查

ARVC患者右室结构和功能的异常可通过多种影像学手段检测。结构上从小的室壁瘤到明显的心腔扩张,功能上从轻度室壁运动障碍至广泛室壁运动功能减退,也可见右室肥厚及小梁形成。超声心动图是临床最广泛使用的影像学方法,常作为疑似患者的筛查,对中度以上病变诊断价值最高。心脏磁共振(CMR)除了能更好的显示心脏结构改变外,还可显示ARVC患者心肌脂质浸润的组织学特点。另外,右室造影和CT也可用于诊断ARVC。

3.心肌活检

对于证实脂质的存在具有较好的特异性,但敏感性较低。活检时需要采集到异常的区域,可能错过了小的纤维脂肪组织,且活检多在室间隔上取样,该部位少有病变累及,而右室游离壁活检易引起穿孔及心脏填塞。

(五)诊断及鉴别诊断

典型病例根据家族史,频发室早或发作性室速呈左束支阻滞形态、右胸导联(V_1、V_2、V_3)的QRS波群终末部分出现epsilon波,或QRS波群局部性增宽(>110毫秒)以及影像学检查发现右室扩张或局限性室壁瘤可以确诊。对于不典型病例,需心内膜心肌活检显示心肌被纤维脂肪组织取代才能确诊。

ARVC的诊断应排除其他导致右室改变的疾病,如肺心病、右室心肌梗死、先天性心脏病(如Ebstein畸形)等,还需与特发性起源于右室流出道的室性心动过速鉴别,特别是早期ARVC患者。

(六)治疗

ARVC目前尚无治愈的方法,治疗主要针对心律失常及心力衰竭,主要目的是降低恶性心律失常的发生率,防止猝死,降低病死率,提高患者的生活质量。

1.生活方式的改变

对确诊ARVC的患者应避免剧烈运动并进行家系筛查,主要包括突变基因的筛查以及对相关亲属定期进行ECG、动态心电图及超声心动图等无创检查。

2.心律失常和心力衰竭的治疗

常用的抗心律失常药有β受体阻滞剂、胺碘酮、索他洛尔。但目前认为,应用抗心律失常药物治疗并不能降低猝死的发生率。心力衰竭的治疗与一般的治疗方法基本相同。

3.埋藏式心脏复律

除颤器(ICD)以及射频消融ICD是预防猝死最主要的手段,高风险的ARVC患者推荐植入ICD。包括:①不明原因的晕厥;②有心跳骤停或持续性室性心动过速;③右心衰竭的临床表现;④左室受累;⑤有心源性猝死家族史。

射频消融没有作为ARVC的常规治疗手段,但当患者出现起源于局灶病变的单形性室性心动过速,药物难治性或持续性室性心动过速以及ICD植入后频繁放电等情况,可考虑使用。

终末期患者可考虑心脏移植。

(张 芹)

第二节　继发性心肌疾病

一、缺血性心肌病

缺血性心肌病（ischemic cardiomyopathy，ICM）是由冠状动脉粥样硬化使心肌供血长期不足，心肌组织发生营养障碍和萎缩，或反复发生局部的坏死和愈合，以至于纤维组织增生所致的一种心脏疾病。临床表现类似于扩张型心肌病，预后差。可有各种类型的心律失常。

存在心肌梗死病史或严重冠状动脉病变（主要的内膜下动脉狭窄程度≥70%）的患者，出现扩张型心肌病的表现，可考虑诊断该病。

治疗主要是针对心肌缺血及心力衰竭。对于心绞痛或心肌梗死后合并心力衰竭的患者尽早进行经皮冠状动脉介入治疗或冠脉搭桥手术，心肌血运重建后可以逆转顿抑或者冬眠心肌，增加存活心肌，改善心功能。

二、糖尿病性心肌病

糖尿病性心肌病是有别于冠心病及高血压性心脏病的一种独立的疾病。其发病机制尚未完全清楚，目前研究认为，主要是由高血糖、胰岛素抵抗与高胰岛素血症或胰岛素缺乏通过对心肌细胞的直接毒性作用或引发代谢紊乱、氧化应激、神经内分泌系统异常激活、非酶促糖基化产物堆积、钙调控机制异常等引起的一系列级联反应所致。病理表现为心肌细胞肥大，心室重量/体重比（心脏重量指数）增加，细胞外基质沉积，心肌纤维化。临床表现为不同程度的左室收缩和舒张功能不全，其中舒张功能特别是松弛能力受损出现于收缩功能受损之前，甚至在无已知糖尿病并发症的年轻糖尿病患者中即可出现。

治疗上主要包括糖尿病及心力衰竭的治疗。

三、酒精性心肌病

酒精性心肌病（alcoholic cardiomyopathy，ACM）是指长期大量饮酒，使心肌细胞变性，心脏扩大，心功能不全的一种心肌疾病。临床主要表现为心悸、胸闷、胸痛、心律失常，常合并心力衰竭，类似于扩张型心肌病。上述症状每于饮酒或劳累时加重，同时合并肝、肾、肺、脑等脏器损害。

长期大量饮酒（一般指纯酒精 125 mL/d 或白酒约 150 g/d 或啤酒约 4 瓶/天以上，持续 6～10 年）后出现心脏扩大和心力衰竭的临床表现，辅助检查示心室扩大、心功能减低、肺淤血征，在排除其他心脏病后可考虑诊断该病。部分患者戒酒后，上述表现可逆转。

治疗上首先需要严格戒酒，余同 DCM。

四、围生期心肌病

围生期心肌病（peripartum cardiomyopathy，PPCM）是指发生在孕妇分娩前后，首发以心肌病变为基本特征及充血性心力衰竭为主要临床表现的心脏病变。有较高的栓塞发生率。PPCM的病因和发病机制不明，可能与病毒感染、自身免疫反应、血流动力学异常、营养不良等因素有关。

诊断依据为:发生于妊娠末月或产后 5 月内的心力衰竭;超声心动图证实为收缩性心力衰竭。

PPCM 与扩张型心肌病治疗方法相类似,严重病例发病早期要求卧床休息。产前 1 个月内发生的心力衰竭,心功能 Ⅱ 级以上或估计不能胜任产程应尽早行剖宫术。另外,由于 PPCM 有较高的栓塞发生率,对于高血栓危险患者需要抗凝治疗。PPCM 患者临床预后与左室大小、心功能恢复程度相关。约 50% PPCM 患者心脏功能在产后 6 个月内可基本恢复正常,而持续心衰患者 5 年病死率达 85%。再次妊娠复发危险性高。

五、心脏淀粉样变性

心脏淀粉样变性(cardiac amyloidosis,CA)是淀粉样蛋白在心脏沉积所致的一种心肌疾病,心房、心室、心瓣膜和心脏传导系统均可受累。淀粉样变在临床上分为四种类型,一型即原发性淀粉样变,系源于浆细胞的免疫球蛋白轻链引起,此型常累及心脏,多见于多发性骨髓瘤;二型即继发性淀粉样变,系由慢性感染(如结核病)或自身免疫性疾病(如类风湿性关节炎)引起;三型是指家族性淀粉样变,系常染色体显性遗传疾病,起因于一种称为甲状腺素运载蛋白的变异性前清蛋白血浆载体蛋白;四型为老年性淀粉样变,常见于年长者,是由于心钠素样蛋白或甲状腺素运载蛋白生成所致。

心脏淀粉样变性多表现为限制型心肌病,病程晚期出现充血性心力衰竭。由于淀粉样蛋白累及心脏传导系统,可发生晕厥、猝死。部分患者出现直立性低血压,可能与淀粉样蛋白对自主神经系统或血管的浸润以及低血容量相关。

心电图的特征性表现为 QRS 波电压普遍减低,此与室壁肥厚呈现分离现象,可合并各种类型的心律失常,如心房颤动、室性心律失常、房室传导阻滞等;超声心动图表现为室壁增厚、心室腔缩小、心房扩大、房间隔增厚、舒张功能异常等。特异性表现为增厚的心壁出现散在的颗粒样斑点状强回声,可能系淀粉样蛋白沉积物所致。CMR 的典型改变为延迟钆显像(LGE)呈不同程度延迟强化,常位于左室心内膜下或为心肌弥漫性,强化可为线样、颗粒样或斑片状。

根据典型的临床症状和辅助检查结果,可考虑该疾病的诊断,但确诊需通过组织活检。腹部脂肪、直肠、齿龈、骨髓、肝脏、肾脏及其他各种组织的活检也可根据病情选用。活检结果显示刚果红染色阳性且偏光显微镜下呈苹果绿双折射为淀粉样变诊断的金标准。多发性骨髓瘤的患者可于血清蛋白电泳发现 M 蛋白增多,骨髓穿刺活检显示骨髓瘤改变以及出现蛋白尿和查见蛋白轻链(本-周蛋白)等。

心脏淀粉样变性患者总体预后差,以积极治疗基础疾病为主,对症治疗效果欠佳,详见限制型心肌病章节。因为淀粉样变为全身性疾病,心脏移植效果差。

六、药物性心肌病

药物性心肌病是指接受某些药物治疗的患者,由于药物对心肌的毒性作用,而引起的急性和(或)慢性心肌疾病。临床表现为心力衰竭,心律失常,室内传导阻滞,ST-T 改变等,也可发生猝死。常见的药物包括抗肿瘤药(如阿霉素、柔红霉素、环磷酰胺、白消安、顺铂、紫杉醇),抗精神病药物(如氯丙嗪、奋乃静、三氟拉嗪)及三环类抗抑郁药(如氯丙咪嗪、多米替林、多塞平)等。

若病情需要服用上述药物者,应在用药期间定期监测。确诊为药物性心肌病的患者应停用有关药物,可用辅酶 Q_{10} 10～20 mg,一天 3 次。也可适当选用改善心肌营养和代谢的药物,如肌苷三磷腺苷(ATP)、维生素 B₁、维生素 B₆和二磷酸果糖等并针对心力衰竭、心律失常采用相应的治疗措施。

七、心肌致密化不全

心肌致密化不全(noncompactionofthe ventricular myocardium，NVM)目前认为是胚胎发育过程中心内膜和心肌层发育停滞引起的心肌病，常与其他先天性心脏病并存，也可单独存在。NVM 患者的临床表现差异很大，症状轻重不一，缺乏特异性。有的患者可以终身没有症状，在合并其他心脏疾病时可使心力衰竭症状加重，诊断需要依靠超声心动图。

目前对 NVM 没有特殊治疗。

八、应激性心肌病

应激性心肌病又称 Tako-Tsubo 综合征、心尖部气球样变综合征(apical ballooning syndrome，ABS)，是由 Sato 等人于 1990 年通过左室造影首次发现的，由于其左室收缩末期形态很像日本古代捕章鱼的鱼篓，故因此命名，主要特征为一过性心尖部室壁运动异常，呈气球样变。多见于绝经后的中老年女性。

发病机制目前并不十分清楚，主要包括交感神经系统和儿茶酚胺介导的心肌顿抑，冠状动脉痉挛、微血管痉挛、雌激素水平降低、脂肪酸代谢障碍及病毒感染等。

绝大多数患者发病前有明显的强烈心理刺激或躯体应激作为诱发因素。也可在应用诸如肾上腺素、多巴酚丁胺、麦角新碱、阿托品等过度刺激交感神经药物期间发病。本病最常见的临床表现为距应激事件发生数分钟到数小时不等，出现类似急性冠状动脉综合征的剧烈胸痛、胸骨后压榨感、呼吸困难和晕厥，部分患者以心力衰竭为首发症状。约 1/3 患者于发病时出现肺水肿、心源性休克及室性心律失常等严重心脏症候群。有时可合并心尖血栓形成、心源性脑卒中。

在急性期多数患者心电图出现胸前导联的 ST 段抬高、QT 间期延长，部分可出现病理性 Q 波，恢复期常有 T 波倒置。心电图的 ST 段抬高可维持数小时，病理性 Q 波可完全恢复，T 波倒置常持续数月之久，数月后心电图可以完全恢复正常。心肌标志物一般为轻至中度升高。超声心动图可发现左室射血分数降低和心脏整体及节段收缩功能障碍。冠状动脉造影一般正常。左室造影显示，左室心尖及中部运动减弱、消失或运动异常(气球样变)，伴基底部收缩力增强，呈典型的"章鱼罐"样改变。

根据病史及典型的影像学改变可诊断该病，但需排除嗜铬细胞瘤、心肌炎等疾病。目前尚无标准的治疗方案。急性期应积极去除诱发因素，治疗原发疾病。β 受体激动剂和儿茶酚胺类正性肌力药物(如多巴胺、多巴酚丁胺)应列为禁忌。严重患者如伴血流动力学不稳定、心功能失代偿，或血压降低等，可酌情应用血管活性药物包括血管扩张剂(如硝酸甘油、硝普钠)和正性肌力药物(如磷酸二酯酶抑制剂)，或放置主动脉内球囊反搏泵(intra-aortic balloon pump，IABP)。在心脏功能完全恢复前，可继续使用 ACEI 或 ARB 类药物，长期使用 β 受体阻滞剂可能有预防复发的作用。

九、克山病

克山病是我国所特有的，原因不明的地方性心肌病。主要危害年轻妇女和学龄前儿童，有一定的家庭聚集性，迄今全球范围内仅见于中国大陆从东北至西南 16 个省区 327 个县。病区呈灶状分布或毗连成片。尽管病因不明，但可能与多种因素参与有关：外周环境(尤其水源、土壤、粮食等)、生活习惯、营养状况、某些微量元素(硒)缺乏以及病毒(柯萨奇病毒、埃可病毒)感染等。病理改变主要是心肌变性、坏死、瘢痕形成,最后导致左室扩大、全心扩大、心力衰竭。根据流行病学特点,人群发病情况,结合临床表现和相关检查,并排除其他心脏病的存在,可进行诊断。治疗主要包括对症及心力衰竭的治疗。由于生活环境、居住条件改善,通过采取积极的综合性预防措施,注意营养(补充微量元素硒等),改变生活习惯,早发现、早治疗,本病发病率有所降低。

(张　芹)

第十二章 周围血管疾病

第一节 主 动 脉 瘤

主动脉瘤是指主动脉一段或几段管腔病理性扩大。一般认为主动脉瘤的定义是：受累的主动脉较正常的主动脉局部持续性扩张至少直径达1.5倍。主动脉瘤通常用位置、大小、形态和病因描述。典型的主动脉瘤形态呈梭形（常见的类型）或呈囊形。梭形主动脉瘤形态上比较一致，受累的血管壁呈对称性扩张，而囊形主动脉瘤的扩张常见于局部血管壁向外膨出。除这两类主动脉瘤外，还有假性主动脉瘤，实际上，这并不是真正的主动脉瘤而是血管壁外结缔组织内血液聚集，可能是主动脉壁破裂后包裹所致。主动脉瘤常按解剖学部位分类，分为胸主动脉瘤及腹主动脉瘤。胸主动脉瘤又分为升主动脉瘤、主动脉弓瘤、降主动脉瘤。解剖学分类比较重要，因为各部位动脉瘤的病因、自然病程、治疗措施不同。除此以外，虽然腹主动脉瘤较胸主动脉瘤严重，但腹主动脉瘤最多见，占主动脉瘤的3/4(65%～80%)，胸主动脉瘤占1/4(20%～35%)。

一、病因与机理

(一)动脉粥样硬化

动脉粥样硬化是腹主动脉瘤的主要病因，它可以产生狭窄性阻塞，常见于肾下段主动脉，也可以产生瘤样扩张。动脉粥样硬化引起主动脉瘤的机制尚不清楚，最近有一种假设认为，肾动脉段主动脉瘤较其他部位多见，其原因是人类该段主动脉中层缺乏滋养血管，因为中层内侧必须通过弥散方式从管腔血液吸取氧气和营养，由于动脉硬化引起内膜增厚，中层所需的氧气和营养弥散更加困难。高血压时动脉壁中层损害，导致主动脉壁张力减弱，时间长便形成梭形主动脉瘤，或者是少见的囊性动脉扩张。按照Laplace定律，张力同管壁压力和管腔半径成正比；管腔扩张，管壁张力随之增加，管腔愈大，管壁张力愈大，继之管腔进一步扩大，这种恶性循环导致主动脉扩张进展迅速。

(二)梅毒

梅毒曾是升主动脉瘤的常见病因，但现在大多数医院中已很少见，原因是发病早期即得到积极的抗生素治疗。梅毒螺旋体感染后期的主动脉并发症出现于感染后的5年～40年，但最常见于10年～20年。梅毒第二期，梅毒螺旋体可以直接感染主动脉中层，最常累及升主动脉，肌性和弹性中层结构因感染和炎症反应而破坏,常由钙化的纤维组织替代,导致主动脉壁减弱,进一步引起主动脉瘤进行性扩张。除此之外,感染扩散至主动脉根部可以导致动脉根部扩张,主动脉返流。

(三)感染性主动脉炎

感染性主动脉炎是主动脉瘤的罕见病因,可因主动脉壁的原发性感染引起,感染性或霉菌性动脉瘤常是其他原因所致动脉瘤的继发性感染,感染性动脉瘤可累及升主动脉,常是主动脉内膜炎直接扩散的结果。

(四)遗传

家系发病率研究提示,腹主动脉瘤的形成有遗传倾向,28%的腹主动脉瘤患者一级亲属中有同样病史。最近一项313个家系研究证实了腹主动脉瘤病因中家族性遗传是重要的因素,支持腹主动脉瘤可能是一种显性遗传病的假设,但目前尚无明确的遗传标志可以确定主动脉瘤形成与遗传的相关性,参与的遗传因素似乎是不同源的。

二、临床表现

(一)无症状

40%的胸主动脉瘤患者确诊时没有明显症状,主动脉瘤经常在常规体检或胸部 X 线检查时被发现。腹主动脉瘤的部位靠前,与梅毒性动脉瘤靠后不同,出现症状较晚,大多数无症状。

(二)血管性表现

包括主动脉根部扩张所致的主动脉返流,经常伴继发性充血性心力衰竭,Valsalva 窦扩大可以局部压迫冠状动脉引起心肌缺血或梗死,Valsalva 窦动脉瘤破裂进入右心房引起连续性杂音和充血性心力衰竭,升主动脉瘤常致主动脉瓣关闭不全。

(三)搏动性肿块

腹主动脉瘤最明显的体征是腹部有搏动性肿块。动脉瘤对触诊较敏感,如处于迅速扩张期或即将破裂则有明显触痛,有时瘤体部位可有血管性杂音及震颤。

(四)压迫症状

升主动脉瘤或主动脉弓瘤可引起上腔静脉综合征,这是因为静脉回流经过受压的上腔静脉或无名静脉受阻所致。主动脉弓瘤或降主动脉瘤可以压迫气管或主支气管,导致气管偏移、喘鸣、咳嗽、呼吸困难、咯血、反复性肺炎;压迫食管可以出现吞咽困难;压迫喉返神经可以引起声嘶。患者胸痛和背痛的发生率分别是 37%和 20%。

腹主动脉瘤压迫脊髓可有脊髓炎表现,压迫幽门、十二指肠可有恶心、呕吐,压迫肾脏或输尿管可有肾盂积水等,阻塞下腔或一侧髂静脉可导致下肢水肿。

(五)疼痛与主动脉瘤破裂

典型的疼痛表现为持续性,深部的,撕裂样的,有时非常剧烈。最常见的主诉是上腹部或下背部疼痛,尽管患者可能在某种体位(如下肢屈曲)时更舒服,但主动脉瘤疼痛不受体位影响。

腹主动脉瘤破裂时,疼痛突然出现呈持续、剧烈的疼痛,位于背部或下腹部,有时伴有向腹股沟、臀部或大腿方向的放射痛,急性破裂时背痛突然发作,伴腹痛和腹肌紧张,大多数患者可以触及搏动性腹部包块,部分患者表现为低血压。这种腹痛或背痛,搏动性腹部包块、低血压三联征具有特征性诊断价值,但仅见于 1/3 病例,而且主动脉瘤破裂的表现与其他急腹症(肾绞痛、憩室炎、消化道出血)相似,因此,本病的误诊率高达30%。

腹主动脉瘤破裂,可以很快出现失血性休克,表现为低血压,血管收缩,花斑样皮肤,大汗,神志迟钝,少尿,最后出现心律失常,心脏停搏。腹膜后出血可以出现胁腹部,腹股沟血肿,破裂进入腹腔时腹部膨隆,进入十二指肠时表现为大量胃肠道出血。偶尔可破入下腔静脉,髂静脉或肾静脉,发生动静脉瘘及腹部出现响亮连续性杂音,或充血性心力衰竭及急性高心排出量心力衰竭。

胸主动脉瘤最危险的情况也是破裂。急性动脉瘤扩张可能预示破裂,可以引起类似的疼痛。破裂伴发非常剧烈疼痛的发作,最常见的是破裂进入右室及胸腔,表现为低血压。降主动脉破裂进入食管(主动脉食管瘘),表现为致命性出血。

(六)血栓栓塞表现

偶尔未破动脉瘤可发生急性血栓形成,血栓或动脉粥样硬化碎片脱落常可引起下肢栓塞。

三、检查

(一)胸部 X 光片

许多胸主动脉瘤可以直接从胸片观察到,表现为中纵隔增宽,主动脉扩大,气管偏移。但体积较小的动脉瘤,尤其是囊性动脉瘤很难从胸片上发现。从腹部平片(后前位、斜位及侧位)可显示腹主动脉直径明显增宽,若瘤体壁有钙化可见腹主动脉瘤轮廓。

(二)主动脉造影

该技术是判断主动脉瘤范围及其与大血管解剖定位的极好方法,但主动脉造影的缺点是价格昂贵,是有潜在危险性的有创检查。

(三)计算机断层扫描(CT)及磁共振(MRI)

对主动脉瘤的定位及测量是非常精确和有用的首选方法,而且 MRI 对瘤腔特点、轮廓、与周围结构关系(如与肾动脉、后腹膜及脊柱的关系)更为清楚,对腹部其他脏器也提供有用信息。MRI 技术能构建三维图像,所以,可以从一系列投影位置观察主动脉周围解剖关系。但影像时间长,费用昂贵。

(四)腹部超声

腹部超声是筛选腹主动脉瘤最有价值的方法,超声可以从横断面,纵切而探测瘤体,敏感性接近100%,主要优点是价廉、无创,不需造影剂。然而,超声的缺点是不能探测到瘤体的头侧或盆腔部分,也不能确定瘤体与肠系膜动脉、肾动脉的解剖关系,因此,对腹主动脉瘤的术前评价是不够的。

(五)食管超声心动图

食管超声心动图(transesophageal echocardiogram,TEE)是一种非常精确的评价胸主动脉瘤的方法,已广泛应用于主动脉夹层分离的诊断。

四、诊断及鉴别诊断

(一)诊断

胸主动脉瘤诊断根据患者胸痛或压迫症状或在后前位胸片显示异常主动脉影像,经 CT、MRI 或主动脉造影显示胸主动脉瘤即可诊断。

腹主动脉瘤的诊断根据下列各项条件。

（1）腹主动脉瘤多见于老年人，尤其男性，持续性腹部疼痛，或剧烈腹痛伴失血性休克。

（2）脐周或上中腹部触及搏动性肿块，或伴有压痛和/或有血管杂音或震颤。

（3）腹部平片主动脉有梭形或囊样扩张及钙化，或腹部超声显示腹主动脉瘤样扩张。

（4）主动脉造影、CT 及 MRI 可确定病变部位和形态。

凡符合（1）项～（3）项中 2 项即可诊断。兼有 4 项可确定诊断。

（二）鉴别诊断

腹主动脉瘤疼痛需要与肾结石、肾周围脓肿等鉴别。腹主动脉瘤亦应与主动脉扭曲扩张、胰腺囊肿、腹内肿瘤如胃癌、腹膜后淋巴结肿块、肉瘤、大网膜瘤、肾肿瘤以及搏动性肿瘤如肾上腺血管瘤、肝血管瘤等鉴别。

五、治疗

主动脉瘤最严重的并发症是破裂。破裂的死亡率很高，60%的患者还没有能够到达医院抢救就已死亡，即使能施行手术，手术死亡率也高达 50%，总体死亡率 80%，因此预防破裂非常重要。一般认为，破裂与动脉瘤的直径有密切关系。如果动脉瘤直径＜4 cm，1 年破裂的危险性是 0～2%。如果＞5 cm，2 年内破裂的危险性是 22%。另外，动脉瘤随着时间推移，有 15%～20%的动脉瘤每年增大 0.5 cm。根据 Laplace 定律，动脉瘤越大，增大的速度就越快。

主动脉瘤治疗的主要目的是防止动脉瘤破裂，下面介绍目前主动脉瘤治疗的主要手段。

（一）内科治疗

动脉粥样硬化是动脉瘤的病因，因此所有的动脉粥样硬化的二级预防措施都是合理的。但是更加直接的措施是减少血流对动脉瘤的冲击：①控制高血压；②应用 β-受体阻滞剂降低心肌收缩力；③避免能引起突然动脉压力增高的动作，如咳嗽，喷嚏，Valsalva 动作等。另外如果不做手术，应该加强随访，至少每 6 个月做一次超声检查，观察动脉瘤的增长情况。

特别强调 β-受体阻滞剂的应用。Shore 随机将一组 70 例马方综合征的患者分成 β-受体阻滞剂和无 β-受体阻滞剂治疗组，随访了 10 年，β-受体阻滞剂治疗明显减缓了主动脉扩张的速率，而且降低了主动脉瓣关闭不全、夹层、需要外科手术及心力衰竭死亡的发生率。美托洛尔是一种选择性的第二代 β-受体阻滞剂，而卡维地洛是一种非选择性的第三代 β-受体阻滞剂，具有以下特点：①对 β_1、β_2 受体均有阻滞作用，非心脏选择性 β-受体阻断剂；②对 α_1-受体也有阻滞作用；③无内源性拟交感活性；④有抗自由基、抗氧化损伤作用。因此卡维地洛被认为是一种非常有前途的药物。

（二）外科治疗

凡出现以下三种情况都应该考虑手术治疗：①瘤体直径＞5 cm；②瘤体直径每年增加 0.5 cm；③出现破裂或其他并发症的征象。动脉瘤的直径在 4～5 cm 是否需要立即手术治疗还有较大的争议。最近发表在新英格兰医学杂志上的研究认为，立即手术并不能改善生存率。死亡率在立即手术组为 25.1%，其中，主动脉弓和降主动脉瘤手术的死亡率和并发症更明显的高于升主动脉。因为降主动脉壁脆弱，血管缝合后血管壁撕裂易导致出血，阻断主动脉造成脊髓的永久性损伤导致截瘫，发生率 5%～6%。严密观察，等动脉瘤直径＞5 cm 再手术组为 21.5%。由于腹主动脉瘤患者年老体弱，通常合并其他内科疾病，而且手术切口比较大，步骤较为复杂，因此手术的死亡率较其他一般普外手术要高。择期手术的死亡率一般在 4%～6%，低危患者死亡率 2%，急诊手术 19%，破裂后急诊手术死亡率高达 50%。有的患者动脉瘤还未破裂就死于其他内科疾病,故在决定手术时要平衡手术的危险性和动脉瘤破裂的危险性。

(三)腹主动脉瘤人造血管覆盖支架置入术

1.人造血管覆盖支架的选择

(1)CT 检查和手术计划的制定:这是非常关键的步骤。高质量的增强 CT 是所有测量的基础,对 CT 有特殊要求:①断层厚度 3～6 mm;②断层范围应从肠系膜上动脉到髂内动脉开口以下。在分析 CT 片时,有几点应特别注意:首先要注意瘤体的颈部,也就是肾动脉与瘤体之间的一段动脉,瘤体的颈部是人造血管覆盖支架的固定部位,其健康与否直接与远期效果有关。如查瘤体颈部过短(<10 mm),支架与颈部没有足够的接触,固定就不稳固。如果颈部钙化比较重(动脉常常是椭圆形),不仅固定不牢,而且封闭不严,容易发生内漏。如果颈部有较大的弯曲,支架在大弯的一侧不能紧密贴合,也容易发生内漏。其次髂总动脉是人造血管覆盖支架落脚的地方,是内漏最常发生的部位,如果人造血管覆盖支架的两条腿在髂总动脉内的长度不够,支架的腿容易脱出,导致内漏,因此测量髂总动脉的长度非常重要。另外,还要注意髂动脉是否过度弯曲,估计支架系统能否顺利通过。动脉瘤波及髂总动脉并非少见,如果只是一侧,可以栓塞同侧的髂内动脉,将支架一直延伸到髂外动脉完全健康的动脉段。要注意股动脉内径是否>7 mm,因为现在的支架系统的鞘最小也是 18 F,也就是 6 mm。

(2)量体裁衣式的选择合适的人造血管覆盖支架:尽管各厂家测量的要求不同,但只要能得到以下数据,基本满足定做或是选择组建的要求。图 12-1 是 Talent 支架的测量参数。

颈部:直径和长度。

瘤体部:直径和长度。

髂动脉分叉上部:直径。

髂总动脉:直径,到髂内动脉开口处的长度,支架欲固定部位的直径。

股动脉:直径。

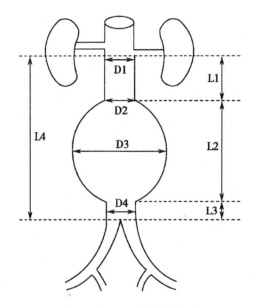

图 12-1　术前需要测量的参数

D1.瘤颈部直径;L1.瘤颈部长度;D3.瘤体直径;L2.瘤体长度;D4.髂动脉分叉上部直径;

L3.髂总动脉直径,到髂内动脉开口处的长度,支架欲固定部位的直径,股动脉直径

2.适应证和禁忌证

与切开手术的适应证基本相同。如果经济状况允许,手术危险性小,即使瘤体不大也可以考虑手术,反之应该继续观察。由于人造血管覆盖支架的特点,有以下情况应谨慎选择这种治疗方法:①动脉瘤与肾动脉的距离太短(L1≤10 mm),支架没有足够的空间锚定;②动脉瘤的颈部弯曲>60°,容易发生内漏;③腹主动脉瘤已经累及两侧髂动脉,估计植入支架会覆盖两侧髂内动脉的开口,仅覆盖一侧髂内动脉是安全的;④一侧髂内动脉已经闭塞,而植入人造血管支架会堵塞另一侧髂内动脉;⑤肠系膜下动脉和腰动脉仍通畅,术后仍会出现内漏;⑥髂动脉过度弯曲,股动脉太小,估计系统通过有很大困难;⑦小儿或青少年患者,估计主动脉仍可能进一步发育。

3.临床效果和并发症

1996 年 2 月,欧洲建立了一个注册登记系统,称为 Eurostar。到目前为止已经收集了 1500 例,主要的信息是:①操作成功率高达 98%,大部分患者术后很好,18 个月生存率为 85%,大部分的死亡与动脉瘤本身无关;②住院期间死亡率为 2.3%;③内漏的发生率比预期要高,出院时内漏的发生率为 14%,另有 18% 发生在 1 年的随访中。内漏的发生一方面与人造血管覆盖支架不能与血管壁紧密贴合有关,另一方面与手术后血管和动脉瘤的变化有关;④人造血管覆盖支架置入后会长期受到血管搏动产生的物理应力,导致人造血管覆盖支架发生变形或磨损;⑤现在应用的人造血管覆盖支架还不是很完善,人造血管覆盖支架的并发症如下。

(1)死亡:Eurostar 注册登记的住院期间死亡率为 2.3%,大部分的死亡与手术操作本身没有直接的关系。因为这一部分患者多合并其他疾病,病情较重,所以不能行外科切开手术,死亡率高也就比较容易理解。

(2)瘫痪:瘫痪一般发生在胸主动脉人造血管覆盖支架置入,因为人造血管有可能堵住发出脊髓前动脉的肋间动脉。80% 的脊髓前动脉从 8~12 肋间动脉发出,因此在胸主动脉的近端置入支架相对比较安全。腹主动脉置入支架几乎不会堵塞脊髓前动脉,但这也不是绝对的,在血管变异的情况下,脊髓前动脉可以发自胸主动脉的任何部位,甚至腹主动脉。胸主动脉人造血管支架置入术并发截瘫的发生率为 3%~14%。

(3)肾衰竭:肾衰竭发生的机制主要是栓塞。由于手术操作非常接近肾动脉,腹主动脉瘤内有血栓,腹主动脉本身有严重的粥样硬化,因此容易将血栓或斑块送入肾动脉内,这些碎片往往很细小,栓塞的动脉常是终末的小动脉,因此肾衰竭比较严重,往往是致命的。

(4)人造血管覆盖支架血栓形成:现在人造血管支架基本是全程用支架支撑的。没有支架支撑的人造血管容易塌陷和扭曲,这都是血栓形成的原因,早期人造血管支架血栓形成是很严重和很常见的问题,后来发现,人造血管放置好后,再用 Wallstent 支撑就不容易发生血栓。现在的人造血管覆盖支架基本上不会发生血栓,但在某些情况下,血栓还是会发生。容易发生血栓的因素有:①抗凝不够;②手术时间过长;③股动脉切开后阻断时间过长;④人造血管支架因为血管过度弯曲而扭曲,一旦发生血栓,不要在溶栓上浪费时间,应该尽快用球囊扩张血栓闭塞的人造血管,补足肝素,开放阻断的股动脉,让血栓从动脉切开处喷出,而不要让血栓流到远端血管。

(5)栓塞:栓塞仍是人造血管覆盖支架的主要并发症。在动脉瘤内有大量的血栓,动脉壁又有很多斑块,因此操作难免会将血栓或斑块碰下来。操作要很轻柔,通过瘤腔时要用涂有很滑的亲水涂层的 Terumo 导丝,通过瘤腔后再换常规导丝和导管,送入人造血管覆盖支架时应避免来回退送,遇到阻力应分析原因,不要强迫通过。如前面谈到的,结束手术时应该夹住股动脉切开的远端,松开近端,让含有血栓的血液流出来。

(6)发热:人造血管植入后几乎所有患者都会出现发热,体温可能到达 39 ℃,这与人造血管的异物反应有关。可以用非甾体抗炎药物,如吲哚美辛、布洛芬等,效果很好。

(7)人造血管覆盖支架内漏:是这种手术最常见的并发症。内漏可以分成 4 类。①Ⅰ型内漏:人造血管周围漏,有入口无出口为ⅠA型,有入口也有出口为ⅠB型;②Ⅱ型内漏:即逆行内漏,从腰动脉、肠系膜下动脉或其他侧支血管逆行灌注动脉瘤,有入口无出口为ⅡA型,有入口也有出口为ⅡB型;③原发内漏:发生在手术后 30 天内;④继发内漏:也称为晚期内漏。根据 Eurostar 注册登记,出院时内漏的发生率为 14%,另有 18% 发生在 1 年的随访。内漏重在预防,应该严格把握适应证。动脉瘤颈部长度>1.5 cm,两髂动脉没有明显的瘤样扩张,没有明显的弯曲,动脉瘤与相邻的主动脉没有明显的夹角(<60°)。另外,人造血管覆盖支架的两端,使人造血管支架尽量与血管壁紧密贴合,很少量的Ⅰ型内漏往往可以自己闭合。如果是晚期的Ⅰ型内漏,而且量比较大,应该积极处理。可以在原来的支架上再套上一个新的支架,如果不能这样做就应该考虑手术治疗。晚期的Ⅱ型内漏可以采取栓塞的方法解决。

(8)人造血管覆盖支架的变形和移位。发生人造血管覆盖支架移位的因素有以下几种:①人造血管覆盖支架直径不够大,不能与主动脉紧密贴合,因此在选择时,支架的直径要比主动脉参考内径大 5 mm 左右。为了预防这个问题,现在的系统都加入了一些防范的措施。在支架近端有一节支架是裸的,在动脉瘤的颈部比较短时,可以将这部分跨过肾动脉(腹主动脉瘤),或跨过锁骨下动脉(胸主动脉瘤),以增加支架与主动脉的接触面积。有的支架近端还有倒钩,防止支架滑入动脉瘤内;②两个支架对接时重叠得不够,如果连接不牢靠,两个支架可能会脱开。由于重叠不够导致两支架分开,后来又在中间加了 1 节人造血管覆盖支架;③动脉瘤被隔绝后缩小,缩短,整个解剖结构发生变化,原先"量体裁衣"做的人造血管支架已经不能适应新的解剖结构。这种情况是目前最关心的问题;④植入人造血管覆盖支架后动脉瘤得到治疗,但主动脉粥样硬化仍在发展,貌似正常的主动脉继续扩张,动脉瘤体继续扩大。

(9)人造血管覆盖支架的肢体血栓形成:最主要的原因是支架出口有血流不畅的因素,可用介入的方法解决,先用导丝穿过闭塞段,球囊扩张,过后留置导管局部溶栓。

(10)血管切开有关的并发症:动脉切开缝合后可能会出现动脉狭窄或假性动脉瘤形成,治疗不是很困难。

(四)胸主动脉人造血管覆盖支架置入术

在人造血管覆盖支架治疗腹主动脉瘤的原理的启发下,人造血管覆盖支架也应用到了胸主动脉瘤,由于胸主动脉外科手术的高风险性,人造血管覆盖支架置入很快被心脏内科医师接受,甚至血管外科医师也开始学习这种半手术半介入的技术。显然,支架几乎毫无争议地优于开胸手术。

1.适应证

凡是左锁骨下动脉以远的真性或假性动脉瘤,只要动脉瘤的近端有相对正常的动脉(1.5～2 cm)可供人造血管覆盖支架固定都是适应证,因为头臂动脉的缘故,目前这种方法还不能用于治疗升主动脉和主动脉弓处的动脉瘤。目前公认的适应证如下。

(1)解剖特征理想(长度、位置、容易操作)。

(2)低危患者动脉瘤直径>5.5 cm。

（3）高危患者动脉瘤直径＞6.5 cm。

（4）患者知情同意。

（5）外科手术危险性高。

术前要常规行增强螺旋 CT 检查,从头臂动脉水平到腹腔动脉水平断层,每层 3～5 mm,如果能行三维重建就更好。支架应该超过动脉瘤两端至少各 1.5～2.0 cm,支架的直径比参考血管直径大 4～6 mm。

2.效果和并发症

Dake 是目前做胸主脉瘤最多的医师,1992 年～1997 年他们共做了 103 例胸主动脉瘤。支架是 Cook 公司的 Z 支架,人造血管为 Dacron。83％的患者达到了完全封堵,也就是没有内漏,瘤腔完全无血栓。住院期间死亡率为 9％,截瘫 3％,脑卒中 7％,1 年的存活率为 81％,2 年 73％,到 3.7 年时仅有 53％存活。

六、预后

无论是什么病因的动脉瘤,最危险的并发症仍然是破裂和死亡。未经手术治疗的胸主动脉瘤存活率,1 年 65％,3 年 36％,5 年 20％;32％～47％的死亡是由于破裂。动脉瘤的直径仍然是破裂的重要预测因素。据统计,动脉瘤的发展与最初的动脉瘤直径有密切关系,如果动脉瘤 ≤5 cm,增长速率仅 0.17 cm/年,如果动脉瘤 ≥5 cm,增长速率高达 0.79 cm/年。

据 Gliedman 等报道腹主动脉瘤体直径＞6 cm 者约 50％1 年内破裂,＜6 cm 者 1 年内只有 15％～20％破裂。Darling 等已证实破裂的危险性随瘤体增大而增大,目前的评估提示直径 4 cm 的瘤体破裂危险性仅为 0％～2％,而直径大于 5 cm 的瘤体两年内破裂的危险性达 22％,因为 80％的腹主动脉瘤随时间延长而扩张,其中 15％～20％的瘤体扩张迅速,所以破裂的危险性随时间延长而增加。

（朱红光）

第二节 大 动 脉 炎

大动脉炎是指主动脉及其主要分支的慢性进行性非特异性炎症,以引起不同部位的狭窄或闭塞为主,少数患者因炎症破坏动脉壁的中层,而致动脉扩张或动脉瘤,因病变部位的不同,其临床表现也不同。病变位于主动脉弓及其分支称为主动脉弓综合征;累及锁骨下动脉而造成桡动脉无脉称无脉症;累及肾动脉可引起肾血管性高血压;累及肺动脉可能产生肺动脉高压;影响冠状动脉可产生心绞痛或心肌梗死。本病常为多发性病变,表现一组特异病征。

一、流行病学

本病全球均有报道,多见于东方人,年轻女性,男女比例为 1:（6～10）,国内为 1:（2～4）,发病年龄为 5 岁～45 岁,平均年龄约 22 岁,大约 15％患者于 14 岁以内发病,30 岁以内发病约占 90％,病程为 1 年～28 年以上。本病开始在日本、中国及其他亚洲国家文献报道较多,后在南美、北欧及非洲国家也陆续有报道,但为数较少,英法等西欧国家及北美则罕见。

二、病因和发病机制

病因迄今尚不明确,曾有梅毒、结核、血栓闭塞性脉管炎(Buerger 病)、动脉先天性异常、结缔组织病、风湿病、类风湿病、巨细胞动脉炎、内分泌代谢异常和自身免疫等各种学说,应归属结缔组织病范畴。

(一)自身免疫学说

目前认为本病可能由于链球菌、结核菌、病毒或立克次氏体等感染后体内免疫反应所致。因本病活动期有血沉快,血清蛋白电泳 γ 球蛋白、α_1 及 α_2 球蛋白增高,C 反应蛋白、抗链球菌素"O"与抗粘糖酶异常;胶原病与本病同时存在;主动脉弓综合征与风湿性或类风湿性主动脉炎相类似;激素治疗有明显疗效,但这些特点并非本病免疫学的可靠证据。

尸检发现某些患者体内有活动性结核病变存在,其中多数为主动脉周围淋巴结结核性病变。显微镜检查可见病变部位的动脉壁有新生肉芽肿和朗格汉斯细胞,但属于非特异性病变,未找到结核菌,而且结核菌极少侵犯血管系统。从临床观察来分析,大约 22%患者合并结核病,其中主要是颈及纵隔淋巴结结核或肺结核,用各种抗结核药物治疗,对大动脉炎无效,说明本病并非由于结核菌直接感染所致。

(二)内分泌异常

本病患者青年女性多见,Numano 等发现大动脉炎患者尿中雌激素排出量显著高于健康妇女。家兔长期用雌激素可在主动脉及其主要分支产生类似大动脉炎的病理改变,临床上,大剂量应用雌性激素易损伤血管壁,长期服用避孕药可发生血栓形成的并发症。Numano 等认为雌激素分泌过多与营养不良因素(如结核)相结合可能为本病发病率高的原因。

(三)遗传因素

我国及日本均有报告孪生姐妹及近亲同患此病者,HLA 分析可见 A_9、A_{10}、B_5、BW40、BW51、BW52 出现频率高,故认为有一种先天性遗传因子与本病可能有关。

(四)感染

如链球菌或结核菌或病毒等各种原发感染,在体内产生抗体,由于再感染引起抗原抗体反应。主动脉系统对这种抗原抗体复合物具有免疫学的亲合性或易感性,故易受影响而产生炎性病变,此为病变的活动期。当清除感染因素或主动脉抗原时,则抗主动脉抗体的产生受抑制,也抑制了体内的免疫机制,而转为病变的稳定期或非活动期。

三、病理

本病可见于主动脉及其主要分支。约84%的患者病变侵犯 2 支～9 支动脉,其中的肾动脉、胸腹主动脉、头臂动脉(尤以左锁骨下动脉)及肠系膜上动脉为好发部位。腹主动脉伴肾动脉受累者约占80%,单纯肾动脉受累者占20%,并且双侧较单侧多见,其次为腹腔动脉及髂动脉,肺动脉受累较常见,约占50%。

病变常累及动脉全层,其内膜因结缔组织增生而增厚、变硬、使管腔狭窄,内膜有糜烂和坏死,病程长者呈纤维化和钙化;中层膜的弹性纤维和平滑肌组织变性、坏死、断裂或消失,造成管壁囊性扩张或由纤维肉芽组织代替;外膜亦呈纤维性增厚,在动脉壁全层均可见淋巴细胞、单核细胞和浆细胞的浸润。

四、临床表现

少数患者在局部症状出现前数周,可有全身不适、发热、食欲不振、恶心、出汗、体重下降和月经不调等症状,当局部症状或体征出现后,全身症状将逐渐减轻或消失,多数患者则无上述症状。

临床症状视动脉病变部位、动脉缩窄程度、侧支循环形成是否广泛、是否存在严重高血压以及肺动脉等是否受累而各异。

Lupi-Herrera 等根据病变部位分为四型:①头臂动脉型(含主动脉弓综合征);②胸腹主动脉型;③广泛型;④肺动脉型。

(一)头臂动脉型(含主动脉弓综合征)

1.症状

颈动脉和椎动脉狭窄和闭塞,可引起脑部不同程度的缺血,出现头昏、眩晕、头痛、记忆力减退、一侧或双侧视物有黑点,视力减退,视野缩小甚至失明,嚼肌无力和咀嚼时颌部肌肉痛疼。少数患者因局部缺血产生鼻中隔穿孔,上腭及耳壳溃疡,牙齿脱落和面肌萎缩。脑缺血严重者可有反复晕厥、抽搐、失语、偏瘫或昏迷。少数患者由于局部血压和氧分压低或颈动脉与周围组织发生粘连,故颈动脉窦较为敏感,易受外界压力的影响。当头部急剧改变位置或起立时,可产生颈动脉窦性晕厥现象。上肢缺血可出现单侧或双侧上肢无力、发凉、酸痛、麻木甚至肌肉萎缩。少数患者可发生锁骨下动脉窃血综合征,由于一侧锁骨下动脉或无名动脉狭窄 50% 以上或闭塞时,可使同侧椎动脉血压下降 1.33 kPa(10 mmHg)以上,故对侧椎动脉的血液逆流入狭窄或闭塞侧的椎动脉和锁骨下动脉,当患侧上肢活动时,其血流可增加 50%～100%,于狭窄或闭塞部位的远端引起虹吸现象,加重脑部缺血,而发生一过性头晕或晕厥。

2.体征

颈动脉、桡动脉、肱动脉搏动减弱或消失,约半数患者于颈部或锁骨上部可听到 2 级以上收缩期血管杂音,少数伴有震颤,但杂音响度与狭窄程度之间,并非完全成比例,轻度狭窄或完全闭塞的动脉则杂音不明显,如有侧支循环形成,则血流经过扩大弯曲的侧支循环时,可以产生连续性血管杂音。

(二)胸腹动脉型

1.症状

病变影响胸部降主动脉、腹主动脉及其主要分支,大多是因高血压住院,少数病例无症状,有高血压者可有头痛、头晕、心慌。腹主动脉、髂动脉阻塞性病变可引起下肢缺血、无力、疼痛与间歇性跛行。

2.体征

(1)高血压:高血压为本病的一项重要临床表现,尤以舒张压升高明显。其发生机制可能为胸降主动脉严重狭窄,使心排出血液大部分流向上肢而引起的节段性高血压及/或肾动脉狭窄引起的肾血管性高血压,主动脉瓣关闭不全所致的收缩期高血压等。在单纯肾血管性高血压中,其下肢收缩压较上肢高 2.67～5.33 kPa(20～40 mmHg),单纯胸降主动脉狭窄,则上肢血压高,下肢血压低或测不出;若上述两种合并存在时,则上下肢血压水平相差更大,有高血压使心脏后负荷增加,故引起左室肥厚,扩大以致心力衰竭。

(2)血管杂音:约 1/4 患者于背部脊柱两侧或胸骨旁可闻及收缩期血管杂音,其杂音部位有助于判定主动脉狭窄的部位和范围,如胸主动脉严重狭窄,于胸壁可见表浅动脉搏动。大约80%患者于上腹部可测及2级以上高调收缩期血管杂音。

(三)广泛型

病变多发,具有上述两种类型的特征,多数患者病情较重,所需注意的是假如患者实际有高血压,但因上肢及至下肢血管病变而血压并不高,甚至测不出,此时必须注意眼底、心脏等体征,以便及时发现并确诊。

(四)合并肺动脉狭窄型

上述三种类型均可能合并肺动脉病变,约占50%,而在各类型中伴有或不伴有肺动脉受累之间无明显差别,尚未发现有单纯肺动脉受累者,肺动脉高压多为一种晚期并发症,约占1/4,多为轻度或中度,而重度则少见。临床上出现心悸气短较多,但症状均较轻,肺动脉瓣区可闻及收缩期杂音和肺动脉瓣第二音亢进,肺动脉狭窄较重的一侧呼吸音减弱,应与其他肺血管疾病,如肺动脉血栓栓塞症或原发性肺动脉高压等进行鉴别。

五、实验室检查

(一)化验及免疫学检查

1.红细胞沉降增速

红细胞沉降增速是反映本病病变活动的一项重要指标。约43%患者血沉快,可快至130mm/h,其中发病10年以内者,多数血沉增快,大于10年者则病情趋于稳定,血沉恢复正常。

2.C反应蛋白

其临床意义与血沉相同,阳性率与血沉相似,均为本病病变活动的一项指标。

3.抗链球菌溶血素“O”及粘糖反应

这类抗体的增加仅说明患者近期曾有溶血性链球菌感染,本病仅少数患者出现阳性反应。

4.血象

少数患者可见白细胞增高,也为炎症活动的一种反应,但中性粒细胞无明显改变,约1/3患者出现贫血,常为轻度贫血,是长期病变活动或女性激素增高对造血功能影响所致。

5.血清蛋白电泳

常有 α_1、α_2 及 γ 球蛋白增加,清蛋白下降。

(二)胸部X线检查

1.心脏改变

约1/3患者有不同程度的心脏扩大,多为轻度左室扩大,重度扩大较少见,其原因主要由于高血压引起的后负荷增加,其次由于主动脉瓣关闭不全或冠状动脉病变引起的心肌损害所致。

2.胸主动脉的改变

常为升主动脉或弓降部的膨隆,凸出扩张,甚至瘤样扩张,可能系高血压的影响或大动脉炎的表现,与病变类型及范围有关。降主动脉,尤其中下段变细内收及搏动减弱等,是胸降主动脉广泛狭窄的重要指征。为了提高诊断的阳性率,可加高胸部照片条件,如高电压摄影,记波及/或体层摄影有助于显示这类征象。

(三)眼底检查

眼底为本病的一种特异性改变,发生率为8%～12%,可分为三期:第一期(血管扩张期),视神经乳头发红,动静脉扩张,静脉管腔不均,淤血,毛细血管新生,小出血,小血管瘤,虹膜玻璃体正常。第二期(吻合期),瞳孔散大,反应消失,虹膜萎缩,视网膜动静脉吻合形成,周边血管消失。第三期(并发症期),表现为白内障,视网膜出血和剥离等。

(四)血管造影检查

1.数字减影血管造影(DSA)

数字减影血管造影(DSA)是一种数字图像处理系统,为一项较好的筛选方法。对头颅部动脉、颈动脉、胸腹主动脉、肾动脉、四肢动脉、肺动脉及心脏等均可进行造影,对大动脉炎的诊断价值较大,一般可代替动脉造影。

2.动脉造影

表现为管腔呈粗细不均或比较均匀,边缘较光滑的向心性狭窄及/或阻塞,主动脉分支的病变多侵犯开口部或近心端,有的可波及全长,有些狭窄动脉边缘不规则或有不同程度的扭曲延长,多系动脉外膜周围粘连和继发性动脉硬化所致,胸降主动脉可广泛狭窄,部分患者伴有一或二段以上的局限性狭窄区,有的表现为管腔不规则或呈波纹状或管壁增厚,但无明显狭窄,多见于腹或降主动脉,少数表现腹主动脉完全闭塞,由于管壁狭窄和血栓形成所致,有些表现管腔扩张或动脉瘤形成。冠状动脉造影显示狭窄主要位于冠状动脉入口处或近段,5%患者病变累及左右冠状动脉近段。肺动脉常为多发性狭窄,而以右上肺及左下肺动脉受累较多见,肺叶动脉较肺段动脉以下受累多见,但狭窄程度均较轻。

六、诊断

本病诊断需结合全身情况与局部体征进行考虑。临床表现典型者诊断并不困难,但不典型者则需与其他疾病进行鉴别。年轻女性具有下列一种以上表现者,应怀疑或诊断本病。

(1)单侧或双侧肢体出现缺血症状,伴有动脉搏动减弱或消失,血压降低或测不出者。

(2)脑动脉缺血症状,伴有单侧或双侧颈动脉搏动减弱或消失以及颈部血管杂音。

(3)近期发生的高血压或顽固性高血压,伴有上腹部二级以上高调血管性杂音。

(4)不明原因低热,伴有血管性杂音,四肢脉搏有异常改变者。

(5)眼底改变者。

七、鉴别诊断

(一)动脉粥样硬化

可引起上肢或下肢动脉狭窄或闭塞,可累及主肾动脉开口处或近端1/3段,常于50岁以后发病,并有动脉硬化的其他临床表现,数字减影血管造影有助于鉴别诊断。

(二)肾动脉纤维肌性结构不良

本病多见于年轻女性,肾动脉造影显示其远端2/3及分支狭窄,无大动脉炎的临床表现。

(三)先天性主动脉缩窄

本病与大动脉炎有时易混淆。前者多见于男性,血管杂音位置较高,限于心前区及背部,腹部听不到杂音,全身无炎症活动表现,胸主动脉造影可见特定部位缩窄,婴儿型位于主动脉狭部,成人型位于动脉导管相接处形成局限性缩窄。

(四)血栓闭塞性脉管炎

血栓闭塞性脉管炎(Buerger病)为周围血管慢性闭塞性炎性改变,主要累及四肢中小动脉和静脉,下肢较常见,好发于年轻男性,多有吸烟史,表现肢体缺血、剧痛、间歇性跛行、足背动脉搏动减弱或消失、游走性表浅静脉炎,重者可有肢端溃疡或坏死等,与大动脉炎的鉴别一般并不困难,但本病形成血栓可波及腹主动脉及肾动脉,引起肾血管性高血压,则需结合临床全面分析,必要时行动脉造影加以鉴别。

(五)结节性多动脉炎

有发热、血沉快及脉管炎表现,但主要发生在内脏小动脉,与大动脉炎表现不同。

(六)胸廓出口综合征

桡动脉搏动减弱,可随头颈及上肢活动其搏动而变化,上肢静脉常出现滞留现象,及臂丛神经受压引起的神经痛,颈部 X 线片示颈肋骨畸形。

八、治疗

(一)肾上腺皮质激素治疗

对活动期最有效的治疗是肾上腺皮质激素,可使患者症状改善,病情缓解,血沉恢复正常。有作者认为血沉在 20～40 mm/h 者可不必用激素,血沉＞40 mm/h 者应当使用一般口服泼尼松 20～40 mg/d,4～5 w 后减量至 5～10 mg/d 持续 6 个月至 1 年。少数患者每天服用 5 mg 达 15 年～20 年,病情稳定,说明长期小剂量服用激素对控制病变活动是有帮助的,应注意不良反应。如泼尼松无效可改用地塞米松进行治疗,病情危重者可静脉滴注氢化可的松每天 100 mg,但合并结核或其他感染或恶性高血压者,则不宜长时间应用此药。

(二)免疫抑制剂

可试用硫唑嘌呤,环磷氨芥或甲氨蝶呤等治疗,一般均与激素合用,可减少激素用量,又可以增强激素的疗效,效果尚难肯定。

(三)抗血小板药物

阿司匹林 100 mg 每天一次,噻氯匹定 250 mg 每天一次。

(四)经皮腔内血管成形及支架术

为大动脉炎的治疗开辟了一条新的途径,目前已用于治疗肾动脉狭窄及腹主动脉狭窄等,获得较好的疗效。冠状动脉狭窄可行冠状动脉支架术。

(五)外科手术治疗

手术目的主要是解决肾血管性高血压及脑缺血。

(1)单侧或双侧颈动脉狭窄引起的脑部严重缺血或视力明显障碍者,可经主动脉及颈动脉人工血管重建术或内膜血栓摘除术或颈部交感神经切除术。

(2)胸或腹主动脉严重狭窄者,可行人工血管重建术。

(3)单侧或双侧肾动脉狭窄者,可行肾脏自身移植术,或血管重建术。患侧肾脏明显萎缩者可行肾切除术。

(4)颈动脉窦反射亢进引起反复晕厥发作者,可行颈动脉体摘除术及颈动脉窦神经切除术。

(5)冠状动脉架桥术。

九、预后

本病属于慢性进行性血管病变,受累动脉的侧支循环形成较丰富,绝大多数患者预后较好,可参加轻工作。预后主要取决于高血压的程度及脑供血情况。　　　　　　　　　　　　　(朱红光)

第三节 颈动脉狭窄

颈动脉狭窄最主要病因为动脉粥样硬化,占90%以上。此外,还有大动脉炎、外伤和放射性损伤等少见原因。不同病因所致的颈动脉狭窄在临床表现、诊断方法、治疗以及与脑卒中的关系等方面均有很大的差异。动脉粥样硬化所致的颈动脉狭窄,尤其是颈总动脉分叉处的病变与缺血性脑卒中有着直接的关系,对其进行治疗在脑卒中的预防上具有重要意义,因此,本节将着重予以介绍。

一、流行病学

脑卒中为当今成年人致残的首要病因,是仅次于心血管疾病和肿瘤的第三大致死病因。脑卒中给家庭和社会带来巨大的经济和心理负担,预防和治疗脑卒中是一项重大的公共卫生问题。

流行病学研究显示,在欧美国家,脑卒中的年发病率为200/10万,其中80%为缺血性脑卒中,20%为出血性脑卒中。在缺血性脑卒中患者中,大约有半数存在着同侧颅外段颈动脉狭窄。在所有脑卒中患者中,超过20%～25%中风的发生与颈总动脉分叉处动脉粥样硬化病变有直接的关系。有症状的颈动脉狭窄脑卒中年发生率为12%,5年发生率为30%～50%。

对无症状性颈动脉狭窄自然病程的研究发现,有83%的患者发生脑卒中前并无脑缺血症状,但约有3/4脑卒中患者颅内病变的同侧存在着严重的颈动脉狭窄。

虽然我国尚无该方面大规模的流行病学调查资料,但国内的一组资料表明,我国脑缺血患者中也存在一定比例的颈动脉狭窄,颈动脉病变与脑缺血症状之间亦有密切关系。

脑卒中的发生与颈动脉狭窄程度密切相关。资料显示,50%的颈动脉狭窄增加4%短暂性脑缺血发作(transient ischemi attack,TIA)和脑卒中发生的危险,75%的颈动脉狭窄增加10.5%～18%的TIA和脑卒中危险,85%的颈动脉狭窄在6月后增加35%的TIA和脑卒中危险,一年后TIA和脑卒中危险则增加至46%。此外,特殊的类型斑块如软斑块、斑块溃疡及斑块内出血等也能增加脑卒中的危险。

二、病理

最好发部位为颈总动脉分叉处,其次为颈总动脉起始段,此外还有颈内动脉虹吸部、大脑中动脉及大脑前动脉等部位。动脉粥样硬化造成的颈动脉狭窄的病理改变参见本章第一节。

一般认为,颈动脉斑块主要通过以下两种途径引起脑缺血:一条途径是严重狭窄的颈动脉造成血流动力学的改变,导致大脑相应部位的低灌注;另一条途径是斑块中微栓子或斑块表面的微血栓脱落引起脑栓塞。上述二者机制何者更占优势,目前观点尚不一致,但多数认为斑块狭窄度、斑块形态学特征均与脑缺血症状之间密切相关,二者共同作用诱发神经症状,而狭窄度与症状间关系可更为密切。

三、颈动脉狭窄度的测定方法

尽管超声、计算机X射线断层成像(computerized tomography,CT)、磁共振成像(mag netic resonance imaging,MRI)等无创性检查在颈动脉狭窄诊断中的作用日益提高,但目前动脉造影仍是诊断颈动脉狭窄的"金标准"。颈动脉狭窄程度的判定依据动脉造影结果。不同研究部门采用了不同的测量方法,国际上常用的测定方法有两种,即北美症状性颈动脉内膜切除术试验协作组（North American Symptomatic Carotid Endarterectomy Trial Collab orators,NASCET)标准和欧洲颈动脉外科试验协作组(European Carotid Surgery Trial Col laborators Group,ECST)标准。

NASCET 狭窄度＝（1－颈内动脉最窄处血流宽度/狭窄病变远端正常颈内动脉内径）×100％

ECST 狭窄度＝（1－颈内动脉最窄处血流宽度/颈内动脉膨大处模拟内径）×100％

详见图 12-2。

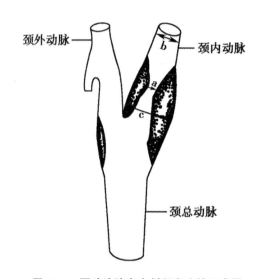

图 12-2　颈动脉狭窄度判断方法的示意图

a 为颈内动脉最窄处血流宽度,b 为狭窄病变远端正常颈内动脉内径,c 为颈内动脉膨大
处模拟内径。NASCET 狭窄度＝（1－a/b）×100％;ECST 狭窄度＝（1－a/c）×100％

上述两种方法都将颈内动脉狭窄程度分为 4 级:①轻度狭窄,动脉内径缩小＜30％;②中度狭窄,动脉内径缩小 30％～69％;③重度狭窄,动脉内径缩小 70％～99％;④完全闭塞。

四、临床表现

动脉粥样硬化所致的颈动脉狭窄多见于中、老年人,常伴存着多种心血管危险因素。头臂型大动脉炎造成的颈动脉狭窄多见于青少年,尤其是青年女性。损伤或放射引起的颈动脉狭窄,发病前有相应的损伤或接受放射照射的病史。

临床上依据颈动脉狭窄是否产生脑缺血症状,分为有症状性和无症状性两大类。

(一)有症状性颈动脉狭窄

1.脑部缺血症状

可有耳鸣、眩晕、黑矇、视物模糊、头昏、头痛、失眠、记忆力减退、嗜睡、多梦等症状。眼部缺血表现为视力下降、偏盲、复视等。

2.TIA

局部的神经功能一过性丧失,临床表现为一侧肢体感觉或运动功能短暂障碍,一过性单眼失明或失语等,一般仅持续数分钟,发病后 24 小时内完全恢复。影像学检查无局灶性病变。

3.缺血性脑卒中

常见临床症状有一侧肢体感觉障碍、偏瘫、失语、颅神经损伤,严重者出现昏迷等,并具有相应的神经系统的体征和影像学特征。

(二)无症状性颈动脉狭窄

许多颈动脉狭窄患者临床上无任何神经系统的症状和体征。有时仅在体格检查时发现颈动脉搏动减弱或消失,颈根部或颈动脉行经处闻及血管杂音。无症状性颈动脉狭窄,尤其是重度狭窄或斑块溃疡被公认为"高危病变",越来越受到重视。

五、辅助检查

(一)多普勒-超声检查

多普勒-超声检查是将多普勒血流测定和B超的实时成像有机地结合起来,为目前首选的无创性颈动脉检查手段,具有简便、安全和费用低廉的特点。它不仅可显示颈动脉的解剖图像,进行斑块形态学检查,如区分斑块内出血和斑块溃疡,而且还可显示动脉血流量、流速、血流方向及动脉内血栓。诊断颈动脉狭窄程度的准确性在95%以上,多普勒-超声检查已被广泛地应用于颈动脉狭窄病变的筛选和随访中。

超声检查的不足之处包括:①不能检查颅内颈内动脉的病变;②检查结果易受操作人员技术水平的影响。

(二)磁共振血管造影

磁共振血管造影(magnetic resonance angiography,MRA)是一种无创性的血管成像技术,能清晰地显示颈动脉及其分支的三维形态和结构,并且能够重建颅内动脉影像。颈部血管有着直线型的轮廓,是特别适合于MRA检查的部位。MRA可以准确地显示血栓斑块,有无夹层动脉瘤及颅内动脉的情况,对诊断和确定方案极有帮助。

MRA突出缺点是缓慢的血流或复杂的血流常会造成信号缺失,夸大狭窄度。在显示硬化斑块方面亦有一定局限性。对体内有金属潴留物(如金属支架、起搏器或金属假体等)的患者属MRA禁忌。

(三)CT血管造影

CT血管造影(CT angiography,CTA)是在螺旋CT基础上发展起来的一种非损伤性血管造影技术。方法是经血管注射对比剂,当循环血中或靶血管内对比剂浓度达到最高峰期间进行容积扫描,然后再行处理,获得数字化的立体影像。颅外段颈动脉适宜CTA检查,主要原因是颈部动脉走向垂直于CT断面,从而避免螺旋CT扫描时对于水平走向的血管分辨力相对不足的缺点。CTA的优点能直接显示钙化斑块。目前三维血管重建一般采用表面遮盖显示法(surface shaded display,SSD),最大密度投影法(maximum intensity projection,MIP)。MIP重建图像可获得类似血管造影的图像,并能显示钙化和附壁血栓,但三维空间关系显示不及SDD。但SDD不能直接显示密度差异。

CTA技术已在诊断颈动脉狭窄得到较多应用,但该技术尚不够成熟,需要进一步积累经验加以完善。

(四)数字减影血管造影

目前虽然非创伤性影像学手段已越来越广泛地应用颈部动脉病变的诊断,但每种方法都有肯定的优缺点。高分辨率的 MRA、CTA、多普勒-超声成像对初诊、随访等具有重要的价值。虽然血管造影不再是普查、初诊和随访的方法，但在精确评价病变和确定治疗方案上，数字减影血管造影(digital subtraction angiography，DSA)仍是诊断颈动脉狭窄的"金标准"。颈动脉狭窄的DSA 检查应包括主动脉弓造影、双侧颈总动脉选择性造影、颅内段颈动脉选择性造影、双侧的椎动脉选择性造影及基底动脉选择性造影。DSA 可以详细地了解病变的部位、范围和程度以及侧支形成情况；帮助确定病变的性质如溃疡、钙化病变和血栓形成等；了解并存血管病变如动脉瘤、血管畸形等。动脉造影能为手术和介入治疗提供最有价值的影像学依据。

动脉造影为创伤性检查手段，且费用昂贵，文献报道有 0.3%～7%并发症的发生率。主要的并发症有脑血管痉挛、斑块的脱落造成脑卒中、脑栓塞造影剂过敏和肾功能损害、血管损伤及穿刺部位血肿、假性动脉瘤等。

六、诊断

(一)颈动脉狭窄高危因素和高危人群

动脉粥样硬化是全身性疾病，年龄(＞60 岁)、性别(男性)、长期吸烟、肥胖、高血压、糖尿病和高脂血症等多种心脑血管疾病危险因素，同样适用于动脉粥样硬化所致颈动脉狭窄的筛选。

高危人群包括 TIA 和缺血性卒中患者，下肢动脉硬化闭塞症患者，冠心病(尤其是需要做冠状动脉搭桥或介入治疗)患者以及体检中发现颈动脉血管杂音者。

(二)诊断依据

通过临床表现和无创辅助检查多可诊断颈动脉狭窄，但 DSA 仍是不可缺少的确诊和制订方案的依据。

(三)颈动脉狭窄患者的临床评价

动脉粥样硬化所致的颈动脉狭窄患者临床评价包括以下内容：①危险因素的评价；②心脏检查；③周围血管检查；④脑功能评价，应包括系统的神经系统体检和颅脑 CT 或 MRI 的影像学检查。神经系统体检包括：意识状态、脑神经、运动、感觉和协调性试验等方面。

(朱红光)

第四节　肾动脉狭窄

肾动脉狭窄病变轻重不等，从明显的肾动脉狭窄至临床上查不出来的肾动脉小支病变。狭窄严重者可引起肾灌流损害，肾小球滤过率(GFR)下降，导致钠水潴留、细胞外液容量增加、高血压和肾衰等。病变较轻者，肾灌流损害不明显，GFR 可以没有什么变化，即便如此，也可以出现高血压。单侧肾动脉狭窄，另一侧虽属正常，也不能防止高血压出现。因此，肾动脉狭窄以高血压为主要表现，是最常见继发性高血压。

一、病因及病理

肾动脉狭窄常见的原因为动脉粥样硬化、纤维肌性结构不良和大动脉炎。大动脉炎为主动脉及主要分支的慢性非特异性炎症，累及肾动脉造成狭窄及肾缺血，好发于 30 岁以下女性。肾动脉肌纤维结构不良，病变多位于肾动脉远端 2/3 及其分支，以青中年妇女多见，可分为内膜纤维增生、中膜纤维肌发育不良和外膜或外膜周围纤维增生等亚型。内膜纤维增生常合并夹层血栓形成,中膜病变常呈现串珠样外观。肾动脉粥样硬化,多见于中年以上男性,病变多发生于主肾动脉开口或近端 1/3 内。

血管造影的回顾性研究,40%～70%的患者肾动脉狭窄呈进行性发展,有 9%～15%的病变动脉在28月～56月内完全闭塞。起初血管造影狭窄在 75%或双显超声波检查狭窄达 60%以上者,进展为完全堵塞的危险性最大。根据 Guzman 对一组肾动脉狭窄患者 14 个月随访观察,肾动脉高度狭窄患者中有 26%肾脏长度缩小达 1 cm 以上。降压治疗对肾动脉狭窄进展的影响甚微,而血清肌苷水平的改变为非解剖学进展的敏感指征。

肾动脉狭窄高血压的病理生理机制分单双侧不同。

两侧肾动脉狭窄发病机制可分两期:第一期维持高血压的主要机制是肾素释放增加,全身与肾内 Ang I 生成增多。在组织,特别是肺组织的内皮细胞内 ACE 作用下,Ang I 很快转化成 Ang II,Ang II 使全身血管收缩,增加醛固酮生成。这些 Ang II、醛固酮增多的作用,目的是增加肾动脉狭窄远端的肾灌注压,从而减少肾素释放。第二期维持高血压的主要机制是水、钠的潴留。水、钠潴留的原因有二:①肾实质的灌注压低,压力依赖的利钠减弱;②肾实质的灌注压低,增加肾内肾素活性,局部 Ang II 增多,Ang II 除了引起肾内血管收缩,还刺激肾小管对钠再吸收,再加上通过刺激醛固酮释放,也增加钠再吸收,血压升高。

单侧肾动脉狭窄:单侧肾动脉狭窄的发病机制比较单纯,单侧肾灌流压下降,肾素增加,Ang II 增加,全身血压上升。高血压作用于非狭窄肾,通过压力-利尿作用,使钠排出增加,但全身性 Ang II 与醛固酮增加。Ang II 的血管收缩作用减少对侧非狭窄肾血流,减少 GFR。Ang II 对肾上腺皮质作用,促进醛固酮生成,也促进水、钠回收。这些作用的结果抵消了对侧非狭窄肾的压力-利尿作用。水、钠平衡只有靠全身血压增高产生的压力-利尿作用来维持。对侧肾长期处于高血压、高 Ang II 作用下也慢慢会发生实质性损害。此外,血管重塑在肾血管性高血压慢性期高血压状态的维持中也起重要作用。

二、临床特征

(一)病史特点

(1)无原发性高血压家族史。

(2)年龄与性别:20 岁之前或 50 岁以后出现中重度高血压。大动脉炎以女性多见,动脉粥样硬化引起者男性为多。

(3)病史较短,病情发展快,无法解释的恶性高血压。

(4)对一般降压药反应欠佳,对血管紧张素转换酶抑制剂较敏感。

(二)体征

(1)高血压血压常大于 26.66/16.00 kPa(200/120 mmHg),以舒张压升高较明显。

(2)四肢血压不对称。

(3)腹部血管杂音。

三、诊断

(一)筛选检查

近年来人们探索采用新的非侵入性显影技术来检查肾血管疾病,目前采用的新技术有一下几种。

1.卡托普利-肾素激发试验

正常情况下,服用转换酶抑制剂卡托普利后,通过抑制血管紧张素Ⅱ的负反馈作用可增强机体的高肾素反应。这种反应在肾动脉狭窄患者中尤为突出,给口服卡托普利一小时之后血浆肾素增高程度显著大于原发性高血压。该项检查的敏感性和特异性可分别达到93%～100%及80%～95%。

2.卡托普利-放射性核素肾图

肾动脉狭窄时刺激肾素-血管紧张素系统活性,通过血管紧张素Ⅱ对出球小动脉的收缩作用有助于维持肾小球内压及肾小球滤过率。使用转换酶抑制剂(如卡托普利)抑制血管紧张素Ⅱ的生成,可降低肾小球内压及肾小球滤过率。在服用卡托普利前和服用之后,用放射性核素技术能够更理想地检测单侧肾脏的缺血情况,其敏感性和特异性可达90%以上。

3.多普勒超声技术

用腹部B超直接检查肾动脉和Doppler测定肾血流技术相结合是目前诊断肾动脉狭窄最常用的筛查方法。统计显示,该技术诊断肾动脉狭窄的阳性与阴性预测值均在90%以上。当然,操作者的经验对于准确诊断十分重要,检查时肾动脉的显影常受到胃肠气体、肥胖、近期外科手术以及附近其他肾血管的影响。

有时腹部B超了解肾脏有无萎缩或形态改变也可作为筛选检查。

4.磁共振成像(MRI)和CT扫描

近年来磁共振成像和断层扫描也被用于肾动脉狭窄的诊断。MRI诊断的特异性可达92%～97%,而最近的报告显示,CT扫描是诊断肾动脉狭窄最敏感的影像学检查,其敏感性和特异性分别可达98%和94%。

(二)确诊检查

筛选检查阳性或虽阴性但临床上高度怀疑者,可做经皮肾动脉造影术。肾动脉造影对肾动脉狭窄诊断最有价值,是诊断肾血管疾病的"金指标",可反映肾动脉狭窄的部位、范围、程度、病变性质、远端分支及侧支循环情况,并可观查肾脏形态和功能改变以及对血管扩张或手术指征的判断。

本病的发病率相对较低,因此一般不提倡对所有高血压患者进行肾血管狭窄的临床筛查。但目前还没有哪一项非侵入性检查其敏感性能够高到足以排除所有的肾动脉狭窄,因此临床上常常出现医师遇到一些高血压患者难以确定其是否为肾血管性高血压的情况。

四、治疗

(一)肾动脉成形术(PTRA)

为治疗本病的首选方法。

1.指征

(1)高血压,若上肢血压测不出,则参考下肢血压水平。

(2)单侧或双侧肾动脉主干或其主要分支,管腔狭窄大于50%,不伴明显肾萎缩者。

(3)肾动脉狭窄远近端收缩压差大于 4.00 kPa(30 mmHg)或平均压差大于 2.67 kPa(20 mmHg)者。

(4)单侧肾动脉狭窄 RVRP≥1.5 和健侧肾静脉 PRA/远端下腔静脉 PRA<1.3。

(5)肾动脉无钙化者。

(6)不能耐受外科手术者。对上述各项指标应从造影形态及功能两个方面综合分析,方能正确选择扩张指征。

若肾动脉开口完全阻塞或其远端分支有多发狭窄或缺血侧肾脏重度萎缩者,则不宜做PTRA。

2.治疗

治疗目的在于纠正肾血管性高血压,防止肾衰竭。扩张术的疗效与病因有密切关系,以肾动脉纤维肌结构不良疗效最佳,痊愈或改善者达 95.5%,其次为大动脉炎 84%,动脉粥样硬化仅 54.5%。

(二)外科手术

根据病情可考虑采用血管重建术或自体肾移植术,若患侧肾脏明显萎缩,肾功能严重受损或丧失,或肾动脉分支广泛病变,可考虑行肾切除术。对双侧肾动脉狭窄患者,采用手术与肾动脉成形术相结合的方法进行治疗,可获得较好的疗效。

(三)药物治疗

对于不适合上述介入性或外科手术治疗的患者,可长期服用降压药物治疗。本病对一般降压药物反应不佳,可用 β-受体阻滞剂及钙拮抗剂,血管紧张素转换酶抑制剂对双侧肾动脉狭窄或单功能肾(自然或人功移植)属于绝对禁忌证。对单侧肾动脉狭窄所致的肾素依赖性高血压,可考虑用转换酶抑制剂。单侧肾动脉狭窄性高血压用 ACEI,虽可使狭窄一侧肾血流压减少,GFR下降,但健侧肾血流增加,GFR 增加。由于对全身性 Ang II 与肾内 Ang II 阻断,使肾钠排除明显增加,对侧肾压力-利钠作用明显恢复,细胞外液与血管内血容量恢复正常,血压下降,但用药期间也应注意肾功改变。

(朱红光)

第五节　主动脉夹层

急性主动脉夹层是一极为凶险、死亡率极高的疾病,不及时处理或处理不当,起病后每小时死亡率可高达 1%,2 天内约一半患者死亡。近年由于诊断和治疗技术的进步,死亡率已大幅度下降。该病在欧美年发病率 1/10 万~2/10 万,主要集中在 50 岁~70 岁年龄段,青少年罕见,男女比(3~4):1。以持续剧烈、撕裂、濒死样胸痛,血管杂音、脉搏不对称为临床特点。影像学,尤其是 MRI 是其确诊的主要方法。治疗方法有药物、介入和手术三种。

一、病因和病理

该病的病因尚不十分清楚,但有几类人群发病率较高,故有较明确的易患因素。

(一)病因

1.动脉血管壁老化和硬化

中老年易患,故动脉管壁的老化和硬化是该病的重要原因之一。

2.动脉管壁的缺陷

马方综合征可能与主动脉中层囊性坏死、先天性缺陷有关,且发病年龄可明显提前。

3.高血压

主动脉夹层患者80%以上发生于高血压人群,故认为高血压是主动脉夹层的主要易患因素。高血压增加了动脉壁的压力和搏动负荷,促进动脉壁的老化和退行性变可能是高血压人群主动脉夹层高发的原因。

4.二叶式主动脉瓣

7%~14%主动脉夹层患者合并二叶式主动脉瓣,无论其瓣膜功能如何,主动脉夹层的发病率是正常主动脉瓣的9倍~10倍,可能与二叶式主动脉瓣同时合并主动脉中层缺陷有关。

5.妊娠

占女性主动脉夹层50%。妊娠引起主动脉夹层的确切机制尚不清楚,可能与妊娠期血容量及血压增加,血管搏动及压力负荷增加有关。

6.动脉炎症

各种主动脉炎性疾病,尤其是巨细胞性动脉炎,由于其中层破坏,容易引起主动脉夹层。

7.心脏手术

心脏直视手术相关者占主动脉夹层18%,尤其是主动脉瓣换瓣手术,主动脉夹层作为晚期并发症发生率较高;如伴主动脉扩张,主动脉返流,主动脉换瓣术后发生率更高。

8.其他

Xoonan综合征、Turner综合征、可卡因成瘾、胸部钝性损伤引起主动脉内膜撕裂、左侧心导管手术、主动脉内球囊反搏术等均与主动脉夹层有关。

总而言之,主动脉夹层危险因素很多,相互之间致病程度可以叠加,如马方综合征合并高血压和/或妊娠是单纯马方综合征主动脉夹层的几倍,但必须指明的是,亦有不少主动脉夹层找不出相应的易患因素。

(二)病理与发病机制

主动脉中层退行性变与夹层有关。组织病理发现中层坏死、囊样坏死、纤维化及弹力纤维断裂等,但这些改变并不特异,衰老亦可见同样的变化。中层坏死和囊样坏死本质并非真有坏死,只是一个不恰当的描述退行性改变的名词。上述中层退行性改变可见于除外伤性动脉夹层以外的所有动脉夹层,故认为是其基本的病理基础。但是否发生主动脉夹层尚需其他因素参与,而动脉压力负荷、动脉搏动负荷是重要促发因素。主动脉夹层的方式有两种,其一是穿透性主动脉溃疡(penetrating aortic ulcer,PAU),指主动脉内膜溃破穿透达中层而形成主动脉夹层,该种方式比较常见;其二是主动脉壁内血肿,指主动脉壁内形成血肿(Tntrmural aortic hematoma,TAH)。夹层的撕裂部位大多在中层靠近外膜处。目前认为二者是两种不同的疾病或者是同一种疾病的两种不同表现形式。PAU在主动脉中层退行性变的基础上形成,沿中层顺行或逆行撕裂,撕裂范围因人和治疗是否恰当而定。横向可累及主动脉壁1/3~2/3周径,纵向可波及所有的弹性动脉,但大多集中在主动脉及其主要分支。夹层内血肿可向管腔内突出,阻塞管腔,使所累动脉狭窄或闭塞,引起相应的临床症状、体征;夹层内血肿撕裂可向管壁内破溃,形成假性血管通道;夹层撕裂靠近外膜时,血液可向血管外渗出引起血肿,或向外膜破裂,引起大出血,多在短期内死亡。

(三)分类

1.根据病理解剖

即 PAU 部位及累及范围有三种分类方法,这三种分类方法的主要依据是:①发生频率及自然病史,约 85%左右累及升主动脉,自然病程仅 8%超过一月,而仅累及降主动脉者约 15%,超过一月自然病程者可达 75%;②治疗方法和疗效不同,累及升主动脉者外科手治疗效果较好,而累及降主动脉者则手术死亡率高,大多不主张手术治疗。

(1)DeBakey 分类法:结合 PAU 部位和累及范围分类。

DeBakey I 型:PAU 起源于升主动脉,但夹层达主动脉弓或主动脉弓以远。

DeBakey II 型:PAU 起源于升主动脉,但夹层仅局限于升主动脉。

DeBakey III 型:PAU 起源于降主动脉,夹层向 PAU 远端扩展,极少数亦可向近端逆行扩展到主动脉弓及升主动脉。

(2)Stanford 分类法:仅根据是否累及升主动脉分类。

Stanford A 型:只要累及升主动脉者均属 A 型。

Stanford B 型:仅累及降主动脉者属 B 型。

(3)解剖学分类法:分近端夹层、远端夹层两种。前者包括 DeBakey I、II 型和 Stanford A 型,后者包括 DeBakey III 型和 Stanford B 型。

这三种分类方法以 DeBakey 分类较精确,其余两种分类方法简单明了。

2.根据发病时间分类

2 周内者为急性主动脉夹层;2 周以上者为慢性主动脉夹层,前者在临床上占 2/3,后者占 1/3。

二、临床表现

主动脉夹层临床症状严重,经过凶险,有时不典型,故高度警惕是临床诊断的前提。根据 RAD(International Registry of Aortic Dissection)12 个中心,464 例患者研究,与传统观念不符的是,绝大部分患者无明确诱因,存在的诱因中持重较常见,可能与持重引起血压增高有关,主要临床表现有:

(一)疼痛

疼痛是急性主动脉夹层最常见的症状,96%的急性病例可出现疼痛。慢性主动脉夹层可以没有疼痛。其性质为持续性剧烈、撕裂样、刀割样锐疼,有濒死感,疼痛往往提示夹层撕裂在继续进行,尤其是疼痛缓解后再度出现多表明夹层撕裂再次扩展。疼痛的部位与夹层撕裂部位高度一致,前胸疼 90%累及升主动脉;肩胛间区疼 90%累及降主动脉胸段;颈部、咽、下颌和面部疼痛多累及升主动脉;背、腰、腹和下肢疼痛多累及腹主动脉。极少数仅有胸膜炎样胸疼。

(二)血压及脉搏变化

70%的远端主动脉夹层患者有高血压,36%近端主动脉夹层患者可测得血压增高。血压降低在近端夹层患者中更为常见,约为 25%,远端夹层者仅 4%。夹层累及无名动脉和/或左锁骨下动脉时,由于夹层撕裂后血管壁血肿或撕裂的内膜漂浮物阻塞相应的血管而出现假性低血压,甚至测不出,亦可表现为脉搏不对称或无脉(近端夹层发生率 50%,远端 15%)。累及降主动脉及其分支时,下肢血压可出现同样变化,股动脉、腘动脉、足背动脉搏动不对称和/或消失。严重肢体动脉阻塞可引起缺血坏死。真性低血压和休克主要原因是夹层破裂出血引起低血容量休克、心包填塞、急性严重主动脉瓣返流、心力衰竭引起的心源性休克,有时临床上区别真性和假性低血压有一定的困难,主动脉内测压可解决这一问题。

(三)血管杂音

受累血管由于管腔狭窄及血管内膜漂浮物的存在受累部可闻及收缩期血管杂音,如双颈动脉,腹主动脉,双肾动脉等在体表闻及血管杂音。由于杂音沿血流传导,杂音部位不能作为病变的部位。极少数情况下,夹层破入右房和/或右室,在心前区可闻及连续性血管杂音。

(四)心脏表现

1.急性主动脉瓣返流和心力衰竭

约32%可出现急性主动脉瓣返流,其原因是主动脉扩张致瓣环扩张和升主动脉中层变性,主动脉瓣膜附着处和连接处撕裂,引起主动脉瓣脱垂,或二者兼有之,少数情况下是由于撕裂的内膜漂浮物脱入左室流出道。在主动脉瓣区可闻及舒张期泼水样递增递减型杂音,其强度与血压及心功能有关,血压越高,心功能越好,杂音越强,反之越弱。亦可出现水冲脉和脉压增大等周围血管征。当出现心力衰竭时,主动脉瓣返流的杂音减弱或消失。

心力衰竭的主要原因是急性主动脉瓣返流,少数亦可由心肌梗死引起,主要为左心衰竭表现,气短、不能平卧、肺部湿啰音等。

2.心包积血和心包填塞

可发现心包摩擦音、心包积液和心包填塞的症状和体征。

3.急性心肌梗死

1%～2%病例,由于升主动脉夹层撕裂,血管内膜漂浮物可阻塞冠状动脉口而出现心肌梗死,以右冠状动脉口阻塞引起下壁心肌梗死多见,但主动脉夹层往往掩盖了心肌梗死的表现,故心电图和心肌损伤标志物的检查是必要的,包括心肌酶、cTnI/cTnT等。另一方面,一旦确诊心肌梗死,又容易忽略对主动脉夹层的考虑,而用溶栓、抗凝、抗血小板等药物和介入治疗,造成灾难性后果。Kamp报道一组21例主动脉夹层溶栓治疗后,71%死亡,大部分是心包填塞致死,故一定应警惕二者同时存在的可能性。

(五)神经系统表现

关于神经系统表现各家报导不一,最少6%,最多高达40%。脑卒中3%～6%,此外,尚有晕厥、Horner综合征、意识模糊、昏迷等。

(六)反应性胸膜炎、胸腔积血

多见于左侧,反应性胸膜炎系动脉夹层后的炎症反应,可引起与呼吸相关的胸疼,少量淡黄色炎性积液,胸膜摩擦音等。往往与心包积液、积血同时存在,在心前区可闻及心包-胸膜摩擦音。胸膜积血可分两种情况,其一是主动脉夹层撕裂的血液渗入胸腔,发展较慢,多为中小量;其二是主动脉夹层撕裂破入心包,发展快、量大,很快死亡。

(七)肾动脉阻塞

5%～8%累及单侧或双侧肾动脉,引起难治性肾性高血压、肾梗死、肾衰竭等。

(八)肠系膜动脉阻塞

发病率3%～5%,引起肠缺血坏死。临床表现腹痛、腹胀、便血、发热等。

（九）其他表现

主动脉夹层撕裂后瘤样扩张可压迫喉返神经引起声嘶；压迫上呼吸道引起呼吸困难与咳嗽；向气管、支气管内穿破引起大咯血；压迫食管引起吞咽困难；向食管穿破则引起呕血；压迫上腔静脉引起上腔静脉综合征；累及颈动脉可见颈部搏动性包块等。

三、辅助检查及诊断技术

辅助检查仅能提供诊断线索或排除其他疾病，常用的有 X 线胸片、心电图、平滑肌肌凝蛋白重链检测等，可作常规筛选检查，影像学是主要的确诊技术。

（一）辅助检查

1.胸部 X 线片

81%～90%可见主动脉影增宽和/或特异性上纵隔影宽。主动脉结钙化者可见"钙征"，为主动脉夹层特异性征象，即内膜钙化影距外侧主动脉软组织影≥1 cm。部分可见增宽的主动脉结处双重影，外层影较内层影宽 3～5 mm，但不特异。部分患者可出现胸腔积液，大多在左侧。约12%主动脉夹层患者无明显胸部 X 线表现。

2.心电图

主要目的用于排除冠心病和诊断主动脉夹层是否同时合并心肌梗死。

3.平滑肌肌凝蛋白重链检测

27 例小样本研究结果，用抗平滑肌肌凝蛋白重链单克隆抗体测量主动脉夹层发病 12 小时内血清，其敏感性和特异性分别 90%和 97%，因而是较为简单的筛选试验。

（二）诊断技术

1.主动脉造影

直接征象有假腔形成、内膜漂浮物；间接征象有主动脉腔变形扭曲、主动脉壁增厚、分支血管异常和主动脉瓣返流；直接征象具一条即可诊断，但间接征象均不能作为确诊标准。

主动脉造影是一项对主动脉夹层具有诊断意义的诊断技术，几十年来一直作为诊断主动脉夹层的基本技术和金指标，但近年的研究及临床应用结果表明，主动脉造影并非如以前认识的那样可靠，其对主动脉夹层诊断的特异性和敏感性分别为 94%～100%和 77%～90%。直接征象假腔发现率 80%～90%，夹层撕裂内膜漂浮物 70%，而 PAU 部位确诊率仅为 50%。造成假阴性的原因有：①假腔内血栓形成使假腔不显影；②假腔和真腔等密度同步显影致使难以分辨；③非穿透性主动脉壁内血肿。除了敏感性不够以外，有创检查过程本身即可带来危险性，如加重夹层、费时等可加重病情，尤其是可能给不稳定患者带来生命危险。但主动脉造影亦有其他诊断技术难以实现的优点，如对夹层范围，尤其是分支动脉的判断、主动脉瓣关闭不全的判断、冠状动脉疾病的判断及对疾病的评判诊断十分重要。

2.CT

普通 CT 对夹层诊断能力有限，加强 CT 可以通过夹层撕裂内膜漂浮和/或显影密度的差异来区别夹层撕裂的真腔和假腔，从而诊断夹层，同时可对心包积液和假腔内血栓进行诊断。其特异性为 87%～100%，敏感性 94%～96%。其优点是快速、无创，缺点是不能确定 PAU 部位和不能诊断主动脉反流以及分支血管病变。

3.MRI

主动脉夹层 MRI 的影像特征与加强 CT 基本相同，主要通过区分真、假腔及内膜撕裂漂浮物对主动脉夹层进行诊断,对PAU部位确认率88%,如动态cine-MRI技术尚可对主动脉瓣返流做出诊断,其敏感性可高达85%,诊断心包积液的敏感性高达100%。此外,对大的分支动脉是否受累亦可做出诊断,但不及主动脉造影范围广泛。MRI对夹层撕裂的诊断特异性和敏感性均在98%以上。

由于MRI为无创性检查,图像清晰,对夹层诊断具高度特异性和敏感性,同时能诊断心包积液、主动脉返流,对PAU部位诊断亦较敏感,故认为是目前诊断夹层的金指标。但亦存在某些缺点,体内金属物品,如永久起搏器,置换的金属心脏瓣膜等均不能作MRI检查。再者做MRI检查时不能做监护,存在做检查时出现灾难性并发症而不能发觉的可能性,但Nienaber等人观察尚无做检查时发生并发症的情况。

4.超声心动图

包括经胸和经食管两种。直接征象是在主动脉腔可见夹层撕裂漂浮物,真、假腔内不同的彩色多普勒血流,假腔内血栓形成,钙化的主动脉内膜移位,主动脉壁增厚等均有助于诊断。此外,对心包积液及主动脉返流诊断极为敏感、精确。

经胸超声心动图诊断主动脉夹层敏感性为59%～85%,特异性为63%～96%,经食管超声心动图敏感性为98%～99%,特异性为77%～99%,73%可确定PAU部位,对假腔内血栓形成确诊率68%。以上结果与操作者技术水平有关。超声心动图可床旁反复检查,无创是其主要优点,故临床上比较常用,但食管超声一般需浅表麻醉、食管疾病禁忌、大气管对降主动脉探测有影响等是其不足。

血管内超声是指经股动脉,在X线引导下将特制超声探头送入血管达升主动脉进行超声诊断的一种方法。其探测血管横径、对真、假腔的辨别、夹层撕裂漂浮物探测、血管壁内血肿的探测均优于经胸及经食管。特别值得一提的是,其探测范围可随意选择,故对腹腔动脉及主动脉分支经胸及食管超声达不到的夹层尤其适用。此外,尚可引导主动脉内支架的放置及对其放置是否合适做出判断。由于该项技术应用不久,尚需积累更多的临床资料。

5.关于冠状动脉造影

尸检发现,主动脉夹层并冠心病约25%左右。但围手术期死于急性心梗者仅3%～5%,故有人认为不必行冠状动脉造影,特别是急诊手术,没有必要去作冠状动脉造影而延长检查时间,延误手术时间。如高度怀疑有冠心病可通过术中冠状动脉镜及触摸探查解决诊断及是否架桥的问题。而慢性稳定期限期手术患者,有冠心病证据者可作冠状动脉造影检查,否则亦不必作冠状动脉造影。

建议除非有明确的指征,如既往有明确的冠心病史或心电图有心肌缺血表现,应避免冠状动脉造影。

6.诊断技术的选择

在选择以上诊断技术时,必须考虑精确性、安全性、简单化、适应证等诸方面,此外对合并症的诊断亦应考虑。MRI是目前公认首选的金标准,但由于其耗时及检查时不能监护,故不适于急诊患者。升主动脉造影耗时,且对不稳定患者亦有危险,亦不适用于急诊患者;CT、超声检查速度快,在急诊患者中应用较广泛。对高度怀疑主动脉撕裂的患者,或患者相对较平稳,可考虑MRI或升主动脉造影。

四、处理

治疗目的:阻止夹层血肿的进展,因为致命的并发症不是来自内膜撕裂本身,而是血管损伤或主动脉破裂。

(一)内科治疗

药物治疗的两个首要目标即降低收缩压和减弱左室收缩力(dP/dt)。左室收缩力是作用于主动脉壁的主要压力,对主动脉夹层分离的形成和扩展都起作用。

所有怀疑急性主动脉夹层的患者必须予以急诊监护,稳定血流动力学,监测血压、心率和尿量,保持静脉通路。

止疼并将收缩压降至 13.33～16.00 kPa(100～120 mmHg)[平均压 8.00～9.33 kPa(60～70 mmHg)],保持重要脏器(心、脑、肾)灌注最低水平。同时无论疼痛和收缩期高血压存在与否,均应使用 β-受体阻滞剂来降低 dP/dt(左室收缩力的指标)。对可能要进行手术的患者要避免使用长效降压药物,以免使术中血压控制变得复杂。疼痛本身可以加重高血压和心动过速,必要时给吗啡。

硝普钠对紧急降低动脉血压十分有效。开始滴速 20 μg/min,最大 800 μg/min。当单独使用时,硝普钠实际升高 dP/dt,这一作用可能潜在地促进夹层分离的扩展。因此,必须同时使用足够剂量的 β-受体阻滞剂。

为了迅速降低 dP/dt,可静脉给 β-受体阻滞剂,使心率 60～80 次/分钟。静脉内注射普萘洛尔最大首次剂量不超过 0.15 mg/kg(或 10 mg 左右)。为了维持足够的 β-受体阻滞效应,根据心率,每 4～6 小时静脉内给普萘洛尔,剂量通常小于首剂总量,在 2～6 mg 左右。

拉贝洛尔同时具有 α 和 β-受体阻滞作用,可以同时有效降低 dP/dt 和动脉压,因此对主动脉夹层分离治疗特别有效。首剂两分钟静脉内注射 10 mg,然后每 10～15 分钟追加 20～80 mg(直至总剂量达到 300 mg)到心率和血压控制为止。通过静脉持续滴注拉贝洛尔,从 2 mg/kg 起直至 5～20 mg/kg,可以达到维持量。

有 β-受体阻滞剂的禁忌证时,包括窦性心动过缓,二度或三度房室传导阻滞,充血性心力衰竭、气管痉挛,应当考虑使用其他降低动脉压和 dP/dt 的药物。如钙通道阻滞剂,舌下含服硝苯地平可治疗主动脉夹层分离相关的顽固性高血压,在应用其他药物的同时应立即应用。然而硝苯地平几乎没有负性变时和负性肌力作用,相反,地尔硫䓬和维拉帕米都同时具有血管扩张和负性肌力作用,使其成为治疗主动脉夹层分离的合适药物。另外,这些药物都可以静脉内使用。

当分离的内膜片损害一侧或双侧肾动脉时,可引起肾素大量释放,导致顽固性高血压。在这种情况下最有效的降压药物可能是静脉内注射的血管紧张素转化酶(ACE)抑制剂依那普利,通常首先每 4～6 小时给 0.625 mg,然后加大剂量。

如果患者血压正常而非高血压,可单独使用 β-受体阻滞剂降低 dP/dt,如果存在禁忌证,可选择地尔硫䓬或维拉帕米。

如果可疑主动脉夹层分离的患者表现为严重低血压,可能存在心包填塞或主动脉破裂,需快速扩容。在对这种低血压采取积极治疗前,必须仔细排除假性低血压的可能性,这种假性低血压是由于测量了夹层累及的肢体动脉的血压引起的。如果迫切需要升压药治疗顽固性低血压,可用去甲肾上腺素(左旋去甲肾上腺素)和苯肾上腺素(新福林)。当需改善肾灌注时应小剂量使用多巴胺,因为它可能升高 dP/dt 。

急性近端主动脉夹层分离经常伴有心包填塞,这是这类患者死亡的最常见原因之一。心包填塞往往是造成主动脉夹层分离的患者低血压的原因。在这种情况下进行心包穿刺可能促使循环衰竭和死亡,弊大于利。可能的原因是,心包穿刺后主动脉内压上升,导致假腔和心包腔关闭的通道重新打开,引起再次出血和致命的心包填塞。

患者病情相对稳定时,心包穿刺的危险性超过得益,应尽快送手术室直接修补主动脉并进行术中心包血引流。然而当患者表现为电机械分离或显著低血压时,有理由进行心包穿刺以抢救患者。谨慎的作法是,在这类患者中只抽取少量液体使血压上升至最低限度能接受的水平。

(二)外科治疗

1.手术目的

手术目的是预防主动脉破裂、心包填塞和减轻主动脉返流。

2.手术指征

(1)急性近端夹层分离首选的治疗。

(2)当急性远端夹层分离伴下列情况需手术治疗:①进展的重要脏器损害;②动脉破裂或接近破裂(例如囊状主动脉瘤形成);③主动脉瓣返流(罕见);④逆行进展至升主动脉;⑤马方综合征的夹层分离。

对急性近端夹层分离手术治疗比药物治疗更优越。即使近端夹层局限而不扩展,也可能引起严重后果,如主动脉破裂或心包填塞,急性主动脉返流等。因此除有急诊手术禁忌证(例如年龄或以往身体衰弱)的患者外,应首选手术治疗。

相反,远端夹层分离患者早期死于并发症的可能性一般要小于近端夹层分离的患者。此外,由于远端夹层分离的患者年龄偏大,严重动脉粥样硬化或心肺疾病的发病率相对较高,手术风险也相当大。因此首选药物治疗。

除非伴有主动脉破裂、动脉瘤形成、主动脉返流、动脉闭塞或夹层延伸和复发,对所有病情稳定的近端或远端慢性主动脉夹层分离患者都建议药物治疗。

马方综合征患者,无论近端或远端夹层分离,都要手术治疗。

手术包括切除最严重的主动脉病变节段,切除内膜撕裂部分,通过缝合夹层分离动脉的近端和远端以闭塞假腔的开口。

能否切除内膜撕裂处对接受手术患者的近期和远期生存率影响不大。手术修补主动脉弓可能增加操作的并发症和死亡率,而且切除内膜撕裂处不减少死亡率。

当主动脉夹层分离伴有主动脉瓣返流时,应消灭假腔以使瓣膜再度悬吊并恢复功能。然而更多见的保留主动脉瓣的方法是将夹层分离的两层主动脉壁缝合并用缝合使联合部再悬吊。在长期随访中发现使用这种再悬吊方法较少有主动脉瓣关闭不全复发,结果较理想。

尝试修复瓣膜失败或是既往有瓣膜疾病史或患马方综合征、瓣膜再悬吊后存在中度的主动脉返流,则选择瓣膜置换。如果近端主动脉脆弱或是严重撕裂,多数采用 Bentall 术式,术中使用组合人工移植物(将人工主动脉瓣膜缝合于管状涤纶移植物的末端)同时置换升主动脉和主动脉瓣。然后将冠状动脉像主动脉组织的纽扣一样和移植物相接。

血栓排除技术主要应用于降主动脉夹层分离,内容包括用涤纶袖状移植物作夹层动脉的旁路,在夹层分离的近端结扎主动脉,并在远端主动脉建立逆行血流以灌注夹层分离动脉节段的主要分支。闭塞的主动脉节段逐渐产生血栓,这样减少了病变延伸或破裂的危险性。

通过影像学手段明确手术部位以远重要脏器是否有血供,如果一侧或双侧肾动脉都由假腔供血,而且手术中不能直接修复,外科医师可以保留手术以远部位真假腔的通道以免影响肾灌注。

3.手术并发症

手术早期并发症:出血、感染、呼吸衰竭和肾功能不全、阻断了脊髓前动脉或肋间动脉的血供,导致脊髓缺血而引起截瘫。晚期并发症包括未经换瓣的进展性的主动脉瓣关闭不全、局部动脉瘤形成、在原发或继发部位再次产生夹层分离。近端和远端夹层分离的术后生存率达 $80\% \sim 90\%$ 。

慢性主动脉夹层分离时,除非产生晚期并发症,如主动脉返流或局限性动脉瘤形成需要手术治疗外,一般无论近端或远端病变均推荐药物治疗。

(三)介入治疗

血管内技术更有前景的研究方向是使用血管内介入技术治疗主动脉夹层分离的高危患者。Walker 等对 5 例主动脉夹层分离患者同时进行了肾动脉成形和支架置放术,其中 4 例近期和远期血压控制得到了改善。在另一病例中,他们对内膜片中原先存在的膜孔进行气囊扩张,以改善周围血供。

更多的血管内介入技术被引入。在心肺体外循环时放置腔内无需缝合的人工替代物可以减少术中和术后并发症,改善预后。据更近的报道,运用经皮股动脉穿刺技术放置的血管内支架-移植物有望替代主动脉修补术。最近,Rato 等在狗的主动脉远端夹层分离模型中展示了自身扩张支架的能力,支架放置的时间不到两小时,经过冠脉造影证实了入口关闭和假腔内血栓形成。这种非手术的治疗方法特别适用于高危患者。支架植入是一项正在发展中的技术,为治疗 B 型(Ⅲ型)动脉夹层开辟了新的途径,对破裂口的封堵可产生血栓结构和血管壁的修复。

(四)长期治疗和远期随访

出院患者中,近端和远端病变,急性和慢性病变的药物和手术治疗组间生存率无显著差别。5 年生存率在 $75\% \sim 82\%$ 之间。晚期并发症包括主动脉返流,夹层分离复发,动脉瘤形成或破裂。

长期药物治疗主要是控制血压和 dP/dt 。终身治疗高血压,使收缩压维持在 $17.33 \sim 18.67$ kPa$(130 \sim 140$ mmHg$)$以下。较理想的药物为 β-受体阻滞剂或钙通道阻滞剂,必要时可以和利尿剂联合应用来控制血压,肼苯哒嗪能增加 dP/dt ,所以只能和足量的 β-受体阻滞剂同时使用。ACE 抑制剂是对由夹层分离引起的一定程度肾缺血的病例特别有益。

多达 29% 术后晚期死亡病例是夹层动脉瘤或远端出现的另外的动脉瘤。长期监测的首要目的在于早期发现可能需要外科治疗的主动脉病变,如新的动脉瘤或动脉瘤的迅速扩展,夹层分离的扩展或复发,主动脉返流或者外周血管损伤。

随访评估包括反复认真的体格检查,定期胸片检查和一系列影像学检查包括 TEE,CT 扫描或 MRI。MRI 是无创性检查,了解解剖细节,评价随访间病变情况。患者刚出院的两年内危险性最高,而后危险性逐步降低,早期经常的随访十分重要。例如患者可在最初 3 个月和 6 个月复诊,然后每 6 个月复查共两年,再往后根据患者的危险情况每 6 月～12 月复查一次。　　**(朱红光)**

第六节　周围动脉栓塞

周围动脉栓塞指周围动脉被来自某个部位的血栓或栓子堵塞，继而造成远端发生急性缺血，表现为急性缺血性疼痛和坏死，并直接影响生活的自主性。除脑动脉栓塞外，最多见的是下肢动脉（髂、股动脉）栓塞，可发生于任何年龄。1965 年～1977 年国外报道股动脉栓塞率为 85.5％～96％。本节主要讨论肢体动脉（髂、股动脉）急性血栓栓塞。

一、病因

引起急性周围动脉栓塞的主要原因是动脉栓子（血栓或其他类型栓子）。心脏是栓子最常见的来源。合并心房纤颤或二尖瓣狭窄时，左心房血流紊乱，流速减慢，容易形成左房血栓。其他可引起血栓的心脏病包括心肌梗死，心室壁瘤和心肌病；感染性心内膜炎患者的感染性血栓来自二尖瓣或主动脉瓣赘生物；远端的血栓栓子也可以起源于近端主动脉或大动脉病变（如动脉瘤、动脉粥样硬化）。少见情况是静脉栓子经过未闭的卵圆孔进入动脉而引起栓塞。另外，来自钙化瓣膜的钙质碎片、动脉粥样硬化的胆固醇结晶、恶性肿瘤的癌栓及其他异物都可以成为栓子，但极为少见。

以下情况可在原位形成动脉血栓，约 10％的闭塞性动脉硬化的病例可以发生急性动脉栓塞，而闭塞性脉管炎与结节性多动脉炎则罕见。在某些血液异常如真性红细胞增多症或冷沉球蛋白血症中，尽管血管正常，但血液凝固性增加，也可以发生急性动脉栓塞。动脉的穿透性外伤、置入动脉导管及动脉旁路移植，以及非心血管系统疾病如脓毒血症、肺炎、腹膜炎、结核病、溃疡性结肠炎等都可能引起动脉栓塞。

二、病理与病理生理

来自心脏或动脉瘤的栓子随血流被运送到某一支动脉，容易嵌顿于动脉分叉处或动脉直径变窄处，从而引起血管阻塞。髂、股动脉及其分叉处为好发部位，阻塞部位的远端血液循环障碍或停止，栓子进一步延伸导致远端组织严重缺血甚至坏死。栓子的自然结局不同，部分栓子裂成碎片，被血流冲向远端血管；有些栓子可以自行溶解；有些栓子机化，最后再通。

急性动脉栓塞的病理生理是先有局部病理改变，然后影响全身。动脉血管栓塞后，动脉壁神经末梢受到刺激，通过交感神经的血管中枢反射性引起远端血管及邻近动脉血管痉挛；同时血栓内的血小板释放 5-羟色胺、组胺，加重动脉远端组织器官的缺血。严重的缺血缺氧使组织结构发生退行性改变，血管内膜变性，大量纤维素沉着。如果血管迅速再通，恢复血液供应，这种改变可以逆转而恢复正常。若长时间的阻塞，则动脉内膜下水肿，弹力纤维断裂、增厚。7 天以后，血管内全部血栓形成，间质水肿，纤维素聚合成团状或网状。由于血流缓慢，动脉壁的退行性变，动脉内膜的破坏，血栓释放凝血因子，血小板释放组胺、5-羟色胺、ADP 等，进一步促进凝血作用，继发血栓形成并且向二端延伸。

不同部位的血栓对机体产生不同的影响。其严重程度及广度取决于被阻塞血管的大小、部位及其侧支循环情况。阻塞的动脉越大，缺血程度越重，则影响范围越广。当较大动脉阻塞后（如髂、股动脉），远端急性缺血，下肢皮肤颜色改变，感觉、运动障碍，脉搏搏动消失，继而引起组织细胞的坏死。一般组织细胞坏死发生在栓塞后 6 小时,12 小时后出现坏疽。

血栓栓塞不仅影响栓塞部位的远端,而且影响全身。动脉栓塞后,因血液流动力学、神经、体液等因素对原有的病态心脏增加了负担,必然加重了心脏功能不全。另外,组织的坏死(尤其是大面积坏死)会造成代谢障碍,如氮质血症、高钾血症、蛋白尿、代谢性酸中毒,严重时肾衰竭。一般于栓塞后 10～12 小时开始出现。

三、临床表现

血栓栓塞的临床表现取决于栓塞的部位、持续时间及严重程度。急性动脉栓塞可以发生于任何年龄。风湿性心脏瓣膜病引起的栓塞发病年龄较年轻,冠心病引起者发病年龄较大。在急性肢体动脉栓塞中,最常见的是下肢髂、股动脉栓塞,好发部位在髂、股动脉分叉处及股动脉远端。

(一)疼痛

疼痛是最早出现的症状。大约半数患者于起病后下肢突然发作的剧烈疼痛,性质为锐痛,从小腿向足部放射,同时有组织缺血的表现。

(二)感觉异常

患侧肢体在疼痛的同时伴有麻木、发凉的感觉。栓塞远端皮肤感觉减弱或消失,近端出现感觉过敏,有针刺感及触痛。如果浅表动脉栓塞,栓子所在部位可以有压痛。

(三)运动功能障碍

栓塞导致肢体肌肉急性缺血,活动时疲乏无力,肌力减弱,严重者瘫痪,被动活动肢体时伴疼痛,深反射消失。

(四)肢体动脉搏动消失或减弱

由于栓子阻塞了血流、动脉痉挛以及继发性血栓形成,栓塞远端的动脉搏动消失。如髂动脉栓塞时,股动脉、腘动脉、足背动脉、胫后动脉搏动消失。

(五)皮肤改变

一般于栓塞部位 10 cm 以下出现缺血性皮肤改变,表现为皮肤苍白、花斑样或紫绀。由于动脉供血减少或中断而静脉血液的排空,皮肤温度较低,有冰凉感,肢体周径减小。皮肤改变与脉搏搏动消失并存为组织缺血的证据。

另外,栓塞发生于侧支循环丰富的部位时,症状可以不明显或表现为间歇跛行(,即患者在行走距离缩短的同时有缺血证据,休息后症状缓解。但如果行走路程进行性缩短,提示病情继续加重。

四、诊断及鉴别诊断

根据患者存在血栓形成的基础疾病(如二尖瓣狭窄、心房纤颤、机械瓣植入术)、动脉栓塞的病史、突发的临床症状和相应的缺血体征,诊断周围动脉栓塞一般不困难。诊断时需要明确:是否动脉栓塞、栓塞的部位、皮肤感觉消失的部位。也可以用有创性或无创性检查来证实诊断,同时也明确了病变部位、范围,并且为选择治疗方法提供依据。

常用的检查方法有:①彩色多普勒超声检查。②磁共振血管造影。③血管造影或数字减影血管造影,它可以提供最为详尽、准确的病情资料,例如病变部位、范围、程度,为血管成形手术或手术方式的选择提供依据。④心电图与 X 线检查,可以了解原发病情况。

本病需要与以下疾病相鉴别。

(一)动脉血栓形成

本病一般发生于动脉本身病变的基础上继发性血栓形成。其症状与动脉血栓栓塞非常相似,但患者起病不如栓塞急骤,病史中常有慢性缺血的表现,如间歇跛行、肢体麻木、趾甲变形、肌肉萎缩,动脉搏动减弱或消失,皮肤温度低,但感觉障碍平面不如栓塞清晰。实验室检查:血中胆固醇增高。X线可见动脉壁上有钙化斑。动脉造影可见管壁狭窄、不光滑或中断,周围有较多的侧支循环。

(二)深静脉血栓形成

深静脉血栓形成,下肢肿胀明显,皮肤紫绀但温度正常或略高,静脉扩张,腓肠肌压痛。但严重水肿压迫动脉产生供血障碍时,容易与动脉栓塞混淆。动脉栓塞后也容易继发深静脉血栓形成。因此需要详细询问病史,并注意症状的变化过程。

(三)髂、股静脉的急性血栓性脉管炎

患者可有动脉搏动的减弱,并且有类似动脉栓塞的缺血性表现。但本病患者有明显的水肿、静脉充盈以及微弱的动脉搏动,有助于鉴别。

（朱红光）

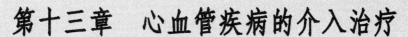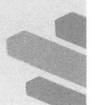

第十三章　心血管疾病的介入治疗

第一节　冠状动脉造影

一、冠状动脉造影适应证和禁忌证

(一)适应证

CAG首要适应证是用以建立冠心病诊断,协助选择治疗方案和判断预后。还可用于原因不明其他心脏病症状体征的鉴别诊断和非冠脉疾病重大手术前的冠脉状态评价。

1.诊断性冠脉造影

(1)患者出现胸痛不适或憋闷,与劳累等因素无关,含化硝酸酯类或休息不缓解。

(2)上腹部不适症状,但无食管、胃及胆管疾患的客观依据或经治疗不能缓解,需与心绞痛鉴别者。

(3)有心绞痛症状,但运动试验或同位素心肌断层显像无缺血的客观证据者。

(4)动态ECG或运动试验有心肌缺血的客观指征,但无临床症状者。

(5)过度换气综合征患者有心肌缺血证据者。

(6)T波异常或非特异性ST-T改变需排除冠心病者。

(7)为安全或职业的需要,需除外冠心病者,如飞行员或高空作业人员有胸痛不适者。

另外,CAG还可应用于原因不明的心脏扩大、心功能不全和心律失常患者,以明确病因诊断,除外冠心病的可能性。此类患者需同时进行左心室造影和左心室舒张末压测定,还应同时做RHC检查,测定右心各压力指标,必要时还应行肺动脉造影或右心室造影,疑心肌病者进行心内膜心肌活检。

2.指导治疗的冠脉造影

对有典型心绞痛症状,各种无创性检查证实有心肌缺血的冠心病患者,CAG提供确切冠脉病变范围及左心室功能情况,为进一步制定治疗方案提供客观依据。

(1)择期冠脉造影:对稳定性心绞痛、不稳定性心绞痛经药物治疗后趋于稳定,AMI后心绞痛和变异性心绞痛等患者在病情稳定、左心室功能状态平稳时择期CAG,可增加手术安全性。

(2)急诊冠脉造影:需具备娴熟的CAG技术方可进行。

不稳定性心绞痛：对不稳定性心绞痛的 CAG 时机曾有争论。目前认为该类患者应在病情许可的情况下尽早行 CAG 以明确病变性质，对选择正确的治疗方案十分重要。通常先用药物系统治疗使其稳定后尽早择期进行 CAG。若经系统药物治疗后症状未见缓解或治疗过程中症状加重则应行急诊 CAG，明确病变情况后决定采用介入性治疗或冠脉旁路移植术。

AMI：①目前 AMI 急性期作 CAG 的比例已越来越大，在条件具备的导管室，可直接 PTCA，不必经过静脉溶栓。有溶栓治疗禁忌证者，可行急诊 CAG 后行直接 PTCA。多项研究结果表明，直接 PTCA 术后 6 周的病死率、非致死性再梗死率较溶栓治疗明显降低。②AMI 合并心源性休克者，为安全起见，急诊 CAG 后的直接 PTCA 应在 IABP 的支持下进行。③静脉溶栓失败，胸痛症状持续不缓解时。④静脉溶栓成功后再闭塞，或 AMI 后早期（2 周）症状复发者。⑤AMI 合并室间隔穿孔或乳头肌断裂造成急性血流动力学紊乱需急诊手术者，术前行急诊 CAG 确定病变部位和范围，左心室功能及异常血流分布等情况，以确定旁路移植的血管部位和心室壁或乳头肌修补的可能性。

3.非冠脉疾病重大手术前冠脉造影

(1)心瓣膜病患者行瓣膜置换术前：中年以上者应常规行 CAG 以了解冠脉有无病变并对左心室大小和功能进行评定。年轻患者若有胸痛症状也应于术前做 CAG。

(2)钙化性心瓣膜病患者：因该病多见于老年人，瓣膜置换术前应了解冠脉情况，若同时有冠脉严重病变者应同时做冠脉旁路移植术。

(3)先天性心脏病矫正术前：尤其 Fallot 四联症、大血管转位等可合并先天冠脉畸形者。

(4)特发性肥厚型主动脉瓣下狭窄术前。

(5)其他：非心血管疾病、肿瘤或胸腹部大手术前，需排除冠心病。

4.与心脏移植相关的冠脉造影

(1)了解供体心脏有无潜在病变者。

(2)心脏移植术后的定期 CAG 检查。

(二)禁忌证

禁忌证包括不明原因发热、未控制的感染、贫血（Hb＜80 g/L）、严重电解质失常、活动性出血、未控制的高血压、洋地黄中毒、造影剂过敏和脑卒中。

二、冠状动脉造影术

(一)患者准备

选择理想的 CAG 检查时机在冠心患者诊断安排中十分重要。造影应在心力衰竭、肾衰竭或精神异常等病情趋于稳定或改善时进行，否则将增加并发症的危险性。在许多特殊情况下，必须进行紧急冠脉检查。此时申请医师与术者在造影前须进行仔细研究以获得所有必要的资料。无论在任何情况下，术者必须复习患者病史、进行体检、阅读实验检查资料，然后向患者及家属讲明造影操作程序，解释检查的必要性和潜在并发症，最后取得患者及家属的签字同意。

术前须完善有关检查，包括基础 ECG、血清电解质和肌酐浓度、WBC 和有关凝血参数。这些资料最好是在术前 24 小时内获取。术前所有的心脏用药不能停服，包括阿司匹林；术前 2 天停用华法林，对停用华法林有全身血栓栓塞危险性者，如 Af、二尖瓣狭窄或既往有血栓栓塞史的患者，有必要在术前 1 天入院并充分肝素化。

CAG 常与其他创伤性检查同时进行,如 RHC 检查或左心室造影,其检查顺序取决于优先需要。如冠心病的诊断或治疗是首要适应证者,CAG 检查应先于左心室造影。反之,对心瓣膜病或先心病患者,血流动力学检测、SaO_2 的测定和左心室或主动脉造影应先于 CAG。

术前适当的用药对保证 CAG 安全、舒适进行十分重要,其目的是镇静,即患者的意识得到低限度的抑制,但对语言指令能做出适当反应,并能维持气道通畅。常用的镇静方案是安定 2.5～10 mg 和苯海拉明 25～50 mg 术前 1 小时口服。高龄或体弱者上述药物需减量或只用一种或不用。亦可经静脉给予咪达唑仑 1～2 mg,但该药有致呼吸衰竭和停止的危险。也可将芬太尼 25 mg 与非那根 12.5 mg 合用,经静脉给药,必要时可重复给药。

(二)冠脉造影设备

1.冠脉造影导管

(1)Judkins 导管:是 CAG 中应用最广泛的导管。Judkins 导管被特别成形以助进入冠脉开口。导管由聚乙烯或聚氨酯塑料制成,管壁中层带有细钢丝编带,为导管提供良好的推进力和方向控制力,并防止扭结。根据外径粗细导管又分为 4F、5F、6F、7F 和 8F(1F=0.33 mm),6F 最为常用。导管分为左、右 CAG 导管,导管前部均有 3 个弯曲,第一弯曲为适应主动脉的冠状动脉窦至冠脉开口的弯度;第二弯曲用于导管在升主动脉对侧壁形成一个支撑点;第三弯曲适应于从主动脉弓至升主动脉的弯度。左冠脉导管根据第一弯曲至第二弯曲之间的长度(cm)分为 L3.5、L4.0、L4.5、L5.0 等,右冠脉导管分为 R3.5、R4.0 及 R5.0 等。导管在该弯曲间长度的选择基于患者体形和主动根部的形状与大小而定。成人常用 L4.0 及 R 4.0,对升主动脉扩张者(如先天性主动脉瓣狭窄伴狭窄后扩张)可能需要 L5.0 或 L6.0 及 R5.0 或 R6.0 的导管;升主动脉瘤患者可能要用修改形状的 Judkins 导管如 L7.0 至 L10 的导管。导管形状的重塑可用消毒的金属丝为定型导引模经热蒸来完成。

(2)Amplatz 导管:Amplatz 导管可用于股动脉途径或肱动脉途径作 CAG。尽管 Amplatz 导管应用不如 Judkins 导管普遍,但当 Judkins 导管形状不适宜进入冠脉口时,Amplatz 导管则可能是极好的选择。

(3)多功能导管:用一根多功能导管即可完成左冠脉、右冠脉及左心室造影,无须更换导管。多功能导管经股动脉插入,其形状类似于 Sones 导管,但其尖端较 Sones 导管短,其操作方法也与 Sones 导管相似,只是 Sones 导管是经臂动脉插入。

2.三联三通注射系统

该系统借一有二端孔及三个侧臂的多通连接板将测压管、生理盐水冲洗管、造影剂管及指尖控制注射器和导管本身连接成一密闭系统,既便于操作又有利于维持其无菌状态。术前应仔细检查该系统的每一部分的连接是否紧密,并排除全部气泡,以防空气栓塞。

3.动脉扩张套管系统

该系统内带一动脉扩张器,外有尾端带有活瓣的外套管。动脉扩张器便于整个系统插入动脉,并在其插入过程中保护外套管。套管插入动脉后取出动脉扩张器。外套管的活瓣可允许导管插入同时阻止血液流出。套管的尾端侧面连接一根带三通开关的侧管,供冲洗套管、给药和监测动脉压力。动脉套管为导管的进出提供了通路,常用 6F、7F 及 8F 套管,与所用造影导管型号相当。

4.短导引钢丝

短导引钢丝是外径 0.035″,长 45 cm 带有 J 型软头的导丝,可经动脉穿刺针尾部插入动脉腔内,引导动脉扩张套管系统进入动脉腔。

5.长导引钢丝

标准 CAG 导丝外径 0.035,带 3 cm 柔软 J 型尖端,外涂特氟隆的导丝。柔软 J 型尖端可减少导丝前送过程中造成动脉管壁损伤可能性。通过较小臂动脉时,偶尔需用外径 0.15 mmJ 型尖端导丝,有髂动脉或锁骨下动脉粥样硬化时,要成功通过其病变血管段需用其他构型的导丝,如 15 mm 的 J 形尖端加长的柔软远段或外涂亲水材料导丝。

6.心血管造影影像系统

(1)心血管造影机。其组成包括:①高容量和性能良好的 X 线机、大功率 X 线球管固定在 C 形臂或 U 形臂的一端,位于导管床的下方。②影像增强器。③电影摄影及录像系统。④高分辨的透示荧光屏。⑤导管床和支持系统。

(2)高压注射器:在心脏房室腔和大血管造影时用来推注造影剂,使高浓度的造影剂能在数秒内急速注入房室腔或大血管内。目前常用电动高压注射器。

(三)造影投照体位

由于心脏斜位于胸腔内,故 CAG 常取右前斜位和左前斜位来观察冠脉循环。大的冠状动脉走行于心脏的房室沟和室间沟内,房室沟与室间沟分别与心脏的短轴和长轴一致,因此显示这些血管的最佳投照位是斜位(图 13-1)。但是单纯的右前斜和左前斜有致冠脉血管重叠和缩短的缺陷,所以在取右前斜位造影和左前斜位的同时,几乎总是加以头位或尾位成角。

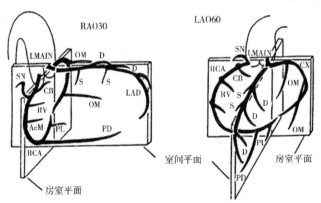

图 13-1　冠脉解剖与室间隔平面及房室瓣平面之间的关系

LAO 60°—左前斜位 60°;RAO 30°—右前斜位 30°;LM—左主干;LAD—左前降支;

D—对角支;S—间隔支;CX(LCX)—回旋支;LM—钝缘支;RCA—右冠状动脉;CB—

圆锥支;SN—窦房结支;AM—锐缘支;PD—后降支;PL—左室后支

对多数患者,一般可推荐几个常规体位(图 13-2),但有时需加以变换以适应可能的变异(图 13-3)。在 CAG 中,经常先取前后位加浅的尾侧成角以了解左主干有否病变。其他重要的投照体位包括左前斜加头位以评价左前降支,取该体位时左前斜成角要充分以避免左前降支与脊柱重叠;接着取左前斜加尾位以了解左旋支的近段;取右前斜加尾位以显示旋支和钝缘支的整体轮廓,取浅的右前斜或前后位加头位以显示左前降支的中段。上述顺序被推荐为左 CAG 的最基本体位,也并非绝对。相反,投照体位的选择需依据心脏的转位情况及可能成为血运再建术靶血管的病变而定。

血管造影投照体位以影像增强器与患者关系来命名。在绝大多数心导管室,X线球管在检查操作床之下,影像增强器及与之相连的电视和电影摄像机在此床之上。如果影像增强器沿长轴旋向患者头侧,其形成投照位被称之为"头位"。在此体位上摄下的影像即像术者从患者头侧向下俯看患者心脏。反之,如影像增强器被旋向患者足侧,此体位被称之为"尾位"。增强器沿人体横轴移动可形成前后位,即增强器位于患者正上方;左前斜位(LAO),即增强器在患者左前上方;左侧位,增强器在患者左侧方;右前斜位(RAO),增强器在患者右前上方。同样的投照体位可取不同的投影角度。

最佳投照体位的选择在很大程度上取决于患者体形、冠脉解剖变异和病变部位。因此,左CAG,推荐常规使用左前斜位和右前斜位同时加头位和尾位成角。这些体位左右CAG中有时也有帮助,尤其是用左前斜位加头位以显示后降支的起始部。

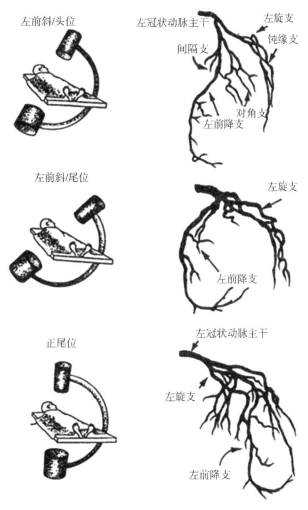

图 13-2　左冠状动脉造影常用体位

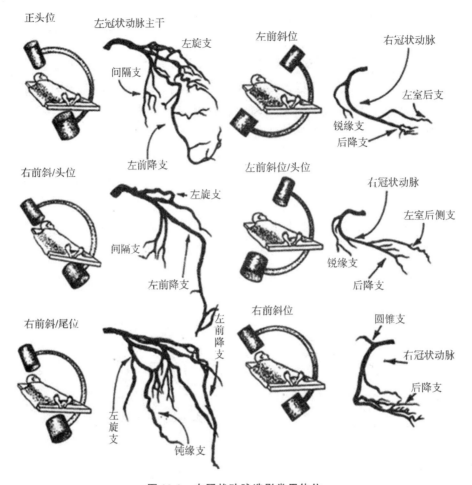

图 13-3　右冠状动脉造影常用体位

(四)冠脉插管技术

左、右冠状动脉的选择性插管可经股动脉途径,也可经肱动脉或桡动脉途径,但目前应用最多的是经股动脉插管。

为了顺利进行左、右冠状动脉选择性插管,插管时宜取左前斜位监测操作过程。因为从解剖学的角度,左主干起源于主动脉的左后侧面,而右冠脉起源于主动脉的前部,稍低于左主干的开口。所以,在此投照体位上,左冠状动脉主干起源于左 Valsalva 窦,右冠状动脉从主动脉的右侧发出。

1.经股动脉途径冠脉插管

见图 13-4。

(1)左冠脉插管:先行股动脉穿刺,置入并冲洗股动脉套管,给肝素 2 000～5 000 U 抗凝。将导丝插入 Judkins CAG 导管,使导丝柔软的 J 型尖端露出导管的端孔,然后回撤导丝使其尖端回到导管内并靠近端孔。将导管导丝一起插入股动脉套管内,在透示指导下将导丝从动脉套管送入主动脉,再将导管导丝一起前送至升主动脉。在导丝尖端到达主动脉瓣后,固定导丝,继续前送导管到距主动脉瓣约 10 cm 处,取出导丝,抽吸导管,弃去抽吸液,将导管连接到多通连接板上,排出整个管道系统中的气泡,以生理盐水冲去其血迹,并注射少量照影剂观察导管尖的位置。

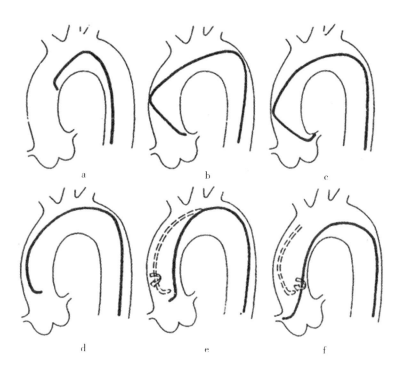

图 13-4 经股动脉途径冠脉插管

Judkins 冠状动脉造影导管操作方法示意图。a.b.c.为左冠状动脉
造影导管操作法;d.e.f.为右冠状动脉造影导管操作法

缓慢将导管沿升主动脉内侧壁向前推送,由于 Judkins CAG 导管的特定形状,如导管大小选择恰当,无须特殊操作,当其抵达主动脉根后会自动寻找左冠脉开口,此时荧光屏上表现为管尖突然向左后的轻轻跳动,表明导管已进入左冠开口。将导管再送数毫米,以缓解导管张力,注射少量造影剂,校正管尖方向。导管尖应是游离状态,指向血流方向而不是动脉壁,此时不应有压力衰减。

在升主动脉过大时,前送左 Judkins 导管将使其第二弯曲形成一锐角,这种导管形状的改变将影响左冠脉插管,故此时应避免进一步前送导管。在升主动脉轻度扩张时,可将导丝再插入导管内以伸直第二弯曲,从而使导管可前送到左 Valsalva 窦。但如主动脉明显扩张,则应换一大号导管(如 JL5.0 或 6.0 导管)。

如左 Judkins 导管的尖端已前送超过了但未进入左冠口,可小心地回撤导管使其进入左冠口。当第一次插管失败后,小心前送和后撤加轻轻顺钟向或逆钟向旋转使左冠脉选择性插管成功。然而,在进一步送导管前,必须保证导管尖端未进入左冠状动脉口。

使用 Judkins 导管作 CAG,插管成功与否很大程度上取决于导管大小选择是否正确(图 13-5)。如几次试插不成功,则不应再浪费时间,应更换一根大小合适导管。

如 Judkins 导管左冠脉插管失败,Amplatz 导管常常是很好的替换选择。用左 Amplatz 导管行左冠插管时,先应选择第二弯曲长度恰当的导管,并将其置于主动脉的右冠瓣尖,使导管尖指向左冠瓣,交替地前送和后撤,并轻轻地顺钟向或逆钟向旋转导管使其管尖进入左冠状动脉口。一旦管尖进入冠脉口,轻轻回撤可获得更加稳定的导管定位。

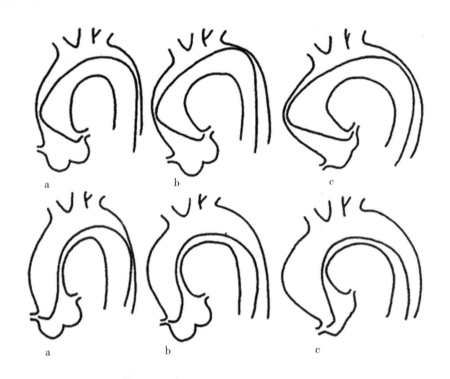

图 13-5　根据主动脉宽度选择心导管型号

a.为狭小升主动脉,选用 35 cm;b.为正常升主动脉,选用 4.0 cm;c.为扩张升主动脉,选用 5.0 cm

(2)右冠脉插管:用前述方法将 Judkins 右 CAG 导管送至主动脉瓣上方 2~4 cm 的水平,缓慢地顺时针方向旋转导管尾部(但不要过度旋转),当达约 60°时,管尖将转向前,向右进入右 Val-salva 窦 2~3 cm,继续缓慢顺时针方向旋转导管,观察管尖是否进入右冠脉口(管尖常呈"跳跃式"地窜进右冠口)。经适当旋转后仍不能进入,可在进一步旋转下前送导管,这样有助于正确插管。如开始旋转时管尖位置太高,管尖将滑向升主动脉;位置太低,则将滑向右 Valsalva 窦或穿越主动脉瓣进入左心室。Judkins 导管插管失败,可换用 Amplatz 右 CAG 导管。

左心血管内操作导管导丝需在荧光屏监视下进行。如冠状动脉选择性插管成功,应根据需要取多个投照位行 CAG。每次左冠状动脉内一般在 2~3 秒内手推造影剂 6~8 mL,右冠状动脉 4~6 mL,每次造影前都应检查管尖压力,注射造影剂造影时,嘱患者深吸气以避开膈肌,改善影像质量。两次注射间隔时间应足够长,等待 ECG、心率及血压趋于稳定。可令患者咳嗽两声,再做一次深呼吸,然后恢复正常呼吸,这样可缩短冠脉内造影剂注射所致的心动过缓和低血压的时间。

2.经肱动脉途径插管

肱动脉插管可用肱动脉切开术或穿刺实现。最常用的右肱动脉插管途径可选用 Sones、多功能或 Amplatz 造影导管,如从左肱动脉插管,可选用 Judkins 导管。

3.经桡动脉途径插管

对成人,CAG 也可用 5F 或 6F 的导管经桡动脉进行。术前应作阿冷(Allen)试验以证实尺动脉确实通畅方可选用桡动脉途径。

(五)冠状动脉旁路移植血管造影

冠脉旁路移植术后 CAG 常用于估价冠心病外科治疗后心绞痛复发的原因。尽管旁路移植外科可使 99% 的病变血管段获得血运重建,但术后 6 个月只有 87% 的大隐静脉移植血管保持通畅,术后 3 年的通畅率只有 75%。乳内动脉移植血管的远期通畅率较高,术后 7～10 年仍可达 85%～95%。近些年,胃网膜动脉用作冠脉移植血管有增长的趋势,但其移植血管发生动脉粥样硬化的比例比用内乳动脉者明显增高。

导致冠脉旁路移植失败的机制较多。术后立即出现症状者可能由于血运重建不全,乳内动脉痉挛或大隐静脉移植血管的早期血栓性闭塞。术后 1 年内出现症状可能是大隐静脉移植血管内膜的纤维性增生,术后 1 年以上出现症状者可能源于移植血管的粥样硬化性改变或冠脉本身病变的进展。

1.冠脉移植血管的插管技术

冠脉移植血管较冠脉本身的选择性插管更为困难,原因主要是移植血管口的位置变化更多,即使外科手术中加用了标志物也是这样。然而,有经验的造影者仍能很容易地找到移植血管的开口。因每一移植血管的开口位置是有规律可循的。因此,对造影医师来说,最关键是造影前仔细阅读冠脉移植手术记录,弄清移植血管的数目、走向和移植血管的类型。

通常,从主动脉到右冠脉远段或后降支的大隐静脉移植血管开口于主动脉的右前侧面,室管嵴起始部约 2 cm 以上;而到左前降支的大隐静脉移植血管则开口于主动脉的前部,窦管嵴上为 5～6 cm(图 13-6)。在多数病例,用单根导管即可完成所有大隐静脉移植血管的插管。大隐静脉移植血管用右 Amplatz2.0 导管插管成功率非常高,其他的导管如右或左血管移植导管也很有用。

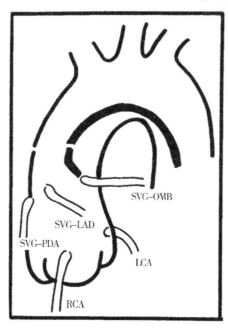

图 13-6 **大隐静脉移植血管插管**

SVG-OMB:隐静脉旁路移植血管—钝缘支;SVG-LAD:隐静脉旁路移植血管—左前降支;

SVG-PDA:隐静脉旁路移植血管—后降支;LCA:左冠状动脉;RCA:右冠状动脉

成功的移植血管造影需要造影术者的良好手眼协调。经股动脉造影时,在左前斜位上观察,顺钟向旋转 Amplatz 导管可见其自左向前转动,导管箭杆运动与管尖反应的关系可预测造影能否成功。如管尖在主动脉内向前运动,管尖有可能进入移植血管口;反之,如为后向运动,则插管不可能成功。在升主动脉的窦管嵴上约2～6 cm附近来回进退并不同程度地旋转导管常可找到移植血管的开口。

随着导管进入移植血管，导管尖端突然向外窜动，这时试验性注射小量造影剂可证实导管在移植血管内。即使移植血管已闭塞，但几乎总有一界线清晰残端。须按外科手术记录及外科标志物找到所有需检查的大隐静脉移植血管开口，有的移植血管既未发现通畅的移植血管又未发现残端时，最好作一升主动脉造影以期显示所有大隐静脉移植血管。

冠脉移植血管造影的目的是评价移植血管开口，整个移植血管及其与冠脉本体血管之间的吻合口的状态。评价移植血管开口须选一能显示管尖与移植血管起始部呈平行关系的体位；评价其中段时须注射足量的造影剂，因显影不充分可造成充盈缺损的伪像；充分显示吻合口使其既不与移植血管也不与冠脉本体血管重叠是十分重要的；评价移植血管以远的冠脉本体血管需取修改的显示该血管的常规体位以避免与移植血管重叠。

2.内乳动脉插管

(1)左内乳动脉插管：左内乳动脉从左锁骨下动脉下方发出，距左锁骨下动脉的开口约10 cm，借助一种特殊设计的J型尖端导管(被称之为内乳动脉导管)，左内乳动脉插管并不困难。在左前斜位，将该导管送至左锁骨下动脉开口以远的主动脉弓内，逆钟向旋转导管，使其尖端指向头部并轻轻回撤，导管很容易进入左锁骨下动脉(通常正位于锁骨头下)，可注射小量造影剂或放入导丝已证实导丝在左锁骨下动脉中的位置。在荧光屏下前送导管至锁骨外1/3段的下方，然后取右前斜位，当导管缓慢回撤时轻轻逆钟向(向前向下)旋转导管，使尖向下，即可选择性地进入左内乳动脉。

(2)右内乳动脉插管：同样选用内乳动脉导管，取左前斜位将导丝小心送入无名动脉(不要误入颈总动脉)，一旦导丝达右锁骨下动脉远段，即沿导丝前送导管至预想中的内乳动脉开口以远的锁骨下动脉，然后回撤导管使管尖选择性进入右内乳动脉。

作内乳动脉移植血管造影时，应小心操作，避免不带导丝用力前送导管以减少内乳动脉开口撕裂危险。如锁骨下动脉过度弯曲致选择性内乳动脉造影失败，可作非选择性造影。同时置血压计袖带于同侧上肢并充气加压至高于收缩压水平，以提高非选择性造影质量。

(六)冠脉造影注意事项

1.解释造影结果的一般原则

正常的冠状动脉从近端向远端逐渐变细，管壁平滑规则。虽然有试图以解剖变异的诊断去解释某些特殊的影像发现，但须强调的是，获得性冠脉疾病的发病率远高于罕见的先天性解剖变异。在把某一异常的血管定为解剖变异前，须排除正常血管的闭塞或大的侧支通道。

2.左主干狭窄

应取能避开脊柱影的几个不同的投照位观察左主干。导管尖压力的衰减和造影剂反流的缺乏提示存在左主干病变。识别左主干狭窄是正确干预的必要前提。

3.显影不充分

所注射的造影剂量不足可能产生冠脉口狭窄、分支血管闭塞或血管内血栓等错误印象。同样，左主干过短、造影剂超选注入左旋支可能误认为左前降支完全闭塞。造影剂充盈不足还可低估或高估冠脉的狭窄程度。导致冠脉内造影剂充盈不足的原因包括增加冠脉血流与造影剂间竞争(如左心室肥厚伴主动脉反流或贫血)，以及导管超选注射。只要管尖位置和压力记录证实安全,造影剂充盈不足可用增加造影剂注射力度方法予以克服,有时换用一软尖、短头、大腔的PTCA导引导管可获更充分的靶血管显影。

4.偏心性狭窄

冠脉粥样硬化引起的偏心性狭窄多于向心性狭窄。在偏心性狭窄时,如果投照偏心腔的长轴,该血管可能看起来正常或接近正常,只有投照其短轴时才能显示狭窄。因此,CAG须取至少2个相互隔开约90°的投照体位。

5.未识别出的闭塞

分叉处的血流紊乱使几支主要冠脉的这些部位容易产生粥样硬化和完全闭塞,加之正常冠脉循环中,侧支的分布和数量不定,使分支血管起始部的闭塞极易被漏诊。有时这样的闭塞只有通过该支血管的远端经侧支循环的延迟显影来识别。

6.分支重叠

在左前斜位和右前斜位上,左冠状动脉主要分支的重叠可能掩盖这些分支的狭窄和完全闭塞。虽然这个问题常影响左前降支和与其平行的对角支,但加用头位和尾位成角可帮助解决这一问题。左前斜加头位时,隔支易与左前降支混淆。当左前降支在发出第一隔支后闭塞时,该隔支常扩大以提供侧支循环供血给前降支闭塞之远端的血管床。

7.心肌桥

大的冠脉走行于心外膜表面,然而在有些患者冠脉的某段可向下穿行于心肌内走行一段距离。在人类,这种情况占5%～12%,并且几乎总是发生在左前降支。由于心肌桥的肌纤维走行于受累的左前降支的某些节段上,故在每一心动周期这些纤维的收缩可引起动脉狭窄。心肌桥在CAG影片上有一特征性表现,即肌桥下的血管在心脏舒张期管径正常,但在每一收缩期则突然变窄。由肌桥引起的收缩期狭窄不应与粥样斑块混淆。虽然在多数患者肌桥无任何血流动力学意义,但有人提出当肌桥产生严重收缩期狭窄时,也可引起缺血或AMI。由于单纯球囊血管成形对肌桥无效,故在介入性心血管治疗中,识别肌桥是十分重要的。

8.再血管化

虽然CAG所见的变窄的血管段被认为是狭窄,但这种病变事实上也可能是以前曾一度闭塞而以后又被再血管化的节段。病理研究提示完全闭塞的冠状动脉约有三分之一最终再血管化。凭造影表现可能难以鉴别狭窄与再血管化。再血管化通常引起多个弯曲管道的发生,这些管道相当小,互相紧挨,在造影片上产生一种单支的稍不规则管道印象。在多数闭塞血管再血管化的患者,影片的分辨率不足以显示这些病变,但这在介入性心血管治疗学中仍有重要意义,因在多个小管道中介入性治疗不大可能成功。

(七)定量冠脉造影

在介入性心脏病学领域里,以定量CAG判断冠脉狭窄程度是目前最富有争议的部分之一。尽管已产生了多种计算机辅助方法分析CAG结果,但判断大的冠脉及分支狭窄严重程度的标准方法仍是目测评价。病变狭窄程度的目测评价受到观察者之间主观差异的影响,因此促进了计算机分析系统的发展。但因统一标准的缺乏及狭窄程度的定量测定与临床后果之间关系的不明确,使其仍难以推荐一种理想的方法。定量造影以造影剂密度变化比例的最大点来界定血管边缘,而目测法则在出现密度梯度的部位测定血管的最小管径。已发现借助手持电子数字测径器,应用多帧图像整合的目测信息获得的血管狭窄程度与计算机分析的结果具有可被接受的一致性。

(八)造影期间药物应用和其他辅助措施

1.药物应用

(1)肝素:经股动脉途径行 CAG 是否需用肝素仍有争议。冠脉外科研究登记的资料表明,CAG 时应用肝素并没有太大益处。然而,对血栓栓塞危险性高的患者,包括严重的进行性外周动脉疾病、动脉粥样栓塞性疾病、内乳动脉插管、冠状动脉旁路移植术的血管插管、或主动脉瓣狭窄等,导管进入动脉后应当给肝素 5 000 U。对于在动脉内无须带导丝的导管操作,每隔 30~60 秒应以造影剂或肝素化的生理盐水冲洗导管,以防导管尖端中微血栓形成导致血管栓塞。需强调的是动脉系统中的长时间导丝操作(>1 分钟)应静脉应用肝素 5 000 U 作抗凝;给过肝素后,导丝也不应在动脉内保留持续超过 2 分钟。经桡动脉或肱动脉做导管检查或 CAG 时,桡动脉切开前就应给肝素 5 000 U。

术后肝素的抗凝作用可用鱼精蛋白中和,其剂量约为每 100 U 肝素给鱼精蛋白 1 mg。约 20%用鱼精蛋白的患者有致过敏或严重低血压的危险。用过鱼精蛋白锌胰岛素的患者,鱼精蛋白反应的危险性增加。因此,用过该药者不要应用鱼精蛋白。对有不稳定心绞痛病史者,也不宜用鱼精蛋白,因该种患者常有左主干等高危冠脉病变存在的可能性。经肱动脉或桡动脉行 CAG 的患者亦不应给鱼精蛋白。如肝素的作用未用鱼精蛋白中和,肱动脉套管可待肝素的抗凝作用消除后(ACT<180 秒)再拔。

(2)阿托品:过去,推荐用阿托品预防注射造影剂导致的心动过缓,目前不再提倡这种预防性用药,因在严重冠脉病变者有加重不稳定心绞痛的危险。在持续性心动过缓和低血压时方可应用阿托品。

(3)硝酸甘油:硝酸甘油可降低心外膜下冠状动脉的张力,在血压不低于 13.3 kPa 的情况下,可用0.6 mg舌下含化或 50~200 mg/次冠脉内注射,或持续静脉点滴 25 mg/min。

(4)β受体阻滞药:对不稳定心绞痛和严重冠脉病变者,造影中常需应用β受体阻滞药。对心率大于 80 bpm、无支气管哮喘或左心室功能不全等禁忌证的患者,可给一种β受体阻滞药,如美托洛尔 5 mg 缓慢静脉内注射。

(5)泼尼松:有造影剂过敏史的患者,CAG 前 12 小时应给予泼尼松 60 mg。

2.其他辅助措施

(1)机械通气:对呼衰、难治性肺水肿或不能保证气道通畅的患者,造影开始前即需实施机械通气。

(2)电除颤器:造影前,应备用除颤器,一旦发生 Vf,立即进行除颤。

(3)IABP:是 CAG 术中对心源性休克和难治性肺水肿患者十分有效的辅助循环措施,任何开展 CAG 的实验室都必须具有应用该技术的能力。

(4)冠脉造影其他辅助设备:包括血流动力学和心电监护、吸氧和负压吸引设备、全麻车、主动脉内球囊控制盘、急救车、ACT 测定计和血氧分析仪,并备用多普勒 UCG 检查。

为保证 CAG 的安全进行,需持续进行 ECG、血压和 ABG 监测。手术者必须随时亲自观察心电及压力变化,以指导手术的顺利进行。

(九)冠状动脉造影的并发症

已有几个大规模多中心的研究报告了 CAG 并发症的发生率,其中有 13 个中心参加的 CASS CAG 并发症研究,共收集病例 7553 人次。经肱动脉径路行 CAG 的人数达 1 087 人,经股动脉径路 CAG 的人数 6 328。肱动脉径路病死率 0.51%,脑缺血性卒中发生率 0.17%,穿刺血管局部并发症 1.85%;经股动脉径路病死率 0.14%,缺血性脑卒中发病率 0.08%,穿刺血管局部并发症 0.24%。

一组对 3071 例门诊患者经股动脉径路行 CAG 并发症发生率的研究显示病死率为 0.13%,非致死性 AMI0.07%,神经系统并发症 0.14%,穿刺血管局部并发症 0.35%。最大一组 CAG 并发症分析报告共 222 553 例,病死率 0.1%,AMI0.06%,脑卒中 0.07%,局部血管并发症0.46%,造影剂反应 0.23%。严重并发症(死亡、AMI 及脑卒中)在股动脉径路与肱动脉之间比较无差异,但肱动脉径路的局部血管并发症的发生率是股动脉径路的 4 倍。有左主干病变,左心室 EF 小于 30% 及 NYHA 功能Ⅳ级者病死率增加,分别为 0.55%、0.3% 和 0.29%。

诊断性 CAG 期间冠脉内气栓的发生率较低,不足 0.1%。如果冠脉内气栓及气体阻塞综合征发生,可吸入纯氧促进氮气的吸收,用吗啡止痛,出现心律失常用利多卡因或用直流电转复治疗恶性室性心律失常。少量的气体常在吸入纯氧的基础上 2～4 分钟内被吸收。

三、冠状动脉造影发现

(一)先天性冠脉异常

1.致心肌缺血者

(1)冠状动脉瘘:在冠状动脉先天性异常患者中,冠状动脉瘘是最常见的。有一半冠状动脉瘘患者无症状,另一半可发展成心力衰竭、感染性心内膜炎、心肌缺血或动脉瘘样瘤破裂。这些动脉瘘中有一半是右冠状动脉或其分支形成的,不足一半是左前降支或旋支或其分支形成的,极少部分是由多支血管共同形成的。动脉瘘血液回流到右心室约占 41%,右心房 26%,肺动脉 17%,左心室 3%,上腔静脉 1%;有 90% 以上的病例存在左向右分流。选择性 CAG 是明确动脉瘘起源的唯一方法。

(2)左冠状动脉开口起源于肺动脉:这类患者的绝大多数在幼儿时期就会出现心肌缺血。约有 25% 的患者可存活至青少年或成年,但多半有二尖瓣反流、心绞痛或心力衰竭。主动脉造影可见典型的右冠状动脉粗大,而主动脉左窦不见左冠脉开口。主动脉造影后期,通过右冠脉分支的侧支循环充盈显露前降支及回旋支分支,并从前降支及旋支逆向充盈模糊不清的左主干及其从肺动脉发出的开口。如果存在广泛的侧支循环,患者的临床预后可能良好。在罕见的病例,右冠状动脉开口可能从肺动脉发出。

(3)先天性冠状动脉狭窄或闭锁:这种异常可以单独存在,也可与其他先天性疾病如主动脉瓣上狭窄,钙化性冠状动脉硬化、高胱氨酸尿症等合并存在。在这些情况下,闭锁的冠状动脉常常通过对侧的冠状动脉侧支循环充盈显影。

2.非致心肌缺血者

在这类异常中,冠状动脉从主动脉发出,但它们的开口不在正常的位置。虽然心肌灌注是正常的,但会给术者在寻找开口位置时带来麻烦,这些异常在 CAG 的成年人中占 0.5%～1%。

(1)左旋支开口于主动脉右窦:这是常见的异常。左旋支从右冠状动脉开口后方发出,向下经主动脉后方进入左心房室沟。

(2)单一冠状动脉:这种异常有许多变异,当有一根大的分支通过主动脉及右心室流出道之间时,如前所述可能产生明显的血流动力学异常。

（3）三根冠状动脉开口起源于主动脉右窦或左窦分别有不同开口：这种罕见的异常，类似于单冠脉畸形，其主动脉左窦或右窦无冠脉分支，异位冠脉从对侧主动脉窦发出，但它们不是发自于单个冠脉开口，而是2个或3个不同的开口。

（4）右冠脉开口偏高偏前：这种异常经常遇到但没有血流动力学意义。选择常规导管插管不易进入右冠脉开口，可先作非选择性主动脉右窦造影即可显示异常的右冠脉开口位置，然后用右Judkins 5.0或左Amplatz 1.0或1.5的导管进行选择性造影。

3.源于同一个主动脉窦的冠状动脉开口异常

左冠状动脉开口起源于右冠状动脉近段和主动脉右窦，且在主动脉与右心室流出道之间有一通道，该通道与年轻人运动中或运动后的猝死有关。左冠状动脉从异常开口发出后突然向左走行于主动脉与右流出道之间的隧道内，运动期间主动脉及肺动脉血流增加导致隧道向左走行时打结或呈弹簧夹样，走行于隧道内的左冠状动脉受到上述机制的作用而致短暂闭塞是这类猝死的原因。

右冠状动脉开口起源于左冠状动脉或主动脉左窦，走行于主动脉与右心室流出道间的隧道内，但这种情况猝死的危险较小。然而，这种异常也可伴有心肌缺血或猝死，其机制相同。在罕见的病例中，左冠状动脉异常地起源于主动脉右窦，在右心室流出道前方或主动脉后方走行，也可发生心肌缺血，其机制不明。

（二）冠状动脉侧支循环

在正常心脏中，无数细小的相互吻合的分支血管将大的冠状动脉相互连接起来，这些相互吻合的血管大多数直径不到200 mm，它们是构成侧支循环的基础。在正常或轻度异常的患者中，由于它们的血管直径细小，血流少，CAG中不易被发现。大血管发生闭塞，闭塞远端的细小血管与其他大血管远端构成相互吻合的细小血管间产生压力阶差。随着这个压力阶差的建立，通过互相吻合，血管内血流量也随之增加，进而出现吻合血管扩张最终成为血管造影中可见的侧支循环。影响侧支循环产生的其他因素包括供血血管的开放程度，血管粗细以及闭塞血管远端的血管阻力。

有的研究通过CAG观察AMI后持续闭塞的梗死血管对侧支循环产生的短暂反应，表明梗死6小时以内的患者，血管造影约有一半见到侧支循环；梗死超过24小时的患者，造影证实所有病例均可见到侧支循环。这说明侧支血流的产生可能比以前想象的要快得多。侧支循环并不代表新生血管的产生，只是对已有的自身血管的充分利用。当大的血管直径狭窄90％以上时，CAG才能出现侧支循环。有大量侧支循环通路存在于严重冠心病患者中，冠脉侧支循环的功能作用一直争论了多年。在有冠脉完全闭塞的患者中，左心室收缩功能在有大量侧支供血的节段要比侧支供血不充分或没有侧支供血的节段要好得多。

在另一项研究中，AMI未行溶栓治疗的患者进行急诊CAG，将患者分为二组：一组梗死相关血管远端有充分的侧支循环，另一组则没有充分的侧支循环。有充分侧支循环的那组患者左心室舒张末压低，CI及EF高，节段性室壁运动振幅高，无一例死亡；而无或侧支循环不充分的患者则反之，且病死率也增加。有冠脉闭塞而没有侧支循环的患者，[201]Tl心肌灌注缺损的发生率较有侧支循环的患者要高。这表明侧支循环可能改善缺血区域的心肌灌注。PTCA技术的产生使球囊扩张导致狭窄血管的突然闭塞给研究PTCA期间冠状动脉侧支循环的血流动力学及血管造影侧支循环分型提供了机会。

Rentropcohen 等提出了侧支充盈 0～Ⅲ 级的分类方法:①0 级:没有侧支循环存在。②Ⅰ 级:非常微弱的侧支显影,仅充盈小分支。③Ⅱ 级:闭塞或严重病变的血管远端经侧支循环灌注显影,但其造影剂密度比供血血管低,且充盈缓慢。④Ⅲ 级:病变远端经侧支循环灌注显影,其密度与供血血管相同,且充盈迅速。

PTCA 期间,随着球囊扩张,侧支循环良好的患者较侧支循环差或无侧支循环者胸痛症状要轻,左心室收缩异常的发生率低,S-T 段抬高幅度小。

(三)冠状动脉痉挛

Prinzmetal 首次描述变异性心绞痛,胸痛不能被运动、情绪激动、寒冷或饱食所诱发是其重要特点之一。按目前被普遍接受的理论,认为变异性心绞痛患者,休息或用力均可诱发胸痛,这种疼痛常在同一时间出现,多为早晨,常伴有 S-T 段抬高。每天发作数次,数周或数月后症状消失,然后又复发。S-T 段抬高常是发作性的,口服硝酸甘油疼痛好转时,S-T 段快速自然恢复正常。缺血发作常伴 AVB、VPB、VT 或 Vf。心肌缺血原因是冠脉痉挛。在运动诱发心绞痛、不稳定心绞痛、AMI 及猝死中冠脉痉挛也起重要作用。

冠脉痉挛机制尚不明确。正常血管内皮能释放 NO 及 PGI_2,两种物质能使血管扩张,同时也可抑制其他缩血管活性物质作用。冠脉粥样硬化存在破坏了内皮细胞的正常功能,打破了冠脉舒缩的正常平衡,从而使其收缩性增强。

CAG 在了解冠脉痉挛的病理生理及临床结果方面发挥了重要作用。早在 1970 年研究证实,在变异性心绞痛患者中存在冠脉痉挛。这些研究显示,虽然痉挛通常发生于固定狭窄的部位,但也可发生于冠脉正常的血管段上。尸体解剖研究从根本上肯定了血管痉挛与冠状动脉粥样硬化之间的关系。20 世纪70 年代后期,在 CAG 时应用麦角新碱激发试验诱发了变异性心绞痛患者的冠脉痉挛。

Bertrand 等对 1089 例因胸痛行 CAG 的患者进行了冠脉痉挛诱发试验,研究对象中排除了左主干病变、三支病变、心功能Ⅲ～Ⅳ级的患者。在 1089 例中,134 例在静脉给予麦角新碱后出现痉挛,其中 59% 痉挛发生于冠脉病变血管段,而 41% 发生于血管造影正常的血管段上;对不典型胸痛或运动性心绞痛患者用麦角新碱诱发血管痉挛不足 5%,对劳力及静息状态诱发心绞痛患者其诱发率为 14%,对变异性心绞痛伴 S-T 段抬高的患者用麦角新碱诱发痉挛可达 85%,新近发生 AMI(<6WK)者,痉挛诱发率为 20%。

在麦角新碱试验中,严重并发症包括不可逆性血管闭塞的发生极为少见,用乙酰胆碱诊断血管痉挛虽可提高试验的敏感性,但缺乏特异性,使临床应用受到限制。几乎所有的冠脉粥样硬化的患者用乙酰胆碱均可出现轻度的血管收缩。冠脉痉挛的诊断必须通过临床特征及对硝酸甘油和钙通道阻滞药的反应来确定。

(四)心肌血流的造影学评价

CAG 的血流分级概念,首先是由 AMI 溶栓研究组提出的。冠脉血流灌注的程度分级如下。

1.0 级

没有灌注,在血管闭塞处以远无任何前向血流。

2.Ⅰ 级

有少量灌注,造影剂可以通过狭窄处,但前向血流在任何时间均不能使狭窄处以远的血管完全显影。

3.Ⅱ级

部分灌注,造影剂可以通过狭窄处,通过远端血管血流速度要比非狭窄血管慢。

4.Ⅲ级

完全灌注,前向血流充盈远端血管快速而完全。

决定冠脉血流速度的因素主要有两个:一是血管狭窄的严重程度;二是微循环状态。AMI接受溶栓治疗后90分钟TIMI血流Ⅲ级的患者要比TIMI血流Ⅰ和Ⅱ级的患者病死率低。

四、介入性冠状动脉造影

在冠脉腔内成形技术问世前的年代里,对于外科手术血管重建来说,冠脉狭窄只需标明病变部位足矣,无须详细描述斑块邻近的血管分支以及病变形态学特点。1977年Gruntzig首先引用冠脉腔内球囊成形,随后对某些特殊的病变类型发展出血管内膜斑块旋切、冠脉内支架、冠脉内激光成形等技术。由于冠脉介入性治疗技术需要精确确定血管的病变长度、形态、以及病变部位及其与分支血管的关系等,故对CAG提出了更高的要求。

(一)介入性冠脉造影注意事项

1.排除左主干病变

进行介入治疗前,必须排除未被保护的左主干病变,如果诊断性导管检查出现压力衰减,这反映可能存在明显的左主干狭窄病变,可用大的导引导管行造影以避免压力曲线明显衰减。

2.了解冠脉口与主动脉关系

造影显示冠脉口与主动脉间关系,有助于选择导引导管。

3.了解冠脉解剖

清楚显示病变血管段以前的冠脉解剖,这对选择导引导管、球囊导管、支架等材料至关重要。

4.确定病变形态

多个体位照影排除血管重叠,确定病变形态、长度及需干预部位的血管直径,有无钙化及程度。

5.区别硬化程度

区别随行分支血管及其开口部的粥样硬化程度。

6.明确计划干预血管的远端分布及侧支供血情况

如已完全闭塞,在做以侧支循环供血该支远端的血管造影时,摇片时间应长得足以显示延迟充盈的侧支血管,以期尽可能清晰地显示闭塞之远端。

7.评价冠脉成形术效果

成形术后,需在撤出冠脉内的球囊和导丝后用多个投照体位造影以评价治疗的满意程度,有无血栓及血管夹层等。

(二)病变形态

在ACC/AHA冠脉成形分类中,冠脉病变分为简单型(A型)、中等复杂型(B型)和复杂型病变(C型)。在接受常规球囊成形患者系列中,多数是中度复杂型病变。

应用非短缩投照体位评价病变的偏心性,以病变的非对称性为依据。虽然在有些研究中应用狭窄的中心线偏离血管中心线的百分比作为偏心指数来定量评价偏心性,但更常用的还是定性评价。

病变成角也须在非短缩投照位上于心脏舒张期予以估价。常用的方法是目测,但不如半定量法准确。半定量法是从病变近端开始取一段 20 mm 长的狭窄血管的中心线,用这一线段自身的成角角度来判断病变的成角程度。虽然用手持量角器测量其角度是一有用的方法,但有些造影医师习惯用一跨越狭窄的非扩张的球囊来测量病变的成角度。病变弯曲达 45°或以上者被称为"成角",弯曲度达 90°或以上者常被称为"严重成角"。

冠脉内血栓:因为 CAG 只提供了病变边缘的轮廓,所以鉴别冠脉内血栓的能力不如其他有些影像学方法,如血管镜。虽有这种局限性,但对不稳定性心绞痛患者,CAG 对复杂病变和血栓的探测对估计预后和指导治疗有重要意义。

符合斑块破裂或出血,重叠部分闭塞或重建的血管血栓。冠脉血栓的最特异性标志是血管腔内由造影剂完全包绕的球形充盈缺损,通常位于最窄部位的远端。当偏心性病变伴造影剂潴留时,溶栓治疗常常失败,表明这些病变属微血管腔区而非血栓。

PTCA 患者的血栓造影检出率是 6%～17%,在 CAG 患者的检出率是 16%～57%。这种报道的检出率差异被归因于研究类型、患者的人群分布及所用定义的差别。由于发现血栓后 PTCA 常被延期进行,故这组患者的血栓检出率较 CAG 组低。静息性心绞痛或梗死后心绞痛患者冠脉内血栓的可能性少。在不稳定心绞痛患者,CAG 发现复杂或溃疡性病变者,冠脉内血栓的可能性及恶性心脏事件的危险性增高。

冠脉撕裂:介入性心血管治疗中偶尔伴有血管撕裂,这在诊断性 CAG 中虽然罕见,但也有可能发生,因此造影医师必须熟悉血管撕裂的造影表现。有造影剂潴留的严重血管撕裂患者在出导管室后出现并发症的可能性较轻度撕裂者大。美国国家心肺血液研究所登记已经修改了血管撕裂的评分系统以提供统一的撕裂评价标准。①A 级:在注射造影剂时,血管腔内有一放射透明区,常呈线形,但当造影剂清除后只有极少或无造影剂潴留。②B 级:注射造影剂时冠脉呈现由一低密度区分开的双腔或平行管道,造影剂清除后有极少或无造影剂潴留。③C 级:注射造影剂时造影剂立即出血管腔但仍在血管壁内,造影剂从血管腔内清除后在该区仍有造影剂潴留。④D 级:血管腔呈螺旋形充盈缺损,血管内常有广泛的造影剂潴留。

在急性血管闭塞的患者,CAG 和血管镜检出撕裂比血栓更常见。

完全闭塞:完全闭塞的血管造影需要详细评价闭塞部位的解剖、侧支循环形成的范围和完全闭塞血管段的长度。闭塞部位的形态学特点影响着介入性心血管治疗的成功可能性。末端整齐的完全闭塞比末端逐渐变细的漏头状闭塞的血管成形的成功可能性小。闭塞的血管远端偶尔需经对侧的侧支循环来显像。

假性病变:当血管成形的导丝使弯曲的血管变直时,过多的内膜组织可由"手风琴效应"挤压而产生冠脉假性狭窄或内膜套叠,这些狭窄对硝酸甘油治疗无反应,球囊成形也常无效。内膜组织呈楼梯样以锐角突入管腔的特征性表现是存在冠脉假性狭窄的线索。抽出导丝即可消除这种造影异常。

五、冠状动脉造影结果与临床间关系

(一)冠状动脉造影结果与临床预后间关系

大量的研究证明,冠心患者最有力的生存预测指标是:①冠脉病变的范围。②左心室功能。③踏车试验的运动耐受时间。一般说来,造影示冠脉管壁光滑者临床生存时间长,血管壁不光滑或有狭窄者生存率降低。多支血管病变较单支血管病变的生存率低。左主干病变的患者死亡的危险性增加。左心室 EF 是预测患者生存率的更重要的指标，EF 越低，则患者的生存率越低。

(二)冠脉病变形态与临床间关系

血管造影、血管镜和组织学观察的结果显示，斑块炎症、破裂和非闭塞性血栓形成是导致不稳定心绞痛恶化的重要因素。然而，不同的检查方法对这些病变的检出率差异很大。例如，不稳定心绞痛患者 CAG 只有 10%～26%存在血栓的证据，而血管镜检查发现这些患者中的大多数有冠脉内血栓，从粥样斑块旋切标本检查中发现在不稳定心绞痛患者中有相当大的比例存在冠脉内血栓。这对其余的病例则提出了一个重要的病理生理学问题。尽管许多不稳定心绞痛的发作无疑是由斑块破裂和血栓形成所引起，但也必须考虑到改变心肌氧供和氧需平衡的其他机制，例如如果内皮功能异常，即使无动脉深层的损伤也可发生血管收缩。

有关研究已经表明血管造影的斑块形态与患者的临床状态和预后相关。在对一组 110 例稳定或不稳定心绞痛患者的研究中，Ambrose 及合作者将病变分为四类：边缘光滑的向心性狭窄、边缘光滑的偏心性狭窄、边缘复杂的偏心性狭窄和多种不规则的病变。稳定性心绞痛患者造影的复杂狭窄性病变占 18%，在不稳定心绞痛患者中占 56%。这些资料表明，不稳定心绞痛患者其病变以突起的、扇贝状或不规则边缘为特征，这些病变的发生率是稳定心绞痛患者 3 倍以上。

(三)狭窄严重程度与临床后果间的关系

人们长期以来一直认为，冠脉狭窄患者的危险性与冠脉梗阻的严重程度相关，即狭窄的程度越重，AMI 和死亡的危险性就越高。反之，轻度和中度狭窄(<50%)则危险性较低。但是对降脂或未作降脂治疗的患者应用定期 CAG 的方法进行研究未能证实这种设想。

降胆固醇的造影研究提供了观察病变严重程度与临床事件相互关系的额外机会。在美国心肺血液研究所冠脉干预研究Ⅱ中，116 例低密度脂蛋白胆固醇水平升高男性被随机分为单用饮食治疗或饮食加消胆胺治疗组，在治疗前和 5 年后分别作 CAG 检查。虽然加消胆胺治疗组只有 17%胆固醇降低，但冠心病进展只有 32%，而对照组患者冠心病进展则为 49%。在家族性动脉粥样硬化治疗的研究中，120 例在给饮食安慰的同时并被随机分为洛伐他汀加 Colestipol、烟酸加 Colestipol 和对照组。治疗两年后洛伐他汀加 Colestipol 组总胆固醇水平降低 34%，烟酸加 Colestipol 组降低 23%，对照组降低 4%。冠心病的进展在洛伐他汀组是 21%，烟酸组是 25%，对照组是 46%。病变消退在洛伐他汀组 32%，烟酸组 39%，在对照组是 11%。尽管在积极治疗的两组中其狭窄程序只降低了 0.3%～1.1%，但临床事件的发生率则有明显差异：致命性或非致命性 AMI 在洛伐他汀组是 4%，烟酸组 6%，而对照组 19%。

在另外几个研究中，也观察到类似的定量造影和临床事件间的关系。在 St·Thomas 动脉粥样硬化退化研究(STARS)中，消胆胺加饮食治疗使动脉狭窄程度降低 1.5%，且伴随病死率和心血管事件发生率的明显降低。因此，降胆固醇治疗虽然只引起有限的血管狭窄程序的降低，但却显著降低了心血管恶性事件的发生率。对这种明显矛盾现象的可能解释之一是与内皮细胞功能和斑块破裂的倾向有关。

有几个研究已经评价了血管狭窄严重程度与 AMI 之间的相互关系。Ambrose 等比较了 38 例先后分别作过 2 次 CAG 的冠心患者基础冠脉狭窄程度，这些患者在两次造影的间期有的发生了 AMI，而其余的患者则发生了新的血管闭塞但无 AMI。在 AMI 组，只有 22%的梗死相关病变首次造影时狭窄程度超过 70%；在非梗死组，后来进展为完全闭塞的血管有 61%的病变首次造影其狭窄程度即已超过70％;Q波AMI相关病变的特征是平均狭窄只有34％。

在另一冠心病进展的类似研究中,发现引起AMI的病变只有15％是严重的(狭窄大于75％),而有一半在首次造影时病变程度轻(<50％)。新发生的完全闭塞的患者多数没有发生AMI,这些病变有48％在首次造影时狭窄程度大于75％。

这些观察表明,血管狭窄的严重程度与AMI及死亡危险性增加之间并不平衡。CAG发现冠脉病变存在所提供临床信息比冠脉狭窄程度本身更重要。这种相关缺乏可能是由于CAG不能鉴别不稳定性斑块与临床稳定梗阻性狭窄,而不稳定斑块随时都有破裂危险。

(史　琳)

第二节　药物洗脱支架技术操作

药物洗脱支架(DES)是近年来介入心脏病学领域的主要进展之一。尽管存在晚期支架血栓等问题,DES应用于大多数病变均可显著减少再狭窄,其疗效明显优于裸金属支架(BMS)。迄今,全世界已有数百万DES用于各种冠状动脉病变的治疗。研究显示,DES的技术操作与临床和造影结果密切相关。DES置入的技术要领和BMS有很多共同之处,但其在病变的预处理、支架释放、后扩张以及支架重叠置入等方面均存在一定的特殊性,并可对其安全性和临床疗效产生重要影响。

一、预扩张和直接支架术

(一)预扩张

在BMS时代,采用球囊进行预扩张的主要目的是对病变进行预处理,以便于支架通过病变。随着技术的进步,支架的输送性能已取得了很大改进,但其输送性能仍不能与单纯的球囊相提并论,充分预扩张后有助于支架球囊顺利到达病变部位。因而,在DES时代,预扩张的目的还包括:①防止药物涂层在推送过程中受损:如病变未经充分预扩张,可能会因在通过病变时遇到困难而损坏药物涂层;②使支架球囊易于扩张:DES支架球囊多为半顺应性球囊,且扩张压力低,对于某些病变如未经预扩张,可能发生支架扩张不全,影响患者的远期结果;③有助于正确选择支架直径:可通过预扩张估计病变血管的直径,从而有助于选择适当直径的支架球囊,尤其是在血流较差的情况下。因此,一般认为预扩张是DES置入的标准策略,评估DES安全性和有效性的大规模临床试验也大多常规行预扩张。

然而,预扩张技术延长了手术时间、增加了手术费用和造影剂用量,而且预扩张增加了对病变及其邻近血管节段的损伤,可能使血管内膜增生,导致再狭窄,有时可产生血管夹层而易于形成血栓。在DES时代,预扩张可造成"区域遗漏(geographic miss)"现象,即预扩张区域尤其是支架近端边缘处可能并未被DES覆盖,支架释放的药物难以对该节段的内膜增生产生抑制作用,这是导致DES边缘再狭窄的重要原因。SIRIUS试验中,在支架置入前常规行预扩张,术后8个月冠脉造影和血管内超声(IVUS)随访发现,西罗莫司洗脱支架(SES)组支架体部和远端边缘的再狭窄率均明显低于对照组,但其近端边缘的再狭窄率却与对照组无显著差异。

为了避免深度血管壁损伤和夹层等,目前一般采用较保守的预扩张策略,即选择较小、较短的球囊,以较低压力集中扩张病变最狭窄处。具体要领如下:①直径:原则上预扩张球囊直径应比参考血管直径小0.5~1.0 mm,但在临床实践中,对于参考直径＞2.5 mm 的血管,很多医师习惯选用直径为 2.5 mm 而非 2.0 mm 的球囊行预扩张,这样既可保证病变预扩张的有效性、有利于支架球囊通过病变,又不至于导致严重血管损伤甚至夹层闭塞;②长度:球囊长度务必短于 DES 长度,预扩张应尽量局限于病变区域。普通病变选择长度为 15 mm 的球囊为佳。若病变较局限,且拟置入的支架较短(如≤13 mm),亦可选择长度为 10 mm 左右的球囊。除非病变弥漫,不宜常规使用长度 20 mm 的球囊;③扩张压力:预扩张时应采用较低压力,通常为 6~8 atm,但对于某些较硬的病变,如明显钙化或严重纤维化者,预扩张压力可适当提高,以使球囊完全充盈为度。对于使用较大压力(≥14 atm)仍无法扩张的病变,应考虑行切割球囊扩张或旋磨术,而不宜盲目增大直径与压力进行扩张,以免导致冠脉穿孔;④避免球囊滑动:对于开口或成角部位的明显钙化或严重纤维化的病变,可选用切割球囊或双导丝球囊等行预扩张,可避免球囊滑动造成病变边缘部位损伤。

(二)直接支架术

直接支架术是指不经预扩张,直接将支架输送至病变部位并释放的支架置入技术。与预扩张相比,直接支架术可简化手术过程,缩短手术时间和术中 X 线透视时间,减少造影剂用量,并可降低手术费用。尤其是可避免因预扩张造成的血管壁损伤,降低再狭窄率和血栓形成的风险。DES 要求完全覆盖所有行球囊扩张的血管节段,直接支架术不需要预扩张,使这一点更易实现。支架设计的改进使支架的输送性能不断提高,目前广泛使用的几种 DES 横截面积较小、弹性好、支架在球囊上固定牢固,相对易于通过病变,使得对多数病变行直接支架术成为可能。

1.预扩张和直接支架术对血管壁的作用

DES 置入后的疗效和术中操作对血管壁的影响有很大关系。研究表明,以直接支架术置入 DES 比行预扩张者对血管壁的损伤小。Rogers 等利用兔模型对直接支架术和预扩张的血管壁损伤进行了研究。他们认为,球囊和支架对血管壁的损伤包括扩张时造成的深部血管壁损伤和器械摩擦造成的内皮损伤两方面。与预扩张相比,直接支架术使术后 3 天和 14 天的血管壁的炎症反应降低了约 80%,并使术后 14 天的内膜增生减少了 2 倍。Finet 等的 IVUS 研究则显示,直接支架术和预扩张对斑块的压缩程度相当,而直接支架术沿血管长轴的作用更为集中,使斑块沿长轴均匀分布而消除狭窄。

近期,Guerin 等也对 SES 置入后内膜增生及其受操作策略的影响进行了研究。在人乳动脉培养模型上以直接支架术或预扩张置入 SES 或 BMS,28 天后对该血管节段进行分析,以免疫组化、Western 免疫印迹和组织形态学方法分别研究支架内节段和支架边缘的细胞增殖和内膜增生情况。结果发现,无论采用直接支架术还是预扩张,SES 组的支架内内膜增生都明显低于 BMS 组,SES 组小 G 蛋白 RhoA 表达减少而 p27kip 表达增多(前者参与细胞增殖的信号转导,后者则参与细胞周期的负向调控、与细胞凋亡有关)。BMS 组行直接支架术和预扩张者支架内内膜增生相近,但在 SES 组行直接支架术者的支架内内膜增厚明显小于行预扩张者。而在支架边缘,行预扩张者 SES 组和 BMS 组内膜增生相近,但行直接支架术者 SES 组支架边缘内膜增生明显减少,在 BMS 组则未观察到这种现象。该研究提示,SES 可使动脉壁小 G 蛋白 RhoA 表达减少而 p27kip 表达增多,而直接支架术可降低 SES 的边缘效应。

2.DES 时代的直接支架术

与预扩张相比,直接支架术可缩短操作和透视时间、减少造影剂用量。最近发布的一项荟萃分析结果显示,直接支架术可显著降低死亡和术后心肌梗死发生率,但对靶血管血运重建(TVR)发生率无显著影响。在 DES 应用早期,出于对 DES 通过狭窄部位时可能损坏药物涂层的担心,一般均在 DES 置入前行预扩张。但费用昂贵是 DES 面临的重要问题之一,而直接支架术可省去预扩张球囊、减少手术花费,这一优点在 DES 时代显得尤其有吸引力。另外,预扩张是 DES 边缘再狭窄的重要原因,所以直接支架术可减少 DES 置入后的近端边缘再狭窄。

在 E-SIRIUS 和 C-SIRIUS 研究中,SES 组的操作策略和 SIRIUS 研究不同,其差异之一在于术者可根据个人判断选择直接支架术,而不必对所有病变都行预扩张。在 E-SIRIUS 试验中,行直接支架术者占 26%,而 SES 组的节段内再狭窄率(支架内和支架两端边缘各 5 mm 内的再狭窄率之和)为 5.9%,较 SIRIUS 研究减少了 33%,在 SIRIUS 研究中,SES 仅使支架近端边缘的管腔丢失减少了 48%,而在 E-SIRIUS 研究中,SES 使该部位的管腔丢失减少了 75%~80%,和支架内区域相近。C-SIRIUS 研究比 E-SIRIUS 研究样本量小,但研究对象与后者相近,行直接支架术者占 31%,其 SES 组的节段内再狭窄率仅为 2.3%,比 SIRIUS 研究和 E-SIRIUS 研究都低,比 E-SIRIUS 进一步降低了约 50%。Schlueter 等对 E-SIRIUS 和 C-SIRIUS 中 225 例置入 SES 的患者进行了事后分析。其中 57 例(25%)为直接支架术,其他 168 例为预扩张。直接支架术组的病变中、重度钙化较少(5% vs 19%,P=0.017),狭窄程度略低(61.6% vs 68.1%,P<0.001),其他临床特征相似。术后 8 个月时,直接支架术组病变内管腔丢失(0.10 mm vs 0.19 mm,P=0.14)和病变内再狭窄率(2.0% vs 6.1%,P=0.46)均较少,但无显著差异。术后 1 年时,直接支架组 TLR(1.8% vs 5.4%,P=0.46)和 MACE(5.3% vs 8.9%,P=0.57)亦有降低,但无显著差异。

Hoffmann 等利用 SIRIUS 和 E-SIRIUS 研究中术中和随访的 IVUS 资料对 SES 直接支架术和后扩张的血管反应进行了研究。在置入 SES 并接受了 IVUS 检查的患者中,E-SIRIUS 研究中 24% 为直接支架术,32% 行后扩张。而在 SIRIUS 研究中均行预扩张,77% 行后扩张。两项研究相比较,E-SIRIUS 研究中的患者支架与参考血管横截面积之比(MSA/RLA)较小(0.75 mm² ± 0.17 mm² vs 0.84 mm² ± 0.23 mm²,P=0.046),平均内膜增生横截面积也较小(0.1 mm² ± 0.2 mm² vs 0.5 mm² ± 0.8 mm²,P=0.003)。这提示采用较保守的 SES 置入策略,如根据术者判断行直接支架术、较少行后扩张时,虽然支架贴壁不全者较多,但术后内膜增生较少。

Munoz 等对 53 例置入 SES 的患者分别采用直接支架术和预扩张,两种策略的选择由术者根据术中具体情况判定,治疗对象为单发、原位、较简单的冠脉病变。直接支架术组 SES 扩张完全,并可明显缩短操作时间,减少造影剂用量。术后 6 个月复查冠脉造影和 IVUS 发现两组支架内管腔丢失相近,且内膜增生均抑制明显,直接支架术组可观察到支架边缘节段正性重塑,但预扩张组则未观察到该现象。

DIRECT 研究为多中心、非随机试验,将 SES 直接支架术和预扩张进行对比。直接支架术组共225 例患者,术后 8 个月行造影和 IVUS 随访,预扩张组则采用 SIRIUS 试验中的 412 例患者作为历史对照。该研究发现,两组晚期管腔丢失和支架内再狭窄率无明显差异,直接支架术组的病变内再狭窄率稍降低,但无显著差异(6.0% vs 9.1%,P=0.30),而在胰岛素依赖型糖尿病患者中则有显著降低(0 vs 9.1%,P=0.03),两组主要临床事件发生率则无显著差异。对该研究中的IVUS 测量结果进行分析后发现,直接支架术组和预扩张组一样,均可达到支架的均匀扩张,直接支架组支架远端边缘的内膜增生较少,但在近端边缘处却无显著差异,这可能与直接支架术中支架球囊通过病变时对其近端的血管内膜造成潜在损伤有关。值得注意的是,DIRECT 研究并未入选复杂病变,如严重钙化病变、分叉病变、迂曲血管和富含血栓的病变均被除外。在实行直接支架术时应注意病变的选择。

Silber 等对 TAXUS Ⅱ 试验进行了事后分析,评价了紫杉醇洗脱支架(PES)直接支架术的效果。TAXUS Ⅱ 研究共入选 536 例患者,其中 49 例行直接支架术(PES 组 23 例,BMS 组 26 例)。在置入 PES 者,术后 6 个月时直接支架术组和预扩张组的 MACE 发生率(7.5% vs 4.3%)、造影再狭窄率(4.8% vs 4.3%)、管腔丢失(0.28 mm±0.36 mm vs 0.33 mm±0.30 mm)或 IVUS 测得的容积阻塞率(7.95%±9.84% vs 5.61%±7.91%)均无显著差异。在行直接支架术者 PES 的上述各项指标仍然优于 BMS。Cuisset 等比较了直接支架术和传统的支架置入方法对稳定型心绞痛患者 PCI 术后微循环的影响。微循环损伤以微循环阻力指数(IMR)进行评估,IMR 较大提示较明显的微循环损伤,并测定支架置入术后肌钙蛋白 T 以推测微循环阻塞情况。结果发现,直接支架术组 IMR 显著高于传统支架术组(24±14 vs 13±3,P<0.01),肌钙蛋白 T 释放亦较低(0.035 ng/mL±0.04 ng/mL vs 0.17 ng/mL±0.02 ng/mL,P=0.07),提示对行 PCI 的稳定型心绞痛患者,直接支架术可能能减少术后微循环损伤。

总之,对于无明显钙化的稳定、非闭塞性病变,可考虑行无预扩张直接支架术,有望减轻局部血管与微循环损伤、减少不良事件。然而,对于狭窄程度较重或存在明显钙化的病变,仍应行充分预扩张后再置入支架。对于严重纤维化或钙化病变,若导丝通过后球囊无法通过,或使用非顺应性球囊高压扩张仍无法充分扩张时,应考虑以旋磨术进行病变预处理。

3.操作要点

并非所有的病变都可以成功进行直接支架术。直接支架术适用于简单病变、在较直的血管上狭窄不严重的弥漫性病变和部分管径较大的开口病变。而对于严重狭窄、明显钙化或严重纤维化的病变、CTO、严重成角病变(>45°)、病变近端血管严重迂曲、多数的开口病变和位于血管远端的病变,仍应行充分预扩张。在冠脉造影时应多体位投照、仔细评估病变特征,决定是行预扩张还是直接支架术。IVUS 可以更准确地判断病变特征,有助于更合理地决定是否需要预扩张。

一般情况下,直接支架术时器械通过病变的难度比经预扩张者大,因此对指引导管的支撑力和同轴性要求更高。硬杆导丝支撑力良好,有利于直接支架术的操作,但也可选用中软导丝。指引导管可选择 6F 以上者。5F 指引导管虽然易深置,但支撑力和造影效果不如直径较大的指引导管,仅在病变较简单、估计支架易于通过病变时使用。当支架不能通过病变,需要将其撤回指引导管时,使用 5F 指引导管比较大的指引导管难度大得多。

就指引导管的形状而言,应选择与冠脉开口同轴性和支撑力好的指引导管。如左前降支(LAD)病变可选用 EBU(Extra Back-up)指引导管,左回旋支(LCX)可选用 EBU 和 AL 指引导管,右冠状动脉(RCA)可选择 JR 和 AL 指引导管,主动脉-RCA 静脉桥可用多功能指引导管,主动脉-LAD 及钝缘支静脉桥可选用 Hokey-stick 或 AL 指引导管,大小根据主动脉根部直径选择。

在获得指引导管良好支撑和同轴性之前不要直接送入支架,同轴性应至少在两个投照角度上证实。推送支架通过病变时应中度用力,不宜长时间过度用力推送,如支架难以通过病变可深置指引导管以增强支撑力。支架球囊扩张之前应多体位投照保证支架位置准确。当支架通过严重狭窄病变后造影无法显示支架远端位置时,可将支架送至病变远端,边注射造影剂边回撤支架至可完全覆盖病变的位置。也可先将支架送至严重狭窄病变近段,在助手推注造影剂后,术者迅速向前推送支架,此时由于远段造影剂无法迅速排空,可清晰显示远段血管而完成支架定位。

二、支架释放

随着支架设计、材料和生产工艺的进展,DES 的输送性、柔顺性和通过性已得到显著提高。在支架设计方面,采用开环或环状设计的支架(如 Xience V、Endeavor Resolute)更容易通过弯曲病变;在材料方面,钴合金支架的支架壁较不锈钢更薄,其通过性也更好;采用 Hypotube 等推送杆的支架推送性更好。另外,现有 DES 支架球囊多使用半顺应性球囊,其柔顺性和弹性较好,横截面积较小,易于通过迂曲血管和狭窄病变。此外,置入 DES 前,勿用硬物触碰支架,亦不能用液体浸泡支架。支架通过 Y 型连接器时,阀门应尽量开大,以防支架通过时受阻变形。如支架在通过病变时遇到阻力,应重新预扩张后再置入,避免强行推送,以免发生脱载。应尽量避免支架在病变处反复移动,力争一次到位。

DES 的置入应遵循"宁长勿短"的原则,达到完全覆盖病变。具体来说可参考如下原则:①支架应覆盖整个病变区域,而非仅覆盖狭窄>50%的病变区域(全病变覆盖原则);②支架应从无病变区覆盖到无病变区,即从近端正常血管到远端正常血管的原则;③支架边缘应在病变边缘约 3~5 mm 外;④DES 的预期支架长度应比使用 BMS 时长 5~10 mm;⑤如在两个不同长度支架之间做选择时,一般应选择较长者;⑥在选择 DES 长度时,IVUS、用于预扩张的球囊和带有标记的导丝都有一定参考价值。

此外,不同 DES 的支架边缘与球囊标记的关系也存在一定差异。例如,Cypher 支架的球囊标记完全位于支架外缘,而 Xience V 支架的球囊标记中点正好位于支架边缘处。为确保准确支架定位,术者应注意这些细微器械区别。

DES 的再狭窄率随长度的增加远不如 BMS 明显。E-SIRIUS 研究显示,DES 长度每增加 10 mm,再狭窄率仅增加 1.6%,为 BMS 的 1/10。Mauri 等利用 SIRIUS 试验的造影随访资料对支架长度和再狭窄及血栓风险的关系进行了研究,结果发现,随着 SES 长度的增加,其再狭窄率略有增加,但远小于 BMS,而较短的支架可能存在病变不完全覆盖和边缘夹层的风险,后者可导致血栓形成。Mishra 等报道,在以 SES 对极长病变或夹层进行完全覆盖(平均支架总长度 63 mm)的患者中,虽然病变本身更为高危,但手术成功率、院内主要并发症及术后 6 个月的死亡率和心肌梗死发生率并无增加,仅靶病变血运重建率(TLR)较高。对于 PES,TAXUS-Ⅵ研究显示,支架与病变的长度比在 1.6~1.9:1 时,TVR 降低最为明显。

DES 的直径应尽量接近于参考血管直径,一般以冠脉造影或 IVUS 的测量结果为基础。如以冠脉造影估测,则支架和血管直径之比应为 1.1:1。如以 IVUS 估测,支架直径可参照中膜直径。在治疗长病变时,有时因病变跨度较大,血管直径渐细,此时应按照病变远端直径选择支架直径,以避免血管夹层,而在病变近端行后扩张。

在 BMS 时代,支架置入后血管内膜增生较为显著,晚期管腔丢失较大。因此,BMS 置入时遵循"宁大勿小(bigger is better)"的原则,扩张支架以尽可能获得更大的即刻最小管腔直径(MLD)以抵消可能的晚期管腔丢失。而在 DES 时代,支架对内膜增生抑制明显,晚期管腔丢失很小,不需要过度扩张支架。在 SES 应用的早期曾有研究显示,将 DES 扩张至比其命名直径大 1.0 mm

并无不良后果。然而,Jeremias 等报道,SES 的亚急性支架血栓形成可能与过度扩张支架有关。目前单枚支架的释放压力多在 12～16 atm,DES 命名直径与预期扩张直径之差最好应小于 0.5 mm,除非 DES 直径选择确实偏小,或支架两端管腔直径差异较大,否则应尽量避免采用单纯过度扩张来增加 DES 直径。

三、边缘效应

边缘效应的概念最早来自于血管内放射治疗,是指支架体部再狭窄率降低,但支架两端边缘附近的血管节段仍出现再狭窄的现象。类似的现象也见于 DES。DES 再狭窄大多为局灶性(长度≤10 mm),而支架间的缝隙或支架两端边缘处较易发生再狭窄,尤其以近端边缘处为多。Lemos 等对 SES 的再狭窄特点进行了研究,发现 30% 的再狭窄位于支架近端边缘处。在几项比较 SES 和 BMS 的大规模临床试验中,RAVEL 研究 SES 组术后 6 个月造影随访未发现再狭窄,而 SIRIUS 研究入选了更多糖尿病患者,且病变更长、更复杂,术后 8 个月 SES 组支架内再狭窄率为 3.2%,但加上支架两端各 5 mm 内的节段后(节段内再狭窄率)则升至 8.9%,特别是支架近端边缘的再狭窄率高于支架体部和远端边缘。

边缘效应的主要机制是支架边缘节段内膜增生抑制不完全,可能的原因包括①抗增殖药物在支架边缘扩散不完全;②预扩张和后扩张对近端边缘的损伤;③支架与病变的长度比过小;④高压释放时支架球囊末端过度扩张等。西罗莫司和紫杉醇均为脂溶性药物,这有利于药物在支架覆盖部位集中释放而不致在输送过程中丢失。但由于血液中脂质水平较低,上述药物难以扩散到支架未覆盖的血管节段,在这些节段无法达到有效的治疗浓度。除这一因素之外,后三种因素均与技术操作有关。合理的技术操作策略对于降低边缘效应至关重要。

继 SIRIUS 研究之后,E-SIRIUS 和 C-SIRIUS 研究采用了更优化的操作策略,虽然这两项试验的研究对象中糖尿病、小血管病变和长病变的比例更高,但并未出现 SIRIUS 研究中观察到的边缘效应。NEW-SIRIUS 是 E-SIRIUS 和 C-SIRIUS 研究的荟萃分析,结果显示,SES 的支架内和节段内再狭窄率分别为 3.1% 和 5.1%,低于 SIRIUS 研究。NEW-SIRIUS 提示的操作要点包括:①足够的支架长度、完全覆盖病变;②支架直径尽量接近于参考血管直径,合理进行支架扩张;③预扩张和后扩张时使用较短球囊;④在同一病变或紧邻病变使用 2 个以上支架时应重叠,支架间不可留有缝隙。

随着操作技术的改进,目前临床实践中 DES 的边缘效应已明显减少。在 RESEARCH 注册研究中,SES 的节段内再狭窄率为 7.9%,其中支架体部为 6.3%,近端边缘为 0.9%,远端边缘为 0.7%。PES 似乎并不存在明显的边缘效应,甚至可减少支架远端之外节段的管腔丢失,其机制不明,可能因为紫杉醇对支架下游产生了有益的作用。在采用标准的技术操作策略时,Endeavor 支架也未发现明显的边缘效应,研究显示,Endeavor Resolute 术后 9 个月造影支架内和节段内再狭窄率分别为 1.0% 和 2.1%。

四、后扩张

在 BMS 时代,一般需要行后扩张以增加支架置入后的管腔直径、抵消内膜增生所导致的晚期管腔丢失。而在 DES 时代,由于内膜增生被有效抑制,晚期管腔丢失大为减小。同时,SIRIUS 研究显示,在 DES 应用的早期,采用与 BMS 相同的后扩张策略后,边缘再狭窄明显增多。除此之外,后扩张还增加了术中并发症的风险。因此,部分学者一度认为,在置入 DES 时应尽量避免常规后扩张,也不用强调充分贴壁。然而,随着对支架血栓和 DES 晚期贴壁不全认识的加深,DES 时代后扩张的重要性也日益获得重视。部分学者认为,对于绝大多数病变,应在 DES 置入后以非顺应性短球囊、适当压力进行充分后扩张,以确保支架充分贴壁,降低再狭窄和支架血栓风险。

(一)DES 扩张不全及其临床意义

在命名压下释放支架时,普遍存在 DES 扩张不全。SIRIUS 研究的 IVUS 资料显示,SES 置入后即刻贴壁不全者占 16.3%。有资料提示,在 PES 该比例为 6.1%。SES 和 PES 的制造商均提供了不同直径的支架在不同压力下释放时可达到的预期直径列表。但该列表中的数据均是在体外试验中获得,而在临床实践中,由于病变和血管的具体情况,DES 释放后可能难以达到列表中的预期直径。Costa 等报道,DES 释放后最小支架直径(MSD)仅达预期的 $75\% \pm 10\%$,而最小支架面积(MSA)仅达预期的 $66\% \pm 17\%$,SES 和 PES 相近且与 BMS 无明显差异,另外,置入 SES 后 MSA 未达到 5 mm^2 者占 24%,PES 则占 28%,但该研究未发现病变形态和 DES 扩张不全的相关性。

支架球囊对病变或支架的扩张力受扩张压力、球囊大小(球囊越大、扩张力越大)、病变严重程度(病变越严重、扩张力越大)和球囊的顺应性等的影响。与之相应,DES 扩张不全的可能原因包括:①支架球囊与靶血管直径不匹配,支架直径选择过小。现有的 DES 仅提供数种命名直径,不可能与所有靶血管匹配,因此,支架直径过小并不少见;②扩张压力偏小而不足以使支架充分扩张。通常情况下,在支架释放时都采用等于或高于命名压 2~4 atm 的扩张压力。但是,DES 扩张时常未达到预期直径,有研究显示,在命名压为 11 atm 时,即便使用 14 atm 压力扩张,也仅有 15% 的支架能充分展开,而使用 20 atm 压力扩张时为 60%;③目前支架输送系统使用半顺应性球囊,对于斑块负荷较大和较硬的病变,易产生"狗骨头现象",即对于顺应性较好的球囊,其伸展变形在较硬、较难扩张的部位(如病变处)易受限制,使得扩张压力作用于病变周围而非病变处。非顺应性球囊的伸展受扩张阻力的影响不大,更有利于使扩张压力集中作用于病变。

DES 扩张不全时支架壁和血管壁接触不良,抗增殖药物无法充分作用于血管内膜,可能造成局部内膜增生抑制不充分而导致再狭窄,这已得到了部分研究的支持。Ako 等报道,SIRIUS 研究中术后需行 TLR 者支架释放时的扩张压力(14.7 atm$\pm$1.0 atm vs 17.0 atm$\pm$2.7atm,P=0.03)和支架充分扩张的比率($71\% \pm 15\%$ vs $94\% \pm 22\%$,P=0.03)均显著低于不需行 TLR 者。Takebayashi 等也认为,SES 扩张不全和术后再狭窄有关,内膜增生最明显的区域位于支架扩张不均匀、支架壁未完全覆盖血管壁处。在 Hong 等的研究中,DES 置入后 MSA 是术后 6 个月再狭窄的独立预测因素。而后扩张可增大 MSA,减少晚期管腔丢失和再狭窄。

支架血栓是置入支架术后的重要并发症之一,最近,置入 DES 后极晚期支架血栓形成受到了很大的关注。根据 BASKETLATE 研究,对 DES 置入后 6 个月内未发生心血管事件的患者继续随访 12 个月,支架血栓发生率为 2.6%,其中表现为心肌梗死或死亡者达 88%。DES 置入时充分的支架扩张对于预防支架血栓形成十分重要。Fujii 等使用 IVUS 对 DES 扩张不全与支架血栓形成的关系进行研究发现,与对照组相比,支架血栓组 MSA 较小(4.3 mm^2 vs 6.2 mm^2,P<0.001),且 MSA/RLA 亦较小(0.65 vs 0.85,P<0.001),提示支架扩张不充分。MSA 和支架扩张是支架血栓的独立预测因素。Cook 等也发现,在 DES 置入术后极晚期支架血栓形成的患者中,支架贴壁不全的比率明显高于对照组(77% vs 12%,P<0.001),且支架外管腔面积明显较大(8.3 $mm^2 \pm 7.5$ mm^2 vs 4.0 $mm^2 \pm 3.8$ mm^2,P=0.03)。这些数据提示,DES 血栓形成和支架扩张

不全关系密切,通过术中改进操作有望降低支架血栓的发生率。

(二)DES后扩张的适应证

DES释放后行后扩张可增大MSA,使支架扩张更完全,除可达到更理想的即刻造影结果外,还可预防急性和亚急性血栓形成等手术近期并发症,同时可减少再狭窄和晚期支架血栓形成,改善远期预后。在IVUS引导下进行后扩张能获得理想支架贴壁,但受到费用的限制难以常规应用。通常按病变特征和支架释放后的造影结果决定是否行后扩张。如为简单的局灶性病变、参考血管直径≥3.0 mm、无糖尿病,当支架释放后造影结果可接受时多不需后扩张。虽然尚缺乏相关的随机试验,但对于以下大多数病变一般应行后扩张。

1.支架直径和血管不匹配

DES的命名直径有限,所以多数情况下支架的命名直径和靶血管不完全相同。例如直径为3.4 mm的血管就没有同样命名直径的支架。命名直径为3.0 mm的支架以18 atm的压力释放只能使之达到3.3 mm,还需使用3.5 mm的非顺应性球囊行后扩张方可取得最佳疗效。

2.高扩张阻力病变

钙化较重或斑块负荷较大的病变质地较硬,扩张时阻力较大。此时支架扩张不全常可自支架球囊的轮廓或支架释放后的造影表现判断,但不是所有的扩张不全都可在造影下发现。对高扩张阻力病变行后扩张似乎是合理的策略。

3.小血管病变

用DES处理小血管病变时,为避免损伤血管,常在较低压力(6~8 atm)下释放支架,但该压力难以使DES充分扩张。因此,在小血管中以较低压力释放DES时有必要采用非顺应性球囊行高压后扩张以使支架完全扩张。除支架扩张不全外,小血管病变本身也是再狭窄和TVR的危险因素,所以处理小血管病变时应确保支架充分扩张尤为重要。值得注意的是,采用半顺应性球囊后扩张易导致破裂穿孔,因而宜采用直径相当的非顺应性球囊进行后扩张。

4.病变近、远端血管直径不一致

靶病变远端的血管参考直径往往比近端小,尤其是在病变较长时,血管实际上呈锥形。通常应按病变远端直径选择支架,如此一来支架释放后其近端直径比该处血管小,故应采用较短、较大的球囊在支架近段行后扩张。

5.弥漫性支架内狭窄

Blackman等报道,以DES治疗弥漫性ISR时支架扩张不全十分普遍,15例患者中只有5例支架扩张较完全(MSA/RLA≥80%),行后扩张后该比率提高1倍。必要时应考虑切割球囊或旋磨术进行病变预处理。

6.支架血栓或TVR高危

使支架充分扩张可降低支架血栓和TVR的发生率,所以应在支架血栓和TVR高危人群中行后扩张,包括糖尿病、左心功能不全和肾功能不全患者,也包括开口病变、分叉病变、小血管病变以及置入多个支架(尤其是重叠支架术)或长支架者。在分叉病变行crush支架术后可出现支架变形,三层金属钢梁间贴合不良,对吻后扩张后则可改善。

(三)DES后扩张的操作要点

1.后扩张球囊的选择

DES后扩张时最好选择非顺应性耐高压球囊,其长度应短于支架的长度,以保证高压扩张限于支架内而不波及支架外节段。在球囊的各项特性中,其材质、硬度和长度决定其通过病变的能力,球囊推送杆决定其推送能力。对于后扩张球囊,要求其具有良好的耐高压能力,而抗滑动能力也很重要。另外,球囊悬突可影响球囊扩张范围和边缘损伤,使用短悬突球囊可减小支架边缘处的血管损伤,从而减少边缘效应。就目前常用的几种非顺应性球囊而言,Quantum Maverick球囊采用双段顺应性设计,耐高压性能良好,但球囊悬突较大;Powersail球囊悬突小,但塑料杆推送性较差,且耐高压性能较差;Extensor球囊通过性和耐高压性能均稍差;Grip球囊耐高压性能良好,且采用4行乳突设计,防滑性能较好;Kongou球囊推送性和耐高压性能亦良好。

后扩张球囊的直径应参照支架和参考血管的直径,一般后扩张球囊和参考血管直径之比为1.1~1.2:1。使用直径较大的短球囊行后扩张时可能造成支架脱环。后扩张球囊的长度应短于支架,以保证后扩张位于支架内而不波及支架外节段。而且球囊越长,其通过病变的能力也越差。

2.后扩张的部位和压力

后扩张球囊应准确到位,除LM开口和RCA开口外,后扩张球囊一定要置于支架节段内,并距支架前端至少2 mm。使用悬突较大的球囊时,其标记不应在支架边缘,而应略微撤至支架内,以避免悬突造成的支架边缘处血管损伤、降低边缘效应的发生率。后扩张时压力应在14 atm以上,一般在16~20 atm超出爆破。压力过多时可能导致球囊破裂甚至冠脉穿孔。以高压扩张时(16~22 atm)不应一次就达到预设的最高值,而应逐渐增加压力,一旦所用压力使球囊扩张至参考血管直径并使球囊节段内的压痕消失,且球囊回撤后造影未发现明显的血管腔回缩,即可不再增加压力,终止操作。达到目标压力后应维持5~10秒以上。

对于某些严重钙化病变和斑块负荷较大的病变,可以适当增加压力,以病变被充分扩开为度。在少数高扩张阻力病变,有时压力即使增加到20~26 atm也难以将病变完全扩开,如果继续加压,有可能造成支架或血管壁的损伤。锥状血管中的后扩张可以采用由远及近逐渐加高压力的方法,以保证支架在各段血管壁充分贴壁和支架置入后管腔内壁连续、光滑。对于部分重叠支架,如果第二个支架球囊属于非顺应性或半顺应性球囊,在前向推送无明显阻力的情况下,可以用第二个支架球囊向前推送越过支架连接处,对连接处乃至第一个支架的后半部行高压扩张。在治疗LM前段或开口病变以及RCA开口病变时,可以在第一次支架扩张后后撤部分球囊,再施以高压(16~20 atm)扩张,也可达到后扩张的目的。

后扩张后除达到理想的造影结果外,如以IVUS评估,还应达到支架MLA/RLA≥80%,如病变两端参考血管直径不一致,则支架MLA应超过支架近端与远端参考血管MLA平均数的80%,如近端参考血管无法测量,则应超过远端参考血管MLA。对SES而言,MLA至少应达到5.0 mm^2,PES为5.5 mm^2,Endeavor支架为6.0 mm^2。

3.后扩张的风险

后扩张过程中如操作不当,可能增加并发症风险并对支架造成不良影响。

(1)对冠状动脉的不良影响包括:①边缘效应:后扩张球囊超出支架边缘时可造成该部位血管的额外损伤,增加再狭窄率;②支架边缘夹层:常为选择了直径过大的后扩张球囊、后扩张部位过于靠近支架边缘、或后扩张压力过大所致,当支架边缘附近存在病变时更易发生;③冠状动脉痉挛;④冠状动脉穿孔:多因后扩张球囊与血管直径之比过大(>1.3:1)或后扩张压力过大、球囊破裂而发生;⑤边支狭窄或闭塞:分叉部位后扩张可能导致斑块移位造成边支狭窄或闭塞;⑥无复流或慢血流现象:多发生于血栓负荷较大的病变,如大隐静脉桥病变。

(2)对支架的不良影响包括:①支架断裂或脱环:多因支架扩张直径明显大于命名直径,后扩张球囊过短或支架位于明显钙化或扭曲部位时可能亦容易导致支架脱环;②支架变形:在治疗分叉病变时易发生;③DES涂层损坏:使用切割球囊或双导丝球囊进行后扩张、支架扩张直径明显超过命名直径、或双支架反复对吻扩张时可能损坏DES的多聚物涂层。

五、重叠支架术

(一)原理

在进行冠状动脉介入治疗时,原则上应尽量以单个支架处理同一处病变。但在以下几种情况往往需要重叠置入多个支架:①病变过长,单个支架长度不够;②支架远端夹层;③对病变长度判断有误;④置入单个长支架的难度较大。BMS重叠置入可增加再狭窄和支架血栓形成等不良事件的发生率,但在DES时代,重叠支架术的安全性和有效性大为提高。这使得DES重叠支架术更多地应用于临床。

与单个支架相比,置入多个DES仍可增加TLR和再狭窄的发生率。为降低TLR和再狭窄的风险,DES重叠支架术的操作应遵循以下原则:①支架间不留缝隙:DES重叠支架术治疗弥漫长病变是基于"宁长勿短"和"全病变覆盖"的原则。DES之间的缝隙处内膜增生抑制不完全,易发生再狭窄。因此,相邻DES间不应留有缝隙,而应重叠3~4 mm。第二枚支架定位时,应熟知不同支架存在的短缩率,且将第二枚支架内缘标记置于已释放支架的边缘内;②后扩张:支架重叠是再狭窄和支架血栓的危险因素,当两枚支架重叠释放后,应在重叠部位行高压后扩张。

DES重叠部位的药物浓度加倍,可能造成毒性反应。Finn等在兔模型中就支架重叠对血管壁的作用进行了研究,发现DES重叠部位血管壁愈合较之未重叠节段进一步延迟,并诱发炎症反应。PES重叠部位异嗜性粒细胞和嗜酸性粒细胞以及纤维素沉积较SES为多,而SES重叠部位支架壁周围巨细胞浸润更多见。BMS重叠部位也可见轻度愈合延迟,但其程度远不及DES。因此,作者建议,对重叠置入多个DES的患者,应更加密切地随访。最近Lim等在猪模型上所做的研究也提示,DES重叠部位炎症反应增加、内皮化较差。

DES重叠支架术的另一个问题是冠状动脉的主要分支沿途分出多个边支,过长的支架可能会限制这些边支的血流甚至导致边支闭塞。有研究显示,50%行DES重叠支架术的血管节段内有边支,而在LAD介入治疗时则达63%,边支闭塞多见于<1 mm的分支,其中81%可自行再通,而尝试以导丝通过边支闭塞处时可能会导致夹层而影响其自发再通。

(二)临床应用

很多有关DES的大规模临床试验都包括有行重叠支架术的患者。在SIRIUS研究中,SES组支架重叠置入者占33%,平均支架总长度28.3 mm,平均重叠长度4.6 mm,术后8个月造影随访节段内再狭窄率为8.8%,术后9个月TLR和MACE发生率与置入单个支架者相当。而在TAXUSⅥ研究中,使用重叠支架术者占27.8%,PES重叠支架术后9个月的节段内再狭窄率为8.1%,TLR为1.6%,MACE发生率为9.5%。Munoz等以2枚SES重叠置入处理8例ISR,支架总长度18 mm,术后1年时行IVUS测量血管、斑块、管腔和支架体积,结果发现,SES重叠节段的上述各项IVUS指标与未重叠节段无明显差异,虽然SES重叠节段西罗莫司剂量更大,但并未发现明显正性重构、支架周围斑块减小、晚期支架贴壁不全或血管夹层。Chu等报道的一项回顾性研究对 SES 和 PES 重叠支架术进行比较发现，两组术后 30 天和 6 个月时随访的所有临床指标均无显著差异，提示 SES 和 PES 重叠支架术安全性和有效性相似。

(三)"全金属夹套"支架术

"全金属夹套"得名于美国电影，是指以多个 DES 重叠置入以治疗同一血管的极长病变，支架总长度一般在 60 mm 以上。以往，极长的弥漫病变往往需要外科手术治疗，多个 BMS 重叠置入时再狭窄和血栓发生率高，而 DES 的出现使得以"全金属夹套"治疗长病变成为可能。但是，随着支架总长度的增加，即使是 DES"全金属夹套"仍存在一定的再狭窄和血栓形成风险，并可能限制边支血流导致心肌缺血。

Tsagalou 等以 DES 重叠支架术治疗了 66 例 LAD 弥漫长病变，其中 SES 39 例，PES 27 例，支架总长度 80 mm±20 mm，置入支架数目为 2.8±0.7。手术成功率 95%，术中支架血栓 1 例，但院内非 Q 波心肌梗死率达 16.6%。术后 6 个月造影随访再狭窄率 19.6%，其中 70% 为局灶性。随访(13.6±6.5)个月，MACE 发生率为 15%，其中死亡率为 0，非 Q 波心肌梗死 1 例(非靶血管)，TVR 为 15%。作者认为，院内非 Q 波心肌梗死发生率较高的原因与 LAD 支架限制了边支血流有关，并认为强化应用血小板糖蛋白Ⅱb/Ⅲa受体拮抗剂或许能降低非 Q 波心肌梗死的发生率。最近 Ruchin 等也认为，围术期心肌梗死是多个 DES 重叠支架术所面临的重要问题，其独立预测因素包括涉及较大的边支以及支架总长度较长。

Aoki 等报道了 122 例患者应用"全金属夹套"治疗原发弥漫病变的结果。其中 SES 81 例，PES 41 例，支架数目达(3.3±1.1)个，平均支架总长度达 79 mm。围术期 Q 波心肌梗死 2 例(1.6%)，亚急性支架血栓形成 1 例(0.8%)。术后随访 1 年，MACE 发生率为 18%，其中死亡率为 4.1%，非致死性心肌梗死发生率为 8.2%，TVR 为 7.5%。上述指标在 SES 和 PES 之间未见显著差异。

Lee 等也报道了一组以"全金属夹套"处理原发弥漫病变的经验。共 347 例患者，病变长度 55.8 mm±12.9 mm，352 处病变中以 SES 治疗 266 处，另 86 处以 PES 治疗，支架数目(2.5±0.7)个，支架总长度 71.9 mm±13.7 mm。手术成功率为 97.7%，院内主要并发症 3 例(0.7%，死亡 1 例，急性支架血栓 2 例)。术后 6 个月造影随访再狭窄率为 13.7%。随访(16.6±6.9)个月后，死亡率为 2.6%，非致死性心肌梗死发生率为 0.3%，TLR 为 3.8%。总的无 MACE 生存率术后 1 年为 95.4%±1.1%，术后 2 年为 91.4%±2.1%。参考血管直径和 PES 是再狭窄的预测因素，提示"全金属夹套"应用于小血管病变的结果尚有待改善。另外，左心室功能不全(EF<45%)是支架血栓和心脏原因死亡或 Q 波心肌梗死的唯一预测因素，在这部分人群中应用"全金属夹套"应谨慎。

总之，DES 使支架置入术后再狭窄率明显降低，拓宽了冠状动脉介入治疗的适应证，也使得许多以往需要外科手术治疗的复杂病变转向介入治疗。在 DES 时代，术者的操作仍是冠状动脉介入治疗结果的决定性因素之一。即使在 DES 时代，仍应高度重视支架技术操作。合理的技术操作既能充分发挥 DES 的作用，又能降低晚期支架血栓等潜在风险。

（史　琳）

第三节　药物洗脱支架晚期血栓

自 2001 年问世以来,药物洗脱支架(DES)的临床疗效已得到充分肯定。有关雷帕霉素洗脱支架(SES)和紫杉醇洗脱支架(PES)的一系列研究均证实,与裸金属支架(BMS)相比,DES 能显著降低支架内再狭窄(ISR)和主要不良心脏事件(MACE)的发生率。有关 DES 的关键性随机对照临床研究显示,DES 成为经皮冠状动脉介入治疗(PCI)的里程碑,PCI 已进入 DES 时代。然而,2006 年以来,DES 与支架术后晚期血栓等迟发性不良事件的关系也曾受到广泛的关注。2006 年,在西班牙巴塞罗那举行的欧洲心脏病学会暨世界心脏病学大会(ESC/WCC)上,瑞士学者报告的两项荟萃分析引发了一场有关"支架血栓"的全球争论,支架晚期血栓问题成为 DES 时代面临的挑战。

一、支架血栓的定义

根据支架置入至血栓发生的时间,以往一般将支架血栓分为急性(<24 小时)、亚急性(1 至 30 天)和晚期(>30 天)血栓。近年来研究发现,部分 DES 支架血栓可发生在术后 1 年之后,因此,目前一般按发生时间将 DES 置入术后的支架血栓分为急性(<24 小时)、亚急性(24 小时至 30 天)、晚期(31 天至 1 年)和极晚期(>1 年)支架血栓。相对于晚期和极晚期血栓,急性和亚急性血栓又可统称为早期血栓。

由于早期不同研究对支架血栓的定义有很大不同,从而影响了研究结果之间的可比性。在临床上,采用严格的定义(如造影或尸检病理证实的血栓)必然会低估支架血栓的实际发生率。为了便于统一概念和开展对比性临床研究,2007 年 5 月,由美国和欧洲学者组成的学术研究协会(Academic Research Consortium,ARC)正式发表了支架血栓的扩展定义,将支架血栓分为明确或确诊的、可能的和疑似三类。具体标准如下。

(一)明确的支架血栓

临床上出现急性冠状动脉综合征(ACS)的症状且伴有尸体解剖或造影发现的支架血栓。必须同时符合以下两个条件。

(1)具有 ACS 的下列表现之一:①新出现的静息缺血症状(典型的心绞痛持续>20 分钟);②新出现的缺血性心电图(ECG)改变提示急性缺血的发生;③典型的心脏标志物升高(>正常上限的 2 倍)伴动态改变。

(2)尸检证实的支架血栓或造影明确的血栓,TIMI 血流可以为:①0 级,伴有支架内或支架近端和远端 5 mm 内血栓形成造成的闭塞;或②1,2,3 级,伴有支架内或支架近端和远端 5 mm 内血栓形成。如果仅为偶尔造影发现的支架内闭塞,但没有临床症状(隐匿性或无症状性血栓),则不诊断为明确的支架血栓。

(二)可能的支架血栓

有下列情况时考虑为可能的支架血栓:①任何 PCI 术后 30 天内发生的不明原因的死亡;②术后任何时间发生的置入支架的冠状动脉供血区域内与明确的心肌缺血相关的心肌梗 死(MI),无明显的其他原因,且未经造影证实支架血栓。

(三)疑似支架血栓

术后 30 天后发生的任何不明原因的死亡或 MI,未经造影证实支架血栓。

由 ARC 统一规范的支架血栓定义为 DES 研究中判定是否发生血栓事件或统计血栓事件的发生率提供了标准,保证了 DES 的"安全性"资料具有可比性,为探讨支架血栓与危险因素之间的关系提供了统一的标准,同时也有利于建立降低支架血栓风险的研究方法。

二、DES 术后晚期血栓的风险和评价

2004 年,美国心脏病理学家 Virmani 等报告了 1 例 DES 术后 18 个月支架血栓形成导致急性心肌梗死(AMI),并发心脏破裂而死亡。同年,McFadden 等报道了 4 例 DES 晚期支架血栓,均表现为非致死性 MI,造影证实支架血栓形成。MI 均发生在 DES 置入后的 11～15 个月,即停用抗血小板药物后不久。值得关注的是,其中 2 例同时置入 DES 和 BMS 患者,仅在 DES 内发生了支架血栓。研究者分析认为,其机制与 DES 置入后支架内皮化不全有关。部分学者认为,BMS 多可在术后 4 周内即可达到完全内皮化,双联抗血小板治疗仅需持续 2～4 周。然而,DES 所负载的药物抑制平滑肌细胞增殖,但同时也可能对内皮细胞的修复有所抑制,导致内皮化延迟,而在此期间停用了双联抗血小板药物,则支架血栓的发生风险会相应增加。

其后,DES 晚期支架血栓的报道陆续增多,甚至有发生 DES 置入后超过 12 个月的极晚期血栓的病例报道。DES 的安全性也受到一定质疑,因而有必要对 DES 晚期支架血栓的风险、相关危险因素进行更为全面、客观的整体分析和评估。

(一)有关 DES 血栓的早期研究数据

SES 与 PES 的关键性临床研究中(如 SIRIUS 和 TAXUS Ⅳ)均证实,SES 和 PES 可明显降低再次血运重建的发生率,改善临床结果。SES 明显减少了 9 个月的靶血管失败(TVF),PES 减少了 9 个月的靶血管重建(TVR),使 MACE 发生率均明显降低。SIRIUS 试验的复合终点为 TVF,包括心性死亡,Q 波 MI 或非 Q 波 MI 以及 TVR。MACE 包括死亡、Q 波/非 Q 波 MI 或 TVR。TAXUS Ⅳ试验中 MACE 定义为心性死亡、MI 和 TVR。TVR 包括由缺血导致的靶血管直径狭窄超过 50% 并伴下列任何一项表现:①阳性表现与靶血管供血的区域相符;②静息时心肌缺血 ECG 表现和靶血管支配区有很好的一致性;③缺血症状由靶病变引起。

SIRIUS 系列研究中,支架血栓定义为:①30 天内发生的亚急性闭塞或者不能解释的死亡或 Q 波 MI;②晚期支架血栓定义为:支架置入 30 天后出现的,且经造影证实由靶血管所致的支架血栓。SIRIUS 试验 12 个月结果显示,SES 支架血栓的发生率为 0.4%(对照组为 0.8%,$P>0.05$)。

TAXUS 系列研究中支架血栓的定义为:①经造影证实的支架血栓导致的 ACS;②以前成功治疗的血管经造影证实为完全闭塞(TIMI 血流 0 或 1 级)和(或)先前成功治疗的病变处经造影证实因血栓原因使血流减少;③治疗血管支配区发生的 AMI;④支架置入 30 天内死亡(没有其他明显原因),考虑为支架血栓但没有条件完成血管造影的。TAXUS 试验 12 个月支架血栓的发生率为 0.6%(对照组为 0.8%,$P>0.05$)。

但值得注意的是,在 SIRIUS 和 TAXUS 系列研究中,支架血栓的定义并不一致,TAXUS 研究支架血栓的定义更宽,包括了不能完成造影以及靶血管相关的 MI 也都定义为血栓。

另一项包括 10 项随机试验的荟萃分析显示,DES 组和 BMS 组 9～12 个月的随访支架血栓发生率分别为 0.58% 和 0.54%(P=1.000);SES 和 PES 血栓发生率分别为 0.57% 和 0.58%,无明

显统计学差异(P=1.000)。

上述早期的研究表明,在支架血栓各自定义的范围内,与 BMS 相比,无论是 SES 还是 PES 术后 1 年内晚期血栓的发生率都没有增加,其血栓风险并不高于 BMS。但是,早期的临床研究随访时间较短,多不超过 12 个月,因而并不能全面评估 DES 的远期安全性,需要更长随访时间的临床研究。

(二)DES 血栓问题的争论和证据

2006 年,BASKET-LATE 研究中,所有患者均在支架置入术后 6 个月停用氯吡格雷。结果显示,18 个月内 DES 发生死亡和 MI 的风险较 BMS 组增高 3 倍;术后 7~18 个月停用氯吡格雷的时间段内,DES 的晚期血栓事件发生率比 BMS 组增高 1 倍。置入 DES 的患者停用氯吡格雷后,血栓事件风险增加。

2006 年,ESC/WCC 会议上 Camenzind 对 SES(RAVEL,SIRIUS,E-SIRIUS 和 C-SIRIUS,其中包括 SES 878 例,BMS 870 例,最长随访时间 4 年)或 PES(TAXUS Ⅰ、Ⅱ、Ⅳ、Ⅴ和Ⅵ,其中包括 PES 1675 例,BMS 1685 例,最长随访 3 年)的临床随机试验进行荟萃分析,评估 DES 术后的死亡与非致死 MI(复合终点)风险。结果显示,与 BMS 相比,SES 和 PES 术后 6~9 个月、12 个月和 24 个月的死亡和 Q 波 MI 发生率均未见明显差异;但是,36 个月的结果显示,SES 组死亡和非致死 Q 波 MI 的发生风险较 BMS 组增高 38%(6.3%vs 3.9%,P=0.03)。

在同期 ESC/WCC 会议上,Nordmann 公布了另一项比较 SES 或 PES 与 BMS 荟萃分析的结果。该研究共纳入 17 项研究,结果发现,BMS 与 DES 的总死亡率基本相当,两组 3 年心性死亡率亦无差异,但 DES 组的 3 年非心性死亡有增高的趋势(OR 1.45,CI 0.93~2.25),其增高主要源于使用 SES 的患者(第 2 年 OR 2.74,CI 1.22~6.13;第 3 年 OR 2.04,CI 1.00~4.15),而使用 PES 的患者增加幅度较小。

Bern-Rotterdam 研究将 2002 年 4 月~2005 年 12 月间在瑞士首都伯尔尼完成的 SIRTAX 和 Post-SIRTAX 注册以及在荷兰鹿特丹完成的 RESEARCH 和 T-SEARCH 研究进行汇总,观察中晚期支架血栓发生率(支架术后 30 天)。结果发现,3 年时造影支架血栓发生率为 1.9%。但支架血栓形成的风险并没有随时间延长而降低,置入后 3 年内支架血栓年发生率为 0.6%。但该研究包括 59% 的 ACS 患者,并存在长支架、多支架等血栓高危因素,其非随机的分组也不能准确比较两种支架的血栓发生率。该研究中支架血栓的发生率较高,但在一定程度上反映了真实世界中更高危患者的支架血栓发生率。

需要指出的是,Camenzind 使用的资料是来自杂志或学术会议上的不完整资料,而不是从患者水平资料进行的荟萃分析,其研究的效力也因此受到了广泛的质疑。

随后在 2006 年的经导管心血管治疗(TCT)会议上,DES 的支架血栓问题再次成为众多学者关注的热点。美国学者 Leon 和 Stone 从患者水平获取的 SES 和 PES 的随机临床试验资料并进行荟萃分析,结果显示,在 1 年的随访中,DES 的支架血栓发生率与 BMS 的差别虽然很小,却具有统计学差异(SES 组 0.6%vs BMS 组 0%,P=0.025;PES 组 0.7%vs BMS 组 0.2%,P=0.033);在支架置入后 1~4 年,支架晚期血栓的总发生率,在 PES 组和 SES 组分别比 BMS 增加 0.5% 和 0.6%,年均增加分别为 0.15% 和 0.2%。在 1~4 年的随访中,虽然晚期血栓事件在 DES 组有轻微但有统计学意义的增高,但 4 年随访期内 DES 组和 BMS 组总的血栓事件发生率无显著差别,均保持在较低水平。两组心性死亡和 MI 的发生率也无差别。由于支架血栓临床多表现为 MI 或死亡,导致上述结果的原因是,DES晚期血栓引起的死亡与MI的发生率的增高被DES减少ISR带来的益处所抵消。上述两项荟萃分析结果表明,与BMS相比,DES支架血栓发生率大约每年增加0.2%。一项荟萃分析包括了878例使用SES、1400例使用PES和2267例使用BMS治疗的患者,随访4年。结果显示,ARC定义的明确或可能的支架血栓发生率在SES组与BMS组分别为1.5%和1.7%(P=0.70),在PES组和BMS组分别为1.8%和1.4%(P=0.52);另外,在术后1～4年中发生的ARC定义的明确的或可能的血栓事件发生率在SES组与BMS组分别为0.9%和0.4%(P=0.23),在PES组和BMS组分别为0.9%和0.6%(P=0.93),均无统计学差异。按照各研究原始定义记录的累计血栓事件在SES组与BMS组分别为1.2%和0.6%(P=0.20),在PES组和BMS组分别为1.3%和0.8%(P=0.24),同样没有达到统计学差异。因此,研究者认为,在随机临床试验中DES和BMS组患者的血栓发生率没有明显不同。另有研究分析雷帕霉素洗脱支架(RAVEL、C-SIRIUS和E-SIRIUS研究)与紫杉醇洗脱支架(TAXUS-I、Ⅱ、Ⅲ和Ⅳ研究)核心研究资料结果也发现,与BMS相比DES也没有增加支架血栓的风险。

Iakovou的研究发现,DES的晚期支架血栓的发生率为0.7%(SES与PES分别为0.5%与0.8%,P=0.3)。e-Cypher注册对15 157例置入SES的患者进行分析发现,SES的支架血栓的发生率为0.87%,其中晚期血栓发生率为0.19%,且多发生在支架术后3个月。Kuchulakanti等对38例(1.27%)经冠状动脉造影或尸检证实发生DES支架血栓的患者进行分析,结果显示晚期支架血栓发生率为0.27%,常发生在术后152.7±100.4天。

西班牙ESTROFA注册研究是一项以支架血栓作为观察终点的大规模临床研究,该研究在2002～2006年间从15家中心入选了13 500例患者。结果显示,DES的总体支架血栓发生率为1.2%,虽然在最初6个月DES支架血栓发生率与BMS相当,但6个月后DES的支架血栓发生率较BMS增高约0.4%,略高于同期BMS的支架血栓发生率。

综合现有资料显示,DES的支架血栓发生率大约为每年0.4%～0.6%,持续3～4年;然而支架血栓为小概率事件。因此,DES晚期血栓的发生情况尚需更大样本的循证医学证据。

(三)不同类型DES的血栓发生率

SORTOUTⅡ随机研究显示,SES与PES的支架血栓发生率没有明显差异(2.5% vs 2.9%,P=0.60)。ISARDIABETES研究随机比较SES和PES对糖尿病患者的疗效,结果发现,两组间支架血栓发生率也未见明显差别。Moreno等对10项随机研究进行荟萃分析发现,SES和PES的血栓发生率无统计学差异(0.57% vs 0.58%,P=1.0)。

ESTROFA注册研究中有60%的患者接受的是PES治疗,另40%的患者接受SES治疗,未发现两者在支架血栓事件发生率上存在明显差异。Iakovou等发现,1062例使用SES的患者(双联抗血小板治疗至少3个月)和1167例使用PES的患者(双联抗血小板治疗至少6个月)的晚期支架血栓发生率基本相当,前者略低于后者(0.5% vs 0.8%,P=0.3)。上述研究表明,不同DES(SES与PES)间支架血栓的发生率基本相当,且都与BMS组无显著差异。

但部分研究发现,不同DES支架血栓的发生率略有差异,相比于PES,SES支架血栓的发生风险相对较低。ISARDESIRE研究首次发现,PES的支架血栓发生率有高于SES的趋势。REALITY多中心随机试验发现,SES和PES的血栓发生率相差4倍以上(0.4% vs 1.8%,P=0.02),但分别仅有3例和12例患者发生支架血栓;同时,倾向性评分校正基线特征后分析显示两组支架血栓发生率未见明显差异。Bern-Rotterdam研究显示,SES组的晚期支架血栓发生率低于PES

组(0.4％ vs 0.8％,P＝0.031)。

　　ENDEAVORⅢ研究共入选436例患者,按照3∶1随机分入Endeavor组和Cypher组,随访9个月结果显示,两组的死亡率无明显差异(0.6％ vs 0％,P＝1.00),Endeavor组MI的发生率明显低于Cypher组(0.6％ vs 3.5％,P＝0.04),但两组均未发生支架血栓。在2007年TCT会议上,Leon公布的ENDEAVORⅣ研究共入选1548例患者,按照1∶1随机分入Endeavor组和Taxus组,随访12个月。结果显示,Endeavor组与Taxus组的死亡(1.1％ vs 1.1％,P＝1.000)和MI(1.6％ vs 2.6％,P＝0.208)发生率没有明显差异,两组支架血栓(0.8％ vs 0.1％,P＝0.124)的发生率相当,其中晚期支架血栓(0.4％ vs 0％,P＝0.250)发生率也没有明显差异。同时,多因素分析也未发现支架类型是DES血栓的预测因素。造成这些差异的原因可能包括:并非所有的研究都是基于患者水平的随机对照研究、某些研究样本量较小、不同中心病变的选择难度及患者基线资料存在不同、术者操作水平有差异以及术后双联抗血小板药物应用疗程不同等。因此,现有资料尚不能证明哪种DES在血栓发生方面存在优势。

(四)DES血栓风险的解读及整体安全性评价

　　丹麦的一项研究显示,与BMS相比,DES不增高术后15个月时支架血栓和MACE的发生率。该项研究共入选了12 395例置入支架的患者,其中BMS处理的病变数为11 730处,SES处理的病变数为5422处,所有患者术后均正规服用双联抗血小板药物12个月。结果显示,两组患者在15个月的随访期内支架血栓事件的发生率相近(SES组1.9％ vs BMS组2.2％),死亡和MI的发生率也基本相当,但SES组的TLR明显低于BMS组(降低43％)。进一步分析发现,随访12个月时,两组冠状动脉造影证实的支架血栓和MI的发生率均相当,继续至随访12～15个月时,SES组冠状动脉造影证实的支架血栓和MI的发生率稍高于BMS。该研究的主要组织者Maeng在评价本项研究的结果时指出,虽然SES在随访12～15个月时,晚期支架血栓事件的发生率有轻度增高,但远不及SES给患者所带来的益处,因此利弊权衡的结果仍支持应用SES来处理冠状动脉病变。

　　另一项研究分析了4项前瞻性、双盲试验的数据,其中3445例患者被随机分到PES或BMS治疗组。在3.2年的随访期内,34例患者(占1.0％)发生晚期血栓,其中31例患者(91.2％)在7天内死亡或发生MI。425例患者(12.3％)发生TLR,其中15例患者(3.5％)在7天内死亡或发生MI。晚期血栓发生于14例BMS患者和20例PES患者,分别导致12例与19例死亡或MI;290例BMS患者出现TLR,135例PES患者出现TLR,分别导致11例与4例患者在7天内死亡或MI。研究指出,BMS和PES组均各有23例患者在发生晚期血栓或TLR后的7天内死亡或发生MI,提示DES的有益作用可能被晚期血栓危险抵消。

　　SCAAR研究显示,接受DES和BMS治疗的患者其长期病死率无明显差异。研究者对瑞典2003～2006年接受PCI的病例随访至少1年以上,最长4年。在13 785例至少接受1枚DES和21 477例仅置入BMS治疗的患者中,主要终点死亡及MI的发生率无差别(RR 1.01,95％CI 0.94～1.09);3年随访发现,支架血栓的发生率为平均每年0.5％。5年随访结果也显示,两组的死亡(RR 0.94,95％CI 0.85～1.05)和MI(RR 0.97,95％CI 0.88～1.06)的发生风险也未见明显差异。

　　美国Guthrie PCI注册研究探讨了DES应用于非适应证病变的安全性和有效性。该研究从2001年7月～2005年12月共入选3044例PCI患者。随访3年结果显示,置入BMS组和DES

组全因死亡率（11.5%vs 5.2%，P＝0.052）、MI 的发生率（6.2%vs 6.8%，P＝0.18）、死亡和 MI 率（16.7%vs 11.2%，P＝0.39）以及支架血栓的发生率（2.9%vs 2.6%，P＝0.59）均无明显差异，而 DES 组的 TVR 率明显低于 BMS 组（6.6%vs 18.5%，P＜0.0001）；置入 DES 后服用双联抗血小板药物＞12 个月和≤12 个月的死亡及心肌梗死总发生率分别为 7.6%和 11%，置入 BMS 后服用抗血小板药物＞12 个月和≤12 个月死亡及心肌梗死总发生率分别为 13%和 16%。研究者认为，对于非适应证病变，置入 DES 并延长双联抗血小板时间优于置入 BMS 或≤12 个月的抗血小板治疗。

部分研究显示，DES 可降低死亡和 MI 的发生风险。Massachusetts 州注册研究于 2003 年 4 月~2004 年 9 月共入选了 11556 例置入 DES 或 BMS 患者。结果显示，与 BMS 相比，DES 明显降低了 2 年死亡（9.8%vs 12.0%，P＝0.0002），MI（8.3%vs 10.3%，P＝0.0005）和 TVR（11.0%vs 16.8%，P＜0.0001）的发生率。此外，该注册研究亚组分析结果也显示，对于糖尿病和急性心肌梗死等高危患者，DES 也可获得相似的益处。STENT 注册于 2003 年 5 月~2005 年 3 月间入选置入 BMS（n＝1359）和 DES（n＝5996）患者。结果发现，DES 组的死亡和 MI 的发生率（9.1%vs 16.0%，HR 1.4，95%CI 1.2~1.7，P＜0.001）及 TVR 率（8.8%vs 11.9%，HR 1.8，95%CI 1.5~2.2，P＜0.001）也明显低于 BMS 组。与 BMS 相比，DES 并没有增加 2 年支架血栓危险。Kirtane 等的荟萃分析纳入了 52 项比较 SES 或 PES 与 BMS 的临床试验，随访时间 3~4 年。22 项随机研究荟萃分析显示，DES 有降低死亡和心梗风险的趋势，DES 使 TVR 的风险显著降低 55%（P＜0.0001）；34 项注册研究荟萃分析结果显示，DES 使死亡、心肌梗死和靶血管血运重建风险分别降低了 22%、13%和 48%。

客观地说，尽管前期对于 DES 安全性的存在一定的争议；但从整体的分析来看，DES 的获益仍是毋庸置疑的，包括防止 ISR、减少再次血运重建，提高生活质量。目前，多数证据显示，DES 晚期血栓发生率较 BMS 有增加趋势，但支架血栓形成的绝对风险仍然很低，大约为每 500 人年 1 例，而且 DES 并没有增加死亡和 MI 的风险。因此，DES 的整体安全性依然是可以信赖的。

（五）DES 晚期血栓研究展望

日前正在进行的相关研究包括以下 3 个临床试验，以进一步更为全面的评估 DES 的安全性：①STENTThrombosis 试验：入选 10 000 例连续 DES 病例和 30 000 例 BMS 对照病例，随访 2~5 年；②INSIGHT 试验：比较 DES 患者氯吡格雷的标准治疗和延长治疗的效果；③PROTECT 试验：比较 Endeavor 和 Cypher 支架的疗效和安全性，该研究主要终点是支架血栓。相信这些临床试验将为我们提供有关 DES 晚期血栓更多的循证医学证据。

三、DES 晚期血栓的可能病因和机制

ESTROFA 研究发现：ACS（P＜0.0001）、左前降支病变（P＜0.0001）以及完全闭塞病变（P＝0.0005）是预测支架血栓发生的高危因素。ST 段抬高心肌梗死（STEMI）和左前降支病变患者发生晚期支架血栓事件的风险较高。另外，支架长度也是预测支架血栓发生的重要因素之一。从临床因素、病变特点、介入操作因素和支架本身材料、设计及涂层的生物相容性，术后药物治疗情况等多个方面对 DES 后血栓形成的可能机制进行多因素分析表明，过早停用双联抗血小板药物、肾功能不全、分叉病变、糖尿病及左心室功能不全是患者置入 DES 后发生支架血栓的独立预测因素。晚期血栓的独立预测因素则包括过早停用双联抗血小板药物、分叉病变及左心室功能不全。

(一)过早停用抗血小板药物是最重要的预测因素

过早停用氯吡格雷是支架血栓的一项独立危险因素,多发生于停用氯吡格雷6个月内,中位数时间为停用氯吡格雷后9天。也有研究显示,同时停用阿司匹林和噻吩吡啶类抗血小板药物增加支架血栓风险,而单独停用其中一种并未增加支架血栓的风险。本章上文中提到 Lancet 杂志上报道的4例患者分别在停用双联抗血小板药物治疗之后4天~2周发生了支架血栓导致的MI。血管镜研究显示,BMS组(n=11)可在术后3~6个月达到完全内皮化;但 SES组(n=17)到2年时内皮化仍不完全,2例患者支架内持续存在红血栓。Kotani 发现,坚持双联抗血小板治疗(BMS 85天±58天;SES 115天±47天)情况下,SES 和 BMS 支架节段内血栓的发生率则无统计学差异(33%vs 14%,P=0.14)。部分患者置入 DES 后可出现支架内皮化延迟现象,影响了血管壁的愈合过程,应避免过早停用双联抗血小板治疗,尤其是已确诊内皮化延迟的患者更应接受充分的双联抗血小板治疗降低支架血栓风险。

(二)DES 术后内皮延迟修复

DES 携带的药物通过作用于细胞周期的不同时相抑制细胞增殖,阻止由于平滑肌细胞过度增殖导致的晚期 ISR,但药物可能同时也作用于内皮细胞,阻碍了正常内皮化的进程。动物试验结果显示,置入 DES 后28天,内皮化停滞,直到90天时又重新出现新生内膜。人类的冠状动脉介入治疗后血管修复过程比动物缓慢,置入 DES 至完全的血管内皮化至少需要2年时间,延迟修复导致内皮下致栓组织暴露,成为诱发血栓的因素。血管镜检查发现,SES 置入术后3~6个月仅有13.3%支架节段为完全内皮化,20%支架节段无内皮覆盖,BMS 在术后3~6个月内均获得完全内皮化;SES 术后2年内皮化仍不完全。相关分析显示,内皮化不全与镜下血栓明显相关,PES 和 SES 的镜下红血栓的发生率明显高于 BMS(50%vs 12%vs 3%,P<0.001)。病理学研究发现,与 BMS 相比,置入 DES 的节段的血管内皮化较差并伴有延迟愈合,部分可延迟至支架置入术后2年,且 PES 比 SES 的延迟修复现象更明显。

(三)血管壁对 DES 涂层的过敏反应和慢性炎症反应

Virmani 等的病理研究显示,根据 SES 所携带雷帕霉素的药代动力学特点,结合 DES 涂层周围富含肥大细胞和嗜酸性粒细胞的现象,考虑 SES 的聚合物涂层导致了局部血管壁的过敏反应,最终导致极晚期的支架血栓形成。更为重要的是,这种反应有时可持续存在。Aoki 等研究发现,置入 SES 2年内,斑块体积和斑块成分无明显变化,而2~4年间,支架周围组织明显萎缩,支架内新生内皮体积无明显变化,说明冠状动脉的慢性炎症反应可持续4年之久。局部炎症反应可导致内皮修复延迟,发生不良心血管事件。

(四)晚期支架贴壁不良

以往研究显示,置入 BMS 后晚期支架贴壁不良的发生率为4%~5%。Hong 等研究发现,DES 后晚期支架贴壁不良的发生率可达12%。目前认为,支架贴壁不良机制主要与以下两方面因素有关:支架小梁后斑块的体积减少和血管正性重构有关。冠状动脉造影和血管内超声(IVUS)检查也观察到少数患者置入 DES 可发生血管正性重塑,导致晚期支架贴壁不良并最终引起支架血栓形成和 AMI。

绝大多数文献报道,SES 置入术后晚期支架贴壁不良的发生率为3%~13%;而 PES 置入术后支架贴壁不良的发生率为2%~8%,但并没有增加支架血栓的发生率。IVUS 长期随访研究结果也显示,晚期贴壁不良并没有增加 DES 患者晚期支架血栓和不良临床事件的风险。然而,Feres 报道的 2 例 DES 晚期支架血栓,在支架段血管均发现血管正性重构和支架贴壁不良现象,并认为是 DES 的永久多聚物涂层引发局部血管壁炎症及内弹力膜正性重构所致。最近的研究显示,DES 晚期支架血栓患者中的晚期支架贴壁不良的发生率明显高于 BMS(73.9%vs 0%)。一项包括 17 项临床研究的荟萃分析结果也显示,DES 置入术后晚期获得性贴壁不良的发生风险明显增加(OR 4.36,95%CI 1.74~10.94);与未发生晚期获得性贴壁不良的患者相比,晚期获得性贴壁不良的支架血栓的发生风险也明显增加(OR 6.51,95%CI 1.34~34.91)。

综合现有循证医学证据认为,晚期支架贴壁不良与 DES 术后晚期不良事件的风险增加存在一定的关系。但是,现在无证据支持对于发生晚期支架贴壁不良的患者应延长噻吩吡啶类药物治疗,尚需大规模临床试验进一步证实。

(五)与血栓相关的高危的临床与病变因素

研究表明,ACS、糖尿病、心功能不全、STEMI 和 C 反应蛋白水平升高等高危临床因素以及左前降支病变、分叉病变、长病变、小血管病变、完全闭塞病变、分叉病变的双支架置入等高危病变因素等均可导致 DES 术后血栓事件的风险增高。早期的 DES 上市前关键性研究显示,在美国食品药品管理局(FDA)批准的适应证范围内使用 DES(on-label use),并不增高支架血栓风险。因此,在缺乏充分安全性证据的情况下,将 DES 的应用范围扩展到 FDA 批准的适应证之外的具有高血栓风险的病例或病变,也是导致 DES 血栓风险增高的原因之一。

(六)置入 DES 后血管功能异常

研究发现,置入 DES 后对冠状动脉收缩功能及内皮功能可能存在不良影响。Togni 等对 25 例分别置入 SES 和 BMS 达(6±1)个月的患者行 QCA 研究发现,DES 可诱发冠状动脉功能异常,SES 组近端及远端邻近的血管节段运动诱发的扩张分别为 12%±4% 和 15%±6%,而 BMS 组为 15%±3% 和 17%±4%(P<0.001),提示可能与雷帕霉素引起的内皮功能障碍有关。Hofma 等在 7 例置入 SES 和 5 例置入 BMS6 个月后的患者对支架远端 2 mm 外 15 mm 长的血管段进行 QCA、IVUS 及冠状动脉血流储备等检查发现,DES 可对远端血管内皮功能产生长期不良影响。

DES 与 BMS 的急性和亚急性支架血栓的预测因素非常相似。但是,DES 晚期支架血栓的确切发生机制尚有待于深入研究。

四、DES 晚期血栓的临床意义

支架血栓形成是置入 DES 后少见而严重的并发症。研究发现,晚期支架血栓形成多见于血管内近距离放射治疗及置入支架后(包括 DES)。尽管支架血栓是小概率事件,但其可导致严重的临床后果甚至死亡。晚期和极晚期血栓事件多表现为死亡或 MI。研究显示,支架血栓的 30 天死亡率约为 20%~48%,有 60%~70% 的患者发生 MI。e-Cypher 注册研究显示,在 190 例置入支架后形成血栓的患者中,有 40% 死亡,45% 发生 MI,可见后果之严重。Parmod 等对连续 2974 例DES术后患者的随访 1 年发现38 例(1.27%)造影证实的支架血栓,6 个月时支架血栓患者的死亡率显著高于无支架血栓患者(31%vs 3%,P<0.001)。ESTROFA 研究的结果显示,发生晚期支架血栓的死亡率(接近 15%)高于急性或亚急性支架血栓(11.4%)。

综上所述,DES 晚期支架血栓尽管发生率不高,但一旦发生可导致 MI 或死亡,因此后果严重,需要引起充分的重视。

五、DES 晚期血栓的防治策略

众多的证据显示,DES 晚期血栓的风险确实存在,尽管绝对发生率很低,但其可导致死亡和心肌梗死等严重的不良后果,对 DES 的支架血栓问题必须加以重视。针对 DES 支架血栓相关的高危因素,谨慎客观地加以应对。采取合理的抗血小板治疗策略,严格掌握适应证,规范 PCI 操作及 DES 置入技术,并加强术后随访和监测,重视冠心病的二级预防。

(一)优化置入 DES 术后抗血小板治疗策略

联合应用 ASA 和氯吡格雷双联抗血小板治疗是目前公认的 PCI 术后常规抗血小板治疗方案。研究发现,多数支架血栓病例发生于停用双联抗血小板治疗后,仅少数会在服用抗血小板药物期间出现。前者可能由于 DES 造成的内皮修复延迟所致,适当延长术后双联抗血小板治疗时间可能是合理的策略。后者可能抗血小板药物剂量不足或机体对抗血小板药物的反应低下(所谓"ASA、氯吡格雷抵抗")有关,这部分患者可能需要更强化的抗血小板治疗。通过增强抗血小板药物的剂量可能增强其抗血小板作用,但需要权衡可能增加的出血风险;另一种合理的策略是加用其他抗血小板制剂(如西洛他唑等)的三联抗血小板策略,可通过不同药物作用于血小板的不同效应位点减少或避免上述对抗血小板药物"抵抗"或"反应低下"的情况发生。除此之外,基因多态性等原因造成的对抗血小板药物反应低下或无效的现象尽管发生率很低,但后果严重,需要更合理和灵敏的方法筛查和预防。有研究显示,细胞色素 P450 2C19 基因多态性与支架血栓风险密切相关。术前进行血小板功能个体化评估有可能预测血栓风险并采取相应的策略,但这些都有待进一步探索。

1.适当延长术后双联抗血小板治疗时间

在 DES 血栓问题引起重视之前,欧洲和美国有关 PCI 指南均建议置入 SES 后应至少使用 3 个月的双联抗血小板治疗,PES 术后则至少应持续 6 个月。BASKET-LATE 研究表明,DES 术后仅行 6 个月的双联抗血小板治疗其效果并不理想。多因素分析表明,提前中止双联抗血小板治疗是导致 DES 术后晚期(>30 天)血栓的最强预测因素。因此,ACC/AHA/SCAI 等联合建议,将 DES 术后双联抗血小板治疗时间延长为至少 12 个月。ACC/AHA/ SCAI 在 2007 年更新的 PCI 指南中建议,无出血危险因素者置入 DES 者后至少应服用氯吡格雷 12 个月,置入 BMS 后至少 1 个月(最佳 12 个月,出血高危至少 2 周);同时建议,为避免过早停用双联抗血小板治疗,介入医师应在术前对患者的总体情况进行评估,对拟行侵入性诊治操作或外科手术等原因不能完成 12 个月氯吡格雷治疗的患者,应避免置入 DES。

置入 DES 后的氯吡格雷治疗的最佳疗程目前仍有争议,延长抗血小板治疗时间虽可降低血栓风险,但随之带来了出血、药物不良反应风险增高和治疗费用增高等弊端。Park 等将置入 DES 后 12 个月内未发生主要心脑血管事件的患者随机分入阿司匹林治疗(n=1344)或继续阿司匹林和氯吡格雷双联抗血小板治疗(n=1357)。2 年结果显示,双联抗血小板治疗组和单独阿司匹林治疗组的主要心性死亡和 MI 的发生率未见明显差异(1.8% vs 1.2%,P=0.17),死亡、心肌梗死、脑卒中、再次血运重建和支架血栓的风险亦无显著差异。12 个月后继续延长双联抗血小板治疗并不增加获益。

但是,针对不同患者采取"个体化"的疗程可能是更好的办法。以往研究表明,分叉病变、左室射血分数降低、肾功能不全和糖尿病等是 DES 术后晚期血栓发生的独立预测因素。对这些高危患者应给予更长的双联抗血小板治疗时限。而左主干病变置入 DES 后一旦发生支架血栓严重威胁生命,对此类患者可考虑行双联抗血小板治疗 2 年以上。

2.DES 术后采用高维持量氯吡格雷的方案

2005 年,ACC/AHA/SCAI 的 PCI 指南建议,在一旦发生血栓将引起致命性后果的病变(无保护左主干、左主干分叉病变以及仅存单支冠状动脉)中,应行血小板聚集功能检查,如常规口服氯吡格雷 75 mg/d 维持量时,血小板聚集率抑制不足 50% 则推荐将氯吡格雷维持量增加到 150 mg/d(Ⅱb/C)。目前,已有少数研究探讨了高维持量氯吡格雷方案的可行性和有效性。如 ISARCHOICE-2 研究入选了 60 例成功 PCI 的患者,随机分为常规氯吡格雷 75 mg/d 维持量组与氯吡格雷 150 mg/d 维持量组,于术后 30 天测定血小板功能(包括 ADP 诱导的血小板聚集率和血小板表面受体 P2Y12 活性单位)。结果显示,氯吡格雷 150 mg/d 维持量组抑制血小板作用更强,从实验室水平证明了氯吡格雷高维持量的有效性。OPTIMUS 研究探讨了 2 型糖尿病患者高维持量氯吡格雷治疗对 ADP 诱导的血小板聚集率的影响。结果显示,对血栓风险较高的 2 型糖尿病患者,高维持量比普通剂量组抑制血小板聚集的作用更强,并且作用可逆。沈阳军区总医院完成的一项研究包括 608 例 ACS 患者,比较氯吡格雷 150 mg/d 维持量与常规氯吡格雷 75 mg/d 维持量平均 18 个月。结果表明,高维持量组的长期无 MACE 生存率明显高于常规剂量组(87.0% vs 79.8%,P=0.0138)。亚组分析表明,STEMI、糖尿病和多支病变等血栓高危患者获益更多。以上资料表明,150 mg/d 高维持剂量氯吡格雷可降低 DES 术后血栓风险,对高血栓风险的患者(ACS 和 2 型糖尿病)更加有效。

3.三联抗血小板治疗

目前对于联合阿司匹林、氯吡格雷和西洛他唑的三联抗血小板治疗方案的安全和有效性还存在争议。一项前瞻性随机对照研究比较了三联和双联治疗对各 60 例患者血小板功能的影响,在高血栓风险的 ACS 患者中,随机化 5 天后测定的血小板功能显示三联组比双联组有更明显的抑制作用,说明三联治疗可比双联更能有效的抑制血小板功能,在服药期具有更好的抗血栓作用。另一项前瞻性随机对照研究则证实三联抗血小板治疗可明显降低心血管事件风险。12 个月结果显示,三联组比双联组缺血事件(心性死亡、MI 和脑卒中)风险下降 49%(2.6% vs 5.1%,P=0.026),MACE 风险下降 31.8%(15.1% vs 10.3%,P=0.008)。CILON-T 研究 6 个月结果显示,与双联抗血小板治疗相比,三联抗血小板治疗虽可明显降低 P2Y12 反应单位(210.7 vs 255.7,P<0.001),但并未降低 MACE 的风险。对于三联抗血小板药物的应用目前尚缺乏充分的证据,需要更多临床试验以进一步评估。

(二)改善操作技术和治疗策略,降低操作因素导致的血栓风险

PCI 策略的选择以及 DES 置入技术操作是影响支架血栓发生的重要因素。适当的球囊预扩张可保证 DES 顺利而迅速到达病变部位,从而避免 DES 表面涂层药物损失及血管内皮过度损伤;选用合适直径的 DES,避免支架直径过大导致血管夹层或支架直径过小导致支架贴壁不良等致支架血栓发生的因素;对于严重钙化、扭曲的病变应选取适当种类的支架以获取最佳的支撑力和柔顺性;适当和充分的后扩张可减少支架膨胀不全和贴壁不良导致的血栓,必要时可在 IVUS 指导下完成;对分叉病变尽可能使用简单策略,能够用单支架达到理想效果则不必使用双支架;对长病变应选用合适长度的支架充分覆盖病变及球囊预扩张损伤的部位,必要时可应用多枚支架重叠(重叠部位不宜过长,对重叠部位应行充分后扩张)等,均可能减少血栓风险。改良 PCI 操作策略和 DES 置入技术是有效预防血栓的最重要的可控因素之一。因此,对 DES 置入操作技术的要求应当比对 BMS 更高、更严格,PCI 术者应当努力规范操作技术,优化对治疗策略的选择,以便降低操作因素引起的支架血栓风险。

(三)合理掌握适应证,避免过度应用 DES

美国 FDA 在讨论了有关 DES 血栓的资料后,声明在下列批准的 DES 经典适应证中使用 DES 不增加血栓风险:Cypher 雷帕霉素洗脱支架和 Taxus 紫杉醇洗脱支架均适合改善具有缺血症状患者的冠状动脉内腔直径,前者适合原位病变长度≤30 mm,参考血管直径 2.5～3.5 mm 之间的血管;后者适合原位病变长度≤28 mm,参考血管直径 2.5～3.75 mm 之间的血管。根据目前临床试验结果,对发生 ISR 风险较高的患者,如糖尿病、长病变、小血管病变(<3 mm)等建议使用 DES,能够明显从降低 ISR 中获益;对于开口病变、分叉病变主支、无保护左主干病变、慢性完全闭塞病变、静脉桥血管病变以及 ISR 病变等再狭窄高风险病变亦应考虑使用 DES。但是,部分 ISR 高危病变同样是致血栓的高危因素,如分叉病变的双支架技术,长病变应用重叠支架等,因此在选择治疗策略和 DES 适应证方面需要综合考虑和权衡利弊。对某些 ISR 风险较低的病变(如参考血管直径较大、长度较短的简单病变)可考虑使用 BMS;对部分非糖尿病多支病变患者,可根据 ISR 风险对不同病变个体化选用 DES 和 BMS 的"杂交"方案。沈阳军区总医院的一项研究证实,DES 联用 BMS 治疗多支冠状动脉病变或单用 DES 降低再狭窄的疗效与安全性相当,且优于单用 BMS。无明确使用 DES 的适应证且血栓或出血风险较高的患者,如近期外科手术、抗血小板药物过敏或出现严重不良反应、恶性肿瘤晚期、出血素质、高凝状态以及金属瓣膜置换术后需长期服用华法林等,建议使用 BMS,以便最大限度的提高 PCI 治疗的效价比并保证患者的安全。

(四)加强 DES 术后的随访和事件监测,强化冠心病二级预防

部分患者服用 ASA 和氯吡格雷双联抗血小板药物的长期依从性较差,或存在抗血小板药物反应低下。因此,应当加强对 DES 术后患者的长期随访,尤其应当对血栓高危患者进行经常性教育以便提高其服药的依从性,早期发现药物过敏等不良反应和抗血小板药物"抵抗"现象,避免非预期停药;在血栓高发期(如停用氯吡格雷后),应定期了解患者情况,建立稳定的医患双向沟通渠道,早期发现和处理血栓并发症。同时,应当强化冠心病二级预防,积极控制危险因素(糖尿病、吸烟、肥胖、高血压、高脂血症)等。二级预防措施既有利于防止冠状动脉粥样硬化病变的进展,也有助于预防 DES 后血栓的发生。

(五)重视新一代 DES 的研发

目前认为,DES 表面抗增生药物对内皮修复的抑制以及永久性多聚物涂层导致的局部慢性炎症和过敏反应等可导致 DES 术后内皮化延迟,是诱发 DES 后晚期和极晚期血栓的主要因素。因此,研发新一代的 DES 是预防血栓更根本的措施。近年研发中的新型 DES 较多,其主要设计理念包括采用更加安全有效的药物(如 Biolimus A9,Everolimus)、不使用涂层或采用可降解涂层设计(如 Janus,Excel,Biomatrix,Nobori 支架等)、运用抗原抗体原理的内皮祖细胞捕获支架(Genous 支架)以及新近研发的完全可降解 DES(如镁合金或聚乳酸支架等)。

新型的支架在一个或多个方面具有超越第一代 DES 的优势,尤其令人感兴趣的是,许多新型 DES 的临床研究已将术后双联抗血小板治疗的时间缩短至 3～6 个月且表现出很好的安全性。

XIENCE V 支架是新一代的 DES,采用钴铬合金 VISION 支架为平台,通过外径较小并有良好的支撑力。该支架以氟聚合物为载体,与血液相容性较好,表面载有依维莫司,浓度为 $100~\mu g/cm^2$,80%在1个月内洗脱掉,120天时可达完全洗脱,支架置入14天即可内皮化。SPIRIT Ⅲ试验共入选了1002例患者,2年随访结果显示,与 PES 相比,XIENCE V 可使靶血管失败的风险降低32%(10.7% vs 15.4%;P=0.04),MACE 的风险降低45%(7.3% vs 12.8%,P=0.004)。SPIRIT Ⅳ试验是规模最大比较 PES 与 XIENCE V 的临床试验,共入选3690例患者,其中包括1000余例糖尿病患者。12个月结果显示,XIENCE V 组 TLR 率较 PES 降低46%(2.5% vs 4.6%,P=0.001);XIENCE V 明显降低了支架血栓的风险,XIENCE V 组术后12个月 ARC 定义确诊或可能的支架血栓发生率较 PES 组降低74%(0.29% vs 1.10%,P=0.004)。COMPARE 试验所入选的患者更为复杂,其中23% STEMI,而钙化、分叉、多支血管病变和糖尿病的患者比例也高于 SPIRIT Ⅳ试验。12个月结果显示,与 PES 相比,XIENCE V 显著降低了支架血栓(0.7% vs 2.6%,P=0.002)、TVR(2.4% vs 6.0%,P=0.0001)和 MACE(6.2% vs 9.1%,P=0.023)的发生率。SPIRIT Ⅲ、SPIRIT Ⅳ和 COMPARE 等3项临床试验显示,与 PES 相比,XIENCE V 明显降低了支架血栓和再次血运重建的风险,在安全性和有效性方面表现出一定的优势,显示出良好的前景。

Nevo 支架采用薄小梁钴-铬合金的支架平台,表面密布微小的储存槽,内含有雷帕霉素洗脱的生物可降解聚乳酸聚乙醇酸聚合物(PLGA)。该设计可减少与血管壁的接触,促进快速内皮化。NEVO RES-I 研究比较了 Nevo(202例)和 Taxus(192例)的临床效果,6个月结果显示,Nevo 组的晚期管腔丢失显著低于 Taxus(0.13 mm±0.31 mm 和 0.36 mm±0.48 mm,P≤0.001);NEVO 有降低6个月 MACE 的趋势,包括死亡、心肌梗死和 TLR(4.0% vs 7.4%,P=0.19);NEVO 支架组未发生支架血栓,而 Taxus 组则各发生1例可能和1例疑似支架血栓病例。完全可吸收镁支架采用人体所必需的金属镁为材料,置入后2~3个月即可完全降解吸收,已进入一期临床试验。PROGRESS-AMS 试验入选了63例患者,共置入71枚镁支架。结果显示,4个月时缺血驱使的 TLR 为23.8%,12个月 TLR 为45%。该支架虽然在降低再狭窄和 MACE 方面并不优于 BMS,但冠状动脉造影和 IVUS 检查显示大部分支架可完全吸收,12个月内无1例患者发生死亡、MI 和支架血栓,具有良好的安全性。相信随着新型 DES 的不断完善,DES 的安全性和疗效将会不断得到提高,从而达到疗效与安全性双重优化的目标。但总体而言,目前多数新型 DES 仍处于临床前研究阶段或刚刚进入临床应用,还缺乏大规模长期随机对照临床研究的证据。

总之,应该看到,DES 术后晚期支架血栓是客观存在的,现有的证据表明,DES 晚期支架血栓发生率较 BMS 有增加趋势,但支架血栓形成的绝对风险仍然很低,年发生率仅为2‰。由于 DES 在降低再狭窄和减少再次血运重建等方面有明显的获益,不能因为 DES 的晚期血栓问题就全盘否定它的价值,简单的"从 DES 时代退回到 BMS 时代"显然不符合科学发展的规律。因此,在冠心病介入治疗进入 DES 时代的今天,DES 术后的晚期血栓问题不应当、也不可能成为阻挡冠心病介入治疗发展的不可逾越的鸿沟。同时也提醒我们,任何一种新技术往往都是双刃剑,既要合理规范的使用以充分发挥其优势,又要尽量避免和改进其不足,采取切实可行的综合防治策略以将 DES 晚期血栓风险降至最低。

(史 琳)

第四节　射频消融术

射频消融术(RFCA)自 1987 年应用于临床以来,已使快速心律失常患者的治疗发生了划时代的变化。1991 年至今我国有 24 个省、自治区、直辖市的 100 多家医院开展了这项技术,迄今已成为根治阵发性室上性心动过速与特发性室速的最有效和安全的治疗方法。

射频电能通过导管尖到组织,在电极—组织界面上产生阻性加热(resistive heating)与传导性加热,致使组织细胞内外水分驱散,组织烘干,产生凝固性坏死。破坏致心律失常源的心肌组织、房室旁道、部分特殊传导系统,以治疗或控制心脏节律紊乱。

一、适应证选择

(一)明确适应证

(1)预激综合征合并阵发性心房颤动(心房颤动)并快速心室率引起血流动力学障碍者或已有充血性心力衰竭(CHF)者。

(2)房室折返性心动过速(AVRT)、房室结折返性心动过速(AVNRT)、房性心动过速(房速)、典型心房扑动(房扑)和特发性室性心动过速(室速,包括反复性单形性室速)反复发作者、或合并有 CHF 者、或有血流动力学障碍者。

(3)典型房扑,发作频繁、心室率不易控制者。

(4)非典型房扑,发作频繁、心室率不易控制者(仅限有经验和必要设备的医疗中心)。

(5)不适当的窦性心动过速(不适当窦速)合并心动过速性心肌病。

(6)慢性心房颤动合并快速心室率且药物控制效果不好、合并心动过速性心肌病者进行房室交界区消融。

(二)相对适应证

(1)预激综合征合并阵发性心房颤动心室率不快者。

(2)预激综合征无心动过速但是有明显胸闷症状,排除其他原因者。

(3)从事特殊职业(如司机、高空作业等),或有升学、就业等需求的预激综合征患者。

(4)房室折返性心动过速、房室结折遗性心动过速、房速、典型房扑和特发性室速(包括反复性单形性室速)发作次数少、症状轻者。

(5)阵发性心房颤动反复发作、症状严重、药物预防发作效果不好、愿意根治者。

(6)房扑发作次数少、症状重者。

(7)不适当窦速反复发作、药物治疗效果不好。

(8)梗死后室速,发作次数多、药物治疗效果不好或不能耐受(仅限有经验和必要设备的医疗中心)。

(9)频发室性早搏,症状严重,影响生活、工作或学习。

(三)非适应证

(1)预激综合征无心动过速、无症状者。

(2)不适当窦速药物治疗效果好者。

（3）阵发性心房颤动药物治疗效果好或发作少、症状轻者。

（4）频发室性早搏,症状不严重,不影响生活、工作或学习者。

（5）心肌梗死后室速,发作时心率不快并且药物可预防发作者。

（四）儿童 RFCA 的选择

小儿射频消融适应证与成人有所不同,选择患者时要考虑到不同类型心律失常的自然病程、消融的危险因素、是否合并先天性心脏病,以及年龄对以上各因素的影响。决定是否应对患儿进行射频消融手术时,不仅应考虑具体患者不同的临床特点,还有赖于医师的个人经验及不同电生理室进行射频消融的成功率与并发症的发生率。

1.明确适应证

（1）年龄小于 4 岁,有房室折返性心动过速、典型房扑,心动过速呈持续性或反复性发作,有血流动力学障碍,所有抗心律失常药物治疗无效者;或有显性预激综合征右侧游离壁旁路,心动过速呈持续性发作,有血流动力学障碍者

（2）年龄大于 4 岁,有房性心动过速,心动过速呈持续性或反复性发作,有血流动力学障碍,所有抗心律失常药物治疗无效者;或有房室折返性心动过速、特发性室性心动过速,心动过速呈持续性或反复性发作,有血流动力学障碍者;预激综合征伴晕厥者;预激综合征合并心房颤动并快速心室率者;

（3）房室结折返性心动过速,年龄小于 7 岁,心动过速呈持续性或反复性发作,有血流动力学障碍,所有抗心律失常药物治疗无效者;或年龄大于 7 岁,心动过速呈持续性或反复性发作,有血流动力学障碍者。

2.相对适应证

（1）年龄小于 4 岁,有房室折返性心动过速、典型房扑,心动过速呈持续性或反复性发作,有血流动力学障碍者;有显性预激综合征右侧游离壁旁路,心动过速呈持续性或反复性发作者。

（2）年龄大于 4 岁,有房性心动过速,心动过速呈持续性或反复性发作,有血流动力学障碍,除胺碘酮以外的抗心律失常药物治疗无效者;房室折返性心动过速、特发性室性心动过速,心动过速呈持续性或反复性发作者;预激综合征合并心房颤动,心室率不快者。

（3）房室结折返性心动过速,年龄小于 7 岁,心动过速呈持续性或反复性发作,有血流动力学障碍,除胺碘酮以外的抗心律失常药物治疗无效者;年龄大于 7 岁,心动过速呈持续性或反复性发作者。

（4）先天性心脏病手术前发生的房室折返性心动过速和房室结折返性心动过速,术前进行射频消融治疗,可缩短手术时间和降低手术危险性者。

（5）先天性心脏病手术获得性持续性房扑,除外因心脏手术残余畸形血流动力学改变所致,真正意义的切口折返性房性心动过速者。

3.非适应证

（1）年龄小于 4 岁,有房室折返性心动过速、房室结折返性心动过速、典型房扑,心动过速呈持续性或反复性发作,无血流动力学障碍者;有显性预激综合征右侧游离壁旁路心动过速发作次数少,症状轻者。

（2）年龄大于 4 岁,有房性心动过速,心动过速呈持续性或反复性发作,有血流动力学障碍,除胺碘酮以外的抗心律失常药物治疗有效者;房室折返性心动过速、房室结折返性心动过速和特

发性室性心动过速,心动过速发作次数少、症状轻者。

(3)先天性心脏病手术后"切口"折返性房性心动过速,因心脏手术残余畸形血流动力学改变所致者。

二、术前准备、术中监护和术后处理

术前应了解患者的病情并对其进行体检,复习心电图(窦性心律与快速心律失常)、超声心动图和X线胸片等资料;停用所有抗心律失常药物至少5个半衰期;对有器质性心脏病的患者,应认真做好心脏病性质和心功能的评价。了解心脏、主动脉和周围动脉病变的情况,控制心绞痛和心力衰竭;向患者及家属说明手术过程,指导患者进行配合,并获签字同意;需全身麻醉者应通知麻醉科。RFCA后无并发症的患者可在一般心内科病房观察,穿刺动脉的患者应卧床12～24小时,沙袋压迫穿刺部位6～12小时。仅穿刺静脉的患者应卧床12～24小时。注意检测血压、心率和心动图的变化以及心脏压塞、气胸、血管并发症的发生。有并发症的患者经及时处理后,在CCU内监护。

出院前常规复查超声心动图和X线胸片,术后建立随访制度,尤其应注意消融后3～6个月内的复发。术后口服阿司匹林(50～150 mg/d)1～3个月。

三、房室折返性心动过速的射频消融治疗

AVRT是由房室旁路参与的快速心律失常,国内统计在所有阵发性室上性心动过速(PSVT)中占45%～60%。AVRT中有95%为经房室结前传、旁道逆传的窄QRS型心动过速(顺向型,othodromic),其QRS形态与窦性心律时相同;另5%为经旁道前传、房室结逆传的宽QRS型心动过速(逆向型,antidromic),其QRS形态与窦性心律下的预激图形相同。国外报道60%的旁道既有前传功能也有逆传功能呈双向传导,另40%仅有逆传功能呈单向传导,国内的报道与之相反。绝大多数左侧旁道可以通过经主动脉拟行途径在二尖瓣环的心室侧进行消融,少数情况下可能需要经房间隔穿刺在二尖瓣环的心房侧消融或者在冠状窦内进行消融;右侧旁路在三尖瓣环的心房侧进行消融。目前,RFCA治疗AVRT已具有很高的成功率,而且非常安全。1999年中国生物医学工程学会心脏起搏与电生理分会组织的注册登记显示,RFCA治疗AVRT的成功率高达97.5%,复发率仅为2.8%,并发症率为1.0%,因此已经成为这类心律失常的一线治疗方法。尽管如此,不同经验的术者或者中心的成功率仍有差别。

(一)解剖定位

1.左侧旁道

(1)左前壁旁道:冠状窦导管进入后伸向前方,从再次弯曲到顶端。

(2)后间隔左侧旁道:从冠状窦口向左2 cm以内。

(3)左侧壁旁道:后间隔左侧外界到左前壁起始。

(4)中间隔左侧旁道:希氏束导管与冠状窦导管间三角区。

2.右侧旁道

(1)右前间隔旁道:右室前顶端到希氏束之间。

(2)后间隔右侧旁道:右室后顶端到冠状窦口之间。

(3)右侧壁旁道:右前间壁到右后间隔外侧之间。

(4)中间隔右侧旁道:冠状窦口上方到希氏束之间。

治疗前进行常规电生理检查,明确心动过速的发生机制和分辨左、右侧旁道。

(二)消融

1.左侧旁道的 RFCA

消融方法和途径有经动脉逆行法和穿间隔法。

经动脉逆行法如下。

(1)抗凝:放置动脉鞘管后静脉注射肝素 $2\,000\sim3\,000$ U,操作中每小时追加 $1\,000$ U。

(2)标测:①右前斜位 30°,必要时取左前斜位,消融电极沿二尖瓣环细标心室最早激动点(EVA)或心房最早逆传激动点(EAA)。②消融靶点:显性旁道者窦性心律时,双极标测法记录到 EVA,或单极标测法记录到 QS 波形;心室起搏或 AVRT 时,记录到 EAA;局部电位的振幅稳定,伴或不伴有旁道电位,瓣上时 $A:V\leqslant1$,瓣下时 $A:V<1$。③多旁道指相距 2 cm 以上的两条或多条旁道,应逐条标测消融。

(3)消融:①窦性心律、心室起搏或 AVRT 时消融,输出功率 $15\sim30$ W 或预定温度 70 ℃,试放电5~10秒,有效则继续放电至 $30\sim60$ 秒;如无效应停止消融,重新标测靶点。②消融过程中,若阻抗急剧升高,导管移位或患者述不适,应立即停止消融。必要时撤出消融导管,清除消融所附炭化焦痂。③消融成功后 30 分钟重复心房、心室刺激,证实旁道传导功能被阻断。

2.右侧旁道的射频消融治疗时一般不需抗凝

标测:①左前斜位 $45°\sim60°$,消融电极沿三尖瓣环细标 EVA 或 EAA。②消融靶点:显性旁道者窦性心律时记录到的 EVA 绝大多数表现为 A、V 波融合,少数患者 A、V 波间有等电位线,但只要确定为 EVA 即可作为消融靶点。局部心室激动比体表心电图 Delta 波提前至少 20 毫秒,$A:V\leqslant1$;隐匿性旁道者心室起搏或 AVRT 时记录到的 EAA 绝大多数表现为 V、A 波融合,少数 V、A 波间可有等电位线,但只要确定为 EAA 即可作为消融靶点,AVRT 时 EAA 最为准确,$A:V\leqslant1$。邻希氏束旁道系指位于记录到最大希氏束电位位置附近、能记录到可识别的小 H 波部位的旁道,标测应在诱发出 AVRT 时进行。

消融:①窦性心律、心室起搏或 AVRT 时消融,输出功率 $20\sim40$ W 或预定温度 70 ℃,试放电 10 秒,有效则继续放电至 60 秒,可做 $1\sim2$ 次 60 秒的巩固放电。如无效停止消融,重新标测靶点。②消融过程中,若阻抗急剧增高,导管移位或患者述不适,应立即停止消融。必要时撤出消融导管,清除消融电极所附炭化焦痂。③消融成功后 30 分钟重复心房、心室刺激,证实旁道传导功能被阻断。

(三)评价

射频消融旁道是治疗房室折返性心动过速、心房颤动或其他快速房性心律失常伴旁道前传的安全有效方法。国内外大系列临床研究证实左、右侧旁道的 RFCA 成功率和死亡率分别 $91\%\sim97\%$ 和 $82\%\sim92\%$,总并发症发生率和死亡率分别为 2.1% 和 0.2%。主要的并发症有心脏压塞、房室阻滞、瓣膜损伤和血管损伤等。

四、房性快速心律失常的射频消融

(一)房性心动过速的射频消融

消融前应进行常规电生理检查以确诊房速。

1.标测

(1)激动标测:根据房速时高位右房、冠状窦、希氏束等处记录的 A 波提前情况初定房速移位灶或折返环的关键部位,右房房速用1～2根消融导管、左房房速用1根消融导管通过未闭卵圆窗孔或穿房间隔区在右、左房内标测,寻找最早A波,所记录A波比体表心电图最早P波提前25毫秒以上,即可作为消融靶点。

(2)隐匿性拖带标测:用比房速稍快的频率起搏,起搏时的P波形态和心内激动顺序与房速时的相同,且心动过速不终止,此为隐匿性拖带。用消融导管作隐匿性拖带标测初定房速起源部位,寻找最短的刺激信号至P波(S-P间期)的部位作为消融靶点。临床上以激动标测常用,隐匿性拖带标测对折返性房速标测有帮助。

2.消融

在房速时放电10秒,输出功率15～30 W,如有效,继续放电至60秒,巩固放电60秒。最好采用温控消融。

3.成功消融终点

采用各种心房刺激方式(包括静脉滴注异丙肾上腺素)均不能诱发房速。消融成功后观察30分钟重复上述刺激。

(二)心房扑动的射频消融治疗

射频消融前进行常规电生理检查,确诊房扑,记录房扑时的心房激动顺序以及窦性心律随机时冠状窦口起搏的心房激动顺序。

1.标测

(1)解剖定位法:三尖瓣环隔瓣心房侧至下腔静脉开口的连线即为连续消融线(靶点),如依此线消融房扑不能终止,可重复消融1～2次。如房扑仍不能终止,可将三尖瓣环心房侧至冠状窦口或从冠状窦口至下腔静脉开口的连线作为消融线(靶点)。

(2)局部电位法:在右房下后部冠状窦口附近标测较体表心电图F波提前40毫秒以上、呈隐匿性拖带且最短S-P间期的部位作为消融靶点。

2.消融

消融电极导管可选择顶端电极长度为4 mm或8 mm的,输出功率20～40 W或设定温度70 ℃。连续消融时每一部位放电20～30秒,消融电极紧贴心房壁回撤3～5 mm,依消融线进行消融。如消融过程中房扑终止,则继续完成消融线的消融。局部电位标测时,试放电10～20秒,如有效继续放电至90秒,巩固放电60秒。如试放电无效则需要重新标测。

3.成功消融终点

(1)采用各种心房刺激方式(包括静脉滴注异丙肾上腺素)均不能诱发房扑。

(2)为减少复发率于消融后在冠状窦口起搏,心房刺激顺序与消融前相比发生改变,即低位右房电位延迟出现。消融成功后观察30分钟重复上述刺激。

(三)评价

房性心动过速(简称房速)约占阵发性室上性心动多速(简称室上速)的5％左右,近年来RFCA治疗房速的病例在逐渐增加,其成功率为60％～90％、并发症＜1％、复发率为10％～30％,无死亡病例报道。对于心房扑动(简称房扑)主要是Ⅰ型房扑RFCA成功率为75％～93％、复发率为7％～44％,无死亡病例报道。对心房频率快(340～430次/分钟)的Ⅱ型房扑RFCA成功率较低。RFCA治疗心房颤动尚处在探索阶段,方法还有待于完善。

五、房室结折返性心动过速的射频消融

(一)方法

治疗前进行常规心内电生理检查,证实心动过速的机制为房室结折返。

1.标测

有"解剖定位"和"电图定位"两类方法。推荐将两者结合的"解剖-电图"定位法。①X线透视选用右前斜位30°、后前位或左前斜位40°～50°。经股静脉穿刺放入消融导管。②估计冠状窦口的大小及其与希氏束电极之间的距离。从后下到前上,将冠状窦口下缘到希氏束电极之间分为3个区域,依次为后区(P)、中区(M)和前区(A)。从后向前,再将每一区域分为两个小区,即 P_1、P_2、M_1、M_2 及 A_1、A_2 区。③在冠状窦口边缘与三尖瓣环之间(P区)以消融导管远端的第1、第2级电极记录心内电图。如果房波明显小于室波(A:V≤0.5)、房波较宽、无 H 波且心电波形稳固,可作为靶点试消融。④若无消融可能成功的标志,可在冠状窦口到希氏束电极之间的区域,从后下逐步向前上,寻找新的靶点。

2.消融

消融可能成功的标志为消融时出现交界区搏动,若无此现象,一般为无效放电。出现以下情况,应立即停止消融:①交界区心律的频率过快。②交界区心律时逆传心房出现阻滞。③P-R间期延长,出现Ⅱ度或Ⅲ度 AVB。④X线透视见消融电极位置改变。⑤阻抗升高。

3.消融功率和时间

10～30 W,试放电 10～20 秒,若出现上述消融可能成功的标志,且没有需要停止消融的情况发生,可延长消融时间,其中至少一次连续放电时间在 30 秒以上。消融过程中应严密观察消融电极位置有无改变。

4.成功消融终点

(1)心房程序刺激时 A-H 间期跳跃现象消失,且不能诱发 AVNRT。

(2)慢径前传功能仍存在,但不能诱发 AVNRT,静脉滴注异丙肾上腺素后仍不能诱发。若出现心房回波,不应超过 1 个。符合以上两条标准之一者可视为消融成功。成功消融后在导管室观察至少 30 分钟再进行程序刺激。仍不能诱发AVNRT时方可结束操作。

(二)评价

AVNRT 是另一种最常见的 PSVT,国内统计约占所有 PSVT 的 40%～50%。根据房室结双径路的电生理特性可将 AVNRT 分为慢快型(占 80%)、快慢型(占 10%)和慢慢型(占 10%)三种。AVNRT 的消融多在窦性心律下放电,虽然消融部位即可选择慢径,也可选择快径,但大量研究表明,消融慢径的成功率(98%～100%)高于消融快径(82%～96%),而复发率(0%～2%)和Ⅲ度房室传导阻滞(AVB)发生率(0%～1%)均低于消融快径(分别为 5%～14% 和 0%～10%)。因此,目前一般多采用慢径消融治疗 AVNRT。

六、房室交界区的 RFCA 和改良控制快速房性心律失常的心室率

(一)房室交界区消融的方法

术前应常规电生理检查,如为持续性心房颤动,则免予电生理检查。自静脉系统在房室交界区标测记录到达大 H 波为靶点。消融输出功率 20～40 W,试放电 10 秒,消融治疗后出现交界区心律或 P-R 间期延长或 AVB,巩固放电 1～2 次,每次 30 秒。试放电无效可继续放电达 30 秒,仍未出现Ⅲ度 AVB 应重新标测消融。对于反复消融难以成功者可穿刺动脉在左室主动脉瓣下消融希氏束。

出现持续Ⅲ度 AVB 为成功消融终点,成功放电后观察 30 分钟。

置入永久性起搏器后至少 48 小时保持起搏频率≥80 次/分钟,以防止与缓慢心率有关的恶性心律失常发生。此后根据病情需要调整起搏频率。

(二)房室交界区改良

(1)标测与消融:同房室结慢径的方法。

(2)成功消融终点为持续性心房颤动时放电后心室率≤90 次/分钟,静脉滴注异丙肾上腺素(1～5 ng/min)时心室率≤120 次/分钟,成功放电后观察 30 分钟。

(三)评价

对于药物难以控制心室率的快速房性心律失常,通过消融房室交界区形成Ⅲ度 AVB,可有效控制心室率。其成功率为 70%～95%,一般在 90% 以上,并发症低于 2%,与消融手术有关的死亡率 0.1%。虽然这种方法能有效控制心室率,但不能消除血栓栓塞的危险和恢复心房收缩功能,并需要置入永久性起搏器,还偶有晚期猝死的情况,所以适应证应从严掌握。最近应用选择性消融右房后、中间隔区域或改良房室交界区的方法,可控制慢性心房颤动的心室率,并可避免安装永久性起搏器。鉴于其成功率不是很高,加之对方法学尚有争议,故宜慎重抉择,并做好安装永久起搏器的准备。

七、室性心动过速的射频消融治疗

(一)常规电生理检查

证实室性心动过速(VT)。左室 VT 消融时需抗凝(同左侧旁道消融)。

(二)标测

(1)体表心电图可以对特发性室性心动过速(IVT)的起源部位做出大致判断。典型左室 IVT 发作时 12 导联心电图呈右束支阻滞图形伴电轴左偏,病灶位于间隔后部左后分支分布范围;右室 IVT 以起源于右室流出道常见,发作时心电图 QRS 波群呈左束支传导阻滞图形,电轴正常或右偏。对于器质性心脏病并发的 VT 体表心电图定位不可靠。

(2)IVT 的标测有激动标测和起搏标测。对于血流动力学稳定的持续性 IVT,一般采用激动标测,寻找 IVT 发作时最早心室激动处消融。成功消融靶点的局部电图较体表心电图提前多在 20 毫秒以上。左室 IVT 的靶点电图在 V 波前常有一高频低振幅电位,而右室 IVT 的靶点电图 V 波前一般无异常电位。起搏标测应力求记录到 12 导联心电图的 QRS 波图形与 VT 发作时完全一致。

(3)除上述 IVT 的标测方法外,心肌梗死后 VT 与扩张型心肌病引起的 VT 还可采用隐匿性拖带与舒张期碎裂电位标测法。

(4)符合以下条件为束支折返性室速:窦性心律时 QRS 波群多为完全性左束支阻滞或室内阻滞图形;VT 时每个 V 波前都能记录到希氏束电位(H)或右束支电位(RB);每个 VT 时 H-V 间期相同,等于或长于室上性波动的 H-V 间期;V-V 间期的变化总是继发于 H-H 间期或 RB-RB 间期的变化。需要注意的是,束支折返性 VT 常合并起源于心肌的单形性 VT。

(三)消融

功率 10～30 W,试放电 10～15 秒,如有效则继续放电至 60 秒,巩固放电 1～2 次,每次 30～

60 秒,束支折返性 VT 应记录到 RB 处消融。

(四)成功消融终点

(1)静脉滴注异丙肾上腺素时程序刺激不能诱发原 VT。

(2)束支折返性 VT 成功消融后,窦性心律的 QRS 波为右束支阻滞图形。

(五)评价

目前适用于 RFCA 治疗的室性心动过速(室速)主要是发作时血流动力学相对稳定的室速。根据有无器质性心脏病基本可分为特发性室速和器质性心脏病室速。前者指现有的诊断技术尚不能发现明确器质性心脏病临床证据的室速,这部分室速多起源于局灶心肌,射频消融治疗的成功率较高;后者主要包括与心肌瘢痕有关的室速和少数束支折返性室速。与心肌瘢痕有关的室速的发生机制为围绕瘢痕运行的折返激动,由于通过传统的标测系统常难以确定这类室速折返环路的关键部位,故射频消融的结果不理想。束支折返性室速的消融成功率较高。Stevenson 总结的不同类型室速的消融结果见表 13-1。

表 13-1　室速的类型与消融结果(Stevenson,2000)

室速类型	机制	消融成功率	并发症风险
特发性室速			
起源于右室流出道	自律性升高	80%～90%	低
起源于左室间隔面	折返	90%	低
MI 后可标测的室速	折返		
室速发作减少		70%～80%	5%～10%
室速完全消失		50%～67%	5%～10%
其他瘢痕相关性室速	折返		
RV 发育不良＋RV 扩张		姑息性	
非缺血性心肌病		60%	低
束支折返性室速	折返	100%	AV 传导阻滞

八、小儿快速心律失常的射频消融治疗

(一)方法

小儿患者穿刺困难,易误伤动脉,心肌壁薄易导致心脏穿孔。不同年龄小儿的解剖生理特点不同。用药及剂量也有差异,消融应由儿科心血管专业医师操作或配合下进行。根据患儿年龄、身高和体重选用1～6 F电极导管。如涉及左心导管操作,常规使用肝素。放入动脉鞘管后即刻静脉给予肝素25～50 U/kg,以后每小时追加首次量的半量(总量不超过 2 000 U)。术后口服肠溶阿司匹林,每次2～3 mg,每天 1 次,连服 3 个月。

射频消融治疗前应常规行电生理检查及标测,操作程序与成人相同。消融部位不同,所用功率不同。左侧旁道 15～20 W、右侧旁道 25～40 W、房室结 10～30 W。

儿童正处于生长发育阶段,与成人相比放射线对其更具危害性,术中应在患儿身体下方(视机器球管设置部位而定)放置防护脖套和铅衣。总透视时间不应超过 40 分钟,对疑难病例应严格掌握在 60 分钟以内。

(二)评价

RFCA 对儿科患者亦是安全和有效的。14 岁以下小儿快速心律失常消融成功率：AVRT 和 AVNRT 为 82%～95%、房扑 67%、IVT38%～75%，自律性房速成功率较高。

虽然经导管射频消融在治疗儿童快速心律失常的许多方面与成人类似，但有其特殊性。AVRT 在小儿快速心律失常中最为常见，消融疗效肯定。AVNRT 预后相对良好，且消融中一旦发生Ⅲ度 AVB，需安装起搏器，适应证选择应从严。自律性房扑和持续性交界区反复性心动过速(PJRT)，易导致心肌病，为 RFCA 适应证。小儿房扑和心房颤动的 RFCA 尚处探索阶段。

九、射频消融治疗的并发症

快速心律失常的 RFCA 治疗较为安全，总并发症约 5%，主要包括穿刺部位出血、血肿或感染、心包积液、心脏穿孔/心脏压塞、气胸、血栓形成或栓塞、血管损伤、AVB、冠状动脉痉挛、瓣膜反流、各种心律失常及死亡等。欧洲心脏病学会心律失常协作组的 68 个中心对 1987-1992 年报道的 4398 例患者的资料进行了总结，结果显示室速射频消融的并发症明显高于室上速，达7.5%，其中血栓栓塞的并发症明显增加(2.8%)，其原因可能和室速的 RFCA 需时较长及导管在左室腔内操作导致血栓脱落有关(表 13-2)。Ⅲ度 AVB 为 RFCA 治疗的严重并发症，多见于消融 AVNRT 和位于间隔部的房室旁路，也可见于消融起源于后间隔的左室 IVT。

目前，我国快速心律失常 RFCA 治疗工作发展迅速，许多中小医院也已在或准备开展这一项目。在这一情况下应更注意提高术者的技术水平与培训，选择病例时应先易后难，逐步发展，严格控制适应证。

表 13-2　欧洲多中心室性心动过速 RFCA 治疗的并发症(n=320)

并发症	例数	百分比(%)
室性心动过速/心室颤动	8	2.53
Ⅲ度房室传导阻滞	1	0.31
穿刺部位大量出血	2	0.63
心脏穿孔、心脏压塞	1	0.31
心包积液	2	0.63
动脉血栓形成	1	0.31
肺栓塞	2	0.63
外周静脉血栓	2	0.63
脑栓塞(一过性)	2	0.63
脑栓塞(持续性)	2	0.63
死亡	1	0.31
总数	21	7.5

(成少永)

第五节　二尖瓣球囊成形术

1984 年 Inoue 首先报道了一种新的非手术二尖瓣成形术，采用不同直径的球囊导管扩张狭窄的二尖瓣，为替代外科手术治疗二尖瓣狭窄提供了一种有希望的治疗途径。球囊通过皮肤、股静脉和穿刺房间隔途径到达狭窄的二尖瓣口,将粘连融合的二尖瓣交界部分离,因此,这种方法被称为经皮球囊二尖瓣成形术(percutaneous balloon mitral valvuloplasty,PBMV)。亚洲首先对这一技术的有效性和安全性积累了丰富的经验,随后北美洲、欧洲以及南美洲也相继采用了Inoue球囊导管进行 PBMV,1989—1993 年,全世界共完成了 26 650 例使用 Inoue 球囊的PBMV,截止 1994 年初中国已完成 4832 例 PBMV,并积累了丰富的经验。在过去的 20 年里,我国心血管病疾病谱发生了巨大变化,风湿性心脏病显著减少,PBMV 在大多数医院已变成少见的操作,2000 年以后,在临床评价和技术操作上亦变化很小。本节将着重介绍 PBMV 的要领。

一、二尖瓣狭窄的病理变化

风湿性二尖瓣狭窄早期,主要是瓣叶交界的粘连融合,若一侧交界融合,狭窄的瓣口偏向另一侧,若两侧交界同时融合,则瓣口仍在中央。单纯瓣叶交界融合在年轻人中较常见,当瓣膜无明显增厚和未发生钙化时,瓣膜活动不会受到显著影响。病变进一步发展时,瓣膜上瘢痕组织逐渐增多,瓣叶因而增厚变硬。腱索同样由于风湿病变而增粗、缩短及相互融合。当瓣叶显著增厚,尤其是伴有严重钙化时,瓣叶活动将明显受到限制。瓣膜上钙盐沉积可沿闭锁线呈条状分布,或形成坚硬的钙块,在瓣叶交界常更为严重。

风湿热所致的二尖瓣结构的改变表现为:①瓣叶交界粘连;②瓣尖粘连;③腱索粘连;④复合粘连。这是二尖瓣狭窄的基础,其中单纯瓣叶交界粘连增厚、单纯瓣尖粘连增厚及单纯腱索粘连增厚分别占 30%、15% 和 10%,其余为≥2 个结构的粘连增厚。二尖瓣瓣尖粘连的特征性改变是粘连发生在瓣尖的边缘。瓣叶有钙化并波及瓣环时,二尖瓣增厚加重。增厚粘连的瓣叶较为僵硬,可导致二尖瓣开放受限及关闭不全。钙化的严重程度与跨瓣压差大致相关。当风湿热只引起腱索粘连短缩而交界粘连较轻时可导致二尖瓣反流。

手术直视下测量狭窄程度是最佳方法,非创伤手段如超声心动图同样可对二尖瓣口的面积和形态作出半定量估计,但随着瓣膜明显畸形和严重钙化,超声所提供的平面图像就难以准确评价瓣口面积。

瓣口形态对血流的影响只能在实验模型上观察。风湿性二尖瓣狭窄时瓣口呈"鱼口状",不规则的瓣口形态对血流的阻力加大,并能产生涡流,另外,开口偏心也可影响瓣口的有效面积。

二尖瓣狭窄除发生在瓣口水平外,也可发生在瓣下结构,腱索的畸形粘连和融合同样可阻碍血流。

根据二尖瓣狭窄时瓣膜的形态变化及病变程度,可将二尖瓣狭窄分为隔膜型和漏斗型两种。隔膜型可分为瓣缘粘连、瓣膜增厚和隔膜漏斗 3 个亚型。①瓣缘粘连型:指除两个瓣叶因瓣缘及交界粘连致使瓣口狭窄外,瓣膜本身、腱索和乳头肌无明显改变。②瓣膜增厚型:是瓣缘粘连和瓣膜增厚,瓣膜改变并不严重,瓣膜的活动性无明显改变,腱索变化轻微。③隔膜漏斗型:除具有上述两型的形态变化外,瓣膜增厚程度比较严重,表现为瓣缘或整个瓣膜增厚,腱索显著增粗和轻度粘连,瓣膜活动性明显降低。漏斗型指二尖瓣瓣膜、腱索和乳头肌的病变均较严重,瓣叶明显增厚变硬,瓣缘,尤其是交界部可显著钙化,腱索增粗、融合和明显短缩,且因腱索间和腱索瓣膜之间有广泛粘连,使瓣膜与腱索融合成强直的漏斗状,致使二尖瓣口和瓣下高度狭窄,瓣膜失去活动性。

经外科手术切除的二尖瓣标本或多年没有风湿活动的尸检病例中,瓣膜的闭锁缘处通常没有风湿性赘生物形成,瓣叶联合部融合和瓣叶的增厚变硬往往十分显著,瓣膜钙化常见,瓣口狭窄显著,且常伴有不同程度的二尖瓣关闭不全。

二、二尖瓣狭窄的超声心动图评价

在球囊成形术临床应用以前,二尖瓣狭窄的外科闭式分离术经验证明,对 X 光影像学上发现瓣膜钙化的患者其外科闭式分离术后的临床效果较差,这些患者在外科闭式分离术后即使能有效地增加二尖瓣瓣口面积,但其术后瓣膜的置换率也明显高于无钙化者。经皮球囊二尖瓣成形术(percutaneous balloon mitral valvuloplasty,PBMV)的机制同外科闭式分离术一样,也是通过撕开交界部增加瓣口面积,因此瓣膜的病变形态同样影响其效果。对大多数二尖瓣狭窄患者实施球囊扩张可取得较满意的结果,尽管采取不同的球囊扩张技术和选择不同直径的球囊进行扩张可能会影响术后的效果,但瓣膜及瓣下结构的改变对球囊成形术后效果的影响更具有重要意义。Abascal 等和 Wilkins 等将瓣叶活动度、瓣膜增厚、瓣下病变和瓣膜钙化的严重程度分别分为 1~4 级,即 1~4 分,4 项总分为 0~16 分,积分越高,病变越严重。一般认为,若瓣膜超声积分 ≤8 分,球囊成形术后可取得良好的临床效果;若超声积分 ≥9 分而 <12 分,尽管仍可进行球囊扩张,但其结果有可变性;若超声积分 ≥12 分,优先选择瓣膜置换术。有关二尖瓣瓣膜和瓣下结构的病变是否影响瓣膜成形术的效果也有一些争议,体外研究显示球囊扩张可使交界部撕开,瓣口面积扩大。Kapalan 等通过对瓣膜置换术时切下的二尖瓣进行球囊扩张发现,即使存在广泛的瓣膜钙化也可以使其交界部充分撕开。但是大多数的临床研究还是认为有交界部钙化、瓣膜僵硬以及瓣下病变者球囊成形术后瓣口面积较。

当瓣下病变是二尖瓣狭窄的主要原因时,球囊成形术无明显效果,因为球囊不能将粘连的腱索撕开。Reid 等观察到术后瓣口面积增加较少与瓣下病变的存在有关,5%~10% 的患者瓣下病变是二尖瓣狭窄的主要原因,其瓣下病变的主要特点是瓣下结构的增厚和融合。但这些研究并没有对瓣下结构的病变程度进行分级。Chen 等对瓣下结构的积分进行了改良,瓣下结构的增厚范围仅为瓣尖到腱索距离的 1/3 为 1 分,增厚范围 >1/3 和 >2/3 分别为 2 分和 3 分,若瓣下结构广泛增厚累及腱索和乳头肌,多切面观察腱索和前内侧及后外侧乳头肌没有明显分界为 4 分。有研究报道,根据这一改良的超声积分系统,球囊成形术后瓣口面积的增加与瓣下病变的严重程度呈负相关。另外,在 Chen 等的研究中还发现,球囊成形术后二尖瓣瓣口面积的改变与瓣膜超声总积分的相关性较差,而与瓣下结构的超声总积分相关性好。

患者的年龄构成比不同可影响超声积分与 PBMV 术后二尖瓣瓣口面积之间的关系。在 Chen 等的报道中,患者的年龄较小,其瓣膜病变和瓣下结构的病变较严重,但钙化较轻,因而瓣下病变是预测 PBMV 效果最重要的因素。在 Abascal 等的研究中患者的年龄较大,瓣膜钙化较重,其超声总积分对预测 PBMV 效果较瓣下病变更重要。总之,瓣膜严重钙化和严重瓣下病变均会使 PBMV 术后瓣口面积增加不满意。

三、经皮球囊二尖瓣成形术的疗效评价与适应证

PBMV 的机制是在球囊张力的作用下使粘连的交界部分离,瓣口面积扩大。由于二尖瓣的机械性梗阻解除,因而使原来异常的血流动力学状态转变为正常或明显改善,并且可以维持这一状态。尽管各家医院进行 PBMV 所用的技术方法不同,但对 PBMV 术后效果的评价是判断这种技术可行性和比较不同 PBMV 技术的一种主要方法。对 PBMV 的疗效评价包括即刻疗效评价

和远期疗效评价,评价 PBMV 疗效的方法除根据临床症状和心功能状态判断以外,还分为有创性方法和无创性方法。有创性方法需进行心导管检查,目前在随访时一般不再采用;无创性方法包括超声心动图、心肺运动试验、心电图等,以超声心动图最为重要,是评价 PBMV 疗效的主要方法。

(一)经皮球囊二尖瓣成形术的疗效评价

1.即刻临床效果与影响因素

PBMV 术后可产生即刻的血流动力学改变。在严重二尖瓣狭窄的病例,PBMV 术后血流动力学异常立即改善,瓣口面积增加 1 倍或在 1.0 cm² 以上,跨瓣压差、左心房压及肺动脉压均下降。Nobuyoshi 等对 80 例 PBMV 术后患者进行了运动试验,以观察 PBMV 对血流动力学的影响,结果显示与术前运动试验结果相比,肺动脉收缩压、舒张压下降,心指数明显增加。

Nobuyoshi 等对 PBMV 术后患者的临床症状及运动耐量进行了研究,结果 92% 的患者(97/106)心功能改善 1 级以上。Hung 等对 PBMV 术后患者随访 1～2 周,结果也表明 97% 的患者(209/215)心功能改善至少 1 级。Hung 等对 159 例患者在 PBMV 术前和术后 3 个月进行运动试验,结果也显示运动耐量均有改善。

Inoue 和 Hung 等分析了瓣叶的弹性、交界部的增厚、瓣膜钙化、闭式分离术病史、心率、年龄以及瓣口面积等因素对 PBMV 效果的影响,其中瓣膜弹性减退是预测 PBMV 术后瓣口面积增加是否达到满意效果的主要因素。Hung 等对 PBMV 术后血流动力学改变较理想的 167 例患者和血流动力学改变不理想的 37 例患者(规定为瓣口面积增加<50%)进行了临床和血流动力学的对比研究,单因素分析显示年龄、房颤、左心房内径、心胸比例、瓣膜超声积分、瓣膜钙化和严重的瓣下病变均是预测 PBMV 效果不理想的因素。多因素分析显示超声积分>8 分、瓣膜钙化和瓣下病变是 PBMV 效果不理想的预测因素。但是临床结果显示即使 PBMV 术后患者的血流动力学改善不理想,其临床症状也有明显的改善,这一结果提示 PBMV 术后只要二尖瓣的瓣口面积超过临界面积,患者的临床症状就会明显改善。因此,对可能产生二尖瓣反流的高危患者,即有瓣膜钙化、严重瓣下病变的患者进行 PBMV 时球囊直径不必太大。Iung 等对单一中心 1514 例 PBMV(其中 876 例使用 Inoue 球囊)的分析表明,年龄(P=0.004)、超声心动图分组(P<0.0001)和术前二尖瓣瓣口面积(P<0.0001)是 PBMV 即刻效果的预测因素。年龄<50 岁、二尖瓣瓣膜条件好(瓣叶弹性好、瓣下结构病变轻微)和术前二尖瓣瓣口面积>1.0 cm² 者即刻效果好,容易准确预测,而对于不理想的即刻结果和适应证却无准确的预测方法。

2.中远期效果

Chen 等报道了 146 例 PBMV 患者的随访结果,7 例失访,其余 139 例患者平均随访(29.4±7.2)个月(2～61 个月),其血流动力学和临床症状在即刻和随访过程中均有改善,随访中的检查手段包括超声心动图、心电图、心音图和心肺运动试验。146 例患者中,术前心功能Ⅳ级 3 例,Ⅲ级 82 例,Ⅱ级 61 例,术后心功能Ⅲ级 2 例,Ⅱ级 15 例,Ⅰ级 129 例,139 例随访患者中心功能级别分别是Ⅲ级 3 例,Ⅱ级 13 例,Ⅰ级 123 例。3 例心功能Ⅲ级患者发生了再狭窄,其中 1 例患者在 36 个月后发生严重瓣膜钙化和再狭窄,另 1 例患者于 18 个月后出现严重瓣膜钙化和狭窄而进行换瓣手术,第 3 例患者为超声心动图显示瓣膜再狭窄,未再进一步治疗。心肺运动试验结果显示,虽然术后 30 天各项参数无明显变化,但在随访过程中各项心肺功能指标显著改善。

Inoue 等报道了两组不同瓣膜结构患者的随访结果。Ⅰ组 205 例,瓣膜弹性好,无钙化,随访时间为 52 个月。Ⅱ组 156 例,瓣膜钙化或严重瓣下病变,随访时间为 47 个月。在随访过程中应用 Kaplan-Meir 方法统计无心血管事件的生存率。Ⅰ组病例在随访期间无心血管事件的发生率是 100%,Ⅱ组在 6 个月和 12 个月无心血管事件的发生率分别为 95% 和 93%,24 个月为 84%。Ⅱ组中有 9 例患者进行了择期手术,其中 1 例在 22 个月后由于再狭窄不再适宜行 PBMV,8 例在 PBMV 术后 1~26 个月因症状改善不明显而行手术,术中发现 5 例有瓣下严重病变,1 例有较大的房间隔缺损,2 例因前瓣叶撕裂和前叶腱索断裂而导致严重二尖瓣反流。Ⅱ组中因心脏原因死亡 5 例,其中 2 例分别在术后 7~12 个月时猝死,2 例分别在 4~6 个月时死于脑栓塞,1 例在 7 个月后死于心衰。

　　陈纪言等采用 Inoue 球囊为 172 例二尖瓣狭窄患者进行了 PBMV,并对 128 例(80.5%)患者进行了严格的 15 年以上的追踪随访,平均随访时间为(18.2±2.1)年。结果显示,操作成功率为 92.44%,与术前相比,术后二尖瓣瓣口面积(MVA)明显扩大[(0.98±0.27) cm² 比(1.96±0.32) cm²,P<0.01];5 年、10 年和 15 年以上随访中分别为(1.78±0.29) cm²、(1.59±0.25) cm²、(1.47±0.26) cm²,提示在 15 年随访中 MVA 有逐渐缩小的趋势。5 年、10 年和 15 年以上再狭窄发生率分别为 25.78%(33 例)、32.81%(42 例)、40.62%(52 例)。术后心功能改善 1 个级别以上者占 93.75%,术后 75% 的患者心功能达到Ⅰ级;5 年、10 年和 15 年以上随访中,心功能仍然维持在Ⅰ~Ⅱ级而未再次进行二尖瓣介入或心脏手术者分别为 81.25%、74.21%、66.41%。15 年以上随访中,有 5 例患者(3.91%)因再狭窄行第二次 PBMV;13 例患者(10.16%)因再狭窄和二尖瓣严重钙化行外科换瓣手术。随访期间总的生存率为 90.62%。在死亡的 12 例(9.37%)患者中,1 例于术后 2 年再狭窄行换瓣术后因严重低心排出量综合征而死亡,1 例为术后 3 个月因房颤口服奎尼丁后电复律时突发室颤死亡;4 例死于心力衰竭;1 例换瓣后因机械瓣血栓形成死亡;2 例死于感染性心内膜炎;其余 3 例患者为非心脏原因死亡。多重逐步回归分析显示,年龄、术前心功能分级、超声心动图积分与术后及随访中 MVA 的大小及心功能的维持有显著相关关系。

　　其他一些研究报道进一步肯定了 PBMV 具有良好的中远期效果。Chen 等报道 PBMV 术后随访(8.1±2.8)年的结果表明,对于无瓣膜钙化和严重瓣下结构病变患者,PBMV 的远期预后良好。美国麻省总医院报道了 PBMV 的长期随访结果,对 PBMV 的理想适应证患者(年龄 ≤65 岁、窦性心律、超声积分<8、X 线透视下无二尖瓣钙化),PBMV 可获得成功的即刻效果和良好的远期预后,根据 Kaplan-Meir 分析,PBMV 术后 7 年的无心血管事件(二尖瓣置换术、再次PBMV、死亡)生存率达 76%。在北美 Inoue 法 PBMV 多中心试验的中期随访中,290 例患者随访 6 年,实际生存率为 88%,无二尖瓣置换术(MVR)生存率为 73%,无心血管事件(死亡、MVR、再次 PBMV)生存率为 63%,分析表明,超声心动图积分、高龄(≥75 岁)、心房颤动和曾有闭式分离术史与即刻效果不佳和不良预后有关。美国国立心肺血液研究中心(NHLBI)组织的多中心试验的 4 年随访发现,PBMV 前年龄在 70 岁以上组、心功能Ⅳ级组(NYHA 分级)和超声心动图积分>12 组均预后不良,4 年生存率分别为 51%、41% 和 24%。瓣膜钙化与不良预后亦显著相关。Cannan 等报道以二尖瓣交界区钙化与否作为单一指标与预后呈非常显著相关,交界区钙化组无心血管事件生存率显著低于无交界区钙化组。一般认为,瓣膜和瓣下结构病变严重的患者 PBMV 术后远期效果不佳,但这类患者 PBMV 成功率和即刻血流动力学结果仍较为满意。值得重视的是,PBMV 术后二尖瓣瓣口面积增加不显著者其远期效果较差,多数患者需要接受二尖瓣置换术或再次 PBMV。Palacios 等对超声心动图积分与 PBMV 预后的关系进行了研究,结果显示超声心动图积分≤8的患者,其初始结果明显优于超声积分>8的患者,并且一直保持到12~13年以后。进一步运用COX回归分析的结果表明,术后二尖瓣关闭不全≥3+、超声心动图积分>8、年龄、既往有外科闭式分离术史、心功能Ⅳ级(NYHA分级)、术前二尖瓣关闭不全≥2+、术后较高的肺动脉压是PBMV术后长期随访中不良事件发生的独立预测因素。

当患者发生再狭窄时,有可能再次进行PBMV,外科闭式分离术后再狭窄者也可以进行PBMV,尽管对有瓣膜钙化或瓣下结构病变的患者其长期效果并不十分满意,但PBMV可作为一种姑息性的治疗选择。如患者的临床症状仅需要改善几年,PBMV则是最安全且有价值的选择,当这些患者发生再狭窄时进行换瓣手术,同样可取得良好的临床结果。

(二)经皮球囊二尖瓣成形术的病例选择

根据有关PBMV疗效评价与影响因素分析的经验,对于PBMV适应证的选择已达成较为一致的原则,PBMV的最佳适应证是瓣膜活动度好,瓣下结构病变轻(超声心动图积分<8分)的患者。对于瓣膜病变更为严重(超声心动图积分为9~12分)的患者,则需结合其他因素视每一个患者的具体情况而定。根据超声心动图评价的二尖瓣的形态是最为重要的依据,但并非唯一的依据。决定是否选择PBMV治疗时必须考虑到其他因素,包括患者的临床状况(年龄、心功能等)、术者的技术水平与外科支持等。

1.超声心动图积分较高的患者

许多研究表明,瓣膜弹性好、瓣叶增厚和钙化轻、活动度好、瓣下结构受累轻的患者PBMV效果好。影响PBMV即刻效果的单个因素包括瓣膜增厚、瓣叶活动度差和瓣下病变,但超声心动图积分与急性血流动力学改善程度之间的相关性并非像通常所认为的那么好,尤其是PBMV的即刻效果,而对于瓣膜条件好者和病变严重者均较为满意。Herrmann等观察了72例超声心动图记分≥10分(MGH超声心动图积分:Massachusetts General Hospital echocardiographic scores)患者的PBMV结果,显示PBMV可取得良好的即刻效果,但在随访的第1年中半数患者需要行瓣膜置换术、心功能恶化到Ⅲ~Ⅳ级或死亡。说明对于超声心动图积分高的患者,PBMV只能作为一种姑息性手段或在外科手术风险较高时选用。

2.轻度二尖瓣狭窄

轻度二尖瓣狭窄的患者瓣膜条件通常较好,PBMV的即刻效果亦良好。Pan等观察了21例二尖瓣瓣口面积(MVA)≥1.5 cm²[(1.7±0.2) cm²]的二尖瓣狭窄患者进行PBMV的即刻及随访效果,并与267例中~重度二尖瓣狭窄患者对比,轻度二尖瓣狭窄组的MVA由(1.7±0.2) cm²增加至(3.1±0.7) cm²(P<0.0 001),18/21例心功能由术前的Ⅱ级改善为Ⅰ级,未合并严重二尖瓣反流或二尖瓣反流加重。随访(22±12)个月,临床心功能和多普勒测定的二尖瓣跨瓣压差与术后即刻相同。Herrmann等观察45例二尖瓣瓣口面积≥1.3 cm²的二尖瓣狭窄患者,PBMV术后二尖瓣瓣口面积由(1.4±0.1) cm²增加至(2.3±0.7) cm²,NYHA心功能分级由2.9±0.7改善至1.4±0.6。随访1年症状明显改善,但约有7.5%的患者发生严重二尖瓣反流,并且这类患者的严重二尖瓣反流难以预测。轻度二尖瓣狭窄(MVA≥1.5 cm²)患者经PBMV治疗后是否可以改善长期预后值得进一步研究,目前对于具体患者的处理是,如症状明显就应选择PBMV,而对于症状轻微的患者则应慎重权衡PBMV的利弊。

3.肺动脉高压

伴有肺动脉高压的患者外科手术风险增大,可以作为球囊成形术的对象。一般在PBMV术后肺动脉压即有所下降并继续降低,但与外科手术相比,严重肺动脉高压患者 PBMV 的安全性和效果尚需进一步评价。对于严重肺动脉高压患者要求 PBMV 术后肺动脉压能持续下降以减轻右心室后负荷,缓解症状,减少进一步外科治疗的风险。分析严重肺动脉高压患者的外科手术资料显示,围术期死亡率确有增高,但存活者长期预后良好,因此在进行 PBMV 前,应权衡 PBMV 与外科手术的利弊,PBMV 的操作风险小,而外科手术后肺动脉压下降的可能性较大。

Fawzy 等观察 21 例二尖瓣狭窄伴重度肺动脉高压患者 PBMV 后的随访结果,术后肺动脉压从(8.76 ± 1.73)kPa(65 ± 13) mmHg 降至(6.67 ± 1.73)kPa(50 ± 13) mmHg,7～14 个月后进一步降至(5.07 ± 1.20)kPa(38 ± 9) mmHg,术后肺血管阻力无明显变化,为(461 ± 149) dyne/(s·cm^2)(dyne/cm^2＝0.1 Pa)和(401 ± 227) dyne/(s·cm^2),但随访 7～14 个月后,降至(212 ± 99) dyne/(s·cm^2)。

Mao 等对 111 例二尖瓣狭窄伴有中重度肺动脉高压患者在 PBMV 后进行了随访,其中中度肺动脉高压(收缩期肺动脉压力＜6.67 kPa(50 mmHg)组 67 例,严重肺动脉高压[收缩期肺动脉压力＞10.67 kPa(80 mmHg)]组 44 例。结果显示,两组手术成功率及严重并发症发生率无差异。随访 24 个月,中重度肺动脉高压两组分别有 7 例(10.4%)、11 例(25%)患者发生心血管事件$(P<0.1)$,无心血管事件的生存率分别为 89.6%、75%$(P>0.05)$,心功能Ⅰ级或Ⅱ级(NYHA 分级)者分别有 54 例(80.6%)、26 例(59.1%)$(P<0.10)$。进一步分析表明,高年龄、严重瓣膜病变及三尖瓣关闭不全、心功能减低及左心房内径增大可能是影响伴有肺动脉高压的患者 PBMV 预后的重要危险因子。

马长生等报道的 610 例行 PBMV 的患者中有 4 例死亡病例,均为重度肺动脉高压,其中 2 例为左心室小、恶病质状态,术后立即发生低心排、心源性休克,导致死亡,而左心室内径＞35 mm 者无死亡发生。极重度二尖瓣狭窄合并重度肺动脉高压者左心室出现失用性萎缩,在二尖瓣狭窄解除后不能适应突然增加的血流负荷,而发生急性左心功能衰竭,虽然这类患者外科治疗亦属高危病例,但在体外循环的支持下适当延长辅助循环时间,使左心室逐步适应血流负荷增加,较之 PBMV 术后仅靠主动脉内球囊反搏支持,安全性可能有所提高。另外,严重肺动脉高压患者合并左心房血栓的可能性增大。由于患者的一般情况更差,发生二尖瓣严重反流等并发症时病情亦将更为凶险。因此,对重度肺动脉高压者,PBMV 术前应做详细分析,严重二尖瓣狭窄合并重度肺动脉高压患者如左心室过小,应视为 PBMV 的禁忌证,宜选择左心室内径＞35 mm、TEE 检查无左心房血栓、二尖瓣条件较好者作为 PBMV 的适应证,还要做好充分的术前准备,如主动脉内球囊反搏等。

4.外科二尖瓣分离术后再狭窄的 PBMV

在 20 世纪 80 年代初期以前,风湿性心脏病单纯性二尖瓣狭窄患者多采用外科分离术治疗,如果发生再狭窄则进行瓣膜置换术,治疗的模式是二尖瓣狭窄—外科分离术—再狭窄—瓣膜置换术,以达到缓解症状和改善预后的目的。目前,PBMV 在临床上的广泛应用为瓣膜条件尚好的闭式分离术后再狭窄的患者提供了新的治疗方法。美国心肺血液研究中心(NHLBI)报告了 133 例外科闭式分离术后进行 PBMV 的结果,提示 PBMV 对这些患者具有安全性和可靠性,PBMV 术后瓣口面积增加,心功能改善。NHLBI 注册登记的患者二尖瓣口面积从术前的 1 cm^2 增加到术后 1.8 cm^2,近期及中期效果较好,70%～80%的患者症状改善至少持续 2 年。马长生等对 29 例闭式分离术后 5～26 年再狭窄的患者成功地进行了 PBMV,二尖瓣瓣口面积从术前的平均

0.9 cm² 增至术后的平均 1.7 cm²,有 2 例发生中度二尖瓣反流,效果满意。

Iung 等报道 209 例外科闭式分离术(166 例)和直视分离术(43 例)后再狭窄患者,距外科手术的时间平均为(16±8)年,PBMV 术后二尖瓣瓣口面积由(1.1±0.2)cm² 增加至(1.8±0.3)cm²,无住院期间死亡,严重二尖瓣反流(≥3/4 级)发生率为 5%(10 例)。PBMV 即刻效果好者(二尖瓣瓣口面积≥1.5 cm²,二尖瓣反流≤2/4 级)为 169 例(84%),这组患者 8 年无再次手术的生存率达 57%±13%,说明外科分离术后再狭窄患者进行 PBMV 术后多数可获得良好的即刻效果,并且半数以上患者可延迟再次手术达 8 年以上。

闭式分离术后再狭窄的患者瓣膜条件一般较差,钙化较重,其 PBMV 术后效果比未行外科分离术的患者差,但上述研究显示总体结果仍较为满意,采用 PBMV 治疗可使大多数患者延期外科手术。由于 PBMV 具有同外科分离术相同的临床效果,目前国内许多医院对二尖瓣狭窄的治疗已经较少采用外科分离术,而是对瓣膜条件好的患者进行 PBMV,对瓣膜条件差的患者则直接采用瓣膜置换术,所以 PBMV 在外科分离术后再狭窄患者中的应用将逐渐减少。

5.青少年患者的 PBMV

未成年人风湿性二尖瓣狭窄与先天性二尖瓣狭窄有着明显的不同。二尖瓣的狭窄主要是交界部粘连,瓣膜无钙化或钙化程度较轻,即使合并肺动脉高压也为可逆性,因此,这些患者最适宜于 PBMV。Bahl 等对未成年人二尖瓣狭窄和成人二尖瓣狭窄的 PBMV 结果进行了对比研究,认为未成年人二尖瓣瓣口面积增加的百分比大于成年人。Braga 等报道 39 例年龄≤18 岁(10~18 岁,平均 15.5 岁)患者的 PBMV,成功率为 93.6%(二尖瓣瓣口面积≥1.5 cm²,二尖瓣反流≤2/4 级)。随访(33±28)个月,79%的患者为 NYHA 心功能 I 级,5 例(17%)发生再狭窄(增加的瓣口面积减少≥50%),均成功地进行了再次 PBMV,其中 3 例接受了第 3 次 PBMV。未成年患者的 PBMV 在操作上无特殊之处,需要注意的是未成年患者病情容易反复而导致再狭窄,因而需要加强风湿热的预防和治疗。

6.妊娠情况下的 PBMV

妊娠合并二尖瓣狭窄无论是在妊娠期还是在分娩期均具有一定的危险性,因为在妊娠期间患者的血容量明显增加,但若进行外科手术治疗,特别是需体外循环时对婴儿具有较高的危险性。从现有的研究报道中看,对妊娠患者采用 PBMV 可取得较好的效果,母婴均可较好地耐受 PBMV。从 PBMV 适应证的选择及技术操作上妊娠患者与其他患者无任何区别,但若在妊娠后期进行 PBMV,由于患者子宫增大及膈肌上抬,造成心脏有所转位,可能会给操作带来一定的困难。如果在妊娠早期进行 PBMV,放射线也可能会给胎儿造成损害,因此对这类患者应尽可能在妊娠 5 个月后进行 PBMV,或者对青年女性患者建议其先进行 PBMV,二尖瓣狭窄解除后再怀孕,以避免妊娠给母婴造成的危险。同时对这类患者要特别强调采用 Inoue 球囊导管进行 PBMV,以减少操作时间和 X 线透视时间。马长生等曾对 3 例妊娠患者成功地进行了 PBMV,操作中 X 线曝光时间分别为 1.5~5 分钟,接受 PBMV 治疗时患者分别妊娠 7~8 个月,术后均足月顺产,无并发症。

7.合并左心房血栓的处理

一般认为左心房(包括左心耳)血栓为 PBMV 的禁忌证,有些作者认为左心耳和(或)左心房顶部的机化血栓仅为 PBMV 的相对禁忌证,技术熟练的医师可以给这些患者行 PBMV,但要求术前给予充分抗凝,足够长时间的抗凝有可能使部分左心房血栓自行溶解,未溶解的残存血栓则机化,较牢固地附在心房壁上,不易脱落。目前超声心动图包括经食管超声心动图判断血栓是否机化尚无可靠的标准,也是延长抗凝时间的一个重要原因。左心房血栓抗凝治疗后,应在PBMV前复查超声,以判断血栓是否消失或机化,如怀疑血栓尚未机化,则应继续抗凝,定期复查超声直至判定血栓已经机化后方可进行PBMV。存在左心耳血栓时进行PBMV要减少导管在左心房内的操作,尽量避免导管顶端和管身进入左心耳。较为妥善的PBMV抗凝治疗策略如下。

(1)房颤患者,经胸壁超声心动图(TTE)检查无血栓后,仍需行TEE检查,如无左心房血栓,PBMV前不需要常规抗凝治疗。

(2)房颤或窦性心律伴中度以上肺动脉高压患者经TEE检查未发现左心房血栓,如在TEE检查24小时以后再行PBMV者,需在PBMV术前行抗凝治疗,口服华法林或静脉滴注肝素,以防止新的血栓形成。马长生等曾报道1例二尖瓣狭窄伴房颤患者,TEE检查无左心房血栓,未予抗凝治疗,2周后行PBMV时发生脑栓塞。该作者还报道另外1例二尖瓣狭窄伴房颤患者,TEE检查无左心耳血栓,10天之后复查TEE发现左心耳新的血栓形成。

(3)超声心动图检查发现左心房活动性血栓者,应尽快行外科直视下瓣膜成形或置换术,以避免血栓脱落导致动脉栓塞并发症。

(4)左心房非机化血栓患者,如延迟手术治疗无明显不良影响,则根据血栓大小给予华法林抗凝治疗3~6个月后复查TEE,如血栓溶解消失,可行PBMV,术前停用华法林3日以上,停用华法林期间静脉滴注肝素,PBMV术前8小时停用肝素。

(5)左心房腔内血栓应视为PBMV禁忌证,这类患者如有外科治疗禁忌证,可在充分的抗凝治疗后考虑PBMV,但房间隔血栓仍为绝对禁忌证。

(6)左心耳内附壁血栓在华法林抗凝治疗6~12个月后仍然存在时,一些经验丰富的术者可尝试进行PBMV,逐步增多的资料显示了这类患者行PBMV的安全性,但这种适应证存在争议。

8.与外科治疗的比较

部分患者PBMV适应证的选择需考虑相对于外科治疗的优缺点。一些二尖瓣狭窄患者进行外科手术时危险性较高,甚至是外科手术的禁忌证,这些因素包括高龄、呼吸功能不全、多器官衰竭、精神异常、肿瘤、左心室射血分数低、弥漫性冠状动脉病变以及严重的肺动脉高压等。对这些患者作出治疗上的选择主要取决于患者的病变基础,当外科手术的危险性较高时可选择PBMV。对这些患者进行PBMV具有可行性,PBMV的风险高于无以上危险因素的患者组,并且患者的长期疗效也因相关疾病受到影响,但即使这样也可达到延长存活时间的目的,并使患者的临床症状明显减轻或至少为中度改善。

四、Inoue球囊导管二尖瓣成形术的技术操作

(一)Inoue法PBMV的技术操作

1.基础血流动力学测量

房间隔穿刺成功后将鞘管送入左心房进行血流动力学测量,如左心房压等,可与经股动脉逆行进入左心室的猪尾导管同步记录左心房和左心室的压力曲线,计算二尖瓣的跨瓣压差,也可用以测量心排出量,并根据格林公式计算二尖瓣瓣口面积。

2.球囊与导管的准备

(1)球囊直径的检查:先用10 mL注射器将含有造影剂的生理盐水(或单纯用生理盐水)通过

气阀注入球囊内,以排出球囊内的空气,然后锁紧阀门,再用专用注射器将造影剂生理盐水稀释液通过球囊充盈阀使球囊充盈,并用卡尺测量球囊直径,检查球囊直径与注射器上的标志是否一致,若不一致应进行调整。

(2)球囊延伸器:将延伸器通过球囊中心腔全部送入球囊导管,再一并向前推进,使球囊延长变细待用。注意在未送入延伸器并与中心腔固定之前,不应将球囊的中心腔向前推送,以免损伤球囊。

3.送入左心房导丝

房间隔穿刺成功后,通过鞘管送入左心房导丝,并使左心房导丝在左心房壁的上部弯曲成圈,这时再撤出鞘管。左心房导丝送至左心房腔内即可,不必过深,以免将可能存在的左心耳开口处或左心房底部的血栓碰脱落。

4.扩张房间隔

通过左心房导丝送入扩张器,直到其顶端到达房间隔穿刺部位,并继续向前推送,仅使扩张管顶端14F直径处通过房间隔达到扩张目的即可,不必送入左心房过深,以免左心房内径过小时,有可能损伤左心房后上壁。扩张房间隔之后回撤、再推送,这样重复2～3次后回撤扩张器至股静脉穿刺点处,对该处的皮下组织进行扩张。

5.球囊导管送入股静脉

将准备好的球囊导管通过左心房导丝送入左心房,一般情况下这一过程比较顺利,但由于球囊导管的头端略粗,使球囊导管进入股静脉时偶尔遇到一定的阻力。为了解决这一问题,可将球囊导管在体外与股静脉成−90°左右的角。当球囊顶端进入股静脉后再将球囊放成水平状,并继续向前推送。

6.球囊导管送入左心房

(1)球囊导管的顶端通过房间隔:球囊导管沿着左心房导丝向前推送,直到顶端通过房间隔。一般情况下,球囊导管的顶端通过房间隔时较容易,如果遇到阻力时,可将球囊导管轻度顺钟向转动,当球囊导管通过房间隔后再继续向前推送,使其顶端到达左心房后上壁,只将球囊近端的很少部分留在右心房内,对于左心房较大者,可使整个球囊均进入左心房。值得注意的是要避免球囊导管顶到左心房后上壁,以避免推送球囊导管用力过大时顶破左心房壁。

(2)球囊导管进入左心房:当球囊导管的顶端接近左心房后上壁时,将导管中心腔松解,这样以恢复球囊顶端的屈曲性,再将球囊导管、延伸器一并前送,使整个球囊进入左心房,然后将延伸器松解并回撤,使球囊完全恢复到原来的长度和形状,继续推送球囊导管使之在左心房内呈反"C"形,最后将左心房导丝及延伸器同时回撤。要注意当球囊导管呈延伸状态时,不应撤出左心房导丝,否则球囊及其中心腔仍呈一定的角度而使操作困难。

7.球囊导管跨过二尖瓣口

(1)右前斜位30°X线透视:将球囊导管送入左心房后,把X线投照体位从后前位改为右前斜位,在这一投照体位下最大程度展示左心室长轴,对球囊导管的跨瓣容易定位,当扩张时可较好地显示球囊的外形。如果在双平面X线透视下,左前斜位亦有助于清楚地观察球囊导管和心脏的关系。

(2)球囊前端充盈:注入1～2 mL稀释的造影剂使球囊前端部分充盈,以利于球囊导管跨过二尖瓣进入左心室,也可防止球囊卡入腱索。在一些二尖瓣狭窄的病例,部分充盈的球囊可卡在二尖瓣瓣口造成跨瓣困难,有时导致患者血压下降,但突然回抽球囊的头端就可进入左心室,血压也很快恢复正常。

(3)球囊的前端朝向二尖瓣口:当送入操纵导丝后,球囊导管的远端形成一个"J"形,球囊的前端指向下方。然后逆钟向旋转操纵导丝,球囊导管就指向前方的二尖瓣口。这时再通过调整球囊导管使其远端的部分与左心室长轴平行,当球囊的前端靠近二尖瓣口时,X线透视下可以看见球囊随着心动周期沿左心室长轴前后运动。

(4)球囊导管跨过二尖瓣口:在后撤操纵导丝4～5 cm的同时将球囊导管向前送4～5 cm,这时球囊导管便跨过二尖瓣口。二尖瓣的跨瓣也可以通过上述两个独立的操作来完成。固定球囊导管,保持180°的旋转力回撤操纵导丝4～5 cm,这一操作有利于球囊在心室舒张期跨过二尖瓣,固定操纵导丝向前推送球囊导管。当球囊导管进入左心房较深时前一种操作更有效,而球囊进入左心房较浅时则后一种操作更有效。

(5)操纵导丝的重新塑形:通常不需要对操纵导丝进行重新塑形,但当操纵导丝不能将球囊的前端朝向二尖瓣口时,应将操纵导丝撤出,并根据房间隔穿刺点与二尖瓣口的关系对其重新塑形。例如患者的左心房较大时,操纵导丝的弯曲度也要增大。

(6)环形法二尖瓣的跨瓣:上述常规的方法称为直接法,下面所描述的另一种跨瓣方法又称为环形法(loop method)。常规的跨瓣方法有时受到房间隔穿刺点的影响较大,当穿刺点比正常的穿刺部位靠上或偏左时,采用常规方法使球囊导管跨瓣非常困难,在这种情况下则采用环形法。首先把球囊导管送入左心房使其形成一个较大的弯曲靠近二尖瓣,然后送入操纵导丝,使操纵导丝顶端距球囊顶端2～3 cm,顺钟向转动操纵导丝使球囊的前端指向左心房的后下壁,球囊导管在左心房内形成一较大的环形,固定操纵导丝,只向前推送球囊导管,则球囊向前走行并跨过二尖瓣。如果导管环的直径过大,导管的长度不够,则将导管和操纵导丝一同回撤3～4 cm以减小导管直径,然后固定操纵导丝,仅推送导管向前进入左心室。采用这种方法跨瓣时球囊进入左心室后其顶端指向多不与左心室长轴平行,这时应小心地回撤球囊导管使其在左心房内环形松解,使球囊与左心室长轴平行,避免球囊的前端卡在腱索内。

国内医师通常仅采用后前位透视下完成球囊导管从左心房跨瓣进入左心室和对二尖瓣进行扩张的操作过程,操作方法与上述Inoue法基本相同,亦十分简便实用,在球囊导管跨瓣时顶端呈排空状,更有利于跨过严重狭窄的二尖瓣口,导管进入左心室后是否卡在腱索中有其特征性影像,即导管顶端与左心室长轴平行,位于左心室的中央,从左室心尖到二尖瓣口往来移动自如,易于识别。

在实际应用中,约90%的病例球囊导管经直接法成功跨瓣,不到10%的病例经环形法跨瓣。直接法跨瓣与前述方法基本相同,即呈比较典型的跨瓣过程,而环形法跨瓣则在以上所述方法的基础上变化较大,常需细致观察导管的走行,因势利导,使其进入左室,而不必拘泥于前述环形法的套路。

8.二尖瓣扩张

(1)球囊前端充盈及在瓣口固定:把球囊的前端部分充盈后,来回撤送球囊导管使球囊在左心室内前后移动2～3次,以确定球囊在左心室内是游离的,然后回撤球囊导管使其嵌入二尖瓣口,但是如果瓣口太窄或存在严重的瓣下病变,部分充盈的球囊可卡在狭窄的瓣膜和瓣下结构内,使球囊的大部分仍留在左心室,这样在全部充盈球囊时,球囊则在左心室内扩张,而不是在二尖瓣口。这时应将前端部分充盈的球囊内径减小,再回撤导管并保持回撤力量,使球囊卡在二尖瓣口。

当二尖瓣被球囊扩张一次后,在随后的较大球囊进行扩张时,会造成球囊不容易卡在二尖瓣口,为避免这种情况可送入操纵导丝以增加球囊导管的硬度,并且使前端充盈的球囊直径略大于前一次扩张时的直径。扩张时一旦球囊的后端开始充盈应保持向前推送球囊导管的力量,以防止球囊返回左心房,另外,也可将导丝通过球囊导管送到左心室内,以利于球囊稳定于二尖瓣口,但在操作时应小心,避免导丝损伤左心室壁。

(2)球囊卡在腱索中:球囊进入左心室后,可以卡在腱索内,球囊在进入左心室时使其前端部分充盈即可避免。但是如果瓣口非常狭窄,当球囊跨瓣时必须将球囊彻底排空,这种情况下球囊进入左心室后容易卡在腱索中。在右前斜位或后前位 X 线透视下观察导管和心影的关系以确定球囊是否卡在腱索内,如果卡在腱索内导管的走行就会出现弯曲,并且无法向前推送。球囊导管顶端呈自然伸直状指向心尖并与左心室长轴平行,或球囊在心室内从心尖部到二尖瓣口可自由移动是证实球囊未卡在腱索内的重要征象。

(3)球囊全部充盈:对球囊的充盈需两个人在 X 线透视下进行操作,术者操作球囊导管系统,助手操作注射器。首先术者将球囊导管后撤,直到有阻力感,使球囊导管卡在二尖瓣口,这时术者轻轻地拉紧球囊导管以保持球囊与二尖瓣口的接触,然后让助手用力快速推注射器使球囊全部充盈,球囊的切迹消失时球囊的形状似桶状。为了缩短球囊充盈时间,一旦球囊达到最大充盈,助手应立即回抽注射器快速地使气囊排空,一般充盈和排空时间大约为 3~5 秒。

(4)减小房间隔的损伤:在球囊扩张过程中,如果回撤球囊导管用力过大,可导致房间隔的撕裂,术后产生明显的心房间分流,这种情况见于经验较少的医师,或者高龄以及恶病质患者。为避免房间隔的撕裂,当球囊前后端充盈时,术者应松开导管或保持少许向前推送的力量,以缓解房间隔的张力。

(5)有效性的判断:二尖瓣口狭窄的程度和狭窄是否解除可通过球囊中间的压迹来判断。如果在扩张过程中完全充盈的球囊压迹完全消失并从二尖瓣口滑入左心房,则强烈提示双侧交界部粘连已被完全分离,有经验的医师能够认识到这种情况而立即终止扩张。如果瓣膜交界部严重粘连,即使把充盈球囊的造影剂全部注入压迹仍会存在,在这种情况下可增加球囊的直径,也可选用直径略小的球囊,再用充盈原来大球囊的造影剂稀释液充盈小球囊,因其顺应性小,可使球囊的扩张力增加。

(6)效果评价:在每次扩张后把球囊回撤到左心房内,通过测量左心房压力、跨瓣压差、听诊以及超声心动图检查等判断扩张效果,决定是否需要进行下一次扩张。

9.球囊导管的撤出

(1)球囊导管的延伸:球囊扩张完成后,需将球囊导管撤出到体外,为避免对房间隔和股静脉的损伤,必须将球囊导管延伸。首先轻轻地回撤导管使球囊部分靠近房间隔的穿刺部位,将球囊导管固定,送入左心房导丝,当左心房导丝的头端在左心房内弯曲成圈状后送入延伸管,按前述方法使球囊延伸成进入左心房时的形状,然后把球囊导管通过房间隔及股静脉撤出体外。

(2)左心房导丝送入困难:在球囊扩张后有时导管的球囊端形成角度很大的弯曲,导致左心房导丝和延伸管难以通过,这是由于球囊中心腔的弯曲所致。这时应将球囊导管略向前推送并使球囊在左心房内充盈,这样中心腔的弯曲即可伸直。

10.逐步扩张技术

Inoue 球囊导管的特点是其球囊的直径可变,因此,可以采用逐步增加球囊直径的方法进行连续多次地扩张。逐步球囊扩张技术可以立刻评价每次扩张的效果,对于高危患者是预防二尖瓣反流的重要方法,特别是瓣膜病理改变严重的患者,需采用这一方法进行扩张。而瓣膜条件好者可以直接以预定最大直径球囊扩张。

逐步球囊扩张技术是从小球囊直径开始扩张,逐步增大。首次扩张的球囊直径比实际所需要的最大直径小 2～3 mm,如果扩张效果不理想,或没有出现明显的二尖瓣反流,再增加球囊直径进行扩张。球囊直径每次增加 1 mm,球囊直径增至 28 mm 后,球囊直径再以每次 0.5 mm 增加。

11.技术的成功率

资料显示,PBMV 技术的成功率为 97.7%～99.8%,失败多发生在临床应用的早期,最常见的原因是房间隔穿刺失败,或由于二尖瓣的跨瓣困难。多中心 PBMV 的结果显示,527 例患者中有 12 例患者(2.3%)是由于技术操作不当而失败,其中 6 例为穿间隔失败,5 例为跨瓣失败,1 例为球囊导管本身的原因而失败。

Inoue 球囊导管系统的安全性和可控性优于其他球囊导管,PTMC 使用 Inoue 球囊成功率高,并发症少,操作时间短。

(二)Inoue 法球囊直径的选择

最初的 PTMC 操作中只有两种型号的球囊可以使用,并根据其最大充盈时的球囊直径(mm)命名为 PTMC-30 和 PTMC-28。目前球囊导管已发展到 6 种型号,即 PTMC-30、PTMC-28、PTMC-26、PTMC-24、PTMC-22 和 PTMC-20。

根据患者的具体情况选择不同直径的球囊是非常重要的,如果球囊太小不能有效地扩张狭窄的二尖瓣,临床效果不满意。相反,球囊过大则使二尖瓣的交界部过度分离或使瓣膜撕裂,产生二尖瓣反流。选择球囊导管直径首先考虑身高因素,而其他因素如瓣膜的结构、患者的年龄等对选择球囊大小的影响亦应考虑在内。

1.身高

早期的经验是根据患者的体表面积选择球囊的直径,但 Hung 等对最初的 59 例 PBMV 病例作回顾性分析发现,瓣膜弹性较好和无钙化的二尖瓣狭窄患者在 PBMV 术后未造成二尖瓣反流,其最终的球囊直径与患者的身高相关性最好,而与患者的体表面积无关,以后,PBMV 才根据患者的身高选择球囊直径。另外,对球囊直径的选择也可根据公式进行参考:球囊直径(mm)＝身高÷10＋10。例如,患者的身高为 158 cm,所选择的球囊直径是 26 mm。

2.瓣膜形态

患者术前存在二尖瓣反流或严重的瓣下病变是 PBMV 术后瓣膜反流加重的高危因素,实际扩张的球囊直径要小于根据上述方法选择的球囊直径。如果超声心动图发现瓣叶局部脆性增加的特征如裂隙样改变以及不均匀的超声回声,或再合并明显的交界部粘连以及严重的瓣下病变,应选择直径更小的球囊,否则球囊扩张时会导致瓣叶的撕裂,或交界部的过度分离,引起严重二尖瓣反流。

3.年龄及体力活动因素

高龄或长期坐位的患者对体力活动的要求较低,对于这些患者其瓣口面积的增加不需要和年轻或体力活动较高的患者一样,也应选择直径较小的球囊,另外这些患者对外科手术的承受能力差,要尽可能地减少二尖瓣反流的发生率。

中国人身高一般不到180 cm,但部分患者二尖瓣增厚与粘连严重,用至28 mm 直径球囊时仍未获得理想的效果时可以增加至28.5 mm 甚至29 mm 直径的球囊进行扩张,将规定的最大直径不超过28 mm 的球囊增加充液至28.5 mm 或29 mm 时其张力显著增强,从而达到满意的扩张效果。同样对部分身高不足160 cm 的患者,当二尖瓣增厚粘连严重以26 mm 直径球囊扩张不满意时也可以用27～28 mm 直径的球囊。所以除考虑身高因素外,每个具体患者所用的最大球囊直径还取决于瓣膜条件、扩张的效果以及二尖瓣反流加重的程度等因素。

狭窄二尖瓣的充分扩张是改善心功能和减缓再狭窄的决定因素,球囊直径偏小常导致扩张效果不佳,应引起特别注意,但也不必拘泥于预设最大球囊直径,如较小的球囊直径已取得满意的效果,则无须选择更大的球囊。

(三)扩张程度的掌握

二尖瓣的扩张程度是PBMV中最为关键的步骤之一,扩张程度如何关系着患者临床症状的改善及预后,再狭窄发生率的高低以及二尖瓣反流等并发症的发生,对瓣膜扩张程度的掌握是技术水平的主要标志,需要具有丰富的PBMV操作经验和良好的临床修养才能做到这一点。

在球囊扩张中患者的身高是选择球囊直径的主要因素,而患者的瓣膜条件则决定球囊扩张方式。对于瓣膜条件好、瓣叶轻度增厚、交界粘连为主、瓣下结构无明显病变者,直接以预设的最大球囊直径进行扩张,争取一次扩张成功。而如以较小的球囊进行扩张,首次扩张常常达不到满意的效果而需要增大球囊直径进一步扩张,但在后续扩张中球囊通常不易固定于二尖瓣口,而是在充盈过程中滑向左心房或左心室,达不到有效扩张的目的,这种情况下需反复尝试才能把握住一次二尖瓣口球囊充分充盈的机会,使操作时间尤其是X线曝光时间不必要的延长,而技术不熟练者常常不能使球囊卡在二尖瓣口充分充盈,致使达不到更好的扩张效果。对于瓣膜条件差者,则采用逐步扩张法,从较小球囊直径开始扩张,逐步增大球囊直径,以减少严重二尖瓣反流的发生率。

1.二尖瓣反流

每次扩张后可通过测量左心房压力、超声心动图甚至左心室造影等方法来判断是否存在二尖瓣反流。左心房V波和压力明显升高提示二尖瓣反流严重,多普勒超声心动图可用来评价反流的严重程度,也可以判断反流的原因。二尖瓣反流的产生是由于交界部分离过度、瓣膜的撕裂或腱索及乳头肌的断裂。交界部的过度分离所造成的二尖瓣反流因其走行沿着左心房壁,超声心动图检查容易疏忽和低估,因此,要同时采用胸骨旁长轴或短轴两个切面进行检查。心脏听诊对估测瓣膜反流也有重要的价值。如二尖瓣的反流增加>Ⅰ级时则不应继续扩张。

2.交界部的分离

PBMV成功的机制是粘连的交界部分离。如果每次扩张后,双侧交界部被部分分离,但二尖瓣反流没有明显增加,应继续进行扩张,直到血流动力学结果满意。如果球囊扩张仅使一侧的交界部分离,没有明显的二尖瓣反流,而跨瓣压差仍然存在,也应继续扩张,争取使另一侧的交界部也分离,但是反复的球囊扩张有时可使交界部过度分离,导致二尖瓣反流。交界部分离的程度可根据超声心动图准确判断或根据X线影像上球囊腰部两侧压迹的变化大致估测。

3.球囊压迹

交界部分离的 X 线影像特征是完全充盈球囊时其腰部切迹明显减轻或消失。切迹的持续存在说明交界部粘连严重,或者球囊的扩张力不够,这种情况下常需增加球囊的直径,以使球囊的扩张力增加。在一些病例,即使交界部完全分离,但跨瓣压差下降并不明显,这是由于瓣下结构病变严重,致使瓣叶的活动度下降,限制了瓣口面积的扩大,对这些病例进一步扩张效果也不理想。

4.跨瓣压差下降和瓣口面积增加

PBMV 的效果是使瓣口面积增加和跨瓣压差下降。对于瓣膜弹性较好的患者跨瓣压差多降至 0.80 kPa(6 mmHg)以下,瓣口面积增加 1 倍以上,并达到 2.0 cm² 左右。对瓣膜僵硬的患者,跨瓣压差可<1.20 kPa(9 mmHg),瓣口面积增加 50% 以上,并达到 1.5 cm² 以上。左心房平均压(左心房压)可大致反映跨瓣压差的变化,一般情况下可替代跨瓣压差测定。如果扩张后左心房压显著下降,并达到正常范围,如左心房压由 3.20 kPa(24 mmHg)降至 1.47 kPa(11 mmHg),说明扩张效果满意,少数轻度二尖瓣狭窄,扩张前左心房压即为 2.00 kPa(12 mmHg)左右或为正常高限,但扩张后明显下降,如由 1.47 kPa(11 mmHg)降至 0.67 kPa(15 mmHg),亦充分表明扩张满意。

5.扩张效果理想的指标

(1)二尖瓣舒张期杂音消失或近于消失。

(2)左心房压显著下降并达到正常范围。

(3)预定最大直径的球囊充盈后压迹完全消失,尤其是完全充盈的球囊从左心室滑至左心房侧,高度提示双侧交界部充分分离。

(4)跨瓣压差显著下降。

(5)二维超声显示双侧交界部完全分离。

6.不再进一步扩张的指征

以上扩张效果理想的五项指标中达到任何两项。

操作中既要根据每次球囊扩张后的超声心动图,同时也要参考血流动力学变化、心脏听诊结果以及其他因素,决定是否进一步扩张球囊＋:不完全分离;＋＋:完全分离;＊:瓣膜严重病变或年龄>65 岁时停止球囊扩张。

7.进一步扩张的指征

在无二尖瓣反流的前提下存在以下情况。

(1)球囊压迹未完全消失。

(2)球囊直径未达到预定最大直径。

(3)左心房压和二尖瓣跨瓣压差下降不够显著。

8.扩张效果不满意但出现二尖瓣反流

(1)反流轻度增加,瓣膜条件较好,则增加球囊直径进一步扩张,多数情况下并不加重反流,而使狭窄得到更好的缓解。

(2)反流轻度增加,瓣膜条件差,左心房压较上次扩张已有所下降,则以同样直径球囊再次扩张。

(3)必要时行彩色多普勒超声心动图检查和左心室造影判断二尖瓣反流程度和反流原因,再做进一步决定。

9.左心室过小

左心室过小是指 M 型超声心动图测量的左心室舒张末期内径≤35 mm。通常这类患者一般情况差,病史较长,二尖瓣狭窄及瓣下结构病变严重。这些患者由于左心室容量长期过小而发生不同程度的左心室失用性萎缩,当狭窄的二尖瓣口被扩张后,左心室容量负荷突然增加,有可能造成低心排、左心室舒张末压急剧上升,导致急性肺水肿。对这类患者应首选外科治疗,如行 PBMV,则应有主动脉内球囊反搏术支持,除了采用逐步扩张法进行球囊扩张外,实际扩张的球囊直径要小于预设的最大球囊直径,扩张效果也不必要求和左心室内径正常者一样,而是有所改善即可。可以先进行不充分的 PBMV,以使左心室的功能恢复后,再考虑择期进行第二次更为充分的扩张,以减少首次充分扩张可能造成的急性左心衰竭。

10.PBMV 成功指标

PBMV 的成功标准一般指 PBMV 术后二尖瓣口面积较术前增加 50% 以上,并且没有发生 2/4 级以上的反流(≤2/4 级)和其他严重并发症。对于瓣膜病变轻者,PBMV 成功标准应高一些,指 PBMV 术后二尖瓣口面积增加 100% 并达到 2.0 cm² 左右。

对于 PBMV 成功的判断应结合临床心功能改善情况,心功能的改善一般与瓣口面积的增大、血流动力学指标的改进相关联,瓣口面积增大 50%～100% 以上,左心房压力由显著增高降至正常,则临床心功能将有明显的改善。仅影像学上球囊切迹消失,而左心房压力下降不显著,则可表现为临床心功能改善较小或不改善,通常是由于瓣叶增厚及瓣下病变严重,虽然交界部分离完全,但瓣叶的活动度受限,有效瓣口面积的扩大有限所致。

五、球囊二尖瓣成形术的并发症

PBMV 属于有创性治疗技术,有一定的并发症发生率,其中严重并发症(包括死亡、心脏压塞、体循环栓塞、严重二尖瓣关闭不全、急诊外科手术等)的发生率可达 4%～12%。目前已报道的并发症包括死亡、心脏压塞、体循环栓塞、二尖瓣反流、急诊外科手术、心房水平分流、急性肺水肿、心源性休克、低心排出量综合征、严重出血、心律失常、心肌梗死、血管并发症、血管迷走性反射、心内膜炎、球囊破裂等。

PBMV 并发症可分成三种类型:①穿刺房间隔相关的并发症,主要是心脏穿孔所致的急性心脏压塞;②与球囊扩张技术本身相关的并发症,如二尖瓣反流、心房水平左向右分流等;③与适应证选择不当相关的并发症,如低心排出量综合征、肺水肿、血栓栓塞。尽管并发症的发生情况及产生原因比较复杂,有些甚至难以预测,但多数并发症,尤其是主要并发症仍然可以控制到较低水平。

不同术者或中心同一种并发症的发生率相差较大。一项多中心前瞻性研究表明,在 738 例 PTMC 中有 40% 的病例至少发生一种并发症,若以完成病例数≤25 例的 15 个机构共 198 例统计,导管室内严重并发症的发生率高达 18%。中国多中心登记的 5543 例中,完成病例数≤50 例的 44 家医院共计完成 988 例,主要并发症发生率高达 16.90%;完成病例数在 51～100 例的 6 家医院共计完成 406 例,主要并发症发生率为 12.5%;而完成 100 例以上的 17 家医院共计完成 4199 例,其主要并发症的发生率为 5.2%。说明主要并发症的发生率在很大程度上取决于操作技术的熟练程度、积累完成的病例数量和适应证的选择。

(成少永)

第六节　心律失常的介入治疗

心律失常的介入治疗包括起搏治疗和经导管消融治疗两大类。起搏治疗几乎覆盖了所有缓慢的心律失常,少数的快速心律失常也可以采取相应的起搏治疗。几乎所有的快速的心律失常(心动过速)患者都可以经导管射频消融治疗获得很好的成功率。另外,ICD 的植入对某些恶性心律失常、猝死趋势起到预防作用。迷走神经刺激(vagusnerve stimulation,VNS)和起搏刺激调节心肌收缩性技术(Cardiac Contractility Modulating,CCM)即不应期起搏等心律植入装置技术悄然问世并成为治疗心力衰竭的新方法。

一、人工心脏起搏治疗

人工心脏起搏通过不同的起搏方式纠正心率和心律的异常,提高患者的生存质量,减少病死率。主要用于治疗缓慢心律失常,也用于治疗快速心律失常和诊断。

(一)人工心脏起搏的发展历程

自 1958 年埋藏固定频率起搏器首次安装用于治疗完全性房室传导阻滞(AVB)患者,起搏技术历经了 50 余年的发展,已成为心律失常治疗的主要措施,并成功挽救了无数患者的生命,成为20 世纪心血管领域令人振奋的成就。

该技术正在不断的发展,已从最初仅能发放频率较高的脉冲刺激心室的固律型 VOO 起搏器,发展到增加感知功能的按需性 VVI 起搏器,但右室心尖部起搏导致心室不同步,房室同步性丧失等非生理性起搏导致了低心排量综合征(起搏综合征)的发生;生理性双腔(DDD)起搏器的诞生保持了房室同步,后发展至目前广泛应用的变时性起搏,即频率应答起搏器(如 DDDR、VVIR)。由于存在不良性右室心尖部起搏,引起心肌细胞组织学异常和慢性心功能减退,即"起搏诱导性心肌病",右室流出道间隔部起搏正在取代右室心尖部起搏,成为生理性起搏另一项技术。

心脏再同步化治疗(Cardiac Resynchronization Therapy,CRT)的应用,也是生理性起搏的另一大进展。心脏再同步治疗是在传统右心房、右心室双腔起搏的基础上增加左心室起搏,以恢复房室、室间和室内运动的同步性。CRT 主要用于慢性心力衰竭的治疗,它不但能改善心力衰竭患者的症状、减少住院率,同时也能明显降低心力衰竭患者的病死率。目前 CRT 及和 ICD 技术结合的 CRT-D 已成为有效治疗伴宽 QRS 心力衰竭和预防猝死的有效手段。

(二)新技术的发展

随着相关生物工程学、材料科学、微电子以及计算机技术的不断进步,起搏技术正在不断发展。经系统改进,第一种能够在强磁场环境下(MRI 扫描)正常工作的起搏器装置——Medtronic 公司开发的 SureScan TM 抗核磁起搏系统开始应用于临床。无导线超声心脏起搏技术打破了自起搏器问世 50 年来必需"植入式电极导线"这一传统理念,为无电极起搏技术的发展带来了新希望。基于生物细胞技术及基因工程的生物起搏治疗,目前处于验证概念阶段。多功能干细胞定向诱导分化技术的进步及针对超极化激动环核苷酸—门控—编码起搏器基因家族研究的不断深入,使生物人工窦房结或房室结的构建成为可能。

(三)适应证的变迁

植入式心脏起搏器作为临床上第一种真正意义上的能够有效调节患者心律和(或)心率而提升心肌收缩力的治疗,极大地改善了窦房结功能障碍以及严重房室传导阻滞患者的临床预后。近年来随着技术的不断进步,其临床适应证也从传统的"症状性"心动过缓扩展至肥厚梗阻性心肌病、慢性心力衰竭(心衰)以及长 QT 综合征等所谓"非传统适应证"领域,相关治疗的有效性也得到了越来越多的临床试验结果的证实。

2010 年中华医学会心电生理和起搏分会(CSPE)起搏学组,参照 2008 年 6 月 ACC/AHA/HRS 最新公布的"心脏节律异常器械治疗指南",结合我国植入性心脏起搏器工作现状,对 2003 年植入性起搏器治疗建议进行了更新,明确了窦房结功能障碍、成人获得性完全性房室阻滞、慢性双分支和三分支阻滞、颈动脉窦过敏综合征及神经介导性晕厥及肥厚性梗阻型心肌病的植入型起搏器植入指征。指南中对心力衰竭患者植入 CRT/CRT-D 的临床指征做了明确的建议,并指出心脏再同步治疗(CRT)的作用仍然建立在最佳药物治疗的基础上,不能因为指南的更新,过分强调 CRT/CRTD 治疗,而忽视常规的药物治疗。

(四)人工心脏起搏的并发症

心脏永久起搏治疗由脉冲发生器(起搏器)、电极导线和植入手术三个方面组成。因此,植入手术的并发症既可存在于植入手术操作的过程中,也可存在于起搏器系统本身。与起搏器系统相关常见的并发症有电池耗尽、起搏器奔放、感知障碍、起搏器介导的心动过速(pacemaker mediated tachycardia,PMT)、起搏器综合症等。而与植入相关并发症主要有感染、气胸、血肿、心肌穿孔、电极脱位、囊袋疼痛等,其中术后感染是最常见的严重并发症。严格起搏器的适应证、严格手术操作的无菌技术、重视术后的随访是减低并发症的重要手段,而早期发现,积极处理,是减低并发症损失的关键。

60 余年来,科学技术的迅猛发展带动了永久起搏器技术的不断改进,心脏起搏器已经从单一抗心脏停搏和(或)心动过缓工作模式,逐步发展成为结合监测、识别、预防以及治疗缓慢性和多种快速性心律失常,并储存、传输相关信息,具有高度自动化功能的植入性器械。随着起搏器技术的不断进步和循证医学证据的大量涌现,关于起搏器植入适应证也在不断地扩大,应用的前景更加广阔。未来相关技术的不断发展,还将继续推进心脏起搏技术进一步生理化、智能化、操作简单化、功能多样化和工作个体化。我们期待更简易、有效的起搏方式,以减少手术的创伤风险及长期并发症,期待工艺更精细、功能更齐全、与人体心脏起搏系统更能兼容的生物型起搏系统的创新及应用。

二、心律失常的射频消融

经导管射频消融术(RFCA)自 1989 年正式应用于人体,首先用于治疗阵发性室上性心动过速,成功率达 95% 以上,此后又被用于治疗同是折返机制的心房扑动、阵发性房性心动过速、部分室性心动过速(尤其是特发性室速)、阵发性心房颤动等,已使众多患者受益。

经导管射频消融术的发展与成熟,是介入性心脏病学的里程碑之一,它使心律失常的治疗进入了一个可以"根治"的全新时代。尤其是近年来随着三维标测技术的应用,使射频消融在慢性心房颤动中也取得了一定疗效,更是展示了这一技术的无穷魅力。新型的三维电解剖标测系统(CARTO)和三维非接触标测系统(Ensite3000)的出现,为复杂快速心律失常行消融术提供了有力帮助。而冷冻球囊消融的问世,为阵发房颤的射频消融提供了新的方法。

随着更好标测技术的使用和新型导管的问世,射频消融术将使恶性室性心律失常治疗更安全有效。目前,射频消融术在 AVRT、AVNRT 特发性心房扑动、特发性心房颤动以及特发性室速的治疗方面,技术已经成熟,治疗效果也基本肯定。随着方法学的不断改进,消融术在室性心律失常中的适应证逐渐扩展,包括室性期前收缩、非持续性室速、持续性室速、部分心室扑动和心室颤动等。

随着经导管射频消融术手术数量的增长,手术并发症正逐渐被关注,主要并发症包括急性心包填塞、三度房室传导阻滞、肺栓塞、迷走反射及与血管穿刺有关的并发症如血气胸和血管损伤及严重的过敏反应等。术中仔细的电生理检查、良好的消融靶点、合适的放电功率是射频消融手术成功的关键。因此,具有扎实的心内电生理知识、熟悉心脏解剖 X 线定位、娴熟的导管操作技术是顺利开展射频消融术的必要条件,也是减少并发症的主要措施。

随着临床、基础研究的发展,人们对心律失常病理生理机制的深入理解,经导管射频消融术的技术日臻完善,在心律失常治疗方面的应用会越来越广泛。

三、植入型心律转复除颤器

心律失常性猝死是心肌电活动异常最终发展至持续性室性心动过速/心室颤动的结果。对曾经发生过心搏骤停而幸存的以及有心脏性猝死(sudden cardiac death,SCD)高危险的患者,治疗或预防性治疗的选择包括抗心律失常药物治疗、对心律失常的起源处做外科手术切除或导管消融以及采用植入型心律转复除颤器(implantable cardioverter defibrillator,ICD)。尽管射频消融的发展令人瞩目,但对冠心病心肌梗死后和心肌病等结构性心脏病患者的室性快速心律失常治疗效果不佳;多形性室性心动过速包括尖端扭转性室性心动过速亦非射频消融适应证。20 世纪 90 年代中期,由于 ICD 技术的发展,以及植入方法的简化,ICD 在 SCD 的临床应用迅速发展。

随着多项循证证据的获得,ICD 植入的适应证也在拓宽。2002 年,ACC/AHA/HRS 更新了抗心律失常装置植入心脏起搏器指南,增加了 ICD 对于慢性心衰患者心脏性猝死一级预防的适应证。2012 年 ESC 公布了最新的急性和慢性心衰的诊断与治疗指南,对于所有符合 CRT-P 适应证的患者都优先选择植入带有除颤功能的心室再同步心律转复除颤器(CRT-D),以进一步降低死亡率。

(一)ICD 种类及适应证

ICD 系统均包括脉冲发生器及除颤电极导线,脉冲发生器埋在皮下,而除颤电极导线均经静脉插入,最终置于心腔内,由于路径经过静脉,故称为静脉 ICD(transvenousICD,T-ICD)。静脉 ICD 有以下一些基本功能:室性心动过速和心室颤动的识别,抗心动过缓起搏,抗心动过速起搏(Antitachycardia pacing,ATP)等。

静脉 ICD 的电极导线长期应用中,常可出现电极移位,导线故障,心包积血,血气胸,感染及静脉闭塞等潜在风险。为克服这些弊病,全皮下 ICD(entirely subcutaneous ICD,S-ICD)技术应运而生。皮下 ICD 是指除颤电极导线埋在左胸下及胸骨左缘的皮下而不进入心腔。此项技术于 2012 年获美国 FDA 批准,目前,全球 S-ICD 植入总数已超过 2000 台。皮下 ICD 更适合年轻患者及静脉 ICD 已发生感染者,其优势为减少电极导线可能发生的并发症及无创植入技术,局限是无起搏功能不能进行抗心动过速起搏（ATP）治疗。因此，S-ICD 不适合有起搏适应证及 CRT 适应证的患者，也不适合已明确室速反复发作并可由 ATP 终止的患者。

（二）ICD 应用面临的问题

ICD 固然能够有效防止心脏猝死，但并不能防止有症状的室性心律失常及室上性心动过速的发作，故仍需同时联用抗心律失常药物减少心律失常的发作以及放电，必要时需行射频消融治疗。ICD 的不适当放电导致患者疼痛和恐惧，降低患者生活质量。安置 ICD 有感染、设备工作不良、导线断裂、心脏穿孔和血肿等并发症。植入 ICD 的患者进行定期随访和 ICD 程控，对及时发现各种并发症，不断优化参数保证 ICD 的正常工作极为重要。由于右心室起搏可能增加心力衰竭的风险，如何选用理想的起搏方式亟待解决。

ICD 正在从治疗单一室速向各种心律失常及心功能衰竭等多种治疗发展，进一步减小脉冲发生器体积、简化植入手术、减少电击能量、提高除颤效果、延长电池寿命及降低 ICD 系统的费用将使 ICD 更好地应用于临床。

（成少永）

第七节　心脏瓣膜病的介入治疗

心脏瓣膜病的介入治疗主要是指经皮球囊导管瓣膜成形术（percutaneous catheter balloon valvuloplasty，PCBV），是用介入手段对狭窄的瓣膜进行扩张、解除狭窄，以治疗瓣膜狭窄病变的方法。通过扩大球囊内压力以辐射力形式传递到狭窄的瓣膜组织上，使瓣叶间粘连的结合部向瓣环方向部分或完全地撕开，从而解除瓣口梗阻，而不是瓣口的暂时性扩大。能部分代替开胸手术，具有创伤小、相对安全、术后恢复快等优点。目前应用最广的是二尖瓣成形术。我国于 1985 年开始此项技术，目前主要用于二尖瓣和肺动脉瓣狭窄的病例，三尖瓣狭窄者相对少见；主动脉瓣成形术使主动脉瓣狭窄的瓣口面积增加有限，严重并发症多，病死率高，再狭窄的发生早，术后血流动力学、左心室功能和生存率均不如外科瓣膜置换术，所以多主张用于高龄不宜于施行换瓣手术者，或作为重症患者一时不适合手术治疗的过渡性治疗，不过目前发展的经皮主动脉瓣置换技术采用经导管的方法植入人工瓣膜，极大地改善了患者的预后，并为不能耐受外科手术的主动脉瓣狭窄患者带来了希望。

一、经皮球囊肺动脉瓣成形术

经皮穿刺股静脉，行右心导管检查测定右心室压力和跨肺动脉瓣压力阶差，沿导引钢丝将球囊导管送至狭窄处，快速手推（相当于 3～4 个大气压的压力）1∶10 稀释造影剂入球囊，使其扩张，5～10 秒后迅速回抽，5 分钟后可重复，直至球囊扩张时的腰鼓征消失。术后复测右心室和跨肺动脉瓣压力阶差。疗效评估：术后跨瓣压差＜3.3 kPa（25 mmHg）为优，＜6.67 kPa（50 mmHg）为良，＞6.67 kPa（50 mmHg）为差。

PBPV 适应证：①右心室与肺动脉间收缩压差大于 5.33 kPa（40 mmHg）的单纯肺动脉瓣狭窄；②严重肺动脉瓣狭窄合并继发性流出道狭窄；③法洛四联症外科手术后肺动脉瓣口再狭窄等也可考虑应用；④轻型瓣膜发育不良型肺动脉瓣狭窄（应用超大球囊扩张法）。

禁忌证：①沙漏样畸形的瓣膜发育不良型肺动脉瓣狭窄；②合并心内其他畸形者。

PBPV并发症有：①心律失常，多为窦性心动过缓或窦性暂停，后者多为单球囊法引起，球囊阻塞肺动脉瓣口；室早、短阵室速也可见到，室颤极为少见。②漏斗部反应性狭窄，在较严重的肺动脉瓣狭窄病例，增高的右心室压力可致使流出道的肌肉代偿性肥厚，当瓣膜的狭窄解除后，右心室压力骤降，代偿性肥厚的部分在右心室强力收缩时造成完全性阻塞，严重者可发生猝死。另外，右心室流出道的刺激或过大的球囊损伤了右心室流出道的内膜，也可引起右心室流出道的痉挛。PBPV术后的漏斗部反应性狭窄多不需外科手术治疗，一般术后1～2年消失。有人认为流出道激惹、痉挛可用普萘洛尔治疗。③肺动脉瓣关闭不全，发生率低，对血流动力学影响不大。

二、经皮球囊二尖瓣成形术

经皮穿刺股静脉或切开大隐静脉，置入右心导管和房间隔穿刺针，行房间隔穿刺，送球囊导管入左心房至左心室中部。将稀释造影剂注入球囊前部、后部和腰部，依次扩张球囊。在球囊前部扩张时将球囊后撤，使其卡在二尖瓣的狭窄处，用力快速推注造影剂，使球囊全部扩张，腰鼓征消失，迅速回抽球囊内造影剂（时间3～5秒），球囊撤回左心房。

术前可预防性用洋地黄或β-受体阻滞剂，控制心室率＜120次/分钟。停用利尿剂（心衰者除外）以免影响心室的充盈。术后用抗生素3天，阿司匹林100 mg/d，共1～2周。

房间隔穿刺是PBMV的关键步骤，但也是PBMV发生并发症或失败的主要原因。穿刺部位宜选卵圆窝处，它位于房间隔中点稍偏下，为膜性组织，较薄易于穿刺，穿刺部位过高进入主动脉或左室，过低进入冠状动脉窦或损伤房室交界处组织，或将下腔静脉进入右房处误认为房间隔而穿破下腔静脉。房间隔穿刺的禁忌证为：①巨大左心房，影响定位和穿刺针的固定；②严重心脏移位或异位；③主动脉根部瘤样扩张；④脊柱和胸廓严重畸形；⑤左心房血栓或近期有体循环栓塞。

疗效评定：心尖部舒张期杂音减轻或消失，左房平均压≤1.47 kPa（11 mmHg）。跨瓣压差≤2.40 kPa（18 mmHg）为成功，≤0.80 kPa（6 mmHg）为优。瓣口面积≥1.5 cm² 为成功，≥2.0 cm²为优。

超声心动图（包括经食管超声心动图）在心脏瓣膜介入治疗中为一种无创、可重复、安全、可靠、价廉地评价瓣膜结构和功能，房、室大小和附壁血栓的检测方法。对心脏瓣膜介入手术适应证的选择、术后评价、随访是必不可少的手段。超声心动图将瓣叶的活动度、瓣膜增厚、瓣下病变和瓣膜钙化的严重程度分别分为1～4级，定为1～4分，4项总分为16分。一般认为瓣膜超声积分≤8分时PBMV的临床效果较好。

PBMV的理想适应证为：①中度至重度单纯瓣膜狭窄、瓣膜柔软、无钙化和瓣下结构异常，听诊闻及开瓣音提示瓣膜柔软度较好；②窦性心律，无体循环栓塞史；③有明确的临床症状，无风湿活动；④超声心动图积分＜8分。

PBMV相对适应证：①瓣叶硬化，钙化不严重；②房颤患者食管超声心动图证实左心房内无血栓（但需要抗凝治疗2～4周）；③分离手术后再狭窄而无禁忌者；④严重二尖瓣狭窄合并重度肺动脉高压或心、肝、肾功能不全，不适于外科手术者；⑤伴中度二尖瓣关闭不全或主动脉瓣关闭不全；⑥声心动图积分8～12分。

PBMV的禁忌证：①二尖瓣狭窄伴中度至重度二尖瓣或主动脉反流，主动脉瓣狭窄。②瓣下结构病变严重。③左心房或左心耳有血栓者,可予华法林抗凝4~6周或更长后复查超声心动图,血栓消失者或左心耳处血栓未见增大或缩小时,也可进行PBMV。术中应减少导管在左心房内的操作,尽量避免导管顶端或管身进入左心耳。有报道,左心房后壁血栓经6~10个月长期华法林抗凝后作PBMV获得成功。房间隔、二尖瓣入口或肺静脉开口处有附壁血栓者为绝对禁忌证。④体循环有栓塞史者(若左房无血栓)抗凝6周后可考虑。⑤合并其他心内畸形。⑥高龄患者应除外冠心病。⑦超声心动图积分>12分。

PBMV的并发症包括:心包压塞、重度二尖瓣关闭不全、体循环栓塞(脑栓塞多见)、医源性心房水平分流、急性肺水肿。PBMV因并发症需急症手术者的发生率约1.5%;死亡率0~1%。

三、经皮心脏瓣膜置换术

经皮心脏瓣膜置换治疗是近年来应用于治疗心脏瓣膜疾病的新方法。目前,新型经皮瓣膜介入治疗主要针对主动脉瓣狭窄和二尖瓣反流。研究发现,1/3的严重症状性主动脉瓣狭窄和二尖瓣反流的老年患者,由于高龄、LVEF较低及合并其他疾病的比率较高等原因,不适宜接受外科手术。然而,这些高危患者有可能从介入瓣膜手术中受益。需注意的是,经皮瓣膜治疗,尤其是经皮主动脉瓣置换术(percutaneous aortic valve replacement,PAVR),应严格限制用于风险较高且不适宜接受外科手术的患者。

研究证实,PAVR术可以明显改善左室功能、延长患者寿命、减轻痛苦,特别是对于既往有左室功能不全的患者,能减少症状。标准的PAVR术所需要的材料包括瓣膜、输送平台和传送系统(带有三叶生物瓣的圆形平台,且瓣叶需具有良好的血流动力学特点)。目前所使用的经导管人工主动脉瓣有自膨胀式和球囊扩张式两种。自膨胀式主要为CoreValve公司的产品,最新一代产品为ReValvingTM,采用猪心包制备瓣膜,可经18F的鞘管输送,有经验的术者操作成功率可达98%。球囊扩张式为Edwards公司的产品,早期的为Cribier-EdwardsTM,它是一个由马的心包瓣膜组成的球囊扩张型不锈钢装置,并且通过无鞘导管(FlexCath)传送。装置可以沿顺行、逆行或经心尖部送入,不会产生明显的瓣周漏,在瓣环或是瓣环下区域有附着点。最新一代为采用牛心包的Edwards-SAPIENTM产品,输送直径为22~24F。PAVR术需要由心血管介入医师、影像学专家和麻醉师甚至心脏外科医师的团队协作,初步的研究结果是令人鼓舞的。

EVEREST I是应用Evalve MitraClip(一种经皮二尖瓣修复装置)经皮修复功能性二尖瓣反流的I期临床研究,纳入6例心功能Ⅲ级的严重二尖瓣反流患者(反流程度3+或4+级),排除了风湿性心脏病和感染性心内膜炎等器质性心脏病所致的二尖瓣反流。所有患者成功接受经皮Evalve MitraClip治疗,术后30天无严重不良事件;6例患者的二尖瓣反流程度均有不同程度改善。研究表明,功能性二尖瓣反流患者经皮使用MitraClip边对边修复二尖瓣的治疗,可以有效降低二尖瓣反流程度,治疗成功率高且较为安全。

（成少永）

第八节 先天性心脏病的介入治疗

先天性心脏病是最常见的心脏病之一,据目前人口出生率及先天性心脏病发病率,估计我国每年有15万患儿出生。心导管术过去主要应用于先天性心脏病(先心病)的诊断,而现在已成为一种治疗手段。早在 1966 年 Rashkind 和 Miller 在应用球囊房间隔造口术姑息性治疗完全性大动脉转位取得成功。1967 年,Postmann 首先开展经导管封闭动脉导管技术;1974 年,King 和 Mills 开始房间隔缺损的介入性治疗研究,1975 年,Pack 等用刀片房间隔造口术,完善了产生房间交通的姑息性治疗手段。1979 年,Rashkind 研制封堵器材并在婴幼儿动脉导管未闭的介入治疗中取得成功,此后相继发展了 Sideris 法、Cardiol-Seal 法,特别是 1997 年 Amplatzer 封堵器的临床应用,使先天性心脏病的介入治疗得以迅速发展。过去单一的外科手术方法治愈先天性心脏缺损发展为部分由介入性治疗所取代。

先心病的介入治疗大致分为两大类:一类为用球囊扩张的方法解除血管及瓣膜的狭窄,如主动脉瓣狭窄(AS)、肺动脉瓣狭窄(PS)、主动脉缩窄(COA)等;另一类为利用各种栓子堵闭不应有的缺损,如动脉导管未闭(PDA),房间隔缺损(ASD)、室间隔缺损(VSD)等。由于导管介入性治疗先心病所用材料及工艺不断研究与完善,使其目前在国内外的临床应用得到进一步的发展。不仅可避免开胸手术的风险及创伤,而且住院时间短,不失为很有前途的非手术治疗方法。

一、球囊血管成形术

(一)主动脉缩窄

1982 年,最初报道主动脉缩窄(COA)球囊血管成形术以来,此技术不仅应用于原发性 COA,还应用于手术后主动脉再狭窄。对未经外科手术的局限性隔膜型 COA 扩张效果好。扩张的机制为内膜及中层的撕裂,撕裂一般为血管周径的 25%,或沿血管长径,或通过直径。撕裂病变一般总是限于梗阻部位本身。如果选择球囊过大,可以撕裂病变上、下方,发生血管破裂及动脉瘤。因此我们选择球囊的标准为:①比缩窄直径大 2.5~3.0 倍;②小于缩窄上下的主动脉直径的50%;③尽可能选最细的导管;④球囊长度以2~3 cm为宜。扩张效果:婴儿及儿童术后压差均可下降 70%。

(二)肺动脉分支发育不良或狭窄

实质上各类型的肺动脉解剖狭窄皆可被成功扩张,一般选择右室收缩压大于 2/3 左室收缩压,且不合并左向右分流的先心病患儿。选择球囊直径要大于最严重狭窄段 3~4 倍。并发症可有肺动脉破裂、动脉瘤、栓塞、球囊退至肺动脉时堵塞血流引起低心排血量等。目前为防止血管成形术后的再狭窄,各种血管支架(stents)技术已应用于临床,特别是球囊可扩张的不锈钢网及弹簧样支架,后者装在球囊扩张导管上,而且被充盈的球囊所扩张,在球囊排空后,支架保持其大小及形状;而且用较大的球囊还可以扩张得更大一些。如果发生再狭窄,在此基础上可再次扩张并放置支架,为血管狭窄成形开辟了更为广泛的前景。

二、经导管封堵术

(一)动脉导管未闭封堵术

动脉导管未闭(patent ductus arteriosus,PDA)的发病率在先天性心脏病中约为 8%,尤其是早产儿多见,女性比男性高 3 倍。未闭的动脉导管最长可达 30 mm,最短仅 2~3 mm,直径为 5~10 mm 不等,分 3 型:①管型动脉导管,长度多在 10 mm 以内;②窗型的动脉导管,几乎没有长度,肺动脉与主动脉紧贴相连;③漏斗型的动脉导管,长度与管型相似,在近主动脉处粗大,近肺动脉处狭小,呈漏斗状。而国内目前报道应用最多的 PDA 封堵器是美国产的 Amplatzer PDA 封堵器。以下介绍各种 PDA 封堵法。

1.Porstmann 法

先将 1 根 3 m 长的细软钢丝置心导管内从股动脉插入,逆行经降主动脉,穿过未闭的动脉导管进入右心,再通过下腔静脉由大隐静脉拉出,退出心导管,保留钢丝在体内,形成从动脉进、由静脉出的环形轨道,然后把预备好的泡沫塑料塞子穿入钢丝,由动脉端顶送至动脉导管部位,予以堵闭。该法闭塞率高、栓塞形成率低,但操作复杂,输送鞘粗大易引起血管损伤。Porstmann 法要求股动脉内径＞3 mm,较 PDA 管径大 20％～30％,其适应证范围窄,只适用于年龄 7 岁以上 PDA 内径较小的患者。

2.Rushkind 法

在导管内安装一套特殊装置,内有不锈钢制成带有 3 个臂的伞架,臂末端有钩,支架内填以聚氨酯伞面。该装置可折叠,并与带有弹簧式释放系统装置相连接,推送上述装置的导管经右心和肺动脉插入动脉导管,从导管内伸出支架,折伞张开,并使支架末端钩子嵌入动脉导管壁内,以堵住开放的动脉导管。以后 Rashkind 对上述方法进一步改进,设计了双伞式无钩修补装置,将带有双伞修补装置的特制导管从腔静脉经右心室、肺动脉及动脉导管到达降主动脉,并在其开口处释放导管内第 1 伞样修补物,使之紧嵌入动脉导管的主动脉端,后释放第 2 伞样修补物使之嵌入动脉导管的肺动脉端。双伞适用于任何年龄的患儿,但该方法残余分流的发病率非常高(20％),并可发生栓塞和机械性溶血。

3.用纽扣式补片经导管关闭 PDA

1991 年,Siders 等报道用纽扣式补片经导管关闭 PDA 首获成功,该装置与关闭房间隔的类似,只是 2 mm 的线圈由 8 mm 的替代,并且中间增加了一个纽扣以便在 PDA 长度不同时可加以调节。此法适合各种大小、形态和不同位置的 PDA。由于可用 7 F 长鞘传送闭合器,对年龄、体重基本无限制,适应证更宽。但也同样存在残余分流问题。

4.螺旋闭合器堵闭法

1992 年,Cambier 等应用 Gianturco 螺旋闭合器堵塞 PDA。该闭合器由不锈钢丝组成,混合涤纶线以增加导管的血栓形成利于导管闭合。与以前的闭合装置相比,螺旋闭合器的优点是价格相当便宜、医师随时可以应用、输送鞘较小,适用于直径＜4 mm 的 PDA。其并发症有异位栓塞、溶血等。钢圈堵塞 PDA 的成功率在 94％以上,但这种装置的缺点是操作中一旦钢圈跑出导管外则手术不可逆,所以近几年带有安全的可控释放装置的 PDA 钢圈的应用逐渐增多,它虽然比 Gianturco 贵一些,但比 Rashkind 便宜得多。

5.Amplatzer 闭合器封堵法

美国 AGA 公司制造的 Amplatzer 闭合器由具有自膨胀性的单盘及连接单盘的"腰部"两部分组成,呈蘑菇状,单盘及"腰部"均系镍钛记忆合金编织成的密集网状结构,输送器由内芯和外鞘组成,鞘管外径为 6 F 或 7 F,是目前应用较为广泛的闭合器。该方法操作简单、成功率高、残余分流发生率低、闭合器不合适时可回收;输送鞘管小,适于幼儿 PDA 堵闭,且对股静脉损伤小;适用范围广,适用直径达 3～12 mm 的 PDA(体重＞4 kg),不受年龄、PDA 形态的影响。其缺点是价格昂贵、不能用于小导管的关闭,个别患者可发生异位栓塞和溶血。、

6.其他方法

1990 年,Sideris 等发明扣式闭合器,成功率高但操作复杂,术后 1 个月残余分流高达 25％。1984 年,Warneck 应用双球囊堵塞法,1988 年,Magal 应用尼龙袋闭合装置,1995 年,Pozza 设计

了锥形网自膨装置。

以下主要介绍 Amplatzer 闭合器:①急诊外科手术;②有较大量残余分流时,应行手术重新闭合 PDA;③还应考虑与心导管操作有关并发症;④溶血是 PDA 封堵术后的一种严重并发症,可见于 Rashkind 伞及弹簧栓子法,而蘑菇单盘法尚未见报道。残余分流造成机械性溶血的原因是所选封堵器直径偏小未能完全封堵 PDA 造成,因此,我们建议选用蘑菇单盘应大于 PDA 造影最窄直径的 3～4 mm 为宜。封堵器放置后其腰部稍变细为佳。一般认为溶血与残余分流的流速,红细胞形态有关。发生溶血后,发生溶血后一般应静脉给予激素及碳酸氢钠等药物治疗,必要时需行弹簧钢圈封堵或外科手术处理;⑤婴幼儿血管内径偏细,若选择封堵器过大或放置位置不当时,可造成降主动脉或左肺动脉狭窄。因此,术后应测降主动脉及左肺动脉,主肺动脉压力。

PDA 封堵术的操作要点:

(1)准确了解 PDA 大小和形状,尤其是 PDA 最窄处直径的测量最为重要。术前彩色多普勒超声心动图的测量结果仅供参考,应以主动脉弓造影显示的测量结果为准。显示 PDA 精确形态的投照角度常是左侧位 90°,少数需要添加非标准角度。

(2)选择合适的堵闭器,而且质量要好。备用的堵闭器在生理盐水试用时伸缩均匀,形态正常,以免影响堵闭的效果。所选 Amplatzer 堵闭器的直径应比经精确测量的 PDA 最窄处直径大 2 mm 以上。堵闭器太小易造成残余分流、溶血等并发症;太大有造成降主动脉或肺动脉狭窄的可能。

(3)建立下腔静脉→右心房→肺动脉→PDA→降主动脉轨道,导管经肺动脉通过 PDA 送至降主动脉是关键之一。PDA 直径较大时导管较易直接通过,但直径较小(如<2～3 mm)或导管较难通过 PDA 时可采用长 260 cm 交换钢丝引导通过,并注意保持这一轨道。

(4)释放堵闭器操作:应在主动脉近 PDA 处先打开前伞,慢慢往回拉,使前伞紧贴于 PDA 漏斗部。回撤长鞘管使堵闭器"腰部"完全卡在 PDA 内。如发现心脏杂音无明显减弱、堵闭器位置不正、形状欠佳或残余分流较大时,需将堵闭器回收,重新置入或更换。本方法有可回收装置,保证了操作的安全性及成功率。

(二)房间隔缺损(atrial septal defect,ASD)**封堵术**

ASD 占先天性心脏病的 8%～13%,女性比男性多 2～4 倍。按心房隔缺损部位及其胚胎学来源分以下 3 型:①继发型房间隔缺损,约占心房间隔缺损的 70%,由于继间隔的发育不全,缺损位于卵圆窝区域;②原发孔心房间隔缺损,约占房缺的 20%。为原发间隔未与内膜垫完全融合所致,缺损位于房间隔下部与房室相连处;③静脉窦缺损,占房缺的 6%～8%,常伴肺静脉畸形引流,缺损部位较高,接近上腔静脉入处。传统的治疗方法是在体外循环下行房间隔缺直视关闭术。外科手术治疗房间隔缺损安全有效,死亡率较低,但仍有一定的并发症和死亡率,还有术后瘢痕等问题。特别是老年患者及有其他疾病的患者,经开胸治疗房间隔缺损的风险随之加大。1976 年,King 和 Willer 首先用双伞状封装置经导管关闭继发孔房间隔缺损取得成功,但由运载补片的输送系统直径达 23 F,且仅能用于直径于 20 mm 的中央型继发孔房间隔缺损,临床推广极难。20 世纪 80 年代,Rushkind 等发明新的双面伞装关闭房间隔缺损获得成功,但仅能用于小于 10 mm 缺损。20 世纪 90 年代以来,Sideris 等研制出"纽扣"式补片置,成功的关闭成人和婴儿房间隔缺损数百例,能闭合 30 mm 以内的中型房间隔缺损,并且输送装置的径明显缩小。但以上封堵器对于大于 30 mm 的房隔缺损则不能应用。美国研制的 Amplatzer 封堵器用于 30 mm 以上的房间隔缺损,且输送装置的直径较小,是目前国内应用最多的一种封堵器。我们主要介绍 Amplatzer 封堵器。目前国内一项大的分析结果表明,各类先心病介入治疗的成功率为 98.1%,重要并发症为 1.9%,死亡率为 0.09%。而房间隔缺损介入封堵治疗成功率为 99%,失败率为 1%。这些资料提示先心病的介入治疗是极安全有效的。目前,在发达国家介入治疗已逐步成为该病的首选治疗方法。

Amplatzer 封堵器是由美国 AGA 公司制造,由具有自膨胀特性的双盘及连接双盘的"腰部"三部分组成(图 13-7)。是钛、镍记忆合金编织成的网状结构,封堵器内有 3 层涤纶膜以增加封堵性;"腰部"的直径决定于被封堵的 ASD 的大小,根据腰部的直径分为 4~34 mm 等 27 种型号,腰部与 ASD 大小相等,且位于 ASD 部位而两侧伞面长度约大于腰部 10~14 mm,这样便使封堵器更为牢固。封堵器运送的鞘管直径小于 7~10 F,引导系统与封堵器间由螺丝连接,旋转即可撤出。输送系统由输送器和鞘管组成,鞘管外径为 6~11 F。另附有装载器,用于装载封堵器到输送系统。Amplatzer 法最大的优点是:①生物相容性好;②输送系统直径根据缺损直径大小而定;③闭合 ASD 直径达 30 mm;④封堵器可收回,重新放置;⑤操作简单,成功率高。

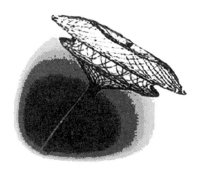

图 13-7　Amplatzer 房间隔封堵器示意图

1.ASD 封堵术的适应证

关于封堵术的临床选择原则,国外认为有 3 点:①ASD 直径<20 mm;②ASD 边缘距二尖瓣、三尖瓣、上腔静脉、下腔静脉等应>5 mm;③ASD 应是左向右分流。国内也有 3 种观点:①中央型 ASD 为首要条件;②ASD 直径大于 29~30 mm 者适于封堵的可能性较小;③ASD 边缘距周围瓣膜及腔静脉>5 mm。

2.ASD 封堵术的禁忌证

原发孔型 ASD 及上、下腔型 ASD;ASD 合并其他必须手术矫治的畸形;严重的肺动脉高压并已导致右向左分流;下腔静脉血栓形成;封堵前 1 个月内患有严重感染及超声心动图检查证实心腔内血栓形成的患者。此外,年龄<1 岁的婴儿为相对禁忌证。

3.操作方法

根据伸展直径选择 Amplatzer 封堵器腰部圆柱体的大小,使之略大于或等于 ASD 伸展直径。采用局部浸润麻醉,对不合作的患儿可用气管插管全身麻醉。采用 Seldinger 法穿刺右股静脉,先行右心导管检查,将一个 6~7 F 端孔导管经 ASD 置入左上肺静脉,经260 mm长、J 形置换导丝置入测量球囊,使其骑跨 ASD,用稀释造影剂充盈球囊,使球囊轻度变形。在食管超声证实无心房水平分流后取出球囊,用同等量造影剂使测量球囊再次充盈,测量膨胀直径。将封堵器与输送器内芯连接,在生理盐水中排尽气体后拉入输送鞘内,将 Y 形连接器连接于输送鞘的近端,便于注射生理盐水,沿置换钢丝送入长鞘送至左房,使其先端位于左房左肺静脉口附近。在 X 线和食管超声引导下,送入输送器内芯,使左房盘张开,将其轻轻拉向房间隔,回撤输送鞘,腰部堵住 ASD,输送器内芯保持一定张力,回撤输送鞘,使右房盘张开,来回运动输送器内芯,调整其封堵位置。经食管超声确认无左向右分流后,将输送器内芯与右房盘分离。

ASD 封堵术后,箭头所示为 Amplatzer 封堵术见图 13-8 所示。

4.疗效判定标准

该封堵器在合适的位置封堵心房水平分流,不引起功能性异常或解剖性阻塞。术后即刻可以出现一定量的残余分流,可以根据术后即刻心脏造影和心脏彩超喷射血流的最大宽度,将残余分流分为 5 级。①泡沫状:通过涤纶膜微量扩散性漏出;②微量:模糊右房影,喷射宽度<1 mm;③轻度:模糊右房影,喷射宽度 1~2 mm;④中度:明显右房影,喷射宽度 3~4 mm;⑤重度:增强右房影,喷射宽度>4 mm。用 Amplatzer 封堵器封堵 ASD 的并发症少见,偶有封堵器断裂、短暂 ST 段抬高,短暂 AVB、血栓形成、心肌缺血等。临床评价:在未经选择的 ASD 患者中,83%者可用 Amplazer 封堵器封堵,成功率达 90%。英国一项多中心研究结果显示,86 例 ASD 患者在术后即刻、24 小时、1 个月和 3 个月时的完全封堵率分别为 20.4%、84.9%、92.5%和 98.9%,仅 7 例失败,其余均获成功。

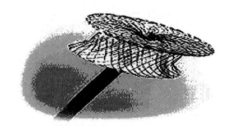

图 13-8　ASD 封堵术后

5.随访与术后处理

ASD 术毕立即行 TEE 查观察疗效;所有病例于术后 24 小时、1 个月、3 个月行 TTE、心电图等检查评价疗效。术后 3 天用低分子肝素皮下注射,3 天内静脉给予抗生素。口服肠溶阿司匹林(100~200 mg/d),共服 3 个月,以预防血栓形成。ASD 封堵术后,应定期观测各心腔大小及结构变化以评估封堵的疗效。观察指标主要有下列:①封堵的位置形态及周边是否存在残余分流;②观察各心腔大小及大血管内径变化;③各瓣膜的血流速度变化;④用 M 型、二维超声等观察各室壁运动的变化情况。残余分流的判定标准:微量:直径:<1 mm;少量:直径 1~2 mm;中量:直径 3~4 mm;大量:直径>4 mm。

Amplatzer 法主要并发症为封堵器脱落,异物栓塞,术后感染等,但文献报道并发症极少见。

Amplatzer 封堵器治疗 ASD 时经食管超声心动图(TEE)有重要指导作用。适合介入治疗的 ASD 患者,术前应常规行 TEE 检查,以明确 ASD 直径并精确测量缺损边缘与冠状静脉窦、房室瓣及肺静脉、主动脉根部的距离。封堵器大小的选择直接关系手术的成功与否,在 TEE 监测下应用球囊准确测量 ASD 的直径是治疗的重要步骤。但 ASD 直径大于 30 mm 无须再测球囊伸展直径,可以 TEE 所测值为依据,选择封堵器。置入封堵器时,应用 TEE 观察其与房间隔的关系,并可观察有无残余分流。但 TEE 是一种半创伤性的介入方法,有时由于封堵时间较长使患者难以忍受,在一些儿童患者也因 TEE 探头过大及一些成人患者会厌过于敏感而无法行 TEE 检查而失去封堵机会。于是有人提出直接经胸超声心动图(TTE)或加球囊扩张测 ASD 伸展径来指导选择封堵器及其释放。TEE 可免去患者因行 TEE 受的痛苦,减少 TEE 的并发症,扩大 ASD 的封堵适应范围。TEE 对 ASD 的观察略逊于 TEE,但可以用球囊扩张 ASD 测量其伸展径来指导选择封堵器,应用彩色多普勒进一步确定 ASD 的数目及各缺口间距离来选择封堵术。因此可利用 TEE 及 TEE 的上述特点对 ASD 进行筛选来确定患者是否可行介入治疗。

(三)室间隔缺损

心室间隔缺损(ventricular septal defect,VSD)也是常见的先天性心脏病,占先心病的 15.5%,男女性别相近。从解剖学上将心室间隔缺损分为嵴上缺损和嵴下缺损。嵴下缺损位于室上嵴下后方,又可分为膜部缺损、肌部缺损及心内膜垫畸形的心室间隔缺损。其中最为常见的为膜部心室间隔缺损,位于主动脉右冠瓣和无冠瓣连合之上方。肌部心室间隔缺损可以发生在肌部室间隔的任何部位。心室间隔的缺损直径从 2~30 mm 不等,膜部的缺损较大,肌部较小,有的为多个缺损,心室间隔肌部呈筛状。目前主要的治疗手段仍为开胸手术闭合。

室间隔缺损(室缺)的介入性治疗是个尚有争议的问题。1988 年,Lock 等采用 Rash kind 双面伞关闭室缺,此后经历了蚌状夹式闭合器(Clamshell)和 Cardioseal 双面伞封堵室缺。Lock 等一组 136 例室间隔缺损介入治疗报告,54% 为肌部,34% 为手术后残余漏,用 Amplatzer 封堵器关闭肌部室缺的临床应用结果。由于室间隔解剖上的独特及周围结构的复杂,室缺封堵术仍处于研究探索中,应小心慎重开展。由于封堵器及技术难度的原因,室缺的介入治疗开展的例数较少,不到 ASD 及 PDA 介入治疗的 2%。

经导管室间隔缺损封堵术(transcatheter closure of ventricular septal defects,TCVSD)的装置与导管技术早期的 VSD 封堵器大多与 PDA 及 ASD 封堵器相同,后来在此基础上根据 VSD 的解剖特点进行了改进。目前,临床上应用的 VSD 封堵器主要包括 Rashkind 双面伞封堵器、Sederis 纽扣补片式封堵器、Lock 蛤壳式封堵器、可控弹簧钢圈和 Amplazter 封堵器几种。

1.Rashkind 双面伞封堵器

由 Rashkind 双面伞改进而成,左右各有 4 条爪形的金属臂,可用于封堵较大的 VSD(>9 mm)。但由于临床报道多例发生支架臂断裂等并发症,现已很少在临床应用。

2.Lock 蛤壳式封堵器

由 Lock 最早应用于临床,有 12 mm 和 17 mm 两种标准型号。由于伞面较大,需要较大的输送鞘管(大于 8 F),且要求缺损边缘与周围结构的距离较大,仅适合于较小(≤9 mm)的肌部或膜部缺损。对于 VSD 直径较大的婴幼儿,鞘管不易通过。

3.Sederis 纽扣补片式封堵器

1996 年,Sederis 在欧洲心血管病会议上报道推广,操作相对较简单,我国也曾多次在临床试用。但由于其并发症出现较多,一定程度上限制了其应用。

4.可控弹簧钢圈

Kalra 等曾报道一膜部小 VSD 伴膜部瘤形成的病例,在用 Rash kind 双面伞封堵失败后,采用 4 个叠加的弹簧钢圈封堵成功。这为封堵缺损孔道不规则的小 VSD 提供了新的途径。

5.Amplazter 封堵器

由于其具有体积小、可回收、可重置、封堵完全等众多优点,已广泛应用于 PDA、ASD 的封堵。Amplazter封堵器是 VSD 封堵最有应用前景的装置。目前认为用 Amplazter 封堵器治疗单发的肌部 VSD 疗效肯定,但要封堵各种膜周部 VSD(约占 VSD 的 80%)还须在设计上加以改进。美国 AGA 公司最近设计了一种偏心结构的 Amplazter 封堵器,以减小对主动脉瓣运动的影响,并在微型猪模型上封堵膜部 VSD 取得了满意的效果。

以下主要介绍 Amplazter 封堵器。

Amplazter 室间隔封堵器适应证主要包括以下。

(1)有明显外科手术适应证的先天性 VSD,不合并其他心内畸形。一般认为,单发 VSD 进行 TCVSD 术治疗效果较好,多发 VSD 则要求能用一个封堵器覆盖。肌部 VSD 因距主动脉瓣等重要结构较远,比膜部 VSD 更容易封堵。伴主动脉瓣关闭不全者不宜封堵,以免加重关闭不全。

(2)心肌梗死后室间隔急性破裂。封堵术可以作为外科修补术前稳定血流动力学的过渡性治疗,以提高手术成功率。

(3)VSD 修补术后单发残余分流。封堵术可避免再次手术引起的心室功能不全的危险。

(4)左室-右房通道。作为一种特殊的 VSD 也可选择性进行封堵。

(5)VSD 边缘与主动脉瓣(右冠瓣)的距离大于待置入封器的半径,与肺动脉瓣、三尖瓣下缘也应有一定的距离(不小于 2 mm)。由于病例选择及缺损位置、大小、形态的精确测量对 VSD 术封堵成功至关重要,所以,在封堵前要常规行经胸声心动图(TTE)、经食管超声心动图(TEE)及左心室造影查。术中利用球囊法测量 VSD 的"伸展直径"尤为必要。

TCVSD 术的导管技术要求与 PDA、ASD 封堵术相比,主要困难是装载系统的输送技术。由于 VSD 解剖结构的特殊性,往往左室面比较光滑,而右室面由于嵴小梁粗大丰富显得粗糙,而且 VSD 的右室面往往有多个孔隙,导管不易准确进入,所以理论上从左室面送入输送器较理想。但实际操作中很少采用这种途径,因为粗硬的输送器会损伤主动脉瓣及左室心内膜造成严重的并发症。然而,直接将输送器送到右室再通过 VSD 在技术上也有较大难度,目前临床上多采用建立轨道法来解决这一问题。具体方法是:经皮穿刺右股静脉(或右颈静脉)和股动脉,从动脉插入一根 7F 端孔导管入左室,穿过 VSD 入右室。从股静脉端插送一网篮导管(或异物钳)至肺动脉主干或右房,再从股动脉端沿端孔导管送入一根 J 头交换导丝进入网篮,取出端孔导管,收紧网篮,将导丝从静脉端(股静脉或颈静脉)拉出体外,从而建立股静脉(或右颈静脉)—右房—右室—VSD—左室—主动脉—股动脉的导丝滑动轨道。然后将输送鞘管从静脉端沿导丝轨道送入右室,再从动脉端插入端孔导管入左室,并向前下轻轻拉动导丝,引导输送鞘管穿过 VSD 入左室。确定位置后,将选择好的封堵器经输送鞘管推送,在左室面打开封堵器的左室部,使其紧贴于 VSD 的左室面,后撤输送鞘管回右室,再打开封堵器的右室部。术中 TEE 及左室造影显示无明显分流,封堵器位置合适时扭动螺杆释放封堵器。至于穿刺股静脉还是颈静脉则要根据 VSD 的位置而定,如果 VSD 位于室间隔的中下部或顶端,可采用颈静脉穿刺法,以避免导管的过度扭曲;如果 VSD 位于室间隔的前上部(包括膜周部),则一般采用股静脉穿刺法较为顺手。也可不通过股动脉建立轨道,Bridges 等曾采用右股静脉—右房—间隔—左房—左室—VSD—右室—右颈静脉途径,虽然避免了动脉穿刺,但对无 ASD 的患者需穿刺房间隔,增加了技术难度,故仅在并发 ASD(或卵圆孔未闭)的患者中采用。

TCVSD 术的疗效与所采用的封堵装置与封堵技术密切相关。早期,由于技术不成熟,只有一些病情危重不能耐受手术的病例,才愿意接受封堵治疗,故成功率不高,术后并发症也较多。随着介入技术的发展,装置的不断改进,积累的病例越来越多,技术成功率也随之提高。目前,

CVSD 术能获得比较满意的近期效果,至于中远期效果则需要严格的、大规模的、多中心的长期临床随访才能得出结论。随访指标主要包括超声(特别是 TEE)、胸片、心电图、心室造影及临床症状体征的评价。而目前所报道的病例随访时间大多较短,一般为 1~3 月的短期随访。

TCVSD 术的并发症主要包括:①心律失常:主要为完全性束支传导阻滞、心动过速、房室传导阻滞、心室颤动等,多为一过性,严重者不能恢复。主要由于轨道导丝压迫拉扯 VSD 的缺损边缘及导管损伤心内膜而影响传导系统(包括房室结、束支)所致。②主动脉瓣穿孔、主动脉瓣关闭不全:穿孔主要发生在右冠瓣,由于封堵器离主动脉瓣太近或放置封堵器时操作不当,其边缘损伤瓣叶所致,同时也影响了瓣叶的运动,造成关闭不全。所以术前一定要精确测量封堵器边缘到主动脉瓣的距离,选择大小合适的封堵器。③三尖瓣穿孔、三尖瓣关闭不全:多发生在隔瓣,也是由于上述原因引起。有报道 TCVSD 术后原有的三尖瓣反流减轻,但具体机制不清。④术后残余分流:主要由于封堵器大小不合适或封堵器移位引起,如果是微量分流,一般可随着封堵器内的血栓形成而消失。⑤低血压:可能是由于导管操作刺激迷走反射引起,Laussen 等的一组 TCVSD 术病例中,70 例有 28 例发生了低血压(收缩压较基础血压下降 20% 以上),必要时需要撤管及补液处理。⑥心脏骤停:由于操作不当或封堵器急性堵塞左室流出道所致,需要紧急心肺复苏处理。⑦溶血:由于红细胞机械性损伤引起,伴残余分流时发生率会大大增高。⑧感染性心内膜炎:多由心内膜损伤引起,一般要求常规术后口服抗生素 1 个月。⑨出血、动-静脉瘘、颈神经丛损伤等:系由于常规穿刺引起的并发症,一般作相应的处理。

TCVSD 术的临床应用前景与展望随着介入心脏病学的发展,十几年来 TCVSD 术从动物实验到初步的临床尝试,再到目前一定规模的临床应用,已获得了不少宝贵的经验,技术上也不断成熟,取得了一些令人鼓舞的结果。目前,改进方向主要集中在封堵器与输送导管的设计方面。封堵器逐渐在向小型化、高生物相容性方向发展。最近,美国 AGA 公司提出,理想的封堵器应具备以下几个条件:①体积小,能通过 6F~7F 的输送鞘管,能广泛应用于年龄较小的婴幼儿。②可多次回收、重置,能自我定位(自膨胀)。③结构稳定,能在体内保持长期不变形,不断裂。④外形设计合理,如靠近瓣环结构的轮状边缘可设计成一定的曲线,以减少与瓣膜的接触面积,而对侧可相应增加轮状边缘的面积以固定封堵器,从而尽量减少对瓣膜运动的干扰。⑤生物相容性好,能与组织快速相容,减少异物反应,以达到 100% 封堵率。同时,输送导管的设计也向柔韧性好、损伤性低方面发展,这将使从左室途径送封堵器成为可能,导管技术将变得更加简单。另外,随着超声心动图三维重建技术的发展,将会有更精确的引导和定位技术来保证技术的成功率,使得 TCVSD 术的应用前景更加广阔。值得一提的是 VSD 介入治疗的适应证也在进一步拓宽,与外科协同治疗某些复杂先天性心脏病将成为一大趋势。

近年来,我国国内不少医院都准备开展或已经尝试开展了 TCVSD 术。但我们应当注意到,目前这项技术还不够成熟,VSD 封堵术在临床运用中产生的并发症远多于 PDA、ASD 封堵术,具体的临床应用还需积累足够多的实际操作经验,而且最好是在熟练掌握了 PDA、ASD 封堵技术的基础上逐步开展。

(成少永)

第九节　冠状动脉慢性完全闭塞病变的介入治疗

　　冠状动脉慢性完全闭塞（chronic total occlusions，CTO）病变在整个人群中的发生率目前尚缺乏准确的统计，Kahn 等报道在确诊或怀疑冠心病而进行冠脉造影的患者中约有 1/3 存在一处及以上 CTO 病变，但接受经皮冠状动脉介入治疗（percutaneous coronary intervention，PCI）者少于 8%，约占全部 PCI 病例的 10%～20%。CTO 病变接受 PCI 比例偏低的主要原因是技术上存在难点，文献报道其即刻成功率多在 50%～80% 之间，平均仅约 65%，远低于其他病变 PCI，且其术后再闭塞和再狭窄发生率高。CTO 病变 PCI 成功后可缓解心绞痛症状、改善左室功能、提高远期生存率，但 PCI 失败或术后发生再闭塞者长期预后较差。近年来随着 CTO 专用器械的不断问世、术者经验与技术水平的提高，使 CTO 病变 PCI 的成功率大幅提高，在日本等国家的个别中心经验丰富的术者 CTO 开通率甚至已高达 95%。

一、定义

　　CTO 的定义主要包括闭塞时间和闭塞程度两个要素。闭塞时间可由冠状动脉造影证实，如缺乏既往造影资料则常根据可能造成闭塞的临床事件推断，如急性心肌梗死、突发或加重的心绞痛症状且心电图改变与闭塞部位一致等，但部分患者闭塞时间的判断并不十分肯定。以往文献关于 CTO 闭塞时间的定义差异较大，范围从 >2 周～>3 个月不等，由于闭塞时间 <3 个月的病变 PCI 成功率较高，因此 CTO 闭塞时间的定义不统一可影响临床研究结果。2005 年在美国《循环》杂志发表的《CTO 病变经皮介入治疗共识》建议将闭塞时间 >3 个月称为"慢性"，这是迄今为止第一次在指南或共识文件上对 CTO 闭塞时间进行定义，可以作为目前临床诊断的标准，亦有利于 CTO 临床研究结果之间进行对比。根据冠脉造影结果将 CTO 闭塞程度分为前向血流 TIMI 0 级的绝对性 CTO（真性完全闭塞）和 TIMI 血流 1 级的功能性 CTO，后者尽管有微量造影剂的前向性充盈，但闭塞管腔的微量灌注血流实际上缺乏供血功能。

二、病理

　　了解 CTO 的病理学特点对 CTO 介入治疗适应证的合理选择和提高器械应用的水平十分重要。CTO 病变常由血栓闭塞所致，并在其后出现血栓机化和组织退化，从而形成一系列特征性的病理变化。闭塞段的两端或至少近端通常存在致密的纤维帽，常伴钙化，质地较硬，是 PCI 导丝通过失败的重要原因之一。血管腔内的阻塞通常由动脉粥样硬化斑块和陈旧性血栓两种成分构成，典型的 CTO 斑块成分包括细胞内及细胞外脂质、血管平滑肌细胞、细胞外基质（主要成分为胶原）及钙化灶等，各种组成成分的比例及分布不同造成 CTO 病变 PCI 难度的差异。软斑块多由胆固醇沉积、泡沫细胞和疏松的纤维组织构成，可见新生孔道形成，常见于闭塞 <1 年的 CTO 病变，导丝较易通过；硬斑块多由致密的纤维组织和大范围的钙化灶构成，较少有新生孔道，常见于闭塞超过 1 年的 CTO 病变，导丝不易通过，且常偏离管腔轴线进入内膜下而造成夹层。

　　斑块内广泛的微血管新生和孔道形成是 CTO 病变的重要特征，几乎所有的 CTO 病变均存在毛细血管和微孔道，血栓形成和炎症浸润可能是其形成的主要促进因素。CTO 病变内毛细血管密度和血管新生随闭塞时间延长而增加,在<1 年的 CTO,新生毛细血管主要集中在血管外膜,而超过 1 年的 CTO,新生毛细血管较多出现在血管内膜,其中约 60%为直径>250 μm 的较大的毛细血管。这些新生的毛细血管和微孔道绝大多数起源于血管壁滋养血管,穿过血管壁到达病变内膜并形成网络,同时亦可贯通 CTO 病变的两端。如果新生孔道足够大且导丝能够准确地进入这些孔道则利于导丝通过 CTO 病变,但是潜在的风险是导丝沿着这些微孔道亦容易进入血管内膜下导致夹层,因此在 PCI 过程中要随时调整导丝位置使其沿着贯通 CTO 病变两端的微孔道行进,防止其进入与血管外膜滋养血管相连的微孔道。

三、PCI 依据

绝大多数 CTO 病变都存在同向或逆向的侧支循环,使闭塞段远端保持一定的血供,但是,即使侧支循环建立充分在功能上也仅相当于 90%狭窄的血管,这些侧支循环维持心肌存活,但在心肌需氧增加时仍产生临床症状,如心绞痛等。因此,开通 CTO 病变有助于改善远端心肌供血,缓解心肌缺血症状,明显提高患者的生活质量。

此外,有临床研究表明,CTO 病变行成功血运重建并保持长期开通可显著提高左心室功能、降低远期病死率并减少外科搭桥(CABG)的需要。美国中部心脏研究所(MAHI)对连续 2007 例 CTO 病变 PCI 进行分析,结果发现,PCI 成功者住院期间主要不良心脏事件(major adverse cardiac events,MACE)发生率低于 PCI 失败者(3.8%vs 5.4%,P=0.02),且其 10 年存活率远高于 PCI 失败者(73.5%vs 65.1%,P=0.001)。英国哥伦比亚心脏注册研究,共入选 1458 例 CTO 行 PCI,成功者 7 年随访死亡风险较失败者降低 56%。前瞻性的 TOAST-GISE 研究对 369 例患者的 390 处 CTO 靶病变行 PCI,1 年随访结果表明,PCI 成功者心源性死亡和心肌梗死发生率(1.1%vs 7.2%,P=0.005)及 CABG 的比率(2.5%vs 15.7%,P<0.0001)均显著低于 PCI 失败者。一项入选 7288 例 CTO 患者、平均随访 6 年的荟萃分析结果显示,PCI 成功开通 CTO 的患者与失败的患者相比随访期间病死率和 CABG 的比率明显下降(OR 0.56,95%CI 0.43~0.72;OR 0.22,95%CI 0.17~0.27),但两组心肌梗死和 MACE 的发生率未见差异(OR 0.74,95%CI 0.44~1.25;OR 0.81,95%CI 0.55~1.21)。

综上所述,PCI 开通 CTO 病变可改善患者症状,并提高远期生存率,因此具有较大的临床意义。

四、患者选择与治疗策略

并非所有的 CTO 病例都适合 PCI 治疗。由于 CTO 病变 PCI 的技术难度较大,成功率较低,应结合患者临床及造影特点,如年龄、症状严重程度、合并疾病(糖尿病、肾功能不全等)、全身功能状况、造影所见病变复杂程度、左心室射血分数、是否存在主动脉迂曲和瓣膜性心脏病等因素,充分权衡获益/风险比,选择合适的病例进行 PCI。

CTO 病变 PCI 的主要指征如下:①有心绞痛症状或无创性检查提示存在大面积的心肌缺血;②CTO 病变侧支循环较好;③闭塞血管供血区心肌存活;④术者根据经验、临床及影像特点判断 PCI 成功的可能性较大(60%以上),且预期严重并发症发生率较低。

对于单支血管 CTO,如存在与之相关的心绞痛症状且影像学提示成功几率较高者可优先考虑行 PCI,如临床存在活动受限,即使影像学提示成功几率不高也可尝试行 PCI。如患者为多支病变且伴有一支或多支血管 CTO,尤其存在左主干、前降支近段 CTO 病变、复杂三支病变伴肾功能不全或糖尿病、多支血管闭塞等预计成功率不高者,应慎重考虑选择 PCI 或 CABG。PCI 术中原则上应先对引起心绞痛或局部心肌运动障碍的 CTO 病变血管行 PCI,如手术时间过长,患者不能耐受,可仅对相关血管或主要供血血管行部分血运重建 PCI,其后对其他病变血管行择期 PCI 达到完全血运重建;经较长时间 PCI 手术仍未成功或预计成功率不高时可转行 CABG。

五、PCI 成功率及其影响因素

受术者经验、器械选择、操作技术、CTO 定义不同及病例选择等因素影响,文献报道 CTO 病变 PCI 的成功率差异较大,在 55%～90% 之间,平均约 65% 左右。近 5 年来,随着术者经验、技术水平的不断提高以及新器械的研发与应用,CTO 病变 PCI 成功率有增高趋势,尤其一些经验丰富的术者个人成功率可达到 80%～90% 甚至更高,但总体水平仍远低于非闭塞病变 PCI。在所有的失败病例中,导丝不能通过 CTO 病变是最主要的原因,占 80%～89%,其次为球囊不能通过病变,占 9%～15%,球囊无法扩张病变占失败总例数的 2%～5%。

CTO 病变特征与 PCI 成功率密切相关,以往文献报道下列因素是导致 PCI 失败的预测因素:①闭塞时间较长,尤为>1 年者;②闭塞段长度>15 mm;③残端呈截断样闭塞;④闭塞段起始处存在分支血管;⑤闭塞段或其近端血管严重迂曲;⑥严重钙化病变;⑦血管开口处病变;⑧远端血管无显影;⑨近端血管严重狭窄;⑩存在桥侧支。国外有学者认为,多层螺旋CT 冠脉造影(MSCTA)能够显示闭塞段形态结构及组成成分,有助于术前预测 CTO 病变的开通率。

六、并发症

过去通常认为 CTO 病变 PCI 的风险较小,但事实上临床研究报道其住院期间主要不良事件发生率在 4% 左右,与非完全闭塞病变 PCI 相近。

(一)死亡

发生率约 0.2%,可能的原因包括术中侧支循环阻断、损伤近端血管或主要分支血管、血栓形成、心律失常、空气栓塞以及穿孔等。

(二)心肌梗死

发生率约 2%,多为非 Q 波心肌梗死,常由开通的靶血管再次闭塞引起,早年多为血管塌陷引起的急性闭塞,支架时代则多为血栓性闭塞所致。由于 CTO 血管再闭塞较少引起急性心肌缺血,因此后果多不严重。

(三)冠状动脉夹层

多由导丝或球囊进入假腔导致,一旦证实导丝进入假腔,切忌旋转导丝或继续推送导丝以避免穿孔。闭塞段血管的撕裂后果多不严重,如无成功把握可停止手术,如闭塞段已开通则可置入支架。有时也可因导管操作不当或频繁操作导管引起近端血管开口处撕裂,如损伤左主干开口则应及时置入支架或行急诊 CABG。

(四)冠状动脉穿孔或破裂

冠状动脉穿孔或破裂是 CTO 病变 PCI 最常见的并发症之一,发生率为 0.29%～0.93%。可由导丝或球囊走行至血管外,误扩张分支血管,以及损伤了连接滋养血管的新生孔道等多种机制而造成。导丝造成的穿孔临床上最为常见,尤其是在应用较硬的带有亲水涂层的 CTO 专用导丝时。冠脉穿孔是病死率极高的 PCI 严重并发症,早期识别和处理尤为重要。通常冠脉造影即可作出诊断。一旦发现为冠状动脉穿孔,应立即以小球囊于穿孔部位持续低压力扩张以限制血流流向穿孔处假腔,酌情考虑静脉注射鱼精蛋白中和肝素,使活化凝血时间(activated clotting time,ACT)尽快降至 130 秒以下。根据穿孔的解剖部位考虑是否应置入带膜支架,根据临床病情决定是否行心包穿刺引流术及自体血液回输等。穿刺引流后向心包腔内局部注射鱼精蛋白可能比全身应用鱼精蛋白更有效。绝大多数穿孔(尤为 Ellis Ⅰ 型与 Ⅱ 型穿孔),经上述处理后多可成功堵闭。少数情况下患者必须急送至手术室行心包切开引流术及 CABG。

(五)急诊 CABG

发生率<1%,公认的指征是大的边支闭塞、重要血管近端损伤(如左主干)、血管壁穿孔和器械断裂、嵌顿等。器械不能通过闭塞病变或靶血管急性闭塞均不属于急诊 CABG 的指征。

(六)器械打结、嵌顿、断裂

CTO 病变 PCI 过程中频繁交换和重复使用器械、操作不当等可导致各种器械的打结、嵌顿甚至断裂。操作中应避免同一方向旋转导丝超过 180°,发生导丝打结或嵌顿后可小心逆方向旋转导丝,以减少扭转力。经微导管或 OTW 球囊选择性冠脉内注射硝酸酯或钙拮抗剂对解除器械嵌顿可能有一定的帮助。器械断裂后可通过扩张球囊将器械固定于指引导管内取出,或采用圈套器装置抓取,如失败则转外科行 CABG 或外周血管手术,以便取出断裂在血管中的器械。

(七)其他

医源性的主动脉夹层发生在 CTO 病变 PCI 中也有报道,尤其是采用逆行技术时。由于 CTO 病变 PCI 造影剂用量通常较大、X 线曝光时间长,因此可能导致造影剂肾病和放射性皮损。应尽量选用非离子型造影剂,轻度肾功能不全(内生肌酐清除率 30~50 mL/min)者造影剂用量应控制在 150 mL 以内。如 PCI 持续 2~3 小时仍无明显成功迹象者,可停止手术以免对患者造成损伤。对多支病变手术耗时较长者,可考虑分次行 PCI,以减少单次造影剂用量和曝光时间。

七、器械选择

(一)指引导管

原则上应选择支撑力较强的指引导管,如 XB、EBU、Voda、Q 弯、Amplaz 等,必要时选用双层套接指引导管(如 5F 指引导管套在 6F 或 7F 指引导管腔内的"子母型"指引导管)。LAD 病变首选 Voda、XB(或 XB-LAD)、EBU,支持力不够时可选 AL(Amplatz left);LCX 病变首选 AL、XB、EBU,主动脉根部扩张或 JL4 顶端指向 LAD 则选 JL5、EBU;RCA 病变首选 XB-RCA、EBU、AL 或 AR 等。指引导管的外径以 6F 或 7F 为宜,可防止导丝远端受阻时在较大导管腔内拱起,而且远端较细的导管有利于在必要时深插入冠脉内以便增加主动支撑力。对病变复杂、需要较强支撑或需要在同一指引导管内插入双套球囊或支架导管时,应选用 7~8F 外径指引导管。

(二)导丝

导丝的选择是影响 CTO 病变 PCI 成败的关键。理想的 CTO 介入治疗导丝应具有一定硬度,在阻塞病变中可被灵活旋转,不易进入内膜下,易穿过 CTO 病变两端的纤维帽,但目前尚无任何一种用于 CTO 完美无缺的导丝。影响导丝性能的主要特征包括硬度、头端形状、涂层性质等,不同材质和结构的导丝在 PCI 术中表现出的扭矩反应、触觉反馈、推进力、支持力、可操控性、尖端塑形和记忆能力也大相径庭。

硬度越大的导丝越容易穿透坚硬病变,但并非所有病变都需选用硬导丝,有些简单 CTO 甚至采用较软导丝即可开通。初学者通常首选中等硬度导丝,失败后可渐次提高导丝硬度,技术熟练者可首选较硬导丝或在中等硬度导丝失败后直接选用硬或超硬导丝,以节省手术时间和减少器材消耗。

亲水涂层导丝的优点在于推进时阻力小、容易循新生毛细血管或微孔道到达远端真腔,尤其适合于摩擦力较大的病变;其缺点是操纵性差,导丝常沿阻力最低的路径前进,易进入 CTO 近端分支或主支血管内膜下,触觉反馈亦较差,即使进入假腔仍能前进较长距离而无明显的阻力感,易于造成更大的假腔,也容易穿入细小分支或滋养血管而造成穿孔。亲水导丝常适用于闭塞段近段无分支开口、病变长度<20 mm、闭塞残端呈鼠尾状以及有微孔道的 CTO 病变。闭塞段或其近端血管有严重迂曲的病变可首选亲水导丝。硬的亲水导丝如 Shinobi Plus 等较其他导丝更容易进入内膜下或造成穿孔,不推荐初学者使用。近年来的组织病理学研究显示,多数(>75%)CTO 病变内存在直径约为 $100\sim200~\mu m$ 的腔内微孔道,并可能成为导丝通过的路径。日本学者 Hasegawa 等的研究显示,在 CTO 病变首选亲水小外径软导丝(Athlete Eel Slender 和 Fielder X-treme)的病变通过率高达 48%,逐渐变细的闭塞病变成功率较高。一般而言,经间隔侧支孔道逆行 PCI 时选择 Fielder FC 即可。值得提出的是,Asahi Fielder X-treme(XT)为亲水导丝,其头端为锥形,其远端的焊接部分比其他导丝短,该特性使得其尖端可塑形为非常短的弯曲(0.3~0.5 mm),从而有利于进入或通过较细且伴有弯曲的微孔道。新近推出的 Asahi Sion 导丝采用双层弹簧设计扭矩反馈更好,头端更耐用,导丝头端 28 cm 亲水涂层,尤其适用于经心外膜孔道逆行 PCI。

非亲水涂层导丝的优点是触觉反馈较好,有利于术者以微细动作精确操纵导丝穿过纤维钙化或存在桥侧支的病变。但其寻径能力不如亲水导丝,需要术者有较强的操控能力。目前常见的非亲水导丝均为头端缠绕型导丝,如 Cross IT 系列、Miracle 系列、Conquest 系列等,均适用于血管残端呈齐头或仅存在较小的鼠尾形态、长度>20 mm 且较坚硬的病变。在具体临床应用时几种非亲水涂层导丝仍有一定差别。

CTO 病变 PCI 常需根据不同的病变特征、手术步骤选用不同的导丝,因此 PCI 过程中可能需要更换几种导丝。大部分病例可首选 Cross-IT 100~200 和 Pilot 50、Whisper。如 CTO 血管扭曲或钙化则宜选用 PT2 MS,PT Graphix Intermediate、Pilot 50、Whisper 或 Crosswire NT 等亲水导丝。普通导丝通过失败后换用更硬的非亲水导丝(如 Cross IT 300~400)或亲水导丝(如 Shinobi 或 Shinobi plus,Pilot 150~200),仍有 30%~60%通过的几率。硬度更高的非亲水导丝除可选用 Cross IT 300~400 之外,还可选用近年日本 Asahi 公司生产的 CTO 专用导丝 Conquest 9、Conquest pro、Conquest pro 12 以及 Miracle 3~12 等。

(三)球囊

球囊的作用在于帮助导丝通过 CTO 病变(借助球囊快速交换导丝,改变导丝尖端形状、提高导丝硬度及在病变段内的操作能力,便于其跨越病变,并证实导丝在真腔)和扩张病变。常选单标记、整体交换(OTW)、1.25~1.5 mm 直径、外形小的球囊,如 Maverick、Sprinter、Ryujin 等。熟练术者对预计成功率高的病变可直接选用 1.5~2.5 mm 小外形快速交换球囊,如 Maverick 2、Apex(包括 Apex Push 和 Apex Flex)、Sprinter、Ryujin、Voyager 等。

(四)支架

CTO 病变 PCI 均需放置支架,与 PTCA 相比可降低再闭塞和再狭窄率。推荐首选药物洗脱支架(drug eluting stent,DES),支架选择方面应参照血管的解剖,其长度应能足以覆盖病变,不阻塞分支,并能对抗病变处存在的钙化和纤维化。

(五)微导管

微导管可以为导丝提供支持,调整导丝头端的塑形和硬度,从而增加其操控性和通过性;通过管腔可以快速交换导丝,必要时还可以注入造影剂进行高选择性造影。由于 CTO 病变的特殊性,微导管是 CTO 病变 PCI 中常用的重要器械之一。目前较常使用的微导管有 Rapid Transit、Progreat、Exceisior、Finecross、Tornus 和 Corsair 等。其中,Tornus 主要用于辅助病变通过而 Corsair 还兼有孔道扩张作用。其外径从 1.8F 至 2.6F 不等,显著小于普通的导引导管。

1.Finecross 微导管

在目前所有微导管中,Finecross 通过病变的能力最强,综合性能最好,尤其在逆向技术中的应用优于其他微导管。其头端逐渐变细,顶端外径仅 1.8F。管腔内涂有 PTFE,外表面为亲水涂层。杆部为辫状结构,可有效抗扭结;远端柔软部分长 13 cm,遇阻力不易变形。

2.Tornus 导管

又称螺旋穿透微导管,是一种整体交换型细导管,长度为 135 cm,由 8 根细金属丝绞链制成,外表呈顺时针螺旋状,其外表面和内腔均涂有硅树脂,允许 0.014″导丝通过。其头端部分逐渐变细,使其具有良好的操控性和扭矩力,可沿导丝逆时针方向旋转穿透坚硬致密的病变。该导管有 Tornus(2.1F)、Tornus 88 Flex(2.6F)、Tornus Pro(2.1F)三种型号。新近研制的 TornusPro 由 10 根细金属丝绞链制成,其头端外径更细,具有更好的穿透力和柔顺性。研究显示,在 1.5 mm 直径球囊难以通过时,Tornus 2.1Fr 辅助球囊通过的有效率在 85％以上。操作 Tornus 导管前,为防止导丝随导管旋转,应将导丝用旋钮固定。逆时针方向旋转,Tornus 导管前进并通过病变;顺时针方向旋转则可退出导管。如果导管头端固定于病变中无法运动时,2.1F 导管旋转的上限为 40 转,2.6F 导管旋转的上限为 20 转。过度旋转 Tornus 导管有导致其扭结甚至折断的风险。

3.Corsair 导管

Corsair 导管是最初设计用于间隔孔道扩张的导管,也可用作微导管或支撑导管。该导管实际上是孔道扩张器、Tornus 导管和微导管的"杂交"产物,其形状、插入与操作方法与普通微导管相同。导管杆采用 Asahi 专用的编织方式(Shinka shaft),其锥形柔软头端由 0.87 mm 渐变为 0.42 mm,头端 60 cm 采用亲水多聚物涂层,其最小兼容指引导管仅为 5F。Corsair 用作孔道扩张时,其操作与 Tornus 导管相同。将导丝旋钮固定于导丝上并牢牢握住后,持续 X 光透视下逆时针旋转并前送导管。Corsair 导管扩张的孔道与 1.25 mm 球囊扩张的孔道相当。一旦导管通过间隔孔道,Corsair 还可用作微导管或支撑导管,便于交换或操作导丝,并可经导管注射造影剂。Corsair 用于引导侧支孔道具有以下优点:①在侧支内通过性较好;②损伤小,无须扩张孔道;③用于扭曲侧支孔道时支撑力更好;④可用于较细且扭曲的心外膜侧支孔道。日本丰桥心脏中心的一项注册研究显示,Corsair 导管进入与穿越 CTO 病变的成功率分别为 94.4％和 70.0％。经过匹配后的对照研究显示,与未使用的患者相比,使用 Corsair 后 CTO 的成功率明显提高(98.9％比 92.5％,P＝0.03)。

(六)其他新型器械

1.Safe Cross 光学相干反射系统

由 0.014″(″为英寸,1 英寸＝2.54 cm)中等硬度导丝与光纤系统结合而成,采用光学相干反射(optical coherence reflectometry,OCR)技术,导丝前端光纤系统发射近红外激光,经过不同组织反射后返回不同强度的信号,并实时显示于监视器上。由于 OCR 技术可识别血管壁组织,因此当导丝接近血管壁0.4 mm距离时,系统可通过图像和声音提示术者,避免导丝进入内膜下或导致穿孔。此系统远端可加上射频装置,自近端对斑块进行消融,有助于导丝通过坚硬的纤维闭塞段。对普通导丝难以通过的 CTO 病变,Safe Cross 的通过率可达 50%～60%。

2.Frontrunner 导管系统

头端为钳状结构,直径 0.039″,可由术者控制钳状物的张开、闭合。PCI 术中可在 4.5F 微导管支持下送入闭塞段,术者通过手柄控制头端张合,从而造成斑块钝性撕裂。Frontrunner 导管通过闭塞段较快,穿孔的发生率约 0.9%,对普通导丝难以通过的 CTO 病变约有 50%～60% 的通过率。Frontrunner 导管最适于处理支架内再狭窄引起的 CTO,因有支架限制而不易发生穿孔,但缺点是不适用于小血管病变,对迂曲病变效果不佳且价格较昂贵。

3.CROSSER 导管系统

由发生器、传感器、导管和踏板四部分组成。其原理为发生器产生交流电,作用于压电晶体使其反复膨胀、收缩,传感器将此能量放大并传至导管头端,产生每秒21 000 次的振动,通过机械作用和空腔效应使斑块撕裂、移位,从而使血管再通。导管系统为直径1.1 mm的单轨导管,可装载于 0.014″导丝上,建议使用此系统时血管直径不小于 2.5 mm。有作者报道首次 PCI 失败的CTO 病变采用 CROSSER 系统成功率可达 56%。

4.Venture 导丝控制导管

直径 6F,特点是头端可在术者操纵下灵活转向,最大达 90°,具有良好的扭转力。PCI 术中通过导管头端转向为导丝提供精确定位和强支撑,适用于通过 CTO、致密病变、成角病变等。

5.CiTop ExPander 导丝(Ovalum)

直径 0.014″,长度 140 cm,导丝带有一个特殊设计的可扩张头端,在病变中具有“波浪”样运动的特性,即导丝向前推进的同时头端扩张病变。尤其适用于扭曲的 CTO 病变。

6.CrossBoss 导管

长度为 135 cm,由多根金属丝编织而成的管身能够承受快速的旋转,使用时通过快速双向地旋转近端旋钮,可以减少通过病变所需的推送力。由于其头端采用圆形无损伤设计,外径为3.0F,因此允许导管先于导丝经真腔或内膜下途径通过病变。最后,通过导管内腔便可送入导丝至病变远端。

7.Stingry 系统

被设计用于经内膜下途径精确地定位和重入血管真腔。它由自定位球囊和重入真腔导丝两部分组成。球囊呈独特的扁平状,其上有近、远两个开口方向相反的出口;当低压扩张(4 atm)位于血管内膜下的球囊时,特殊设计的导丝远端便可自动选择指向血管真腔的出口穿刺内膜后进入远端血管真腔。

八、操作技巧

(一)穿刺方法

要求动脉穿刺安全顺利。如病变复杂、手术过程又不需要置入大直径的器械时,通常用 6F指引导管。需要双侧冠脉造影时同侧或对侧股动脉或桡动脉可插入 4～5F 动脉鞘。对髂动脉高度迂曲者可插入长鞘。

(二)术前造影

下述信息对评价 CTO 病变成功率十分必要:CTO 是否位于血管口部或远端;与最近的分支血管的关系;是否存在钙化;阻塞类型(鼠尾状或刀切状);闭塞长度;CTO 病变近端是否存在高度迂曲;是否存在桥侧支等。"放大"功能对分析信息有帮助。某些 CTO 病变行同步双侧冠脉造影是评价病变长度的最好方法。

(三)导丝尖端塑形的方法

可根据病变形态将导丝尖端塑成不同的弯度:①渐细和同心状的断端:做成约 30°角小 J 形弯曲以利于导丝通过 CTO 病变,J 形头部分的长度接近参考血管直径;②渐细和偏心的断端:增大 J 形角度(约 50°)及长度(较参考血管直径长约 1/3),有利于通过 CTO 病变;③刀切状(齐头)的断端:需要 30°小角度和较长的 J 形(较参考血管直径长约 1/3~1/4)。

(四)导丝通过 CTO 病变的方法

逐渐递增导丝硬度。可将快速交换球囊、微导管或 OTW 球囊其中之一送至 CTO 近端,以增加导丝支撑力,利于其通过病变近端纤维帽,但球囊辅助下应用硬导丝的技术可增高导丝穿透血管壁的危险,需要术者有丰富经验及很强的控制远端导丝的技术。导丝在 CTO 中段行进时可顺时针和反时针(≤90°)旋转,同时缓慢推送导丝。如果 CTO 病变长、弯曲、超过 3 个月、含有钙化的混合性斑块,并有明显的负性血管重塑,则导丝通过的难度较大。触到动脉壁时可能阻力感减小,此时应将导丝退回至 CTO 近端换成另外的通路推进,或换为另一条导丝重新送入。保证导丝在真腔内行进的前提下,可小心加用球囊辅助以利于通过病变。如无近端纤维帽或闭塞时间较久的 CTO,则可能存在远端纤维帽。此时导丝的选择同近端存在纤维帽的 CTO,有时需要更换导丝。如通过困难,可≤180°旋转导丝,并最好作一次穿刺动作以设法使导丝通过远端纤维帽。

(五)检测远测导丝位置的方法

导丝穿过 CTO 病变全段之后,应当被较易推进且进入远端真腔血管内。需用至少 2 个不同体位投照检测导丝位置并确定导丝不在分支。如不能确定导丝是否在真腔,或球囊不能通过病变而必须用旋磨术,或应用加强型硬导丝(尤其是应用球囊支持)时,则必须应用对侧造影或 OTW 球囊行中心腔造影来检测远端导丝的位置,以确保导丝在真腔内。其他判断导丝位于真腔的方法还包括:多体位投照;对侧造影;导丝穿过闭塞段时的突破感;导丝推送顺畅、转向灵活且回撤后仍能按原路径前进(进入心包腔则走行无定路);导丝尖端塑形存在(不变直)且可进入相应分支;球囊易通过病变等。

(六)球囊通过与扩张

如果指引导管的支撑力良好,球囊扩张比较容易。先选择尖端超细的 1.25~2.5 mm 直径球囊。球囊可被扩张至"命名压"或以上。如 CTO 长度超过 20 mm,则最好应用长球囊。扩张之后原先消失的远端血流可被显示,但常较细小,系因缺乏长期灌流所致的负性血管重塑,需要冠脉内注射较大剂量的硝酸酯类以恢复远端血流。有时需要再次球囊扩张以使新开通后的血管变粗。如球囊通过失败,可试用以下方法:①改善指引导管的支撑力:交换器械时可将第二条 0.035″或 0.014″导丝置于指引导管内主动脉的部位,以加强指引导管支撑力;②检测导丝远端位置后应用旋磨术,需要送入旋磨专用导丝,选用 1.25~1.5 mm 直径的旋磨头足以扩大血管腔并改善斑块的顺应性;③采用 Tornus 导管辅助球囊通过;④多导丝挤压斑块使导丝周围腔隙变大。如球囊通过病变后扩张失败,可尝试用双导丝球囊、切割球囊、乳突球囊或耐高压(30 atm)非顺应性球囊扩张,或采用旋磨术。

(七)支架置入

为防止再闭塞和减少再狭窄发生,CTO 病变成功开通后均应置入支架。在充分预扩张及大剂量硝酸酯类冠脉内注射之后置入支架,支架直径与参考血管直径的比例应选择 1∶1。最好应用单个支架,已有报道证实置入单个长支架可产生理想的长期效果,多支架的支架间间隙或重叠可能降低裸金属支架(bare metal stent,BMS)的临床效果。简言之,要用合适的支架覆盖 CTO病变全长,尽量避免多支架置入。DES 近年来广泛应用于 CTO 病变,尽管迄今为止还缺少大规模随机对照临床研究的证据,但已有数项临床注册和回顾性研究证实,DES 可有效降低 CTO 病变开通后的长期再狭窄率,故推荐使用 DES。DES 长度应充分覆盖病变或近/远端撕裂,如单个支架不能覆盖病变,则可采用多个支架,支架间应重叠 2~3 mm。DES 置入后应以较短的球囊在支架内实施后扩张以使支架充分贴壁,在支架重叠处尤应注意充分后扩张,但应避免后扩张球囊在支架范围之外扩张,以免引起再狭窄。

(八)高级技巧

在常规方法失败后可尝试采用下列技巧,有助于提高 PCI 成功率,但部分技术较常规方法的风险更大,仅适用于操作熟练者。

1.平行导丝或导丝互参照技术

"平行导丝技术"是指当导丝进入假腔后,保留导丝于假腔中作为路标,另行插入导丝,以假腔中的导丝为标志,尝试从其他方向进入真腔,避免再次进入假腔。"导丝互参照技术"与"平行导丝技术"原理相近,以第 1 根进入假腔的导丝作为路标,调整第 2 根导丝方向;如第 2 根导丝亦进入假腔,则以其为参照,退回第 1 根导丝重新调整其尖端方向后再旋转推进,如此反复,两根导丝互为参照,直至进入真腔。

2.双导丝轨道技术

PCI 过程中向 CTO 病变远端插入两根导丝,为球囊或支架顺利通过病变提供轨道;或向另一非 CTO 血管插入另一根导丝,与单导丝相比,双导丝能提供更强的支撑力,使指引导管更为稳定。向同一病变血管内插入双导丝可使迂曲或成角的血管变得略直,因而促进支架通过钙化成角病变或近端的支架,在球囊扩张时还可防止球囊滑动以减少损伤。因此"buddy 导丝技术"适用于成角或迂曲病变、近端已经放置支架的病变、纤维化钙化病变以及支架内再狭窄病变。

3.多导丝斑块挤压技术

用于导丝成功通过闭塞段而球囊通过失败时。保留原导丝在真腔内,沿原导丝再插入 1~2 根导丝进入真腔使斑块受到挤压,然后撤出其中 1~2 根导丝,使 CTO 病变处缝隙变大,有利于球囊通过病变。多导丝斑块挤压技术的特点是较为安全、效果好(成功率可达 90% 以上),且受血管本身条件限制少,对设备要求不高。对于多数 CTO 病变,在开通时使用的导丝数目常已≥2 根,因此使用此方法通常不会明显增加患者的经济负担,是一项安全且效价比高的新技术。

4.逆向导丝技术

适用于正向导丝通过病变困难且逆向侧支良好的病例。在微导管或球囊支持下由对侧冠状动脉插入导丝(多为亲水滑导丝),经逆向侧支循环到达闭塞段远端。此时可将逆向导丝作为路标,操控正向导丝调整其方向从病变近端进入远端真腔,亦可采用逆向导丝穿过病变远端纤维帽到达病变近端,与正向导丝交会。特定条件下应用"逆向导丝技术"可提高CTO介入治疗的成功率,如某些CTO斑块近端存在不利于CTO介入治疗成功的形态学特点,或近端纤维帽较硬使导丝难以通过,而远端斑块可能较松软,导丝易于通过。"逆向导丝技术"的另一优势是,即使逆向导丝进入假腔(内膜下),因正向血流方向与逆向导丝行进的方向相反,故病变开通后血管壁受正向血流压力的影响,假腔容易自然闭合。而正向导丝一旦造成假腔,因冠状动脉血流与导丝行进方向一致,可使假腔不断扩大而致血管真腔闭塞。虽然"逆向导丝技术"在特定条件下有较大的应用价值,但因其技术难度大,耗材多,且有损伤侧支血管的

5.锚定技术

指引导管移位或支撑力不足是球囊不能通过闭塞段的主要原因之一。"锚定技术"是指在靶病变近端的分支血管或另一支非靶血管中扩张球囊并轻轻回拖,以此固定指引导管并增强其同轴性和支撑力,有利于球囊或支架通过病变。"锚定技术"适用于预计球囊或支架通过比较困难的病变,需采用外径6F以上的指引导管。潜在的风险包括导管损伤血管口部、锚定球囊损伤分支血管等,因此回拉球囊前应操纵指引导管使其同轴并处于安全位置,锚定球囊应尽量采用低压扩张。

6.内膜下寻径及重入真腔(subintimal tracking and reentry,STAR)技术

在球囊支持下操纵前向导丝(通常为亲水滑导丝)进入内膜下造成钝性撕裂,导丝在内膜下行进直至进入远端真腔,然后在内膜下空间行球囊扩张并置入支架。"STAR技术"的优点是在常规技术失败后较快地经内膜下进入远端真腔,可提高成功率,但缺点是容易损伤远端分支、穿孔风险较大、再狭窄发生率高等。"STAR技术"适用于主要分支远离CTO的病变(如RCA病变),不适合用于分支较多的LAD病变,置入支架应尽量采用药物支架。"STAR技术"仅作为常规方法失败后的应急措施,初学者慎用。

7.血管内超声指导导丝技术

在有分支的情况下,可用血管内超声(IVUS)确定CTO病变的穿刺入口。PCI术中一旦导丝进入内膜下假腔且尝试进入真腔失败时,可采用IVUS定位指导导丝重新进入真腔,但此时需先用1.5 mm小球囊扩张假腔,IVUS导管才能进入内膜下。此方法可导致较长的夹层,可损伤大分支,并有引起穿孔的风险,仅作为常规方法失败后的紧急手段,初学者慎用。

8.控制性正向和逆向内膜下寻径(CART)技术

采用正向和逆向导丝在CTO病变局部人为造成一个局限的血管夹层,便于正向导丝进入远端真腔。具体操作过程如下:首先,将正向导丝从近端血管真腔进入CTO,然后使其进入内膜下,有经验的CTO介入医师可以从导丝头端或导丝前进时阻力减小判断导丝进入内膜下。然后从对侧冠脉在微导管或球囊支持下逆向插入导丝,经侧支循环到达CTO病变远端。将逆向导丝从远端真腔插入CTO,然后进入内膜下,随后用直径1.5～2.0 mm的小球囊沿逆向导丝进入内膜下并扩张球囊。扩张后将球囊撤压并留置于内膜下以维持内膜下通道开放。通过上述步骤,正向和逆向的内膜下空间很容易贯通,正向导丝得以循此通道进入远端真腔。IVUS引导下的CART技术有望进一步提高CTO病变的开通率。"CART技术"操作方法较复杂,与"STAR技术"相比优点在于可使内膜下撕裂仅限于闭塞段内,避免了损伤远端大分支的风险。与STAR及IVUS指导导丝技术一样,此技术也需在闭塞远端的血管内膜下扩张球囊,有造成穿孔的危险,不宜作为常规手段,仅用于常规技术开通比较困难和解剖特点比较适合者的病变。

九、再狭窄与长期预后

CTO 病变成功开通后的再闭塞与再狭窄一直是影响长期预后的最重要因素。在 PTCA 时代,再闭塞和再狭窄的发生率分别高达 30% 和 50%~70%。冠脉内 BMS 的广泛应用显著降低了 CTO 介入治疗术后发生急性再闭塞的风险,但长期再狭窄率仍高达 30%~40%。近年 DES 在临床得到广泛应用,由于其强大的抑制内膜增生的能力,已被证实能够降低"真实世界"PCI 后的再狭窄率。新近发表的数项临床研究表明,与 BMS 相比,DES 能够显著降低 CTO 介入治疗后的长期再狭窄率和 MACE 发生率,初步证实了 DES 治疗 CTO 病变的长期疗效和安全性。Colmenarez 等发表的一项共计入选 4394 例 CTO 患者的 Meta 分析结果显示,与 BMS 相比,DES 显著降低 MACE 发生率(RR 0.45,95%CI 0.34~0.60,P<0.001)和靶血管重建率(RR 0.40,95%CI 0.28~0.58,P< 0.001),同时并不增加死亡(RR 0.87,95%CI 0.66~1.16,P=0.88)和心肌梗死(RR 0.89,95%CI 0.54~1.46,P=0.80)的发生,而且 DES 的这种优势在随访 3 年后仍然存在。虽然上述研究多为注册研究或回顾性分析,不能完全排除因技术进步或支架平台改善造成的疗效差异,但 DES 作为改善 CTO 病变 PCI 后再狭窄和再闭塞的一项有力手段,已经初现曙光。2005 年发表的欧洲心脏协会 PCI 指南建议 DES 治疗 CTO 病变为 II a C 类适应证,2006 年欧洲监管机构亦已批准 TAXUS Liberté 等新型 DES 用于 CTO 病变。随着支架平台和药物涂层技术的不断改进,DES 在 CTO 治疗中的地位必将得到进一步的巩固,但目前还需进行大规模、多中心、前瞻性的随机对照研究来获得更为可靠的临床证据。此外,对一些特殊类型的 CTO 病变,如桥血管 CTO、合并糖尿病的 CTO 以及小血管 CTO 等,DES 的长期效果还有待证实。

(成少永)

第十节　心功能不全患者冠状动脉病变的介入治疗

心功能不全是患者住院和死亡的主要原因之一。随着心血管疾病患者病死率下降和人群老龄化,心功能不全的发病率还在持续上升。药物治疗能有效改善一部分患者的临床症状和预后,但其病死率仍然很高。冠状动脉疾病是心功能不全的主要原因之一,持续的冠状动脉缺血还会进一步加重心功能不全。研究显示,存在大面积心肌缺血的心力衰竭患者,单纯药物治疗的 5 年病死率高达 60%。当心功能不全患者存在导致心肌缺血的冠状动脉病变,如冠状动脉病变适合血运重建(PCI 或 CABG)治疗,在积极药物治疗的同时,进行血运重建有可能改善这些患者的症状和心室功能,降低病死率。尽管心功能不全患者进行血运重建时,发生围术期不良事件的风险较心功能正常的患者高,但其血运重建的绝对收益也较大。

一、概述

(一)心功能不全对血运重建结果的影响

Momtahen 等的研究发现,缺血性心肌病患者心功能不全程度对冠状动脉血运重建结果有一定影响。与左室射血分数(LVEF)>40% 的患者相比,LVEF≤40% 的患者血运重建后 LVEF 的改善更显著。对于无保护的左主干病变患者置入药物洗脱支架,左室射血分数降低的患者院内和长期随访期间的病死率明显增加。但心功能不全患者并未增加非致命性不良事件和支架血栓的风险。Allman 等的一项荟萃分析也证实,左心室功能不全的严重程度与血运重建的收益有直接关系,LVEF 越低,病死率降低的绝对值越高。在 Wallace 等的一项回顾性队列研究中,1998~1999 年所有在纽约州行择期 PCI 的患者,依照术前 LVEF 进行分组评估 LVEF 和住院死亡风险的关系。结果发现,与 LVEF≥55％的患者相比,LVEF 分别为 36％~45％(OR 1.56,95％CI 1.06~2.30),26％~35％(OR 2.17,95％CI 1.4~3.31),≤25％(OR 3.85,95％CI 2.46~6.01)的住院期间的死亡风险明显增高。

埃默里大学的一项研究调查了不同程度的心功能不全对血运重建治疗安全性的影响。该研究入选 1981 年—1995 年期间在埃默里大学医院进行血运重建治疗的 11830 名患者。按照基线 LVEF 的不同将患者分为 4 组(第 1~4 组 LVEF 分别为＜25％、25％~34％、35％~49％和≥50％)。随访结果发现,尽管低 LVEF 患者进行血运重建治疗的病死率是 LVEF 正常患者的 2 倍,但病死率和并发症发生率的绝对值并不高。围术期 Q 波心肌梗死的发生率也很低,可能是由于 IABP 的广泛应用减少了围术期心肌缺血。低 LVEF 患者 5 年和 7 年生存率都比较低;LVEF＜25％的患者 10 年生存率仅有 23％。

Keelan 等根据 LVEF 将 1158 例接受 PCI 的患者分为 3 组(第 1 组 LVEF≤40％,n=166;第 2 组 LVEF 41％~49％,n=126;第 3 组 LVEF＞50％,n=866),分析 PCI 对院内和 1 年结果的影响。结果发现,LVEF≤40％组的院内病死率及死亡/心肌梗死的复合终点发生率最高,低 LVEF 与高院内病死率独立相关。3 组的死亡、死亡/心肌梗死和死亡/心梗/CABG 的复合终点有显著的统计学差异,LVEF≤40％组预后最差。

(二)血运重建对心功能不全患者的价值

已有许多研究证实,血运重建对左室功能不全患者的预后有重要影响,可显著改善心功能不全患者的左室整体和局部功能,显著提高患者的 LVEF 和 NYHA 心功能级别,改善心绞痛症状,改善患者近期和晚期预后。Sciagrà 等从 SEMINATOR 研究中入选 77 例接受血运重建治疗(球囊成形术或 CABG)的慢性缺血性心力衰竭患者,结果发现,术前是否存在心室运动不同步、心肌存活性以及血运重建完全程度是血运重建术后心功能恢复的主要决定因素。Carluccio 等对 26 例缺血性心肌病患者研究发现,血运重建治疗不仅改善了患者的左心室收缩功能,而且对于大多数患者的舒张功能也有明显改善。26 例患者中,只有 3 例患者术后仍有左室舒张期充盈受限(P=0.016)。其舒张功能改善除与存活心肌数量有关外,血运重建治疗还可逆转左室重构。

(三)心肌存活性对心功能不全患者预后的影响

许多研究一致认为,心肌存活性与缺血性心功能不全患者血运重建的预后有显著关系。一项荟萃分析证实,缺血性心肌病心功能不全患者的心肌存活性与血运重建后生存率的改善有显著关系。无创成像技术证实有存活心肌的患者,血运重建治疗后生存率的改善明显好于只进行药物治疗;没有存活心肌时,血运重建对生存率的改善不优于药物治疗。晚近的一项研究探讨了存活心肌面积的大小对缺血性心衰患者血运重建术后心功能改善的影响。结果发现,术前核素心肌灌注显像检查中,如果左室有＞4 个存活的心肌节段(相当于 24％的左室面积),CABG 术后患者的左室功能、心衰症状和生活质量就会有显著提高。

(四)血运重建改善心功能的机制

心功能不全的药物治疗主要针对心功能不全的代偿机制,而血运重建治疗主要针对的是导致冠心病心功能不全的关键原因——心肌缺血。在发达国家,冠状动脉疾病是大约 2/3 心力衰竭患者的主要病因。冠状动脉疾病时发生的血管内皮功能不全、心肌缺血和梗死还可加重心力衰竭的进展。

存活但是功能障碍的心肌是处于冬眠或顿抑状态。心肌顿抑是心肌急性缺血后出现的心肌功能障碍，缺血改善后，大部分心肌节段的功能可早期恢复（血运重建后 3 个月）。冬眠心肌是长期心肌缺血造成的心肌收缩功能的持续低下，灌注改善后，大部分心肌节段的功能晚期恢复（血运重建后 14 个月）。这两种过程常常共存，不易区分。大约 60% 的缺血性左室功能不全，是由于存活的心肌出现了功能障碍，因此许多患者的预后是有可能改善的。Rahimtoola 等认为重构的心肌处于冬眠状态，早期血运重建可逆转心肌重构。

心肌冬眠的早期阶段，患者只有室壁运动异常，没有心室重构或重构的心肌很少，可以逆转到正常。因此这个阶段是血运重建的最佳时期。随着左室重构的进展，血运重建能够带来的益处逐渐减少。如果患者只有单支血管病变，即使已出现左室重构，也应进行血运重建。心肌梗死后的非存活心肌，会逐渐被瘢痕组织替代，造成左室形状和大小的改变，使心室收缩功能进一步恶化，血运重建可以逆转这个过程。

二、心功能不全患者介入治疗的临床评价

(一)与药物治疗的比较

一般来说，受危害的心肌越多，血运重建（PCI 或 CABG）较单纯药物治疗的风险就越大，绝对得益也越大。与药物治疗相比，伴有左室功能不全和 1～2 支血管病变的患者，PTCA 或 CABG 后其总的生存率较高，但无事件生存率则无差异。

Tsuyuki 等的研究入选 4228 例心功能不全的冠心病患者，其中 2538 例患者进行了血运重建治疗，1690 例患者只采用药物治疗。血运重建患者 1 年的病死率为 11.8%，而未进行血运重建患者的 1 年病死率为 21.6%（HR 0.52，95%CI 0.47～0.58）。风险校正的存活曲线早期分离，血运重建的生存率显著高于单纯药物治疗，在随访的 7 年里生存曲线的分离程度逐渐增大。

(二)与 CABG 的比较

外科血运重建治疗低 LVEF 患者仍是一个难点，一般情况下应在能够提供机械支持的中心开展。在很有经验的中心，外科血运重建治疗心功能不全患者的病死率是 5%～8%。

Tsuyuki 等的研究还对比了 PCI 和 CABG 对心功能不全患者生存率的影响。风险校正前后 7 年生存曲线，比较了 PCI、CABG 和未进行血运重建治疗患者的生存率。从未校正的生存曲线看，PCI 和 CABG 对生存的影响无显著差异。从风险校正的生存曲线看，CABG 在降低病死率方面优于 PCI，PCI 优于药物治疗。不同血运重建策略下患者生存率的差别远低于血运重建和药物治疗的差别。

Toda 等的回顾性研究中，在严重左室功能不全（15%≤LVEF≤30%）的患者中比较了 CABG 和 PCI 两种策略。尽管 CABG 的完全血运重建率较高、心脏事件和靶血管重建率较低，但 CABG 在改善生存率方面并不优于 PCI。提示尽管 PCI 不能达到完全血运重建，但对挽救心室功能，改善心力衰竭患者预后方面，仍有很大的作用。

REHEAT 研究入选了 141 例 LVEF<40% 且冠状动脉造影确诊为冠状动脉疾病的患者，对比了 PCI 和 CABG 两种策略。结果发现，CABG 组的 30 天主要不良事件发生率较高（40.7% 比 9%，P=0.0003）；PCI 组的住院时间较短（6.8±3.6 天比 9.2±2.1 天，P=0.00001）。PCI 与 CABG

改善 LVEF 的程度相当（6.0±7.2％比 4.4±9.0％，P＝0.12）。

AWESOME 试验入选 454 例患者，随机对比了 PCI 和 CABG 两种策略。结果发现，两组 3 年生存率相当（69％比 72％），两组无不稳定型心绞痛或再次血运重建生存率也无差异（PCI 组为 37％，CABG 组为 41％）。AWESOME 登记也得到了相同的结果，但同时发现，PCI 的成本效益更好。REHEAT 登记研究也得到类似的结果。

对于有 CABG 史的患者，再次 CABG 的病死率比首次 CABG 高。AWESOME 是第一个在既往进行过 CABG 的患者中，比较 CABG 和 PCI 疗效的随机试验。在 1995 年到 2000 年的 5 年期间，入选了 16 家医院的 2431 例药物难治性心肌缺血的患者，患者至少存在一个高危因素（包括严重左心功能不全），同意随机分组的患者随机接受 PCI 或 CABG 治疗，不同意随机分组的患者根据医师的建议或患者自己的选择接受相应的治疗。结果发现，随机治疗分组接受 CABG 和 PCI 的患者 3 年生存率分别是 73％和 76％。在医师指导下选择治疗方式的患者，36 个月生存率分别是 71％和 77％。该研究显示，对于多数 CABG 后的患者，再次血运重建时 PCI 是较好的选择。

然而，也有个别临床试验表明，在射血分数＜40％伴二支或三支病变或累及左前降支近端的患者，CABG 优于支架置入术。纽约州的一项调查入选 9952 例 LVEF＜40％的患者，分别接受 PCI 或 CABG，其结果与 AWESOME 研究几乎相同。在 LVEF 较低的患者，与 CABG 相比，多支血管 PCI 的相对死亡风险增高了 30％～40％。

（三）药物洗脱支架对心功能不全患者预后的影响

对于缺血性心脏病左室功能严重受损的患者，与裸金属支架（BMS）相比，药物洗脱支架（DES）可能降低病死率和主要不良心脏事件发生率；有研究提示，对于缺血性心脏病严重左室功能不全的患者，置入 DES 后的长期病死率和主要不良心脏事件发生率与 CABG 相近；Gioia 等在 191 例有严重左室功能不全（LVEF≤35％）的缺血性心脏病患者中，对比了 DES 和 BMS 的效果。其中 128 例患者置入 DES（西罗莫司或紫杉醇），63 例患者置入 BMS。平均随访期为 420±271 天，两组在年龄、心力衰竭病史、病变血管数目等方面无差异。DES 组和 BMS 组主要不良心脏事件发生率分别为 10％和 41％（P＝0.003）；两组的心功能都有所改善（NYHA 分级 DES 组从 2.5±0.8 到 1.7±0.8；BMS 组从 2±0.8 到 1.4±0.7）。与 BMS 相比，置入 DES 可以降低严重左心功能不全患者的主要不良心脏事件发生率。

（四）血运重建策略和指南建议

2005 年 ACC/AHA 心力衰竭指南建议，有心绞痛或有冠状动脉缺血表现的心力衰竭患者应该进行冠状动脉造影，除非患者不做任何形式的冠状动脉血运重建治疗（Ⅰ类，证据级别 B）；既往未评价过冠状动脉病变的解剖结构且没有血运重建禁忌证、有胸痛的心力衰竭患者建议进行冠状动脉造影（Ⅱa 类，证据级别 C）；对于有冠状动脉疾病但无心绞痛的心力衰竭患者，建议进行无创成像评价心肌缺血和存活性，除非患者不作任何形式的血运重建治疗（Ⅱa，证据级别 B）；应用无创手段评价心力衰竭或低 LVEF 患者的病因是否是冠状动脉疾病（Ⅱb 类，证据级别 C）。对心力衰竭患者进行冠状动脉造影，不仅有助于决定是否行 PCI，更能指导药物治疗，比如阿司匹林、他汀类药物和 ACEI 类药物的应用。

2007 年 ACC/AHA/SACI 的 PCI 指南中建议，经药物治疗的双支或三支病变的 UA/NSTEMI 的患者，有左室功能不全，病变适合导管治疗的，应行 PCI 治疗（Ⅱb 类，证据级别

B);对于溶栓失败的心肌梗死患者,若有严重的充血性心力衰竭和(或)肺水肿(Killip 3 级),应行 PCI 治疗(Ⅰ类,证据级别 B);溶栓成功和未进行早期再灌注的心梗患者,如 LVEF≤40％或发生心力衰竭,常规行 PCI 是Ⅱb 类适应证。2009 年,ACC/AHA 的心力衰竭诊断和治疗指南更新指出,对于同时合并心力衰竭和心绞痛的患者,强烈推荐使用冠脉血运重建治疗,可减轻心肌缺血的症状(Ⅰ类指征,证据级别 A)。CABG 可减轻症状,降低多支病变、LVEF 降低和稳定型心绞痛患者的死亡风险。2004 年,美国冠脉旁路移植术指南推荐存在严重左主干病变及有大面积非梗死心肌、非侵入性检查示灌注不足、收缩减低的患者接受血运重建治疗。

实际工作中,当怀疑患者心力衰竭原因为冠心病时,都应该进行冠状动脉造影,因为这是明确心力衰竭病因的最可靠方式。具有缺血性心力衰竭和心绞痛的患者都应尽可能进行血运重建。尽管循证证据不足,对缺血性心力衰竭但没有心绞痛的患者也应行血运重建。因为在临床实际工作中需要临床医师根据具体患者的具体情况,权衡利弊,如果心肌缺血是患者心力衰竭的主要原因,血运重建就可能是有决定性意义的治疗手段。

血运重建策略的选择:心力衰竭患者血运重建的最终目的是最大程度地保护心肌功能。选择具体策略要根据患者的临床和病变情况。许多试验都证实,PCI 是安全有效的,但是与 CABG 相比,再次血运重建率较高,这可能是由于再狭窄和未处理病变的进展所致。此外,存在下列情况时倾向于 CABG:①一条开放可用的左侧乳内动脉;②左主干或左前降支近端有严重狭窄;③左前降支适合用左侧乳内动脉进行血运重建。如果以上 3 个条件中有 1 项不符合,就倾向于选择 PCI。另外,如果左前降支不适合进行 PCI,但其供应的心肌区域有存活心肌,应选择 CABG。

三、心功能不全患者 PCI 有关技术问题

(一)存活心肌的判断

心肌存活性可采用 SPECT、PET、多巴酚丁胺负荷超声心动图、MRI 等检查进行评估。SPECT 主要是通过检测细胞功能(细胞膜和线粒体的完整性)来判断心肌存活性;PET 主要是通过检测代谢功能(葡萄糖的利用)来判断心肌存活性。与 PET 相比,SPECT 可能会低估心肌的存活性。PET 评价心肌存活性需要结合心肌灌注和心肌糖代谢检查。PET 成像不匹配(灌注减低,代谢正常)是存活心肌最特异性的表现。PET 图像质量高,诊断准确性高,但价格昂贵,操作复杂,且示踪剂的摄取需要依赖于患者的代谢状态。超声心动图是最常用的评价心肌存活性的方法。多巴酚丁胺负荷时,如收缩减低的心肌节段功能改善,则提示心肌存活和缺血,预示功能可以恢复。虽然超声心动图应用广泛,技术相对简单,但是诊断准确性不高。MRI 评价心肌存活性的两个主要方法是,应用对比剂评价微循环(延迟增强显像)和应用多巴酚丁胺评价收缩储备。MRI 的主要优点是可同时提供功能、结构和灌注的信息,分辨率很高;缺点是采集图像时需屏气,心率不规则时成像质量差,带有金属装置的患者不能进行检查等。

(二)完全和不完全血运重建

有研究认为,完全血运重建患者术后 LVEF 明显升高,不完全血运重建能影响患者的长期预后。但是,在部分高危患者(如心功能不全的患者)中,不完全血运重建也有可能是较为理想的治疗策略。不完全血运重建的好处在于操作风险低,但是有可能需要再次进行血运重建。通过 PCI 达到完全解剖重建(处理所有直径狭窄≥50％、长度＞1.5 mm 的冠状动脉病变节段),往往需要较高的成本,较大剂量的造影剂和 X 线辐射。Valgimigli 等建议,左室功能不全患者血运重建策

略时不一定要达到完全解剖重建;术前应进行准确的功能评价以确定所有存活的心肌节段,术中争取达到完全的功能重建(治疗所有直径狭窄≥50%、支配存活心肌的冠状动脉节段)。

(三)造影剂问题

充血性心力衰竭是 PCI 术后发生造影剂肾病的危险因素之一。造影剂肾病可显著增加 PCI 术后患者的病死率。识别高危患者和恰当的围术期处理可减少造影剂肾病的发生。

(四)循环支持

严重的左心功能不全、心源性休克的患者,PCI 时出现循环崩溃的风险往往较高。是否应用循环支持,应首先权衡其潜在的得益和可能出现合并症的风险。循环支持治疗往往需要用较大的鞘管,因此血管并发症的发生率高于常规 PCI。尽管应用 IABP 出现血管并发症的风险较大,但是主动脉内气囊反搏(IABP)能为 PCI 中的心功能不全患者,提供有效和安全的机械支持,甚至改善预后。心肺支持(CPS)也可用于支持左心功能不全患者的 PCI。CPS 需要应用较大的导管(15~18F),因此血管并发症发生率较高。需要长时间支持的患者可能会出现全身性炎症状态,包括溶血性贫血、弥散性血管内凝血等。尽管如此,有非随机研究已经证实有选择的应用 CPS 是可行的。Suarez 等评价了 92 例冠状动脉支架血运重建患者中 CPS 的价值,证实经皮 CPS 对高危(包括左心功能不全)患者的 PCI 起到保护作用,在生存者的长期随访中发现多数患者可以持久获益。

对左室功能不全患者进行血运重建治疗的目的是改善症状和心室功能,并预防缺血或心律失常事件的发生。血运重建策略的选择是复杂的,必须要结合患者的解剖情况、临床情况和本人意愿,并认真评估操作的风险和收益后决定。目前,有关左室功能不全患者的血运重建策略的建议并不是建立在循证医学基础上的。正在进行中的几个随机临床试验将进一步评价血运重建和心肌存活性检查在这部分患者中的价值。

(成少永)

第十一节 肾功能不全患者冠状动脉病变的介入治疗

冠心病与肾功能不全的关系甚为密切。一方面,肾功能不全是冠心病患病率升高的危险因素,即使轻微的肾损害,如极低水平的微球蛋白尿或轻微肾功能不全即可使冠心病发病率升高;另一方面,肾功能不全增高冠心病患者死亡与心肌梗死等不良事件的发生率。肾功能不全是预测经皮冠状动脉介入治疗(PCI)术后死亡与并发症的独立危险因素。因为多数临床试验都排除了肾功能不全的患者,所以肾功能不全患者冠心病介入治疗的效果不很确定。了解并重视肾功能不全对冠状动脉介入治疗的影响,对于合理选择治疗策略、提高 PCI 的安全性具有重要意义。

一、肾功能不全与冠心病

慢性肾脏疾病(chronic kidney disease,CKD),不论轻重如何,都会增加患者发生心血管事件的危险,而一旦合并心血管事件,其预后比肾功能正常者更为严重;慢性肾功能不全患者常常死于心血管事件,而非慢性肾衰竭,或者说,多数肾功能不全患者在发展到肾衰竭前就已死于心血管疾病。Kaiser Permanente Renal Registry 研究了 112 万余名成人,根据肾小球滤过率(glomerular filtration rate,GFR)分层,在随访的 2.8 年中,经年龄校正后的病死率。目前,全球 CKD 和终末期肾脏疾病(end-stage renal disease,ESRD)的发病率呈逐年上升趋势,1998 年美国需要透析的 CKD 患者数为 32 万,到 2010 年,这一数字增长到 65 万。1998 年轻到中度肾功能不全患者人数为 1300 万,还有约 590 万合并 CKD 但没有 GFR 降低的患者。到 2010 年,这些数字翻番,可以说 CKD 已经达到流行趋势。据估计,每 9 个美国人中就有一个人合并不同程度的肾脏疾病。CKD 患者冠心病的患病率高,是患者死亡的主要原因。美国心脏病协会发表声明指出,CKD 患者应视为患心血管疾病危险性最高的人群之一,因此应采取强化的预防性措施,预防心血管疾病。

心血管疾病是 CKD 患者的主要死因。经性别、种族和是否合并糖尿病校正后,透析患者的心血管病死率比其他患者高 10～30 倍。在年轻的、非糖尿病的终末期肾病患者中,冠心病的患病率为 25%,而在老年、慢性糖尿病的终末期肾病患者中,冠心病的患病率为 85%。29% 的终末期肾病患者于透析的第一年发生心肌梗死,到第二年心肌梗死的累计发生率为 52%。CKD 患者一旦发生心血管事件,预后往往比肾功能正常者差。一项对 3106 例急性心肌梗死患者的研究报告,院内病死率在肾功能正常者为 2%,轻度 CKD 者为 6%,中度 CKD 者为 14%,严重 CKD 者为 21%,透析患者为 30%。一项荟萃资料显示,血清肌酐水平越高,ST 段抬高心肌梗死患者溶栓治疗后 30 天存活率越低。合并轻到中度 CKD 的非 ST 段抬高急性冠脉综合征患者 30 天和 180 天的病死率高于无慢性肾病的患者。透析患者心肌梗死后 1 年内的病死率高达 59%,肾移植患者心肌梗死后 1 年病死率为 24%。在一项心肌梗死患者的队列研究中,无慢性肾病的患者一年的病死率为 24%,合并轻度 CKD 的患者为 46%,合并中度 CKD 的患者为 66%。一组经冠脉造影证实的冠心病患者的长期随访中,GFR＜60 mL/min 的患者发生急性心肌梗死和死亡的危险比为 2.3,GFR＜30 mL/min 的患者危险比为 5.1。

反过来,冠心病患者中 CKD 也非常常见。Mayo Clinic 研究了 3106 例急性心肌梗死患者中合并肾功能不全(血清肌酐清除率≤75 mL/min)者占 57.5%;Cooperative Cardiovascular Project 收集全美国 65 岁以上老年急性心肌梗死 136889 例,合并慢性肾功能不全的患者(血清肌酐≥1.5 mg/dL)占 39.8%。

对于合并慢性肾功能不全的冠心病患者的治疗,目前缺乏充分的循证医学证据,因为在随机试验中,肾功能不全的患者往往被排除在外。美国一项研究报告,CKD 患者接受血小板糖蛋白 Ⅱb/Ⅲa 受体拮抗剂、冠状动脉造影和介入治疗的比例低于肾功能正常的患者,而 CKD 患者多为高危患者,病死率和出血发生率均显著高于其他患者。

肾病患者常合并冠心病的原因是多方面的。糖尿病、高血压等冠心病的危险因素常常也是肾功能不全的原因,所以在 CKD 患者中,冠心病危险因素的致病率是最高的。美国的研究表明,在 1980 年,透析患者肾衰竭的原因 13.1% 是由糖尿病引起的,而到 2002 年,这一比例上升到59%。高血压是造成肾衰竭的第二大原因,占 28%,多数透析患者都合并高血压。脂质代谢异常也是 CKD 患者最突出的特点之一。但是应用 Framingham 危险因素公式往往会低估 CKD 患者患冠心病的危险性,提示除传统的危险因素外,还有其他因素在 CKD 患者易患冠心病的机制中起作用。最近的研究表明,肾功能下降时体内出现的一系列病理生理改变促发了冠心病的发生。这些因素包括:氧化应激增强、血管内皮功能下降、血液高凝状态,同时伴有血清同型半胱氨酸、肾素-血管紧张素-醛固酮系统(RAS)活性升高及贫血、钙磷失衡、炎性标记物水平升高等,这些因素的改变导致了动脉硬化的快速进展。

二、肾功能不全患者冠状动脉病变的特点

肾功能不全患者和其他患者在生理、代谢和解剖上存在很大差别,如存在冠状动脉和主动脉钙化、血管条件差、血小板功能差、自主神经张力异常、慢性贫血等因素。随着肾功能的降低,凝血、纤溶系统异常、血脂代谢、内皮功能异常、贫血、钙磷代谢失衡、容量负荷过重等一系列异常情况都会相继出现。肾功能不全患者中,多数存在合并症,如心功能不全、外周血管疾病、难以控制的高血压和糖尿病。同肾功能正常的冠心病患者相比,合并 CRF 的患者年龄更大,女性比例较多。随着肌酐清除率的降低,冠状动脉多支病变、左主干病变增加,GFR 重度下降者可分别达 $50\% \sim 60.8\%$ 与 $11.0\% \sim 23\%$。

冠状动脉广泛而严重的中膜钙化是 CKD 患者最显著的特征。$54\% \sim 100\%$(平均 83%)的透析患者存在不同程度的冠状动脉钙化。即使在年轻的 CKD 患者中,冠状动脉钙化也很常见。Hujairi 等分析了冠状动脉 CT 检查的结果,透析患者冠状动脉钙化指数是同龄的、冠脉造影证实的非 CKD 患者的 $2 \sim 5$ 倍。但是由于电子束 CT 不能将冠脉中层钙化从冠状动脉钙化斑块中鉴别出来,所以一般电子束 CT 不宜用于诊断 CKD 患者的冠心病。尸检资料分析,终末期肾病患者与年龄、性别匹配的患者相比,动脉粥样硬化斑块的面积和体积并没有很大差异,但终末期肾病患者的钙化程度明显升高。

糖尿病及终末期肾病患者的无症状心肌缺血及不典型心绞痛发生率较高,这可能与糖尿病和尿毒症造成的神经病变有关。尽管冠心病在终末期肾病患者中的发病率较高,但只有 17% 的患者有心绞痛症状。另一方面,CKD 患者中有典型心绞痛症状者冠脉造影没有冠脉明显狭窄的发生率高达 25%,其心绞痛症状可能归因于微循环病变、合并贫血、难以控制的高血压、合并左室肥厚等。与非 CKD 患者相比,这些患者发生急性心肌梗死的危险明显升高(5.2% vs 0.7%),病死率也显著升高(24.7% vs 3.9%)。

三、慢性肾功能不全患者的血运重建治疗

(一)CKD 患者 PCI 的近期与远期结果

经皮冠状动脉介入治疗(PCI)患者院内病死率与是否合并 CKD 和糖尿病密切相关。无 CKD 无糖尿病患者的院内病死率为 0.7%,有糖尿病而无 CKD 的患者为 1.0%,无糖尿病有 CKD 的患者为 2.3%,同时有糖尿病和 CKD 的患者为 3.7%。早期的横断面研究显示,血清肌酐水平 $\geqslant 1.5$ mg/dL 的患者 PCI 术后院内和长期病死率均显著升高,$3 \sim 4$ 年后生存率只有 60%。Rubenstein 等比较了肾功能异常对病死率的影响,血清肌酐水平在 $1.6 \sim 2.0$ mg/dL 与 $\geqslant 2.0$ mg/dL 者 2 年病死率分别为 55% 及 75%,均显著高于血清肌酐正常者。Best 等分析了不同肌酐清除率对 PCI 患者预后的影响,结果发现,肌酐清除率 $\geqslant 70$,$50 \sim 69$,$30 \sim 49$,< 30 mL/min 患者的病死率依次递增。在一项登记了 5327 例 PCI 术后患者的资料中,术后 1 年病死率在肌酐清除率为 $70 \sim 90$ mL/min 的患者为 1.5%,肌酐清除率在 $50 \sim 69$ mL/min 者为 3.6%,肌酐清除率在 $30 \sim 49$ mL/min 者为 7.8%,肌酐清除率 < 30 mL/min 者为 18.3%,透析患者为 19.9%。

国内 Zhang 等的一项单中心注册研究结果显示,在接受血运重建的患者中,尽管只有 4.3% 的患者血清肌酐高于正常,但有高达 65.8% 的患者血清肌酐清除率低于 90 mL/min,即使是轻微的肾功能不全也与血运重建后不良事件相关。Reinecke H 等也发现,在血清肌酐 $\geqslant 1.3$ mg/dL

(相当于肾功能降低50%)时,肾功能对病死率的影响就达到了显著水平。

合并CKD的患者急性心肌梗死后接受急诊PCI的短期和长期病死率也显著高于肾功能正常的患者。合并CKD的患者年龄较大,女性和合并高血压、外周血管疾病和心力衰竭者较多,患者30天病死率显著高于(7.5%vs 0.8%)肾功能正常者,1年病死率也显著升高(12.7%vs 2.4%)。但是,校正其他因素后,CKD患者30天的病死率仍是其他患者的5.7倍,1年的病死率是其他患者的2倍。出血并发症的发生率也升高2倍以上,严重再狭窄的比例(20.6%vs11.8%)和梗死相关动脉的再闭塞率(14.7%vs 7.3%)都有显著升高。

(二)CKD患者血运重建策略的比较

目前的多数研究显示,血运重建治疗可以改善患者的预后。Opsahl等进行了一项回顾性病例对照研究,结果发现,接受血运重建治疗的患者2年后的生存率显著高于药物治疗的患者。Manske等进行了一项前瞻性对照研究。该研究入选了26例伴有糖尿病的终末期肾衰患者,随机分为药物治疗组和血运重建治疗组,后者包括PTCA和冠状动脉搭桥(CABG),在随访的2年中,血运重建治疗组患者心血管事件显著低于药物治疗组(15%vs 76%)。Kadakia等分析了4620例肾功能不同程度受损的患者,结果显示,血运重建治疗,不论是经皮介入治疗还是CABG,对各种程度肾功能受损患者预后改善的作用优于单纯药物治疗。

1.PCI与CABG

CKD患者血运重建策略比较方面的临床研究目前非常少。这方面的报告多数来源于登记研究,难以据此确定哪一种血运重建方法在慢性肾功能不全患者中孰优孰劣。USRDS的资料显示,透析患者合并冠心病经不同冠脉血运重建方法进行冠脉重建的2年生存率,支架组(n=4 280)及球囊扩张组(n=4 836)均为48%,CABG组(n=6 668)为56%,全因病死率CABG组较球囊扩张组低20%,支架组较PTCA组低6%。尽管院内病死率在冠脉支架及球囊扩张组较CABG组低(4.1%,6.4%,8.6%),但生存曲线在6个月时就发生交叉。进一步分析显示,CABG的生存率优势主要来源于应用内乳动脉-前降支旁路,未使用内乳动脉旁路的患者与PCI患者比较并无生存优势。该观察结果有两点启示:CABG的优点取决于患者是否需要行前降支血运重建,以及有无合适靶血管。APPROACH研究显示,无论肾功能情况如何,CABG组病死率都是最低的。

2.ST段抬高心肌梗死溶栓与直接PCI

在STEMI患者中,肾功能不全是仅次于心源性休克的死亡预测因素,且不依赖于包括TIMI危险积分的传统心血管危险因素。对于合并肾功能不全的STEMI患者,直接PCI是否优于溶栓治疗还有争议。

Dragu等对STEMI合并肾衰竭的132例患者进行研究。结果显示30天的总病死率在溶栓组、直接PCI组和保守治疗组分别为8.3%、40%和29.7%(P=0.03)。以溶栓组作为参照,直接PCI组和保守治疗组心梗后的7天、30天和365天的死亡风险比分别在3.1～8.1和1.5～4.6。因此作者认为对于合并肾功能不全的STEMI患者,溶栓是最佳的治疗策略。但是,有多项研究结果提示,在STEMI患者中PCI优于溶栓治疗。荟萃分析的结果也提示,PCI比溶栓治疗能更好的改善预后,降低病死率,并在高危患者中也能观察到PCI绝对的获益。入院时的血清肌酐值是鉴别高危急性STEMI患者的一项指标,而早期的PCI治疗可改善血清肌酐值升高的高危患者预后。因此有学者认为溶栓治疗尽管在合并肾功能不全的STEMI患者中也是可行的,但不宜在高危的急性 STEMI 患者中推荐作为优选的再灌注治疗方案,或替代早期介入治疗。

(三)药物洗脱支架(DES)在 CKD 患者 PCI 中的应用

DES 被证实能够显著抑制支架内的内膜增生,从而较传统的裸金属支架(BMS)进一步降低了再狭窄的发生率,并进一步降低了再次血运重建的风险。合并肾衰竭的冠心病患者即使在接受成功的 PCI 后,仍有较高的病死率。DES 是否能改善合并 CKD 冠心病患者的预后,有学者对此进行了研究。

Lemos 等对不同肾功能水平的 1080 例冠心病患者接受 DES 或 BMS 置入后 1 年的再次血运重建率和病死率进行了评估。结果显示,在合并肾功能不全患者中,DES 组的再次血运重建率较 BMS 组明显降低(5.6% vs 19.6%,$P=0.03$),但 DES 组与 BMS 组之间在病死率方面无显著差异(3.2% vs 3.6%,$P=0.8$)。与 BMS 相比,DES 降低了合并肾功能不全冠心病患者的临床再狭窄率,但这一获益并不与该人群的死亡风险降低相平行,从这个角度看来,再狭窄并非合并肾功能不全冠心病患者病死率增加的主要原因。EVENT 注册研究旨在评价 DES 时代在"真实世界"中对慢性肾脏病患者行冠脉介入治疗的近期影响。结果发现,住院期间随肌酐清除率的降低,患者出血并发症逐步增加,病死率和心肌梗死的发生率更高。术后 1 年,由于阿司匹林、氯吡格雷、ACEI、Statin 等药物的应用,患者的肾功能恶化有减轻的趋势。Rishi 等比较了第一代药物洗脱支架对于中重度肾功能不全患者的长期影响,在 4 年的随访期间 PES 组和 SES 组相比,两组在 MACE 发生率及全因病死率方面无明显差异。

另外值得关注的是,合并 CKD 患者由于肾脏疾病的进展,常常需要透析治疗。而置入 DES 后需要长达 12 个月的双联抗血小板治疗,过早停药发生支架血栓的风险增加。且透析患者在行介入治疗时住院期间出血并发症明显增加,因此在这部分患者中需仔细权衡,慎重选择 DES,尤其在近期有可能接受透析治疗的患者中。即便是使用药物洗脱支架的透析治疗的患者,术后再狭窄及不良事件发生率也明显升高。

四、慢性肾功能不全患者的介入治疗特点

合并 ESRD 患者的冠脉病变常为弥漫性钙化病变,造影常明显低估冠脉病变的程度。弥漫性病变和钙化病变对介入操作的影响很大,尤其是钙化斑块对 ESRD 患者的 PCI 术提出了很大的挑战。合并 ESRD 的冠心病患者 PCI 术中可能会出现下列问题:①由于病变的严重钙化,即使应用高压力扩张,球囊也不能完全扩开病变;②高压力球囊扩张可能导致血管夹层或破裂,可伴有或不伴球囊的破裂;③在扭曲和钙化的冠脉,导丝很难到达或通过靶病变;④尽管造影结果满意,由于钙化血管的弹性回缩,支架很难达到准确的定位和完全扩张;⑤严重的斑块夹层和支架扩张不完全是血管闭塞和支架内亚急性血栓形成的强烈预测因素。

钙化常位于斑块的基底部或表面,如果钙化覆盖整个斑块的表面,球囊扩张和支架置入常会导致并发症的发生。血管内超声(IVUS)对钙化的检出和定位价值很大,可对钙化斑块进行评价。对于斑块表面钙化的病变,应用冠状动脉旋磨术(RA)十分有效。但是 RA 是费时、昂贵的技术,操作较为复杂。而切割球囊操作较为简单,处理严重钙化的病变也是很好的选择。切割球囊较普通球囊扩张后狭窄管腔直径即时增加较多、术后晚期管腔直径丢失较少,达到同等获得直径时切割球囊的血管膨胀比率小于普通球囊。支架置入前,可应用 IVUS 对病变钙化的严重程度进行评估。无 IVUS 时,普通球囊预扩张压力超过 10 atm 仍不能完全扩开病变应考虑使用切割

球囊。支架置入前,可用切割球囊替代冠状动脉旋磨术对钙化病变进行预处理。

为减少亚急性血栓形成以及支架内再狭窄导致的血运重建,应制定理想的支架置入和抗栓策略,包括以下:①由于病变钙化严重支架不能完全扩张,因此支架置入前应先行球囊预扩张,充分扩张病变降低支架置入时难度,以期支架置入后达到完全扩张和贴壁;②如果预扩张时球囊扩张不完全,应避免过度高压预扩,防止发生严重的夹层或冠脉穿孔等并发症,而应以冠脉旋磨术或切割球囊对病变进行预处理;③如果狭窄前血管扭曲,支架不能顺利到达靶病变,应用消斑术能使血管表面变得平滑,使支架容易通过;④支架释放后,应用非顺应性球囊进行高压力后扩张,必要时可应用 IVUS 指导支架的置入和后扩张,以达到支架的充分贴壁;⑤由于潜在的出血危险性增加,对于 ESRD 患者进行选择性 PCI 时不主张常规使用 GPⅡb/Ⅲa 受体拮抗剂。

五、对比剂肾病

在使用对比剂之后,血清肌酐水平升高一定程度或相对于基础水平升高一定比例,排除其他原因导致的肾损害后,可诊断为对比剂肾病(CIN)。诊断标准不同,CIN 的发生率也不同,一般将诊断标准定为血清肌酐水平升高>25% 或 0.5 mg/dL。发生 CIN 的患者预后明显差于未发生CIN 者。特别是当肾功能恶化到需要透析治疗时。Gruberg 等回顾了 439 例肾功能不全患者在造影检查后肾功能恶化患者的短期和长期预后。在术后 48 小时内肾功能进一步恶化者(血清肌酐水平升高≥25%)院内病死率为 14.9%,而肾功能未恶化者院内病死率为 4.9%;31 例患者需要透析治疗,这些患者的院内病死率高达 22.6%,术后肌酐升高程度、是否合并糖尿病是决定患者预后的最重要因素。

几乎所有接受血管内注射对比剂的患者,均会出现轻度一过性肾小球滤过率(GFR)降低,不可逆肾衰较少见。但高龄、原有肾脏病患者多不可逆,而呈慢性肾衰竭。肾功能不全患者在接触造影剂后肾功能持续恶化的比例高达 42%。CIN 的发生率与造影前肾功能损害的程度密切相关。Davidson 等发现,血清肌酐>1.2 mg/dL 时,CIN 的危险性开始增加,血清肌酐为 2.0 mg/dL时,20% 的患者发生 CIN,而不存在任何危险因素的患者 CIN 的发生率平均仅 3%。糖尿病合并肾功能损害较单纯肾功能损害者发生 CIN 的危险性更高,所以肾功能不全患者在介入治疗时应特别注意,选择合适的对比剂,减少对比剂用量,采取必要的措施,预防肾功能进一步受损。

（成少永）

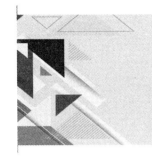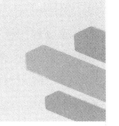

参考文献

［1］何建桂,柳俊.心血管疾病预防与康复 第 2 版［M］.广州:中山大学出版社,2020.

［2］李彬.心血管疾病及介入诊疗新进展［M］.北京:科学技术文献出版社.2020.

［3］陈鹏.心血管疾病基本知识与技术［M］.天津:天津科学技术出版社,2020.

［4］张兆光.心血管外科诊疗常规［M］.北京:中国医药科技出版社,2020.

［5］胡曰波.实用胸心血管外科学［M］.昆明:云南科学技术出版社,2020.

［6］王春生.现代心血管疾病介入治疗［M］.北京:科学技术文献出版社,2020.

［7］李阳.心血管内科诊疗精要［M］.南昌:江西科学技术出版社,2020.

［8］毕新同.临床心血管常见疾病［M］.天津:天津科学技术出版社,2020.

［9］陈敏.临床心血管疾病诊断［M］.昆明:云南科技出版社,2019.

［10］马术魁.心血管疾病临床诊疗［M］.长春:吉林科学技术出版社,2020.

［11］施慧英.心血管疾病临床诊治［M］.天津:天津科学技术出版社,2019.

［12］赵文静.心血管内科治疗学［M］.哈尔滨:黑龙江科学技术出版社,2020.

［13］刘春霞,郑萍,陈艳芳.心血管系统疾病［M］.北京:人民卫生出版社,2020.

［14］张健.心血管疾病的诊断与治疗［M］.北京:北京工业大学出版社,2020.

［15］顾磊.心血管疾病治疗实践［M］.哈尔滨:黑龙江科学技术出版社,2020.

［16］隋红.实用心血管疾病诊疗［M］.北京:科学技术文献出版社,2019.

［17］于沁,褚晨宇,黄玲.现代心血管病学［M］.天津:天津科学技术出版社,2019.

［18］左海霞.心血管疾病理论与实践［M］.上海:上海交通大学出版社,2019.

［19］罗群等.心血管疾病临床诊治［M］.上海:上海交通大学出版社,2019.

［20］毕新同.临床心血管常见疾病［M］.天津:天津科学技术出版社,2020.

［21］刘勇.心血管疾病诊疗精粹［M］.北京:科学技术文献出版社,2019.

［22］杨毅宁,李晓梅.如何防治心血管疾病［M］.乌鲁木齐:新疆科学技术出版社,2020.

［23］孙传学.临床心血管内科疾病诊断精要［M］.天津:天津科学技术出版社,2018.

［24］刘鸿涛.心血管介入治疗精要［M］.长春:吉林科学技术出版社,2019.

［25］李舒承.心血管疾病临床诊断思维［M］.长春:吉林科学技术出版社,2019.

［26］张小丽等.心血管疾病诊治理论与实践［M］.长春:吉林科学技术出版社,2019.

[27] 吴斌,李惠玲,刘旭光,等.心血管病及并发症鉴别诊断与治疗[M].郑州:河南科学技术出版社,2019.

[28] 王庭槐.心血管系统[M].北京:北京大学医学出版社,2019.

[29] 陈协辉.现代老年心血管病[M].北京:科学技术文献出版社,2019.

[30] 万荣.心血管疾病临床思维[M].昆明:云南科技出版社,2019.

[31] 汤宝鹏,芦颜美.自主神经与心血管疾病[M].北京:科学出版社,2020.

[32] 郭忠秀.常见心血管疾病诊治[M].北京/西安:世界图书出版公司.2019.

[33] 杨国良.临床心血管疾病诊疗学[M].天津:天津科学技术出版社,2018.

[34] 裴建明.心血管生理学基础与临床[M].北京:高等教育出版社.2020.

[35] 杜相鹏.心血管疾病预防与临床诊疗思维[M].北京:科学技术文献出版社.2020.

[36] 马凯.新编心血管疾病诊疗新进展[M].武汉:湖北科学技术出版社.2020.

[37] 苟连平.心血管健康与疾病诊疗技术创新[M].北京:北京工业大学出版社.2020.

[38] 张鑫浩.心血管外科围手术期诊疗规范[M].北京:科学技术文献出版社.2020.

[39] 刘继文.心血管系统疾病临床诊疗思维[M].天津:天津科学技术出版社.2020.

[40] 杨友庚.急性心肌梗死(Ⅱ)[J].中国伤残医学,2020,28(20):I0003.

[41] 张柔,王颖.急性心肌梗死治疗研究进展[J].实用中医内科杂志,2020,34(7):105-108.

[42] 曾国飞,梁仁容(审校).急性心肌炎的 CMR 应用进展[J].国际医学放射学杂志,2020,43(1):54-58.